TRAITÉ

PRATIQUE ET RATIONNEL

DE

BOTANIQUE MÉDICALE

COMPRENANT

L'ORGANISATION ET LES CLASSIFICATIONS DES VÉGÉTAUX

LES CARACTÈRES DES FAMILLES

LA DESCRIPTION, LES PROPRIÉTÉS ET L'EMPLOI
DES PLANTES MÉDICINALES INDIGÈNES ET EXOTIQUES

SUIVI D'UN

MÉMORIAL THÉRAPEUTIQUE

PAR

PAUL HACQUART

AVEC PRÉFACE DE LOUIS JOURDAN

> Le meilleur médecin est celui qui apprend
> aux malades à se guérir eux-mêmes.
>
> P. P.

ROUEN

IMPRIMERIE DE D. BRIÈRE ET FILS

RUE SAINT-LÔ, N° 7

1872

En vente chez l'Auteur et chez les principaux Libraires

TRAITÉ

PRATIQUE ET RATIONNEL

DE

BOTANIQUE MÉDICALE

EN PRÉPARATION :

TRAITÉ PRATIQUE ET RATIONNEL DE BOTANIQUE MÉDICALE. 2 vol. in-8°, avec figures. — Prix : 20 fr.

TRAITÉ DE MÉDECINE NATURELLE. Un vol. in-18. — Prix : 2 fr.

NOUVELLES LECTURES POUR TOUS, Morales, Industrielles, Économiques, Agricoles, Géographiques, Historiques, Scientifiques, etc., extraites des meilleurs Auteurs, et formant un Cours complet d'éducation et d'instruction, avec des Notes biographiques et littéraires sur les différents Auteurs auxquels elles sont empruntées, colligées et mises en ordre par PAUL HACQUART. Un vol. in-18. — Prix : 3 fr. 50.

LETTRES INÉDITES DE BÉRANGER (1820-1855) A SON AMI DUPONT DE L'EURE, ancien Ministre de la Justice, ancien Président du Gouvernement provisoire de 1848, recueillies et annotées par LE MÊME. Un vol. in-8°. — Prix : 5 fr.

TRAITÉ

PRATIQUE ET RATIONNEL

DE

BOTANIQUE MÉDICALE

COMPRENANT

L'ORGANISATION ET LES CLASSIFICATIONS DES VÉGÉTAUX

LES CARACTÈRES DES FAMILLES

LA DESCRIPTION, LES PROPRIÉTÉS ET L'EMPLOI

DES PLANTES MÉDICINALES INDIGÈNES ET EXOTIQUES

SUIVI D'UN

MÉMORIAL THÉRAPEUTIQUE

PAR

PAUL HACQUART

AVEC PRÉFACE DE LOUIS JOURDAN

> Le meilleur médecin est celui qui apprend
> aux malades à se guérir eux-mêmes.
>
> P. P.

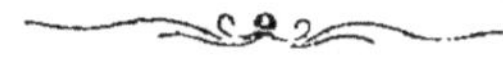

ROUEN

IMPRIMERIE DE D. BRIÈRE ET FILS

RUE SAINT-LÔ, N° 7

1872

En vente chez l'Auteur et chez les principaux Libraires

A

Mᵐᵉ CÉLINE HACQUART

Mˡˡᵉ PAULINE DUPONT DE L'EURE

M. ET Mᵐᵉ HERRERA DE VILLA-HERMOSA

M. LOUIS JOURDAN

Paul HACQUART.

LETTRE-PRÉFACE

Paris, 2 juin 1872.

Monsieur Paul Hacquart,

Comment ! cher ami, vous voulez que je dise ce que je pense de l'excellent livre dont vous venez de m'envoyer les épreuves, et vous voulez que je le dise publiquement, en tête même de votre œuvre !

C'est impossible ! que dirait-on de mon outrecuidance ? et quelle autorité pourrait avoir ma parole en cette grave matière ?

Je trouve ce travail consciencieusement fait, sagement ordonné ; je crois qu'il peut être grandement utile à tous ceux qui le liront avec attention ; mais songez qu'il s'agit ici d'un sujet qui échappe à ma compétence, et que les objets habituels de mes études n'ont rien de commun avec la botanique et la thérapeutique.

C'est précisément à cause de cela, me dites-vous, que vous voulez avoir mon sentiment.

Soit !

Mais, comme ce sentiment vous est entièrement favorable, ne craignez-vous pas qu'on ne voie dans l'expression de ma pensée un témoignage d'amitié, bien plus que le jugement sincère d'un homme du monde sur un livre spécialement destiné aux gens du monde?

Vous savez ce que je vous dis lorsque vous me parlâtes de l'idée première de ce travail. Je crus et je crois plus que jamais qu'il est bon, en thèse générale, de vulgariser toutes les connaissances, et plus particulièrement celles qui peuvent éclairer les mères de famille sur les principes de l'hygiène, sur les soins à donner aux enfants et aux malades. Nous avons tous besoin de nous instruire, mais les femmes plus encore peut-être que les hommes; car ce sont les mères qui forment les citoyens, ce sont les femmes qui élèvent les hommes. C'est pour cela que je voudrais voir votre livre entre les mains des mères de famille.

J'ai, comme vous, le plus grand respect pour la médecine et pour les médecins; mais ne pensez-vous pas qu'il est bon de s'épargner la douleur de recourir à leurs lumières en prévenant, autant que possible, les maladies?

Comment prévient-on les maladies?

C'est ce que vous enseignez en termes qui me paraissent irréprochables, et c'est plus qu'il n'en faut pour que je désire contribuer, de tous mes efforts, à répandre votre livre. Mais que puis-je faire pour cela?

Je vous avoue que j'ai été, tout d'abord, un peu étonné quand j'ai vu que vous ajoutiez aux noms vulgaires des plantes leurs noms latins; mais j'ai compris que cette désignation était indispensable, puisque c'est seulement sous leurs noms latins que l'on trouve ces mêmes plantes dans tous les jardins botaniques.

Je ne puis me permettre, à aucun titre, d'aborder l'examen détaillé des diverses parties de votre travail, mon cher ami. Sa division me paraît très-logique, elle est surtout très-claire, ce qui est une condition essentielle pour une œuvre destinée à passer sous les yeux d'un grand nombre de lecteurs. Mais ce que je puis, ce que je ne saurais trop louer, c'est la méthode de vulgarisation que vous avez adoptée. Ce que je constate avec plaisir, c'est que jamais publication ne fut plus opportune.

Je ne crains pas de me répéter, cher ami. Tous tant que nous sommes, grands et petits, riches et pauvres, hommes et femmes, nous avons tous besoin de nous instruire. Cette nécessité n'est que trop démontrée après les douloureuses épreuves que nous venons de subir. C'est par l'instruction à tous les degrés que nous nous relèverons. Or, votre livre met à la portée des plus humbles intelligences les connaissances les plus précieuses et les plus utiles.

Quoi de plus nécessaire que de nous mettre en contact avec la Nature, de l'observer, de nous familiariser avec le monde végétal qui nous environne, de connaître les propriétés si diverses de ces innombrables plantes que nous foulons aux pieds et qui, pour la plupart, contiennent des sucs si bienfaisants?

Pour moi, je compte bien, dans mes excursions champêtres, faire de votre livre mon *vade-mecum*; vous serez mon guide en botanique, cher et excellent ami.

Bien d'autres, je l'espère, penseront et agiront comme moi.

Merci donc, et croyez bien à ma sincère amitié.

Louis JOURDAN.

ORDRE DES MATIÈRES

DEUXIÈME PARTIE.

TROISIÈME PARTIE.

TRAITÉ

PRATIQUE ET RATIONNEL

DE

BOTANIQUE MÉDICALE

PREMIÈRE PARTIE.

ORGANISATION DES VÉGÉTAUX.

La Botanique, — ainsi appelée du mot grec *botanè*, herbe, plante, — est cette partie de l'histoire naturelle qui a pour objet l'étude des végétaux. Non-seulement elle nous apprend à les connaître, à les distinguer et à les classer; mais elle s'occupe aussi des lois qui président à leur organisation générale, de la forme et des fonctions de leurs organes, et des rapports qui les unissent entre eux; elle traite enfin de leurs propriétés salutaires ou malfaisantes, et des avantages que nous pouvons en retirer dans l'agriculture, dans l'économie domestique, dans les arts et dans la médecine. C'est particulièrement dans ses applications à la médecine que nous envisagerons la botanique.

Les Végétaux sont des êtres organisés et vivants, dépourvus de sensibilité et incapables d'aucun mouvement volontaire, puisant dans les milieux où ils sont placés les éléments nécessaires à leur nutrition, et se reproduisant au moyen de germes.

TISSUS VÉGÉTAUX.

Si l'on examine au microscope une partie quelconque d'un végétal, on la trouve composée d'un nombre considérable de petits sacs ou cavités de formes variables, que l'on désigne sous le nom de *cellules* ou *utricules*, et qui sont la base des différents tissus végétaux. On distingue trois sortes de tissus : le *tissu cellulaire* ou *utriculaire*, le *tissu fibreux* ou *ligneux*, et le *tissu vasculaire*.

Le *tissu cellulaire* ou *utriculaire* est formé de cellules à parois minces et diaphanes, d'une extrême petitesse, de formes très-irrégulières (sphérique, ellipsoïde, cubique, etc.), soudées intimement les unes avec les autres et communiquant entre elles par des pores intermoléculaires et invisibles; elles contiennent de la sève, des huiles, de l'air, des gaz, de la fécule, etc. — Il arrive que ces utricules, souvent très-serrées les unes contre les autres, ne laissent pas entre elles d'intervalle appréciable et forment un tissu très-dense; d'autres fois, elles laissent entre elles des intervalles sensibles, désignés sous le nom de *lacunes*.

Le *tissu fibreux* se compose de cellules allongées et terminées en pointe ou en fuseau à leurs deux extrémités. En se pressant les unes contre les autres et en se joignant par leurs extrémités amincies, elles forment un tissu résistant, composé de *fibres* qui constituent le *bois*.

Le *tissu vasculaire* est formé de canaux plus ou moins allongés, à parois minces, simples ou rameux, résultant d'utricules transformées en tubes par suite de la destruction des cloisons, qui les séparent les unes des autres. Ces vaisseaux sont très-propres, par leur disposition, à la transmission des fluides végétaux, liquides ou gazeux. On les distingue en *laticifères* et en *trachées*. — Les *vaisseaux laticifères* sont des tubes cylindriques ou inégalement renflés, à parois minces et transparentes, servant au transport de la sève descendante ou sève élaborée, appelée *latex*, destinée à la nutrition du végétal. — Les *trachées* sont des tubes cylindriques formés d'une membrane très-mince, dans l'intérieur de laquelle s'enroule en spirale une lame étroite, transparente, nommée *spiricule*. Ces trachées, qui sont les vaisseaux aériens des plantes, représentent pour les végétaux les organes respiratoires des animaux. Elles forment l'étui de la moelle au centre de la tige des Dicotylédones (pin, chêne), et se trouvent aussi dans les pétioles, les nervures des feuilles, les filets des étamines, les enveloppes florales; on les rencontre dans toute la tige des Monocotylédones (palmiers).

ORGANES ET FONCTIONS DES VÉGÉTAUX.

Les végétaux naissent, croissent, se reproduisent, vivent et meurent comme les animaux; de même que ces derniers, ils accomplissent donc certaines fonctions au moyen d'organes particuliers. Selon qu'ils concourent à la nutrition ou à la reproduction du végétal, ces organes se divisent en deux classes et se rapportent à deux fonctions bien distinctes : 1° *les organes et les fonctions de nutrition ou de végétation*; 2° *les organes et les fonctions de reproduction*.

Il est inutile de faire remarquer qu'il ne peut y avoir de *fonctions de relation* chez les végétaux, qui vivent et meurent à l'endroit où ils naissent.

ORGANES ET FONCTIONS DE NUTRITION OU DE VÉGÉTATION.

Les organes de nutrition ont pour but d'entretenir la vie du végétal. On peut les considérer comme formant un axe (la tige), aux deux extrémités duquel sont placées les racines, qui, enfouies dans le sein de la terre, absorbent les principes nutritifs, et les feuilles, qui, puisant dans l'atmosphère d'autres éléments, élaborent les fluides nourriciers. Tous ces organes, quelles que soient leurs fonctions, tendent à une même fin : le développement du végétal.

Les organes de la nutrition sont : la *racine*, la *tige*, les *bourgeons* et les *feuilles*. Il y a en outre quelques organes accessoires dont nous donnerons une courte description.

Racine.

La *Racine* est cette partie du végétal qui, placée à son extrémité inférieure, s'enfonce dans le sol, où elle le tient attaché, et va y puiser les matériaux nécessaires à son accroissement. Quelquefois, la racine flotte au milieu de l'eau (nénuphar, lentille d'eau), ou bien elle s'implante sur d'autres végétaux (gui).

La racine, considérée dans son ensemble, peut être divisée en trois parties : le *collet*, qui est le point de démarcation qui sépare la racine de la tige ; — le *corps* ou *souche*, de forme et de consistance variées, la partie la plus apparente ; — les *radicelles* ou *chevelu*, fibres plus ou moins déliées terminant ordinairement la racine, et servant de suçoirs pour transmettre les sucs de la terre au reste de la plante.

Suivant leur durée, les racines sont dites :

Annuelles, lorsqu'elles naissent et meurent dans la même année (blé, pied-d'alouette) ;

Bisannuelles, quand elles meurent à la fin de la seconde année (carotte, onagre) ;

Vivaces, si elles vivent plus de deux ans (asperge).

Eu égard à leurs formes, leur structure, leur composition et leur consistance, les racines offrent différents caractères ; elles peuvent être :

Pivotantes, si elles s'enfoncent perpendiculairement dans la terre (carotte) ;

Fibreuses, si elles se composent de fibres minces et allongées (asperge) ;

Tubériformes ou *tubéreuses*, lorsqu'elles présentent des fibres très-renflées à leur milieu (dahlia, pivoine) ;

Bulbifères ou *bulbeuses*, si elles sont terminées supérieurement par un plateau qui porte un bulbe ou oignon ; ce bulbe est non une racine, mais un véritable bourgeon (lis, ail, oignon) ;

Tuberculeuses, quand elles sont renflées en tubercules plus ou moins volumineux (pomme de terre) ; ces tubercules sont presque entièrement composés de fécule amylacée ;

Arrondies ou presque rondes ;

Coniques, si elles présentent la forme d'un cône renversé (betterave) ;

Fusiformes, si elles ont la forme d'un fuseau (rave) ;

Napiformes, en forme de toupie (radis) ;

Noueuses, si les fibrilles se renflent de distance en distance (filipendule) ;

Simples, si elles n'offrent qu'un corps (panais) ;

Rameuses, quand elles sont divisées en ramifications plus ou moins nombreuses (chêne) ;

Charnues, racines grosses et tendres (betterave) ;

Ligneuses, dures comme du bois (orme).

Usages médicinaux des Racines.

Les racines fournissent à l'économie domestique un grand nombre d'aliments, aux arts des bois recherchés et des teintures, à la médecine de précieux médicaments.

A ce dernier point de vue, les racines officinales ont été divisées, suivant la propriété qui les caractérise, en *racines émollientes* (guimauve, grande consoude, chiendent, réglisse); — *sudorifiques* (salseparcille, squine, bardane, patience, saponaire); — *aromatiques* et *stimulantes* (angélique, aunée, raifort, valériane); — *astringentes* (bistorte, benoîte, tormentille); — *purgatives* (ellébore, jalap); — *vomitives* (ipécacuanha, violette), etc.

Tige.

La *Tige* est cette partie du végétal qui naît de la racine, s'élève dans l'air, et supporte les rameaux, les feuilles, les fleurs et les fruits quand la plante en est pourvue.

La tige existe dans tous les végétaux; mais, parfois, elle est si peu développée, tellement courte, qu'elle se confond avec la racine ou la souche dont on la distingue à peine : telles la primevère, la jacinthe.

Considérées dans leur structure et leur mode de développement, les tiges présentent des différences très-marquées : d'où leur division en cinq espèces principales : le *tronc*, le *stipe*, le *chaume*, la *souche* ou *rhizome* et la *tige* proprement dite.

1° On appelle *Tronc* la tige ligneuse des arbres en général (sapin, chêne). Elle est conique, nue et simple inférieurement, terminée à son sommet par des branches qui vont se divisant et diminuant de grosseur. Elle est formée de couches concentriques superposées, semblables à des cônes emboîtés les uns dans les autres. Elle s'accroît en longueur et en épaisseur. — Le tronc, coupé transversalement, présente, du centre à la circonférence : 1° le *canal médullaire*, espèce d'étui qui renferme une substance spongieuse, la *moelle*, laquelle s'étend depuis la racine exclusivement jusqu'aux extrémités du végétal; — 2° les *couches ligneuses*, composées d'une série de cônes très-allongés, se recouvrant les uns les autres et augmentant de largeur à mesure qu'on les examine plus vers la partie extérieure, et de dureté suivant qu'on les observe plus près du canal médullaire; elles sont formées intérieurement par le *bois* que constituent les couches ligneuses centrales, et extérieurement par *l'aubier*, dû aux couches plus tendres qui avoisinent l'écorce; — 3° l'écorce, formée également d'un certain nombre de couches, mais de consistance moindre que les précédentes; elle est composée, du dedans au dehors, du *liber*, partie fibreuse et intérieure de l'écorce; de l'*enveloppe herbacée*, matière tendre, verte et succulente, située immédiatement sous l'épiderme et remplissant les mailles du liber; de l'*épiderme*, membrane mince, incolore, recouvrant toutes les parties du végétal exposées à l'air et offrant un grand nombre de petites ouvertures, appelées *stomates* ou bouches, qui servent au passage de l'air et, par suite, à la respiration du végétal.

2° Le *Stipe* est une sorte de colonne cylindrique rarement ramifiée, couronnée à son sommet par un bouquet de feuilles entremêlées de fleurs, et généralement dépourvue d'écorce : c'est la tige des palmiers. Le stipe ne présente pas de canal médullaire; la moelle est uniformément répandue dans la masse ligneuse.

3° Le *Chaume* est une tige simple, creuse, offrant de distance en distance des nœuds pleins, d'où partent des feuilles engaînantes; on l'observe dans les Graminées (orge, blé, chiendent).

4° La *Souche* ou *Rhizome* est une tige souterraine et horizontale, émettant des radicules en différents points de sa surface, comme l'iris, le sceau-de-Salomon.

5° On conserve le nom générique de *Tiges* à celles qui ne peuvent être rapportées à aucune des espèces ci-dessus décrites (chanvre, pavot).

Il importe de ne pas confondre avec la véritable tige la *hampe*, qui n'est qu'un pédoncule ou support florifère; elle ne porte pas de feuilles et elle se termine par une ou plusieurs fleurs : telle est la jacinthe.

La tige reçoit diverses qualifications, qu'elle tire de sa nature et de sa durée, de sa consistance, de sa forme, de sa composition, de sa direction et de l'état de sa surface. Nous allons expliquer chacun des termes employés à la spécifier. On la dit :

Herbacée, tendre et verte (bourrache);

Ligneuse, ayant une dureté semblable à celle du bois (noisetier, lilas);

Pleine, n'offrant aucune cavité intérieure (orme);

Fistuleuse, creuse à l'intérieur (roseau);

Charnue, renfermant une grande quantité de substance aqueuse (pourpier);

Cylindrique, ayant la forme d'un cylindre (lin);

Comprimée, légèrement aplatie sur deux côtés opposés (pâturin);

Triangulaire ou *trigone,* offrant trois angles et trois faces (plusieurs carex);

Quadrangulaire ou *tétragone,* à quatre angles et quatre faces (sauge, menthe);

Pentagone, à cinq faces;

Hexagone, à six faces;

Anguleuse, offrant un grand nombre d'angles;

Noueuse, présentant des nœuds ou renflements (géranium);

Articulée, formée d'articulations superposées et réunies bout à bout (gui);

Sarmenteuse, grêle, grimpante et se soutenant au moyen d'appendices appelés *vrilles* (vigne);

Grimpante, s'élevant sur les corps environnants et s'y attachant (lierre);

Volubile, s'entortillant en forme de spirale autour d'un support voisin (liseron);

Simple, sans ramification (bouillon blanc);

Rameuse, qui se divise en branches et en rameaux (ajonc);

Dichotome, se divisant par bifurcations successives (mâche, stramoine);

Trichotome, se divisant par trifurcations (belle-de-nuit);

Rampante, couchée sur la terre et s'y enracinant par quelques points (nummulaire);

Stolonifère ou *traçante,* émettant du pied principal des branches nommées *stolons,* qui peuvent s'enraciner et reproduire d'autres pieds (fraisier);

Aphylle, dépourvue de feuilles (cuscute);

Glabre, dépourvue de poils (pervenche);

Lisse, glabre et unie (tulipe);

Glauque, couverte d'une petite couche de poussière, de couleur vert de mer (magnolier glauque);

Maculée, marquée de taches de couleur variée (grande ciguë);

Raboteuse, offrant des inégalités à sa surface (carotte);

Striée, présentant des petites lignes saillantes et longitudinales (oseille);

Pubescente, garnie de poils courts et fins (jusquiame);

Velue, couverte de poils longs, mous et très-rapprochés (framboisier);

Cotonneuse, présentant un duvet formé de poils longs et doux au toucher (bouillon blanc);

Hérissée, garnie de poils droits et raides (bourrache);
Aiguillonneuse, présentant des aiguillons (rosier);
Épineuse, armée d'épines (prunier sauvage).

Usages des Tiges et des Écorces.

Nous ne parlerons pas des usages si variés du bois, appliqué aux arts et à l'économie domestique; nous dirons seulement quelques mots des propriétés médicales de plusieurs végétaux, dont le bois et l'écorce occupent dans la thérapeutique une place très-importante. Ces bois et ces écorces peuvent se diviser ainsi : — *Écorces et bois toniques fébrifuges* (quinquinas, saule, tulipier); — *amers* (quassia, simarouba, angusture); — *astringents* (chêne, sumac, marronnier d'Inde); — *aromatiques* et *stimulants* (cannelle, écorce de Winter); — *sudorifiques* (sassafras, gaïac, garou, douce-amère), etc.

Bourgeons.

On désigne sous ce nom les parties des plantes qui servent à envelopper les jeunes pousses pour les mettre à l'abri de l'hiver; ils se divisent en *bourgeons* proprement dits, en *bulbes* et en *turions.*

1° Les *Bourgeons* proprement dits naissent sur la tige et ses ramifications, à l'aisselle des feuilles ou à l'extrémité des rameaux. Ce sont de petits corps écailleux, ovoïdes ou arrondis, renfermant les rudiments des branches, des feuilles et des fleurs. Ils sont formés d'écailles imbriquées, souvent enduites à l'extérieur d'un fluide visqueux et résineux, et garnies à l'intérieur d'un tissu cotonneux destiné à garantir du froid les organes qu'ils renferment.

Les bourgeons commencent à paraître en été : on leur donne alors le nom d'*yeux*; ils se développent petit à petit dans le courant de l'automne et constituent les boutons; ils demeurent stationnaires pendant l'hiver, reprennent une nouvelle activité au printemps, se dilatent, se gonflent et s'épanouissent en *bourgeons.*

2° Le *Bulbe* est le bourgeon de certaines plantes vivaces (oignon, lis, jacinthe); il est généralement ovoïde ou globuleux. On l'a rangé longtemps, mais à tort, parmi les racines : il faut bien remarquer que la racine de l'oignon et de la jacinthe est formée par le faisceau de fibres qui se trouve à l'extrémité inférieure; au-dessus est la tige ou *plateau,* et enfin le *bourgeon* composé d'écailles.

3° On donne le nom de *Turion* au bourgeon souterrain qui naît des racines de certaines plantes vivaces : tel est celui de l'asperge.

Usages des Bourgeons, des Bulbes, etc.

L'économie domestique emploie comme aliments bon nombre de bourgeons : tels sont les bulbes de l'oignon commun, de l'ail, du poireau, de l'échalotte, les turions de l'asperge. La thérapeutique fait également usage des bourgeons de plusieurs végétaux : les squammes du bulbe de la scille sont un puissant diurétique ; l'asperge et le colchique jouissent de la même propriété ; l'ail est un vermifuge, etc.

Feuilles.

Les *Feuilles* sont des expansions membraneuses, peu épaisses, généralement vertes, naissant sur la tige ou sur les rameaux, et servant d'organes respiratoires chez les végétaux.

Si la feuille s'attache directement à la branche, elle est dite *sessile* ; mais presque toujours elle s'y fixe par l'intermédiaire d'une petite queue appelée *pétiole*, et, dans ce cas, elle est dite *pétiolée*. Cette dernière disposition étant la plus générale, on peut considérer la feuille comme composée de deux parties : le *pétiole* ou support, et le *limbe*, qui est la partie plane, large et verdâtre de la feuille.

Le *pétiole* est formé par un faisceau fibreux qui se partage à la face inférieure du limbe en plusieurs faisceaux distincts, nommés *nervures* ; ces nervures, en se subdivisant, donnent naissance aux *veines* qui se ramifient à leur tour pour former un réseau fin, dont les mailles sont remplies par le *parenchyme* ou tissu cellulaire de la feuille. Ce tissu est recouvert d'un épiderme très-mince, à la surface duquel on remarque, particulièrement en dessous, à l'aide d'un microscope, une infinité de petites bouches ou *stomates*, par lesquelles s'accomplissent les fonctions respiratoires.

Le *limbe* présente deux faces, un bord ou circonférence, une base et un sommet, dont les dispositions particulières doivent être étudiées, à cause de leur importance dans la classification des plantes.

D'après la disposition du pétiole et le mode d'attache, la feuille est dite :

Pétiolée, c'est-à-dire pourvue d'un pétiole (tilleul);

Sessile, manquant de pétiole (pavot);

Peltée, si le pétiole s'insère au centre de la face inférieure du limbe, de manière à figurer un bouclier (capucine);

Perfoliée, quand le disque est traversé par la tige (buplèvre à feuilles rondes);

Articulée, si elle est fixée à la tige par une sorte de rétrécissement ou d'articulation (marronnier d'Inde);

Amplexicaule ou *embrassante,* embrassant la tige dans toute sa circonférence (salsifis sauvage);

Engaînante, quand la base de la feuille se prolonge au-dessous du point où elle s'unit à la tige, en formant une gaîne qui l'enveloppe (blé);

Décurrente, si le limbe de la feuille sessile se prolonge au-dessous de son point d'attache, de chaque côté, sur la tige, en formant deux ailes membraneuses (consoude, bouillon blanc): dans ce cas, la tige est dite *ailée;*

Caulinaire, qui naît sur la tige;

Radicale, naissant près de la racine (plantain);

Florale, placée à la base des fleurs (chèvrefeuille).

Suivant sa forme, la feuille est:

Arrondie, se rapprochant de la figure d'un cercle;

Ovale, allongée et arrondie aux deux extrémités (poirier);

Oblongue, très-allongée et étroite;

Lancéolée, oblongue et se terminant en pointe vers le sommet (pêcher);

Subulée, très-étroite à la base et se rétrécissant insensiblement pour finir en pointe aiguë (genévrier);

Capillaire, semblable à un cheveu (asperge);

Cordiforme, ou en cœur (nénuphar);

Réniforme, en forme de rein (lierre terrestre);

Sagittée, en forme de flèche (sagittaire);

Ensiforme, en forme de glaive (iris);

Entière, présentant un bord continu, sans dents ni incisions (lilas);

Crénelée, dont le bord offre des dentelures arrondies, séparées par des angles rentrants (bétoine);

Dentée, ayant un bord découpé en petites dents aiguës (châtaignier);

Laciniée, à divisions latérales profondes et inégales (pissenlit);

Hastée, en forme de lance (gouet);

Palmée, dont les divisions partent en rayonnant du sommet du pétiole (ricin);

Épineuse, bordée de dents raides et piquantes (houx):

Bifide, trifide, quadrifide..., présentant deux, trois, quatre.....
divisions étroites et peu profondes,

Bilobée, trilobée, quadrilobée....., si elle présente deux, trois,
quatre... divisions plus larges et moins profondes ;

Pinnatifide, divisée latéralement en lobes plus ou moins profonds (polypode de chêne).

Suivant sa composition, la feuille est :

Simple, si elle n'a qu'un seul limbe (orme);

Composée, si elle est formée de plusieurs limbes ou *folioles* portées sur un pétiole commun (marronnier d'Inde).

Quand le pétiole commun ne se ramifie pas dans les folioles, la feuille est simplement *composée* ; mais s'il se ramifie, elle est dite *décomposée* ; et si les pétioles secondaires se divisent en pétioles tertiaires, la feuille est dite *surdécomposée*.

La feuille *simplement composée* offre deux modifications principales, elle est :

Digitée, quand les folioles naissent, en divergeant, du sommet du pétiole commun (marronnier d'Inde). — D'après le nombre des folioles qui constituent la feuille digitée, on la dit : *uni — bi — tri — quadri — quinqué — multifoliée* ;

Pennée ou *pinnée*, quand les folioles naissent sur les parties latérales du pétiole commun ; elles y sont disposées à la manière des barbes d'une plume sur leur tige (acacia, frêne).

La feuille *décomposée*, c'est-à-dire dont le pétiole commun est divisé en pétioles secondaires portant les folioles, s'appelle :

Bipennée, quand les pétioles secondaires sont autant de feuilles pennées partant du pétiole commun (féviers).

Enfin, la feuille est dite *stipulée*, quand elle est munie de *stipules*, espèces d'oreillettes qu'elle présente quelquefois à sa base (rosier).

D'après leur disposition sur la tige ou sur les rameaux, les feuilles sont :

Opposées, disposées une à une à la même hauteur de la tige, et en face les unes des autres (sauge, lilas);

Verticillées, quand plus de deux feuilles, naissant à la même hauteur de la tige, sont disposées en rayons autour d'un même nœud (laurier-rose);

Alternes, naissant seule à seule, à des hauteurs différentes sur la tige, et à des distances à peu près égales (tilleul);

Éparses, paraissant dispersées sans ordre sur la tige (linaire);

Géminées, naissant deux à deux en un même point de la tige (feuilles supérieures de la belladone);

Imbriquées, se recouvrant en partie comme les tuiles d'un toit (thuya);

Fasciculées, émanant en nombre supérieur à deux, d'un même point de la tige (cerisier);

Divariquées, formant un angle avec la partie qui les supporte.

Relativement à leur consistance, elles peuvent être :

Membraneuses, peu épaisses, molles et souples (grande aristoloche);

Coriaces, épaisses et ayant une certaine consistance (gui);

Charnues (joubarbe et plantes grasses).

D'après leur durée sur la tige, on les dit :

Caduques, tombant peu de temps après leur apparition (cactus);

Marcescentes, se desséchant sur la plante avant de tomber (chêne);

Persistantes, restant sur le végétal plus d'une année (buis).

Les feuilles sont généralement *vertes*; quelquefois elles sont *colorées*, c'est-à-dire d'une autre couleur que le vert; *glauques*, couleur vert de mer (chou).

Usages médicinaux des Feuilles.

Si les feuilles fournissent à l'art culinaire d'excellents aliments (épinards, choux), elles donnent aussi à la médecine un grand nombre d'utiles médicaments. On peut, d'après leurs propriétés bien variées, les classer comme il suit : *Feuilles émollientes* (guimauve, mauve, poirée, bouillon blanc, etc.); — *feuilles amères* ou *toniques* (véronique officinale, trèfle d'eau, petite centaurée); — *feuilles excitantes* ou *stimulantes* (menthe, sauge, cresson de fontaine, oranger, tilleul); — *feuilles purgatives* (séné, gratiole); — *feuilles narcotiques* (ciguë, tabac, belladone, stramoine), etc.

Organes accessoires de la nutrition.

Outre les organes de nutrition déjà décrits, les végétaux en offrent quelques autres que l'on a qualifiés d'*accessoires*, et dont nous allons dire quelques mots : ce sont les *stipules*, les *vrilles*, les *griffes* et *suçoirs*, les *épines*, les *aiguillons* et les *poils*.

Les *stipules* sont de petites membranes foliacées, placées à la base des feuilles, généralement au nombre de deux : on en trouve dans la mauve, le tilleul et les haricots.

Les *vrilles* sont des appendices filamenteux s'enroulant autour des corps voisins et servant ainsi à soutenir la tige des plantes trop faibles (vigne).

Les *griffes* sont les racines que les plantes sarmenteuses et grimpantes enfoncent dans les corps sur lesquels elles s'élèvent (lierre).

Les *suçoirs* sont de petits filaments que l'on trouve sur les griffes et qui sont destinés à absorber des principes nutritifs (cuscute).

Les *épines* sont formées par le prolongement du tissu ligneux; elles ne peuvent être enlevées sans faire éprouver au bois un déchirement très-visible (groseillier).

Les *aiguillons* proviennent de l'épiderme dont ils peuvent se détacher facilement sans laisser de plaie (rosier).

Les *poils* sont des filaments très-minces et très-déliés, destinés à garantir la plante des injures du temps; souvent ils servent de canaux excréteurs aux glandes qui existent quelquefois à leur base, et qui fournissent un liquide brûlant (ortie).

DE LA NUTRITION.

Maintenant que nous avons étudié les organes de la nutrition, voyons comment s'opère cette fonction, quelle part y prend chacun des organes, et dans quelles conditions elle a lieu.

La *Nutrition* est une fonction par laquelle les végétaux puisent dans le milieu où ils vivent les substances nécessaires à leur développement, les transforment pour se les assimiler, et éliminent les principes qui leur seraient nuisibles ou inutiles. Elle se compose, par conséquent, d'une série d'opérations très-complexes que nous allons décrire brièvement, et que voici présentées dans l'ordre naturel où elles s'accomplissent : l'*absorption*, la *circulation*, la *respiration*, la *transpiration*, l'*excrétion* et l'*assimilation*.

ABSORPTION.

Opération par laquelle la plante puise, absorbe dans la terre et dans l'atmosphère les fluides et les gaz dont elle a besoin pour se développer et pour s'entretenir.

Quelle puissance détermine l'absorption végétale ? — Comme nous n'avons pas à exposer ici les théories qui n'ont pas manqué de se produire à ce sujet, nous nous bornerons à dire qu'elle doit être le fait d'une *force vitale*, inhérente au tissu de la plante, et dont la nature nous est inconnue.

L'absorption se fait principalement au moyen des racines et des feuilles. — Les *racines* pompent les sucs nourriciers par les spongioles qui terminent leurs fibrilles ; elles ont soin de n'absorber que les matières dissoutes, ou, tout au moins, celles qui sont le plus divisées et le plus fluides. L'eau joue, par son pouvoir dissolvant, un grand rôle dans la fonction qui nous occupe ; elle est le véhicule nécessaire des substances nutritives. — Les *feuilles* prennent une part active à l'absorption : d'abord, elles favorisent la succion des racines par l'évaporation qui se fait constamment à leur surface, et qui, en opérant le vide dans les vaisseaux utriculaires, augmente la force de succion des spongioles ; ensuite elles absorbent, par les stomates de l'épiderme, non-seulement l'eau en vapeur répandue dans l'atmosphère, ainsi que les substances qui peuvent y être dissoutes, mais aussi l'eau à l'état liquide.

CIRCULATION.

Fonction qui a pour but l'ascension de la sève puisée par les racines jusqu'aux feuilles, où elle est élaborée, et son retour, après sa transformation, vers les racines.

La circulation végétale présente une grande analogie avec la circulation animale ; car, de même qu'il y a deux sangs : le *sang veineux* et le *sang artériel*, il y aussi deux sèves : la *sève ascendante* et la *sève descendante*.

La *Sève*, que l'on peut comparer au sang des animaux, est un fluide incolore, essentiellement aqueux, destiné à la nourriture du végétal ; elle parcourt la tige en deux sens opposés. Sa composition diffère suivant qu'elle est ascendante ou descendante.

La *sève ascendante*, ou sève non élaborée, analogue au sang veineux des animaux, s'élève en suivant les couches ligneuses de la tige, et particulièrement les parties centrales de la plante. Arrivée dans les feuilles, où elle se dépouille de ses principes aqueux, elle y subit, au contact de l'air, des modifications importantes, analogues à celles qu'éprouve le sang dans les poumons ; elle redescend ensuite, chargée de principes nutritifs, vers les racines, en déposant sur son trajet les matériaux propres à la nutrition du végétal.

La *sève descendante*, ou sève élaborée, correspondant au sang artériel des animaux, se rend, par l'écorce, des feuilles vers les racines. Elle est très-abondante entre l'écorce et le bois, au moment de la sève de printemps; en s'épaississant, elle forme de nouvelles couches d'écorce et d'aubier.

La sève, qui est toujours en mouvement, circule plus ou moins activement, suivant les saisons; le travail de la sève, presque interrompu en hiver, devient très-actif au printemps; il se ralentit ensuite pendant l'été, et reprend un peu d'activité au commencement de l'automne.

RESPIRATION.

Fonction qui a pour but de transformer la sève ascendante en sève plus riche de principes nutritifs.

Les feuilles servent d'organes respiratoires chez les végétaux, comme les poumons chez les animaux.

La respiration des végétaux diffère cependant de celle des animaux: les animaux absorbent l'oxygène de l'air (l'air atmosphérique est composé d'oxygène, d'azote et d'une petite quantité d'acide carbonique) et lui rendent de l'acide carbonique, — tandis que les végétaux prennent l'acide carbonique, qu'ils décomposent en carbone, qu'ils s'approprient, et en oxygène, dont ils rejettent une partie.

Ici, notons une particularité remarquable: c'est que la respiration des plantes ne s'exerce de cette manière que sous l'influence de la lumière, et que, dans l'obscurité, les plantes respirent comme les animaux, absorbant de l'oxygène et exhalant de l'acide carbonique.

La lumière est donc indispensable à la respiration normale des plantes et, par suite, à leur développement; on peut observer, du reste, que les végétaux privés de lumière dépérissent rapidement et s'étiolent.

TRANSPIRATION.

Fonction par laquelle la sève, parvenue dans les feuilles, laisse échapper à l'état de vapeur l'eau surabondante qu'elle contient. Quand la transpiration est peu considérable, la vapeur est absorbée par l'air à mesure qu'elle se forme; mais si elle est abondante, on la voit se condenser en gouttelettes qui apparaissent, au lever du soleil, à la surface des feuilles. Des expériences concluantes ont prouvé que ces gouttelettes ne sont pas dues à la rosée.

On remarque que la transpiration est d'autant plus considérable, que l'atmosphère est plus chaude et plus sèche, et qu'elle est d'autant plus active, que le végétal est plus jeune et plus vigoureux.

EXCRÉTION.

Acte par lequel certains végétaux rejettent à l'extérieur des matières de nature très-variée, telles que des résines (les sapins), des huiles volatiles, de la cire (palmier des Andes), de la manne (frêne de Calabre), des substances sucrées, mielleuses, gommeuses, etc.

ASSIMILATION.

Acte par lequel se forment, se renouvellent et s'entretiennent les matières qui constituent le végétal. Il y a là une série d'actions chimiques, physiques et organiques, dans le détail desquelles nous n'entrerons pas. Disons seulement que les végétaux sont composés de principes élémentaires : *carbone, hydrogène, oxygène* et *azote*, qui, en se combinant diversement, forment les principes immédiats des plantes : *gommes, fécule, résine, sucre, huile*, etc.; — et qu'ils contiennent, en outre, d'autres matières tirées du sol : *potasse, soude, silice, fer*, etc.

ORGANES ET FONCTIONS DE REPRODUCTION.

Les organes de la reproduction sont ceux qui servent au renouvellement et à la propagation du végétal.

Ces organes sont : la *fleur* et le *fruit*.

Fleur.

On donne le nom de *Fleur* à un appareil spécial dans lequel s'opère la fécondation.

Pédoncule.

La fleur peut être fixée de diverses manières aux branches et aux rameaux qui la supportent. Si elle est immédiatement attachée par sa base, on la dit *sessile*. On la nomme *fleur pédonculée*, si, au contraire, elle est fixée, comme dans l'œillet, au moyen d'un prolongement particulier, désigné sous le nom de *pédoncule*, et appelé vulgairement *queue* de la fleur.

Ce pédoncule peut être simple ou ramifié : ses ramifications, nommées *pédicelles*, sont dites *primaires, secondaires, tertiaires*, etc., selon le nombre de leurs subdivisions. La fleur est alors *pédicellée* (lilas).

D'après les modifications qu'il affecte, le pédoncule reçoit diverses qualifications ; il est :

Radical, quand il part de l'aisselle d'une feuille radicale (primevère) ;

Axillaire, s'il naît de l'aisselle des feuilles sur la tige ou sur les rameaux ;

Terminal, quand il termine la tige ou le rameau ;

Uniflore, biflore, triflore, selon le nombre de fleurs qu'il supporte.

Réceptacle.

On appelle *Réceptacle* ou *torus* (mot latin signifiant *lit*) la partie évasée qui termine le pédoncule et sur laquelle repose la fleur.

S'il ne supporte qu'une fleur, on a un réceptacle *propre* ; mais si plusieurs fleurs viennent s'y insérer, comme dans l'artichaut, on a un réceptacle *commun*.

Bractées.

Les *Bractées* sont de petites feuilles altérées que l'on trouve fréquemment à la base des fleurs, et qui sont extrêmement différentes des autres par leur forme et par leur couleur. Elles sont *libres* le plus souvent, et quelquefois *adhérentes* au pédoncule de la fleur (tilleul).

Quand un certain nombre de bractées sont réunies symétriquement autour d'une fleur ou d'un assemblage de fleurs, comme dans l'artichaut, le chardon, elles forment un *involucre*. — Afin de bien fixer les idées, disons qu'on mange, dans l'artichaut, les *bractées* et le *réceptacle*.

L'involucre situé à la base des pédicelles se nomme *involucelle* (carotte).

Si l'involucre est régulier et qu'il entoure une seule fleur, il prend le nom de *calicule* (mauve, guimauve).

L'involucre qui, après avoir entouré la fleur, persiste et accompagne le fruit jusqu'à sa maturité en le recouvrant plus ou moins, constitue la *cupule* : — laquelle est *squammeuse*, c'est-à-dire formée de petites écailles serrées, dans le chêne ; — *foliacée*, ou formée par de petites folioles, dans le noisetier ; — *péricarpoïde*, ou recouvrant totalement un fruit, dans le châtaignier.

La *spathe* est une grande bractée qui recouvre certaines fleurs avant leur épanouissement, et qui se déchire ou se déroule pour leur livrer passage ; par exemple, dans le gouet, l'oignon, les narcisses. — Elle peut contenir une ou plusieurs fleurs, et elle varie dans sa forme, sa coloration, ses dimensions, etc.

Les deux écailles qui forment la *glume* dans les Graminées (blé, avoine) sont de véritables bractées.

Inflorescence.

On appelle *Inflorescence* le mode d'arrangement des fleurs sur la tige.

Si l'on examine la disposition des fleurs, on voit que tantôt elles naissent à l'aisselle des feuilles ou des bractées, et qu'elles sont, par conséquent, latérales à la branche qui les supporte; — ou bien qu'elles partent du sommet de la branche principale dont le développement se trouve ainsi forcément arrêté; — ou que leur arrangement présente ces deux dispositions; — ou enfin qu'il ne rentre dans aucun de ces trois systèmes. L'inflorescence est dite *axillaire* ou *indéfinie* dans le premier cas, *terminale* dans le second, *mixte* dans le troisième et *anomale* dans le quatrième.

Passons en revue chacun de ces modes d'inflorescence, et examinons, pour les définir, chacune des dispositions particulières qu'ils peuvent présenter.

L'*inflorescence axillaire*, dans laquelle les fleurs sont *solitaires*, c'est-à-dire seules à l'aisselle de chaque feuille (grande pervenche), ou *géminées*, deux à l'aisselle de chaque feuille (sceau-de-Salomon), ou *ternées*, *quaternées*, naissant par trois ou quatre du même point, ou *fasciculées*, naissant en faisceau d'un même point (cerisier), ou *verticillées*, naissant à l'aisselle de feuilles verticillées et formant une sorte d'anneau autour de la tige (serpolet); — l'*inflorescence axillaire*, disons-nous, offre plusieurs arrangements qui ont reçu différents noms. On a :

1° L'*Épi*, lorsque les fleurs non pédonculées sont disposées en tous sens sur un axe commun, simple et non ramifié (blé, orge);

2° Le *Chaton*, formé par un assemblage de fleurs unisexuées, disposées sur un axe commun et tombant sans se désunir après la floraison (fleurs mâles du noyer, fleurs mâles et femelles du saule). On trouve cette inflorescence dans le groupe des *Amentacées*, qui comprend les saules, les peupliers, les aunes, le charme, le bouleau, le chêne, le hêtre, etc., et qui tire précisément son nom de la disposition de ses fleurs *en chaton* (en latin, *amentum*);

3° Le *Cône*, espèce de chaton dans lequel les bractées qui accompagnent les fleurs femelles sont plus grandes que ces fleurs, persistantes et souvent ligneuses (pin);

4° Le *Spadice*, formé d'un assemblage de fleurs unisexuées, privées de calice, disposées sur un axe charnu, et généralement enveloppées d'une spathe (gouet), qui manque cependant dans les poivriers;

5° Le *Capitule* (du latin *caput*, tête), formé par un grand nombre de fleurs sessiles, réunies sur un réceptacle commun, où elles sont disposées en tête globuleuse (chardon, artichaut, immortelle);

6° La *Grappe*, quand les fleurs s'échelonnent irrégulièrement le long d'un pédoncule commun auquel elles tiennent par leurs axes secondaires (vigne);

7° La *Panicule*, si les divisions secondaires de l'axe commun sont très-allongées et écartées les unes des autres (avoine);

8° L'*Ombelle* (d'*umbella*, parasol), quand les pédoncules, naissant d'un même point de la tige, s'élèvent à la même hauteur en divergeant comme les baguettes d'un parasol (cerisier). — Si les pédoncules se ramifient en pédicelles émergeant d'un même point et affectant la même disposition que ci-dessus, on a l'*ombellule.* Cette inflorescence se rencontre dans la famille des Ombellifères (carotte, ciguë).

L'*inflorescence terminale* est celle dans laquelle la tige ou le rameau principal, arrêtant son développement, se termine par une fleur. On lui donne le nom générique de *Cyme*.

L'*inflorescence mixte* nous offre à considérer :

1° Le *Thyrse*, sorte de grappe dont les rameaux formant cyme présentent, par leur assemblage, un aspect pyramidal (lilas);

2° Le *Corymbe*, quand les fleurs atteignent le même niveau, bien que portées par des pédoncules partant de points différents (tanaisie).

Dans l'*inflorescence anomale*, les fleurs, au lieu de naître à l'aisselle des feuilles ou à l'extrémité de la tige, sont quelquefois opposées aux feuilles (douce-amère), ou bien elles s'élèvent directement de la racine (mandragore), ou elles sont soudées aux pétioles, ou enfin elles naissent immédiatement des feuilles.

Préfloraison.

On donne le nom de *Préfloraison* à l'arrangement qu'affectent les différentes parties de la fleur avant son épanouissement.

Elles présentent des positions très-variées, dont l'examen ne manque pas d'intérêt pour les botanistes ; mais les limites dans lesquelles nous devons nous renfermer ne nous permettent pas d'entrer dans des considérations que ne comporte pas notre sujet spécial.

Considérations générales sur la Fleur.

Nous avons indiqué, en traitant de la nutrition, l'analogie qui existe à cet égard entre les animaux et les végétaux ; l'analogie n'est pas moins complète entre eux quant aux fonctions de reproduction.

En effet, chez les uns comme chez les autres, la reproduction se fait par le moyen d'organes particuliers, appelés *organes sexuels*, dont l'action réciproque a pour objet, chez les végétaux, de donner naissance à des fruits ou graines capables de reproduire de nouveaux individus. Il existe cependant entre eux quelques différences que nous constaterons. Ainsi, les animaux apportent en naissant les organes qui doivent servir à la génération, et qui durent autant que l'individu, tandis que les végétaux sont, à leur origine, dépourvus d'organes sexuels ; ces organes paraissent plus tard pour accomplir le vœu de la nature, se fanent et meurent dès qu'ils l'ont rempli ; ils n'ont donc qu'une existence passagère. Mais de nouveaux organes se développent tant que dure la vie du végétal. — Les plantes diffèrent encore des animaux, au point de vue qui nous occupe en ce moment, en ce que, chez ces derniers, les sexes sont séparés sur chaque être mâle ou femelle, tandis que les végétaux, privés de la faculté de se mouvoir, portent généralement sur le même individu les deux espèces d'organes réunis.

La fleur est essentiellement formée par les organes sexuels rassemblés sur un support commun (réceptacle et pédoncule), et protégés ordinairement par des enveloppes extérieures ; ce sont ces parties constituantes de la fleur que nous avons maintenant à étudier.

Si nous examinons la fleur de la giroflée jaune, nous voyons qu'elle se compose de quatre verticilles de feuilles diversement modifiées, très-rapprochées les unes des autres. Nous trouvons, en allant du centre à la circonférence : 1° le *pistil*, ou organe femelle, occupant toujours la partie centrale ; 2° les *étamines*, ou organes mâles, ici au nombre de six, rangées symétriquement autour du pistil ; 3° la *corolle*, placée à l'extérieur des étamines, et formée ici de quatre pièces distinctes appelées *pétales*, de couleur jaune ; 4° enfin le *calice*, venant en dernier lieu, et composé de quatre pièces ou *sépales*, dont la couleur se rapproche de celle des feuilles.

Le pistil et les étamines forment les *organes sexuels*; la corolle et le calice constituent les *enveloppes florales* ou le *périanthe* (du grec *peri*, autour; *anthos*, fleur).

Les fleurs qui possèdent ces quatre parties sont dites *complètes*; celles qui manquent d'une ou de plusieurs sont *incomplètes*.

Tout ce qui est en dehors du calice n'appartient pas à la fleur: telles sont les bractées, qui l'accompagnent souvent.

Reprenons maintenant en particulier les diverses parties que nous venons d'énumérer.

Périanthe ou Enveloppes florales.

Nous avons dit que la fleur est essentiellement constituée par les organes sexuels; les *Enveloppes florales*, dont l'ensemble forme le *Périanthe*, et dont le rôle paraît être de protéger les organes sexuels, ne sont que des organes accessoires qui n'existent pas toujours sur la fleur.

Le périanthe peut être *simple* ou *double*.

Quand il est simple, il prend le nom de *calice*, quelles que soient sa couleur, sa consistance et sa forme (tulipe). Le périanthe est toujours simple dans les Monocotylédones; elles n'ont, par conséquent, qu'un calice et pas de corolle. Les fleurs qui n'ont qu'une enveloppe sont appelées *monochlamydées*, c'est-à-dire *n'ayant qu'un manteau*.

Quand le périanthe est double, l'enveloppe la plus extérieure prend le nom de *calice*, et la plus intérieure, celui de *corolle*.

Les fleurs dans lesquelles les deux enveloppes manquent sont dites *apérianthées* (de *a* privatif, et *périanthe*); on les dit aussi *nues*.

Calice.

Le *Calice* est l'enveloppe la plus extérieure de la fleur; il est généralement vert dans les périanthes doubles (fraisier), et diversement coloré, si le périanthe est simple (tulipe).

Le calice peut être formé de plusieurs pièces distinctes ou folioles, nommées *sépales*, comme dans la giroflée; dans ce cas, on le dit *polysépale* ou *dialysépale*, ou *polyphylle*. — Si les sépales sont adhérents ou soudés ensemble dans une partie plus ou moins grande de leur étendue, de manière à ne présenter qu'un seul sépale tubuleux, comme dans la sauge, l'œillet, le calice est dit *monosépale* ou *gamosépale*, ou *monophylle*.

Le calice *gamosépale* offre à considérer : 1° le *tube*, ou la partie inférieure, généralement allongée et rétrécie; 2° le *limbe*, ou la partie supérieure, plus ou moins ouverte, qui présente souvent des divisions plus ou moins profondes.

Le calice présente, dans sa forme, ses divisions, sa position, des modifications que nous allons indiquer, en même temps que nous définirons les termes dont on se sert pour les qualifier. Ainsi, il est :

Régulier, quand ses divisions ou ses sépales sont parfaitement égaux et symétriques (bourrache);

Irrégulier, si les sépales sont disposés sans symétrie (capucine);

Turbiné, ayant la forme d'une toupie (oseille);

Urcéolé, de la forme d'une outre (jusquiame);

Éperonné, offrant un prolongement creux à sa base (capucine);

Tubuleux, allongé en forme de tube (bugle);

Caliculé, accompagné de bractées simulant un calice accessoire (œillet);

Bidenté, *tri-quadri-quinquédenté*, calice monosépale offrant des dentelures aiguës, et présentant 2, 3, 4 ou 5 dents (lilas, troène);

Bifide, *tri-quadri-quinquéfide*, calice monosépale, à 2, 3, 4 ou 5 divisions peu profondes au limbe (tabac, jusquiame);

Biparti, *tri-quadri-quinquéparti*, calice monosépale, à 2, 3, 4 ou 5 divisions très-profondes (bourrache, mouron);

Entier, calice monosépale dont le limbe ne présente ni dentelures ni incisions;

Libre, sans adhérence avec l'ovaire (l'ovaire, comme nous le verrons, est la partie inférieure du pistil);

Adhérent, soudé en tout ou en partie avec l'ovaire;

Infère, attaché au-dessous de l'ovaire (pavot);

Supère, inséré sur le sommet de l'ovaire;

Pétaloïde, coloré comme les pétales.

Corolle.

La *Corolle* est l'enveloppe la plus intérieure du périanthe double; elle est donc située en dedans du calice. Il est inutile de répéter qu'elle manque quand le périanthe est simple. Cette partie, d'un tissu très-délicat, est susceptible de présenter les plus brillantes couleurs et d'exhaler des odeurs suaves ou fétides.

La corolle peut être formée d'une ou plusieurs pièces, nommées *pétales*, dans lesquelles on distingue une partie inférieure plus ou moins rétrécie, appelée *onglet*, et une partie supérieure élargie, nommée *lame*.

La corolle ne présentant qu'une seule pièce, c'est-à-dire dont les pétales sont soudés en un seul corps (digitale pourprée, liseron), est dite *monopétale*, *gamopétale*.

Remarquons, en passant, que la corolle monopétale donne attache aux étamines ou organes mâles de la fleur, et qu'on la dit *hypogyne*, *périgyne*, *épigyne*, selon qu'elle s'insère au-dessous, autour, ou au-dessus de l'ovaire.

Celle qui est composée de pétales distincts les uns des autres est appelée *polypétale* ou *dialypétale* (rose, chou).

Lorsqu'une fleur manque de corolle, on la nomme *apétale*.

Quand la fleur a ses pétales soudés en une corolle distincte du calice, on la dit *corolliflore* (sauge).

Si les pétales sont libres ou plus ou moins soudés et insérés sur le calice, on la dit *caliciflore* (nerprun).

Enfin, si les pétales sont libres et insérés sur le réceptacle, on la dit *thalamiflore* (thé, rue).

Nous verrons plus tard de quelle importance est cette distinction dans la classification des plantes.

On considère, dans la corolle monopétale, comme dans le calice, le *tube* et le *limbe*, qui présentent des formes variées.

La corolle peut être *régulière* ou *irrégulière* : — *régulière*, quand le limbe offre des divisions égales entre elles (liseron), ou que les pétales sont semblables et disposés symétriquement (giroflée); — *irrégulière*, quand les incisions du limbe sont inégales (sauge), ou que les pétales sont irréguliers ou disposés sans symétrie (pois).

La *corolle monopétale régulière* a des formes très-variées; ainsi elle est :

Tubulée, quand son tube est très-allongé (grande consoude);

Campanulée, si son tube s'évase graduellement en cloche (liseron);

Infundibuliforme, si le tube s'évase en entonnoir (belle-de-nuit);

Hypocratériforme, quand le tube, étroit et plus ou moins allongé, se dilate subitement en un limbe horizontal régulier, de manière à représenter la forme d'une coupe antique (lilas, jasmin);

Rotacée, quand le tube est très-court et que le limbe étalé figure les rayons d'une roue (bourrache);

Urcéolée, si elle est comme une petite outre, renflée à sa base et rétrécie au sommet (plusieurs bruyères).

La *corolle monopétale irrégulière* est :

Bilabiée, quand le limbe est partagé en deux lèvres : l'une supérieure, l'autre inférieure (mélisse, sauge); c'est à cette forme de la corolle que les Labiées doivent leur nom;

Personnée, quand le limbe est partagé en deux lèvres qui sont closes par le renflement intérieur du tube, de manière à représenter grossièrement le mufle d'un animal ou certains masques antiques (linaire);

Anomale, ne se rapportant à aucune des formes précédentes (digitale pourprée).

La *corolle polypétale régulière* offre des modifications qui la font qualifier de :

Cruciforme, quand elle est composée de quatre pétales onguiculés, disposés en croix (chou, cresson);

Rosacée, si elle est composée de trois à cinq pétales à onglets courts, étalés régulièrement en rosace (prunier, ronce);

Caryophyllée, quand elle est formée de cinq pétales, dont les onglets, fort allongés, sont cachés par le calice (œillet).

La *corolle polypétale irrégulière* est :

Papilionacée, quand elle présente cinq pétales irréguliers, ayant chacun une forme particulière, et appelés : le supérieur, *étendard* ou *pavillon*; les deux latéraux, *ailes*; et les deux inférieurs, *carène* (pois, haricot, acacia);

Anomale, si elle est composée de pétales irréguliers dont la forme en casque (aconit), en capuchon (ellébore), ne permet pas de la rapporter à la corolle papilionacée.

Organes sexuels.

Les *Organes sexuels* des végétaux sont représentés par les *étamines* ou organes mâles, dont l'ensemble constitue l'*androcée* (du grec *anér; andros*, homme), — et par le *pistil* ou organe femelle, dont les parties composantes forment le *gynécée* (de *guné;* femme).

Linné caractérisait très-bien le rôle de chacun des organes de la fécondation, quand il disait que le calice est le lit nuptial; la corolle, les rideaux; l'étamine, le mari; le pistil, la femme.

Les deux organes de la génération (étamines et pistil) sont presque toujours réunis dans une même fleur : celle-ci est alors appelée *hermaphrodite*. D'autres fois, au contraire, la fleur ne contient que des étamines ou des pistils, et on la dit *unisexuée* ou *unisexuelle* : dans le premier cas, elle est *mâle* ou *staminée*; dans le second cas, *femelle* ou *pistillée*.

Si les fleurs mâles et les fleurs femelles sont réunies sur là même plante et dans des enveloppes séparées, comme nous venons de l'indiquer, on dit les végétaux *monoïques* (de *monos*, *oïkos*, une seule maison) : tels sont le noyer, le noisetier, le maïs, etc.

Si les fleurs mâles et les fleurs femelles sont portées par des individus différents, on a les végétaux *dioïques* (de *dis*, *oïkos*, deux maisons) : tels sont le chanvre, le palmier, la mercuriale, les saules.

Enfin, si l'on trouve mêlées sur le même pied ou sur des pieds différents, des fleurs mâles, des fleurs femelles et des fleurs hermaphrodites, les végétaux sont dits *polygames* (de *polus*, plusieurs ; *gamos*, mariage) : telle est la pariétaire.

Les fleurs qui n'ont ni étamines ni pistils sont *neutres* ou *stériles*.

Terminons en disant que les plantes pourvues d'organes sexuels ont reçu la qualification de *phanérogames* (de *phaneros*, visible : *gamos*, mariage) ; que celles dont les organes sexuels sont peu apparents ou invisibles à l'œil nu, sont appelées *cryptogames* (de *kruptos*, caché ; *gamos*), et enfin que les plantes entièrement dépourvues d'étamines et de pistils sont dites *agames* (de *a* privatif et *gamos*).

Examinons maintenant en particulier les étamines et le pistil.

Étamines.

Les *Étamines* sont les organes sexuels mâles des végétaux : on les trouve rangées circulairement autour d'un axe dans l'intérieur de la corolle, semblables à de petites colonnes soutenant à leur sommet une espèce de capsule de couleur jaune.

Elles sont attachées à la corolle dans les Corolliflores, au calice dans les Caliciflores, et au réceptacle dans les Thalamiflores.

Les étamines sont généralement composées de trois parties : le *filet*, ou support ; l'*anthère*, petit sac membraneux placé à l'extrémité supérieure du filet, et le *pollen*, poussière contenue dans l'anthère.

Le *filet*, qui est la partie inférieure de l'étamine, se présente habituellement sous forme de filament très-délié. Il manque assez souvent, et, dans ce cas, l'étamine est *sessile*.

L'*anthère* est la partie supérieure et renflée de l'étamine qui contient le pollen. C'est une sorte de poche membraneuse, formée le plus souvent de deux petites loges adossées l'une à l'autre par un de leurs côtés, ou réunies par un corps intermédiaire, appelé *connectif*. Ces loges s'ouvrent de différentes manières, à l'époque de la fécondation, pour laisser échapper le pollen. — Suivant que l'anthère présente une, deux, trois ou quatre loges, on la dit *uniloculaire*, *biloculaire*, *triloculaire* ou *quadriloculaire*.

Le *pollen* est la matière fécondante des fleurs : c'est une poussière ordinairement jaune que renferment les loges de l'anthère, et qui s'échappe à l'époque de la floraison.

On peut obtenir, par la culture, que les étamines se transforment en pétales : on a ainsi des fleurs *doubles* et en même temps *femelles*. Si les étamines et les pistils subissent à la fois ce changement, les fleurs deviennent *pleines* et en même temps *neutres*.

Les étamines peuvent être plus ou moins nombreuses, égales ou inégales en hauteur, indépendantes les unes des autres ou soudées entre elles, et avoir des positions différentes sur la fleur; de là, les qualifications suivantes :

Monandre (de *monos*, seul; *anèr, andros*, homme), n'ayant qu'une étamine (valériane rouge);

Diandre, triandre, tétrandre, à deux, trois, quatre étamines;

Didynames (de *dis*, deux; *dunamis*, force, puissance), au nombre de quatre, dont deux constamment plus grandes (marrube, thym, linaire);

Tétradynames (*tétra*, quatre; *dunamis*, puissance), au nombre de six, dont quatre plus grandes que les deux autres (radis, giroflée);

Monadelphes (*monos*, seul; *adelphos*, frère), quand tous les filets sont soudés ensemble, de manière à ne former qu'un seul faisceau ou *androphore* tubuleux (mauve);

Diadelphes (*dis*, deux; *adelphos*, frère), quand les filets sont réunis en deux androphores semblables ou non (fumeterre, haricot, acacia);

Polyadelphes (*plusieurs frères*), si les filets sont réunis en trois ou en un plus grand nombre d'androphores (oranger);

Synanthérées (*sun*, ensemble; *anthère*), quand les anthères sont soudées entre elles, de manière à former une sorte de tube (chicorée, chardon);

Gynandres (de *guné*, femme; *anèr, andros*, homme), quand les étamines sont soudées avec le pistil (aristoloches);

Hypogynes, insérées sous l'ovaire, de manière qu'on peut enlever le calice sans les détacher (pavot);

Périgynes, insérées autour de l'ovaire ; dans ce cas, elles adhèrent au calice (amandier);

Épigynes, insérées sur l'ovaire (Ombellifères).

Pistil.

Le *Pistil* est l'organe femelle des végétaux ; il occupe le centre de la fleur, et se compose de trois parties : l'*ovaire*, situé à la partie la plus inférieure et placé immédiatement sur le réceptacle ; le *style*, prolongement filiforme du sommet de l'ovaire ; et le *stigmate*, petit évasement qui termine le style.

Le style manque quelquefois, et alors le stigmate est *sessile* ; mais les deux autres parties, absolument indispensables à l'acte de la fécondation, existent toujours.

La fleur peut ne présenter qu'un seul pistil, comme dans le lis, ou en offrir plusieurs, comme dans les renoncules.

L'*ovaire* est un petit corps ovale, presque toujours renflé, présentant, quand on le coupe longitudinalement ou en travers, une ou plusieurs cavités, nommées *loges*, dans lesquelles sont contenus les germes du fruit ou les *ovules*, qui, fécondés, se développeront en graines. Ces loges, dont chacune représente un *carpelle* ou *feuille carpellaire*, sont séparées les unes des autres par des *cloisons* dues à l'adossement de ces feuilles carpellaires.

Suivant que l'ovaire se divise en une, deux, trois loges, ou en un nombre plus considérable, on le dit *uniloculaire, biloculaire, triloculaire, pluri* ou *multiloculaire.*

Chaque loge peut renfermer un plus ou moins grand nombre d'ovules : on la dit alors *uni—bi—pluriovulée*, si l'on en trouve un, deux ou plusieurs.

L'ovaire est tantôt libre de toute adhérence avec les autres organes de la fleur (tulipe), et tantôt plus ou moins soudé avec le calice (iris), ce qu'on exprime en disant, dans le premier cas, qu'il est *libre* ou *supère*, et, dans le second, qu'il est *adhérent* ou *infère.*

Le *style* est un prolongement filiforme de l'ovaire, placé entre ce dernier et le stigmate : c'est un petit canal destiné à conduire le pollen dans l'ovaire.

Le nombre des styles est variable : on en trouve un seul dans le lis, deux dans les Ombellifères, trois dans la viorne. Ils restent distincts les uns des autres, ou sont soudés ensemble, soit par leur base, soit par la moitié ou les trois quarts de leur hauteur, soit dans toute leur étendue, de manière qu'ils semblent ne former qu'un style unique.

Relativement à la position qu'il occupe sur l'ovaire, on dit le style *terminal, latéral* ou *basilaire*, suivant qu'il naît du sommet, des parties latérales ou de la base de l'ovaire.

Il est *caduc* ou *persistant*, selon qu'il tombe ou qu'il persiste après la fécondation. S'il persiste et qu'en même temps il prenne du développement, comme dans la clématite, il est *accrescent*.

Il est *simple* et sans aucune division dans le lis. Il est *bifide* (groseillier rouge), *trifide* (glaïeul), *quadrifide*, etc., suivant qu'il est fendu en deux, trois, quatre... divisions peu profondes. — On le dit *bi—tri—quadriparti*, si ces divisions sont très-profondes. Dans le premier cas, les styles composants, restant distincts par le haut, sont soudés dans une grande étendue; dans le second, ils sont soudés par leur moitié inférieure.

Le *stigmate* est cette partie plus ou moins évasée, placée au sommet du style, ou appliquée immédiatement sur l'ovaire quand le style manque, et destinée à recevoir le pollen.

Le nombre des stigmates est déterminé par celui des styles ou des divisions du style.

On dit le stigmate *bifide*, *trifide*..., quand il offre deux, trois... divisions peu profondes. — Il est *bilobé*, *trilobé*..., s'il présente deux, trois... lobes.

Disque et Nectaires.

Indépendamment des enveloppes florales et des organes sexuels que nous avons décrits, on trouve quelquefois dans la fleur d'autres parties accessoires qu'il nous reste à faire connaître : nous voulons parler du *Disque* et des *Nectaires*.

Le *disque* est un corps charnu et glandulaire, tantôt placé sous l'ovaire, c'est-à-dire entre ce dernier et le réceptacle, ainsi qu'on le remarque dans les Labiées; — tantôt appliqué sur la paroi interne du calice, et par conséquent autour de l'ovaire (cerisier); — tantôt au sommet de l'ovaire (garance). De ces trois positions, il résulte que le disque est *hypogyne*, *périgyne*, ou *épigyne*.

Les *nectaires* sont des espèces de glandes que l'on observe dans certaines fleurs, sur le réceptacle ou sur les organes qui en dépendent, et qui sécrètent une liqueur mielleuse et *nectarée*, très-recherchée des abeilles. On peut voir facilement ces nectaires dans la corolle de l'impériale.

Usages médicinaux des Fleurs.

Avant de décrire le phénomène si intéressant de la fécondation, nous allons indiquer les propriétés médicales des principales fleurs employées en thérapeutique.

Les unes sont *excitantes* ou *stimulantes* (camomille romaine, lavande, safran, absinthe, armoise, arnica, etc...); — *vermifuges* (semen-contra, kousso); — *diurétiques* (artichaut); — *sudorifiques* (sureau, tilleul, œillet, saponaire); — les autres sont *pectorales* et *émollientes* ou *adoucissantes* (tussilage, bouillon blanc, violette, mauve, guimauve, coquelicot); — *astringentes* (grenadier, roses de Provins); — *laxatives* (pêcher, genêt), etc.

FÉCONDATION.

Nous venons d'étudier les organes de la floraison; nous savons quel rôle ils ont à remplir : arrivons donc maintenant à l'acte de la fécondation.

La *Fécondation* est cette fonction par laquelle le pollen de l'organe mâle, se mettant en contact avec l'organe femelle, détermine la formation de l'embryon dans les ovules, qui alors deviennent aptes à se développer et à se transformer en graines.

Les phénomènes liés à cette fonction se distinguent en *précurseurs*, *essentiels* et *consécutifs* : c'est dans cet ordre que nous allons les examiner aussi brièvement que possible.

Phénomènes précurseurs.

Le bouton floral, qui était resté engourdi pendant la saison froide, se réveille, au retour du printemps, sous l'influence d'une température plus douce; il grossit et se développe : le périanthe s'épanouit bientôt et découvre les organes sexuels.

Notons que, pendant la floraison, la fleur dégage une assez grande quantité de chaleur, et qu'au lieu d'exhaler de l'oxygène, comme font les parties vertes, elle expire de l'acide carbonique, qui, comme l'on sait, est un poison très-délétère. Les fleurs, placées dans les appartements, ne peuvent donc qu'exercer une influence funeste sur ceux qui en subissent les émanations.

Phénomènes essentiels.

Le pistil et les étamines ayant acquis tout leur développement, les anthères s'ouvrent et laissent échapper le pollen, qui va se déposer sur le stigmate ; les grains polliniques se gonflent, se déchirent pour donner passage à un liquide qui pénètre par le style jusque dans l'ovaire; l'ovule absorbe le fluide, et l'embryon s'organise : la fécondation est opérée.

Le mécanisme de la fécondation est très-simple dans les plantes *hermaphrodites*, où les organes mâles et femelles sont réunis sur la même fleur.

Dans les plantes *monoïques* et *dioïques*, malgré la séparation ou l'éloignement des deux sexes, la fécondation n'en a pas moins lieu : ici, l'air est chargé de transporter, souvent à de grandes distances, le pollen sur les fleurs femelles. C'est ainsi que se fait la fécondation dans les saules, le noyer, le chanvre, les palmiers.

Quant aux plantes aquatiques, elles s'élèvent généralement à la surface de l'eau pour opérer la fécondation, parce que le pollen, de nature huileuse, ne peut se mêler à ce fluide ; l'acte accompli, elles redescendent sous l'eau, où mûrit le fruit. — Nous trouvons, dans la *Vallisnérie en spirale*, un exemple curieux de ce mode de fécondation. — Cette plante habite le fond des eaux, où ses organes sexuels se développent. Les fleurs femelles offrent des pédoncules très-longs et roulés en spirale ; les fleurs mâles, au contraire, sont portées sur des pédoncules très-courts. Le temps de la fécondation arrivé, le pédoncule élastique s'allonge, et les fleurs femelles s'épanouissent à la surface de l'eau ; alors les fleurs mâles se détachent de leur support et viennent surnager ; la poussière des étamines se répand sur les pistils des fleurs femelles qui se trouvent ainsi fécondées. Celles-ci, par le retrait des spirales, redescendent ensuite sous l'eau où se fait la maturation des fruits.

Phénomènes consécutifs.

Aussitôt que la fécondation est opérée, la fleur se fane et perd son éclat et son coloris, ses pétales tombent, et les étamines éprouvent la même dégradation. Le pistil reste seul, mais bientôt le stigmate et le style, devenus inutiles, disparaissent à leur tour ; il ne reste plus que l'ovaire qui, par son développement, doit former le fruit.

Fruit.

Le *Fruit* est le produit de la fécondation ; il résulte du développement de l'ovaire et des ovules ou graines que ce dernier renferme. L'ensemble des phénomènes qui accompagnent le fruit, depuis le moment de son apparition jusqu'à sa maturité, constitue la *fructification*.

Le développement des ovaires et des ovules n'est pas le même dans tous les végétaux; ainsi, dans l'abricot, l'ovaire, qui forme la peau, la chair et le noyau, est très-volumineux, et la graine, qui est l'amande, est petite relativement; — tandis que, dans la noix, par exemple, l'ovule ou graine devient la partie prédominante, et l'ovaire, représenté par le brou et la coque, est moins important.

On distingue dans le fruit deux parties que nous allons décrire : le *péricarpe*, formé par l'ovaire, et la *graine*, formée par l'ovule.

Péricarpe.

Le *Péricarpe* (de *peri*, autour; *karpos*, fruit), constitué par les parois de l'ovaire fécondé, contient dans son intérieur une ou plusieurs graines, et détermine la forme du fruit. Il est composé de trois parties, qui sont : 1° l'*épicarpe* (*epi*, sur; *karpos*, fruit), membrane extérieure qui recouvre le fruit; — 2° l'*endocarpe* (*endon*, à l'intérieur; *karpos*), membrane intérieure en contact avec la graine, ordinairement mince, comme dans le pois, quelquefois dure et ligneuse, comme dans la pêche, où elle se transforme en noyau; — 3° le *mésocarpe* (*mesos*, milieu; *karpos*) ou *sarcocarpe* (*sarx*, *sarkos*, chair; *karpos*), partie parenchymateuse et charnue, comprise entre l'épicarpe et l'endocarpe : il est très-développé dans les fruits charnus (pêche, pomme, melon) et peu apparent dans les fruits secs.

Le péricarpe présente une cavité intérieure qui a reçu le nom de *loge*, et qui peut être simple ou multiple. On dit alors, selon les cas, que le péricarpe est *uniloculaire*, s'il n'a qu'une seule loge; *biloculaire*, *triloculaire*, *multi* ou *pluriloculaire*, suivant qu'il offre deux, trois.... ou un plus grand nombre de loges. Chaque loge est *monosperme* ou *uniséminée*, *disperme* ou *biséminée*, *polysperme* ou *pluriséminée*, selon qu'elle contient une, deux ou plusieurs graines.

Les graines sont attachées, dans l'intérieur du péricarpe, sur un corps particulier, appelé *corps placentaire* ou *trophosperme*, de forme et de position variables. On le dit *central*, lorsqu'il s'élève comme une colonne au centre d'un péricarpe uniloculaire; — *axillaire*, quand il est placé à l'angle interne de chaque loge d'un péricarpe pluriloculaire; — *pariétal*, quand il est situé sur la paroi même du péricarpe.

Pour que les graines puissent sortir du péricarpe, à leur maturité, il paraît nécessaire que celui-ci s'ouvre d'une manière quelconque : certains fruits, comme les haricots, s'ouvrent naturellement, et sont nommés *déhiscents*; ceux dont les péricarpes ne s'ouvrent pas et ne laissent les graines libres qu'en se détruisant, comme dans la poire, ou les enveloppent jusqu'à ce qu'elles les aient forcés de leur livrer passage, comme dans le blé, sont nommés *indéhiscents*.

La *déhiscence* est *régulière* quand le péricarpe se partage en un nombre déterminé de pièces ou de panneaux de dimensions à peu près égales, auxquels on donne le nom de *valves*. Suivant le nombre des parties, on dit que le fruit est *bivalve*, *trivalve*, etc.

La *déhiscence* est *irrégulière* quand elle s'opère par la rupture du péricarpe, ou par la déchirure de certaines parties, ou par le moyen de trous irréguliers.

D'après la forme et la disposition de leurs péricarpes, les fruits ont reçu différents noms dont nous allons expliquer la signification.

Parmi les *fruits secs et indéhiscents*, nous trouvons :

Le *Caryopse*, fruit monosperme, dont le péricarpe est intimement soudé avec la graine et ne peut en être séparé (blé, orge, riz, maïs);

L'*Akène*, fruit monosperme, dont le péricarpe est distinct du tégument propre de la graine (soleil, cerfeuil, angélique). — Les fruits indéhiscents qui, à leur maturité, se séparent en plusieurs monospermes offrant chacun les caractères assignés à l'akène, reçoivent le nom de *polakène*; et, suivant le nombre des coques, le fruit devient *diakène*, dans le panais, le persil, la ciguë, etc...; *triakène*, dans la capucine ; *tétrakène*, dans les Labiées (sauge, lavande) et dans les Borraginées (bourrache); *pentakène*, etc.;

La *Samare*, fruit membraneux, coriace, très-comprimé, dont le péricarpe est prolongé latéralement en ailes membraneuses (érable, orme, frêne);

Le *Gland*, fruit uniloculaire et monosperme, contenu en partie, rarement en totalité, dans un involucre écailleux, foliacé ou péricarpoïde, appelé *cupule* (chêne, noisetier, châtaignier);

Le *Cône* ou *Strobile*, fruit composé d'un grand nombre de fruits partiels, monospermes, cachés à l'aisselle d'écailles resserrées, endurcies et imbriquées (pin, sapin, aune, bouleau, cyprès).

Parmi les *fruits secs et déhiscents*, nous distinguerons :

Le *Follicule*, fruit membraneux, univalve, allongé, s'ouvrant par une suture longitudinale, sur les bords de laquelle sont attachées intérieurement les graines (aconit, ellébore, pied-d'alouette);

La *Silique*, fruit allongé, à deux valves séparées ordinairement par une cloison longitudinale, et dont les graines sont attachées aux deux sutures (giroflée, chou, chélidoine);

La *Silicule*, silique presque aussi large que longue (thlaspi);

La *Gousse* ou *Légume*, fruit bivalve, portant deux sutures apparentes, l'une ventrale, l'autre dorsale, dont les graines sont attachées à la suture ventrale, et alternativement sur l'une et l'autre valve (pois, haricot, fève);

La *Pyxide*, fruit globuleux, s'ouvrant, par une scissure circulaire et horizontale, en deux valves hémisphériques (jusquiame, mouron, pourpier);

La *Capsule*, dont le nom est donné à tous les fruits secs et déhiscents qui ne peuvent être rapportés à aucune des espèces précédentes. — Les capsules s'ouvrent par des trous pratiqués à leur partie supérieure (pavot), ou par l'écartement de dents placées à leur sommet, ou par des panneaux.

Les *fruits charnus* nous offrent à considérer :

La *Drupe*, fruit charnu, renfermant un noyau à l'intérieur (pêche, prune, cerise);

La *Noix*, espèce de drupe dont le sarcocarpe, qui porte le nom de *brou*, est moins considérable, plus coriace et moins bon à manger (fruits du noyer et de l'amandier);

La *Nuculaine*, espèce de drupe renfermant plusieurs noyaux distincts, appelés *nucules* (nèfle);

La *Péponide*, fruit charnu, à plusieurs loges éparses dans la pulpe, et dont les graines sont portées sur un trophosperme qui remplit la cavité intérieure du péricarpe ou en tapisse les parois (potiron, melon);

La *Mélonide*, fruit dont le péricarpe charnu et solide renferme un endocarpe membraneux où sont logées les graines (pomme, poire);

L'*Hespéride*, fruit charnu, à enveloppe épaisse, divisé intérieurement en plusieurs loges par des cloisons membraneuses qu'on peut dédoubler sans déchirement, chaque loge étant remplie d'un tissu succulent dans lequel se trouvent les graines (orange, citron);

La *Baie*, fruit charnu, dépourvu de noyau, mais ayant des pépins disséminés dans sa substance, offrant généralement un petit volume, et pouvant s'écraser facilement dans les doigts (fruits du sureau, du nerprun, de la bryone, de la belladone, de la morelle, de l'asperge, de l'épine-vinette, du sorbier, du genévrier, de l'if, du rosier, — groseille, framboise, mûre, raisin, tomate, figue).

Graine.

La *Graine* est cette partie du fruit qui se trouve contenue dans le péricarpe, et qui renferme les rudiments d'une nouvelle plante : c'est un œuf fécondé qui, placé dans des circonstances favorables, doit reproduire un être semblable à celui dont il est sorti.

La graine est formée de deux parties : l'*épisperme* et l'*amande*.

L'*épisperme*, que l'on désigne aussi sous le nom de *spermoderme*, est l'enveloppe extérieure de la graine ; c'est une pellicule plus ou moins épaisse, présentant en un point de sa surface une espèce de cicatrice, nommée *hile* ou *ombilic*, par laquelle la graine est attachée au trophosperme.

L'*amande*, qui est la partie contenue dans la cavité de l'épisperme, est composée de l'*endosperme* et de l'*embryon*.

L'*endosperme* ou *périsperme* est une substance tantôt sèche et farineuse, comme dans le blé, tantôt oléagineuse, comme dans le ricin, tantôt cornée, comme dans le café, destinée à la nutrition du jeune embryon, jusqu'à ce que celui-ci ait acquis assez de développement pour tirer sa nourriture de la terre et de l'air. Il semble manquer quelquefois.

L'*embryon* est l'abrégé de la plante ; c'est lui qui doit reproduire le nouveau végétal. Son volume est très-variable : en effet, tantôt il forme à lui seul toute la masse de l'amande, et il est immédiatement recouvert par l'épisperme (haricot) ; tantôt, plus petit, il est accompagné d'un endosperme (blé, ricin) ;

On distingue plusieurs parties dans l'embryon : 1° la *radicule*, qui doit produire la racine ; — 2° la *tigelle* ou *plumule*, qui n'existe pas toujours, et qui est le rudiment de la tige nouvelle ; — 3° la *gemmule*, sorte de petit bourgeon qui termine la tigelle ; — 4° le *corps cotylédonaire*, appendices latéraux, nommés *cotylédons*. — Si, après avoir enlevé la pellicule de la graine du pêcher, on examine l'amande, on voit qu'elle se partage en deux moitiés ou *cotylédons*, entre lesquels existe un petit germe qui est l'*embryon* proprement dit. — Le corps cotylédonaire peut ne présenter qu'un cotylédon, comme dans le blé, le riz, le lis ; d'autres fois, il est formé de deux cotylédons réunis base à base, comme dans le ricin, la fève. — De là, la division des plantes *embryonées*, c'est-à-dire ayant un embryon, en deux grandes classes : les *Monoco-tylédones*, qui offrent un seul cotylédon, et les *Dicotylédones*, qui possèdent deux cotylédons. — Quant à celles qui sont dépourvues de graines et, par suite, d'embryons et de cotylédons, et que, pour cette raison, on a nommées *inembryonées*, elles sont rangées dans la classe des *Acotylédones*.

Il nous reste maintenant à dire quelques mots de la germination.

GERMINATION.

La *Germination* est l'acte par lequel une graine mûre donne naissance à un nouveau végétal. Elle comprend la série des phénomènes par lesquels passe cette graine, qui, placée dans des conditions favorables, reprend un mouvement vital, se gonfle, rompt ses enveloppes et tend à développer l'embryon qu'elle renferme dans son intérieur.

La germination, très-prompte dans quelques plantes, est fort lente dans d'autres : ainsi, trente-six heures suffisent à la germination du blé, le haricot ne demande que trois ou quatre jours ; tandis que le pêcher exige une année, le noisetier, deux ans.

Il faut, pour que la germination ait lieu, que la graine soit parfaitement saine, et qu'elle trouve dans les agents extérieurs les conditions nécessaires à son développement. Elle est, en effet, soumise à l'influence de l'eau, de l'air, de la chaleur, de la lumière et de l'électricité.

L'*eau*, pénétrant dans la substance de la graine, ramollit ses enveloppes, dont elle facilite ainsi la rupture, fait gonfler l'embryon, et sert de dissolvant et de véhicule aux aliments du jeune végétal. — L'*air* cède à la graine son oxygène, qui détermine la transformation de la fécule insoluble de l'endosperme en sucre ou matière soluble, propre à la nourriture de l'embryon. — La *chaleur*, nécessaire à la germination, ne doit pas cependant dépasser certaines limites, qui varient, d'ailleurs, suivant les végétaux. — La *lumière* et l'*électricité* ont aussi une influence très-marquée dans le phénomène en question.

On peut ainsi résumer les phénomènes généraux de la germination : — La graine absorbe l'humidité et se gonfle ; la *radicule* d'abord, la *tigelle* ensuite, rompent l'épisperme et s'allongent en sens opposé : la première se dirige vers la terre, la seconde s'élève ; ensuite les *cotylédons* s'épanouissent, et prodiguent à la jeune plante une nourriture appropriée. Enfin, la *plantule* apparaît à la surface du sol et laisse voir deux petites feuilles, appelées *feuilles séminales*, qui dérivent des cotylédons. Dès ce moment, la plante vit de son existence propre.

Usages des Fruits et des Graines.

Les fruits et les graines d'un grand nombre de végétaux fournissent des substances alimentaires très-riches en principes nutritifs, et des médicaments doués de vertus énergiques.

Le blé, le seigle, l'orge, le riz, le maïs, forment la base de l'alimentation des habitants des différentes contrées du globe. Les fruits charnus, tels que les pêches, les pommes, les fraises, les melons, sont des aliments agréables. Les olives nous donnent une huile précieuse, le raisin nous fournit une boisson bienfaisante, etc.

Quant aux propriétés médicales des fruits, elles sont très-variées, et nous permettent d'établir les catégories suivantes : *Fruits et graines toniques* (houblon, muscade, cacao); — *excitants* ou *stimulants* (vanille, café, poivre, badiane, genièvre); — *carminatifs* (anis, carvi, coriandre, cumin, fenouil, graines de carotte); — *astringents* (grenade, coing, riz, baies de myrtille et de cyprès); — *fébrifuges* (lilas); — *sudorifiques* (baies de sureau); — *émollients* ou *adoucissants* (graines de lin, de coignassier, orge, froment, raisins secs, dattes, figues, jujubes); — *rafraîchissants* (orange, citron, pommes, mûres, semences de courge); — *laxatifs* (raisins, groseilles, prunes, baies d'alkékenge, casse, tamarin); — *purgatifs* (baies de nerprun, épurge, séné, coloquinte); — *narcotiques* (pavot, belladone, ciguë, datura-stramonium).

DEUXIÈME PARTIE

CLASSIFICATIONS DES VÉGÉTAUX.

Le nombre des végétaux connus, qui, dans l'enfance de la science, était très-restreint, est aujourd'hui tellement considérable, que la mémoire la mieux douée serait insuffisante à retenir les noms des 140 ou 150,000 espèces qui existent sur la surface du globe. Les botanistes ont donc senti la nécessité de grouper les végétaux, suivant leurs affinités ou leur ressemblance, et de tirer de leur organisation les caractères propres à les faire connaître et à les distinguer : tel est le but des systèmes et des méthodes botaniques qui, rangeant les végétaux dans un ordre plus ou moins régulier, forment la base des classifications de plantes.

Il ne faut pas croire que les botanistes soient arrivés, de prime-abord, à fixer les règles de ces classifications ; bien des essais furent tentés et abandonnés tour à tour. Les premières classifications, comme on peut le penser, étaient très-imparfaites : les unes reposaient sur l'usage auquel on destinait les végétaux ; les autres, sur les habitudes des plantes, qui vivent, soit au milieu des eaux, soit dans les bois, soit dans les plaines ou sur les montagnes.

Méthode de Tournefort.

Tous les essais dont nous venons de parler furent éclipsés par la Méthode que publia, en 1694, Tournefort, professeur de botanique au Jardin des Plantes de Paris. Dans cette méthode, aujourd'hui abandonnée, les végétaux sont d'abord divisés en *herbes* et en *arbres* ; ensuite les 22 classes dont elle se compose sont fondées sur l'absence, la présence et la forme de la corolle, sur l'isolement ou l'agglomération des fleurs, et enfin sur la séparation ou la cohérence des pétales. Mais comme cette méthode ne comprenait guère que 10,000 végétaux, et que chaque jour on en découvrait de nouveaux qui ne pouvaient entrer dans les divisions établies, elle tomba en désuétude.

Système de Linné.

Vint ensuite Linné, botaniste suédois, dont le système, basé sur la disposition des organes sexuels, parut en 1734, et opéra une véritable révolution dans la science. Cependant, le système linnéen, si ingénieux qu'il soit, présente quelques inconvénients et n'est point à l'abri de tout reproche; mais la facilité qu'il donne pour arriver à la connaissance des végétaux, lui a assuré une prééminence que les méthodes nouvelles, venues après lui, ont eu peine à surmonter.

Linné divise d'abord les végétaux en deux groupes. Le premier comprend ceux qui ont des organes sexuels apparents : ce sont les Phanérogames, qui renferment 23 classes. Dans le second, sont rangés ceux dont les organes sexuels sont invisibles : ce sont les Cryptogames, qui constituent la 24ᵉ classe, ou *cryptogamie*.

Parmi les plantes *phanérogames*, les unes ont des *fleurs herma-phrodites*, c'est-à-dire réunissant les deux sexes : ce sont les *mono-clines* (*monos*, *cliné*, un seul lit), qui comprennent 20 classes; — les autres sont *unisexuées* : ce sont les *diclines* (deux lits), qui comprennent 3 classes.

Les plantes *monoclines* ont les étamines soudées avec le pistil, ce qui, dans ce cas, constitue la 20ᵉ classe ou la *gynandrie* (de *guné*, femme, *anèr*, *andros*, homme, exprimant ainsi par un seul mot l'union des deux sexes de la fleur); — ou bien ces étamines sont séparées du pistil : dans cette dernière condition, elles peuvent être libres et distinctes les unes des autres, ou bien soudées entre elles.

Les étamines libres et distinctes sont égales ou inégales entre elles. Celles qui sont libres et égales, ou en proportion indéter-minée, sont en nombre déterminé ou en nombre indéterminé.

Celles qui sont en nombre déterminé sont considérées sans égard à l'insertion :

Les fleurs à une étamine forment la 1ʳᵉ classe ou la *monandrie*.
Celles à deux — — 2ᵉ — ou la *diandrie*.
— à trois — — 3ᵉ — ou la *triandrie*.
— à quatre — — 4ᵉ — ou la *tétrandrie*.
— à cinq — — 5ᵉ — ou la *pentandrie*.
— à six — — 6ᵉ — ou l'*hexandrie*.
— à sept — — 7ᵉ — ou l'*heptandrie*.
— à huit — — 8ᵉ — ou l'*octandrie*.
— à neuf — — 9ᵉ — ou l'*ennéandrie*.
— à dix — — 10ᵉ — ou la *décandrie*.

Les étamines en nombre indéterminé sont considérées avec ou sans égard à l'insertion.

Sans avoir égard à l'insertion, les fleurs qui ont de onze à dix-neuf étamines sont rangées dans la 11e classe ou la *dodécandrie*.

Eu égard à l'insertion des étamines, les fleurs qui ont vingt étamines ou plus, insérées au calice, forment la 12e classe ou l'*icosandrie* ; — vingt étamines ou plus insérées sous l'ovaire, on a la 13e classe ou la *polyandrie*.

Les étamines inégales ou offrant une proportion déterminée peuvent être au nombre de quatre, dont deux plus courtes et deux plus grandes; ou six, dont quatre plus grandes que les deux autres : on a ainsi la 14e classe ou la *didynamie*, et la 15e classe ou la *tétradynamie*.

Les étamines soudées entre elles peuvent l'être par leurs filets ou par leurs anthères. — Par leurs filets, elles sont ou réunies en un seul faisceau, ce qui constitue la 16e classe ou la *monadelphie* ; — ou en deux faisceaux, c'est la 17e classe ou la *diadelphie* ; — ou en plus de deux faisceaux, 18e classe, la *polyadelphie*. — Par leurs anthères, on a la 19e classe ou la *syngénésie*, ce qui signifie *engendrant ensemble*.

Les plantes *diclines* forment les 21e, 22e et 23e classes, dans lesquelles les sexes sont séparés sur des fleurs différentes. Dans la 21e classe, les fleurs mâles et les fleurs femelles sont portées sur un même individu : c'est la *monœcie* (*monos*, *oïkia*, une seule maison). Dans la 22e classe, les fleurs mâles et les fleurs femelles sont portées sur des pieds différents : c'est la *diœcie* (deux maisons). La 23e classe, nommée *polygamie* (plusieurs mariages), comprend des végétaux dont la même espèce présente, sur le même pied ou sur des pieds différents, des fleurs hermaphrodites et des fleurs mâles ou femelles.

D'après cela, on remarque que les treize premières classes sont fondées sur le nombre des étamines; les 14e et 15e, sur leur proportion respective ; les 16e, 17e et 18e, sur la soudure de leurs filets ; la 19e, sur la soudure de leurs anthères ; la 20e, sur leur soudure avec le pistil ; les 21e, 22e et 23e, sur la séparation des sexes ; la 24e, sur l'absence ou sur l'invisibilité des organes sexuels.

Linné partage ensuite ses classes en 113 ordres, ses ordres en genres, et ceux-ci en espèces.

Le système de Linné, fondé sur la considération absolue d'un seul organe, a, entre autres inconvénients, celui de réunir souvent des plantes disparates, et de placer dans des groupes différents des espèces très-ressemblantes. Ces motifs engagèrent donc les naturalistes à chercher une méthode qui fût basée sur des fondements plus solides ; c'est alors que Jussieu créa celle que nous examinons plus loin.

Nous donnons ci-dessous le tableau du système sexuel de Linné :

ORGANES SEXUELS

apparents.

Fleurs hermaphrodites.

Étamines séparées du pistil.

Libres.

Proportion indéterminée.

Nombre sans égard à l'insertion :

- une étamine............ 1. MONANDRIE (gingembre).
- deux — .... 2. DIANDRIE (véronique).
- trois — .... 3. TRIANDRIE (blé).
- quatre — .... 4. TÉTRANDRIE (plantain).
- cinq — .... 5. PENTANDRIE (bourrache).
- six — .... 6. HEXANDRIE (tulipe).
- sept — .... 7. HEPTANDRIE (marronnier d'Inde).
- huit — .... 8. OCTANDRIE (oseille).
- neuf — .... 9. ENNÉANDRIE (rhubarbe).
- dix — .... 10. DÉCANDRIE (œillet).
- onze à dix-neuf........ 11. DODÉCANDRIE (réséda).

Nombre eu égard à l'insertion :

- vingt étamines — insérées sur le calice.. 12. ICOSANDRIE (fraisier).
- ou plus — insér. sous l'ovaire... 13. POLYANDRIE (pavot).

Proportion déterminée :

- 2 grandes et 2 petites. 14. DIDYNAMIE (menthe).
- 4 grandes et 2 petites. 15. TÉTRADYNAMIE (chou).

Réunies.

- par les filets :
  - en un seul corps........ 16. MONADELPHIE (mauve).
  - en deux corps........ 17. DIADELPHIE (mélilot).
  - en plus de deux corps.. 18. POLYADELPHIE (oranger).
- par les anthères............ 19. SYNGÉNÉSIE (chicorée).

Étamines unies au pistil............ 20. GYNANDRIE (aristoloche).

Fleurs unisexuées.

- Fleurs mâles et fleurs femelles sur le même individu............ 21. MONŒCIE (ricin).
- Fleurs mâles et fleurs femelles sur deux individus différents............ 22. DIŒCIE (saule).
- Fleurs unisexuées et hermaphrodites sur le même individu ou sur des pieds diff. 23. POLYGAMIE (frêne).

cachés .... 24. CRYPTOGAMIE (champignons)

Méthode naturelle de Jussieu.

La Méthode naturelle de Jussieu, qui parut en 1789, est établie sur l'absence ou la présence et sur la forme de l'embryon, sur la position des étamines par rapport au pistil, et sur l'absence, la présence et la forme de la corolle.

Jussieu, considérant que la plante est dépourvue de véritable graine, d'embryon, et par conséquent de cotylédon, ou bien qu'elle possède une graine et un embryon pourvu d'un ou de deux cotylédons, Jussieu, disons-nous, partagea les végétaux en trois grands embranchements :

1° Lés Acotylédones, ou ceux qui sont dépourvus de cotylédons;

2° Les Monocotylédones, ayant un seul cotylédon;

3° Les Dicotylédones, ayant deux cotylédons.

Ces trois embranchements sont divisés en quinze classes, ainsi réparties : *une* pour les Acotylédones, *trois* pour les Monocotylédones, et *onze* pour les Dicotylédones.

Les *Acotylédones*, ou plantes n'ayant pas d'organes sexuels apparents, forment la première classe, ou l'*acotylédonie*, qui répond à la cryptogamie de Linné.

Les *Monocotylédones* comprennent trois classes, qui se distinguent par l'insertion des étamines, lesquelles peuvent être *hypogynes*, *périgynes* ou *épigynes*.

Les Monocotylédones à étamines hypogynes forment la deuxième classe, ou la *monohypogynie*; les Monocotylédones à étamines périgynes forment la troisième classe, ou la *monopérigynie*; les Monocotylédones à étamines épigynes forment la quatrième classe, ou la *monoépigynie*.

Les *Dicotylédones*, qui comprennent onze classes, sont *apétales*, *monopétales*, ou *polypétales*, d'après l'absence ou la présence et la forme de la corolle.

Les Dicotylédones apétales fournissent trois classes, qui se distinguent par l'insertion des étamines, lesquelles sont *épigynes*, *périgynes* ou *hypogynes*.

Les Dicotylédones apétales à étamines épigynes constituent la cinquième classe, ou l'*épistaminie*; — celles à étamines périgynes, la sixième classe, ou la *péristaminie*; — celles à étamines hypogynes, la septième, ou l'*hypostaminie*.

Viennent ensuite les Dicotylédones monopétales, chez lesquelles les étamines sont toujours portées sur la corolle, qui est elle-même *hypogyne, périgyne* ou *épigyne*, et qui comprennent quatre classes.

Les Dicotylédones monopétales à corolle hypogyne forment la huitième classe, ou l'*hypocorollie*; — celles à corolle périgyne, la neuvième classe, ou la *péricorollie*; — celles à corolle épigyne, l'*épicorollie*, divisée elle-même en deux classes : dans l'une, les étamines sont réunies par les anthères, c'est la dixième classe, ou l'*épicorollie-synanthérie*; — dans l'autre, elles sont libres, c'est la onzième classe, ou l'*épicorollie-corisanthérie*.

Nous arrivons aux Dicotylédones polypétales, qui comprennent trois classes, et dans lesquelles l'insertion des étamines *épigynes, hypogynes* ou *périgynes*, suit celle des pétales.

Les Dicotylédones polypétales à étamines épigynes forment la douzième classe, ou l'*épipétalie*; — celles à étamines hypogynes, la treizième classe, ou l'*hypopétalie*; — celles à étamines périgynes, la quatorzième, ou la *péripétalie*.

Enfin, Jussieu a établi une dernière classe pour les plantes dicotylédones à fleurs véritablement unisexuées et diclines, et pour lesquelles, par suite de la séparation des organes sexuels, les règles de l'insertion sont nécessairement nulles; cette classe est la quinzième, et elle a reçu le nom de *diclinie*.

TABLEAU DE LA MÉTHODE NATURELLE DE JUSSIEU.

ACOTYLÉDONES			I. ACOTYLÉDONIE.
MONOCOTYLÉDONES	Étamines hypogynes		II. MONOHYPOGYNIE.
	— périgynes		III. MONOPÉRIGYNIE.
	— épigynes		IV. MONOÉPIGYNIE.
DICOTYLÉDONES — Apétales (APÉTALIE)	Étamines épigynes		V. ÉPISTAMINIE.
	— périgynes		VI. PÉRISTAMINIE.
	— hypogynes		VII. HYPOSTAMINIE.
Monopétales (MONOPÉTALIE)	Corolle hypogyne		VIII. HYPOCOROLLIE.
	— périgyne		IX. PÉRICOROLLIE.
	Corolle épigyne (ÉPICOROLLIE)	anthères réunies	X. SYNANTHÉRIE.
		— distinctes	XI. CORISANTHÉRIE.
Polypétales (POLYPÉTALIE)	Étamines épigynes		XII. ÉPIPÉTALIE.
	— hypogynes		XIII. HYPOPÉTALIE.
	— périgynes		XIV. PÉRIPÉTALIE.
Diclines irrégulières			XV. DICLINIE.

Jussieu partagea chacune de ces quinze classes en groupes, fondés sur l'ensemble des caractères fournis par toutes les parties du végétal, de manière à rapprocher les uns des autres et à comprendre dans un même groupe tous ceux qui se touchent par un grand nombre de points de ressemblance, ainsi que les membres d'une même famille. Ces groupes, au nombre de cent, reçurent le nom de *familles*.

Les familles furent subdivisées en 1,754 *genres*, composés des espèces qui avaient entre elles une ressemblance évidente, et les genres, en *espèces*.

Méthode de de Candolle.

Les principes qui servent de base à la Méthode naturelle de Jussieu ont été respectés jusqu'ici; mais de Candolle, Richard, Guibourt, ont introduit tour-à-tour des modifications importantes dans l'arrangement et la classification des familles. Obligé de choisir entre les méthodes nouvelles établies par ces éminents botanistes, pour l'ordre à suivre dans l'étude des familles qui fournissent des plantes utiles à l'art de guérir, nous donnerons la préférence à la méthode de de Candolle. Toutefois nous lui ferons subir quelques modifications, nous abritant sous l'autorité de Guibourt et de Moquin-Tandon.

Au surplus, voici l'ordre que nous adopterons dans la classification des familles :

Les végétaux seront distribués en deux sous-règnes : les CRYPTOGAMES et les PHANÉROGAMES.

Les premiers sont dépourvus d'étamines et de pistils, par conséquent de semences et de cotylédons; ils se multiplient par de petits corpuscules très-simples qui se détachent de la plante-mère, et qui ont reçu le nom de *spores*; ils manquent souvent de feuilles. Une racine cachée, au moyen de laquelle ils adhèrent au corps sur lequel ils végètent, et une tige, voilà ce qui les constitue réellement. — En examinant les organes de nutrition, on trouve qu'ils sont uniquement formés de *tissu cellulaire* : d'où le nom de *végétaux cellullaires*, donné aux *Cryptogames* ou *Acotylédonés*.

Les seconds présentent des étamines et des pistils, et, par suite, produisent des fruits et des graines dans lesquelles on trouve un embryon, pourvu d'un ou de deux cotylédons. On remarque, dans leur constitution, du *tissu cellullaire* et des *vaisseaux* : d'où le nom de *végétaux vasculaires*, donné aux *Phanérogames* ou *Cotylédonés*, qui se divisent en *Monocotylédonés* et *Dicotylédonés*.

Les Monocotylédonés diffèrent essentiellement des Dicotylédonés par la structure de l'embryon, comme nous l'avons déjà fait remarquer. Mais, indépendamment des caractères tirés de l'embryon, il en existe encore d'autres, empruntés aux organes de la végétation et de la floraison ; les voici brièvement indiqués : — La tige des premiers, souvent simple, se compose d'une masse de tissu cellullaire, dans laquelle sont épars les faisceaux vasculaires ; elle ne s'accroit pas par zones concentriques distinctes. Leurs feuilles, entières, alternes, souvent engaînantes, à nervures parallèles, naissent ordinairement toutes au sommet, ainsi qu'on le voit dans le palmier. Le périanthe est constamment simple, c'est-à-dire qu'il n'y a qu'un calice, quelquefois coloré, à la manière des pétales. Les organes floraux sont au nombre de trois ou d'un multiple de trois. — Dans les Dicotylédonés, les racines présentent le plus souvent un corps distinct, garni d'un chevelu abondant ; la tige, ordinairement rameuse, est composée de faisceaux vasculaires, disposés par couches concentriques autour d'un canal médullaire. Les feuilles ont une côte centrale, à nervures latérales, irrégulièrement ramifiées et entrecroisées en forme de réseau. Le nombre cinq, ou un de ses multiples, domine dans les parties constituantes de la fleur. Le périanthe est habituellement composé d'un calice et d'une corolle.

Les *Acotylédonés* ne comprennent que deux classes : les *Amphigènes*, privés en général d'axe et d'expansions foliacées, et s'accroissant par toute leur périphérie ; — et les *Acrogènes*, pourvus d'un axe et d'expansions foliacées, et s'accroissant par leurs deux extrémités.

Les *Monocotylédonés* forment la 3ᵉ classe.

Les *Dicotylédonés*, qui sont apétalés, gamopétalés ou polypétalés, forment quatre classes : les *Monochlamydés* (un seul manteau), dans lesquels le périanthe est simple et réduit à une seule enveloppe, et qui forment la 4ᵉ classe ; — les *Corolliflores*, dans lesquels les étamines sont portées sur une corolle d'une seule pièce et distincte du calice : c'est la 5ᵉ classe ; — les *Caliciflores*, dont les pétales libres, ou plus ou moins soudés, sont insérés sur le calice avec les étamines : c'est la 6ᵉ classe ; — les *Thalamiflores*, dans lesquels les pétales libres sont insérés sur le réceptacle avec les étamines : c'est la 7ᵉ classe.

VÉGÉTAUX.

1er. Sous-Règne. — CRYPTOGAMES.

Embranchements.   Classes.

ACOTYLÉDONÉS
- Aphylles, s'accroissant par toute leur périphérie............1. Amphigènes.
- Foliacés, s'accroissant par l'extrémité des axes..............2. Acrogènes.

2e Sous-Règne. — PHANÉROGAMES.

MONOCOTYLÉDONÉS..............................3. Monocotylédonés.

DICOTYLÉDONÉS
- Apétalés, ou à périanthe simple. 4. Monochlamydés.
- Gamopétalés, étamines portées sur la corolle................. 5. Corolliflores.
- Polypétalés
  - étamines attachées au calice........ 6. Caliciflores.
  - étamines portées sur le réceptacle. 7. Thalamiflores.

INDICATION DES PRINCIPALES FAMILLES VÉGÉTALES COMPRISES DANS LES CLASSES CI-DESSUS.

1re Classe. — *Amphigènes* : Algues, champignons, lichens.

2e Classe. — *Acrogènes* : Hépatiques, mousses, fougères, lycopodiacées, équisétacées.

3e Classe. — *Monocotylédonés* : Alismacées, aroïdées ou aracées, cypéracées, graminées, palmiers, colchicacées, liliacées, asparaginées, amaryllidées, iridées, amomacées, orchidées.

4e Classe. — *Monochlamydés* : Conifères, cupulifères, juglandées, bétulacées, balsamifluées, salicinées, pipéritées, ulmacées, morées, urticées, cannabinées, euphorbiacées, aristolochiées, santalacées, daphnacées ou thyméléacées, lauracées où laurinées, myristicées, polygonées, chénopodées, amaranthacées, nyctaginées.

5e Classe. — *Corolliflores* : Plantaginées, plombaginées, primulacées, globulariées, labiées, verbénacées, scrofulariées, solanées, borraginées, convolvulacées, gentianées, loganiacées, asclépiadées, apocynées, jasminées, oléacées ou oléinées, sapotées, styracinées.

6e Classe. — *Caliciflores* : Éricacées, lobéliacées, synanthérées ou composées, dipsacées, valérianées, rubiacées, caprifoliacées, loranthacées, hédéracées, ombellifères, saxifragées, grossulariées ou ribésiées, crassulacées, portulacées, cucurbitacées, myrtacées, rosacées, légumineuses, térébinthacées, rhamnées, ilicinées ou aquifoliacées.

7ᵉ CLASSE. — *Thalamiflores* : Rutacées, oxalidées, géraniacées, tropæolées, ampélidées ou vitacées, méliacées, cédrélacées, sapindacées, hippocastanées ou æsculacées, guttifères, hypéricinées, aurantiacées ou citracées, ternstræmiacées, tiliacées, malvacées, linées, caryophyllées, polygalées, violariées, capparidées, crucifères, fumariacées, papavéracées, nymphéacées, berbéridées, ménispermacées, magnoliacées, sarracéniées, renonculacées.

TROISIÈME PARTIE.

CARACTÈRES DES FAMILLES.

Description, Propriétés et Emploi des Plantes médicinales.

Ier SOUS-RÈGNE. — CRYPTOGAMES.

Ier EMBRANCHEMENT. — ACOTYLÉDONÉS.

Ire Classe. — Amphigènes.

Les AMPHIGÈNES comprennent trois familles : les *Algues*, les *Champignons* et les *Lichens*.

ALGUES.

Les Algues sont des végétaux aquatiques très-simples, qui apparaissent, soit comme des filaments ou des tubes simples ou rameux, continus ou articulés, soit comme des lanières ou des expansions membraneuses qui ont reçu le nom de *frondes*, souvent sans consistance, mais parfois coriaces, cornés, généralement d'une couleur verte, quelquefois cependant d'une teinte olive ou pourprée. Les uns flottent dans l'eau sans tenir au sol, les autres se fixent aux rochers, au moyen d'une *griffe* qui ressemble à une racine. Les Algues se reproduisent au moyen de spores, tantôt contenues dans des utricules ou *sporidies*, réunies en grand nombre dans des *conceptacles* sur la paroi desquels elles sont fixées, entremêlées de filaments que l'on considère comme des organes mâles, désignés sous le nom d'*anthéridies*; — tantôt formées par la matière même de la plante, qui, dans certains points, se condense en corpuscules reproducteurs.

Usages. — Les Algues sont généralement composées d'une substance gélatineuse, amylacée, qui les rend propres à la nourriture de l'homme, toutes les fois qu'elle n'est pas accompagnée d'une huile fétide qui en rend l'usage désagréable.

Les Algues qui vivent dans la mer contiennent ordinairement de l'*iode*, qu'on retire de leurs cendres, et auquel elles doivent leurs propriétés antiscrofuleuses; plusieurs sont employées comme vermifuges.

Dans cette famille, nous trouvons usités comme médicaments :

Le FUCUS ou VARECH VÉSICULEUX (*Fucus vesiculosus*), qui abonde sur les côtes de France, dans l'Océan et dans la Méditerranée. C'est une plante de 30 à 50 centimètres, d'un vert brunâtre foncé, exhalant une odeur forte et désagréable, adhérant aux rochers par un court pédicule qui s'élargit en une fronde membraneuse, étroite, rubanée et ramifiée, pourvue d'une nervure médiane et de vésicules aériennes, sphériques ou ovales, formées çà et là par le dédoublement de la lame du Fucus. Le Varech vésiculeux, réduit en charbon dans un creuset fermé, forme l'*Ethiops végétal*, que l'on prescrit dans les affections lymphatiques et scrofuleuses, ainsi que contre l'obésité. — On emploie, dans les mêmes cas, la décoction de Fucus vésiculeux (5 grammes pour un litre d'eau).

Le FUCUS CRISPUS ou CARRAGAHEEN (*Chondrus polymorphus, Ulva crispa*), nommé aussi *Mousse d'Irlande, Mousse marine perlée*, algue très-commune en Irlande, où elle sert d'aliment aux pauvres gens. Il est long de 2 à 3 pouces, et varie beaucoup dans sa forme, qui est tantôt plane ou toute crispée, tantôt élargie ou filiforme, obtuse ou pointue. — On l'emploie contre la toux et le crachement de sang, soit en gelée, soit en tisane, à la dose de 5 grammes pour un litre d'eau.

La CORALLINE BLANCHE ou OFFICINALE (*Corallina officinalis*), plante marine très-commune sur les côtes d'Europe, se présentant sous la forme de petites touffes d'un blanc verdâtre, composées d'un grand nombre de tiges fines, articulées et ramifiées. On lui attribue des propriétés anthelminthiques ou vermifuges.

La MOUSSE DE CORSE ou GIGARTINE VERMIFUGE (*Gigartina helminthocorton*), appelée aussi *Coralline de Corse, Helminthocorton*, plante marine qui croît sur les côtes de la Méditerranée et particulièrement de l'île de Corse, consistant en une petite touffe de 3 à 5 centimètres de hauteur, de couleur jaune pâle, de consistance, pour ainsi dire, cartilagineuse, composée de fibres entremêlées, dont chacune se bifurque en deux rameaux bifurqués deux fois eux-mêmes. Elle a une odeur désagréable et une saveur fortement salée. — La Mousse de Corse, telle qu'on la trouve dans le commerce, est un mélange de petites algues, dans lesquelles on trouve beaucoup de graviers. Elle est estimée comme vermifuge, et s'emploie en poudre, à la dose de 1 à 4 grammes, que l'on prend dans de l'eau ou du lait; — en infusion, à la dose de 10 à 15 grammes dans 250 grammes de lait sucré ou d'eau; — en lavement, en gelée ou en sirop.

La Laminaire saccharine ou Fucus saccharin (*Laminaria saccharina*, *Fucus saccharinus*, *Ulva saccharina*), vulgairement *Baudrier de Neptune*, adhérant fortement aux rochers par une griffe rameuse qui donne naissance à un ou plusieurs stipes arrondis, longs de 15 à 25 centimètres, et terminés par une fronde plane, entière et étroite, qui peut acquérir une longueur de 2 ou 3 mètres, sur une largeur de 20 à 30 centimètres. Elle se recouvre, quelque temps après sa dessiccation, d'une efflorescence blanche. Elle contient beaucoup d'iode à l'état d'iodure alcalin, et convient, par conséquent, dans les affections scrofuleuses et lymphatiques.

CHAMPIGNONS.

Les Champignons sont des végétaux terrestres, naissant dans les lieux humides et ombragés, sur des corps organisés, languissants ou morts, et en état de décomposition. Ce sont des plantes charnues ou subéreuses, très-variables dans leur couleur, leur consistance et leur forme, qui est souvent celle d'un parasol ou d'une coupe; d'autres fois, c'est une masse globuleuse, ovoïde ou allongée. Ils se composent, en général, de deux parties distinctes : l'une, appelée *mycélium*, est formée de filaments grêles qui constituent le pédicule de la plante ; l'autre est le *péridium*, espèce de chapeau ordinairement convexe, qui contient de petits corps reproducteurs, appelés *spores*, et remplissant l'office de graines.

Usages. — Les Champignons renferment un grand nombre d'espèces, qui diffèrent extrêmement de propriétés. Les uns sont éminemment vénéneux, tandis que les autres sont employés à titre de comestibles. Mais les caractères qui les distinguent les uns des autres sont si peu prononcés, qu'il est souvent difficile de reconnaitre à quelle espèce ils appartiennent; les plus habiles s'y trompent, et leur méprise peut donner lieu à des accidents funestes. Ce n'est qu'en les bannissant du nombre de nos aliments que nous serons certains d'être à l'abri de leurs effets dangereux.

Les meilleurs remèdes à employer, dans les cas d'empoisonnement par les champignons, sont : l'*éther*, pour calmer les accidents déjà déclarés, et l'*émétique*, pour évacuer les matières ingérées.

Nous ne nous occuperons ici que des Champignons employés en médecine.

Le POLYPORE DU MÉLÈZE OU AGARIC BLANC (*Polyporus Laricis, P. officinalis, Boletus Laricis, B. purgans, Agaricus albus*), croît sur le tronc des vieux mélèzes, dans la Circassie, dans la Carinthie et sur les Alpes du Dauphiné et du Trentin. Il se présente sous la forme d'un cône arrondi, recouvert d'une écorce rude, dure, ligneuse et marquée en dessous de sillons circulaires; sa substance intérieure est blanche, légère et spongieuse. C'est un purgatif drastique à peu près abandonné aujourd'hui. — On le prescrit quelquefois pour combattre les sueurs nocturnes des phthisiques, à la dose de 2 à 3 décigrammes de poudre qu'on prend en une fois, le soir, en se couchant.

Le POLYPORE ONGULÉ (*Polyporus fomentarius, Boletus ungulatus*), champignon sans tige, croissant sur le tronc des vieux chênes, des hêtres et des tilleuls, ayant la forme d'un sabot de cheval, à chapeau fuligineux, blanchâtre, — et le POLYPORE AMADOUVIER (*Polyporus igniarius, Boletus igniarius*), se trouvant sur les saules, les frênes, les pommiers, les cerisiers, à chapeau obtus, d'un blanc ferrugineux, — sont assez souvent confondus sous les noms d'AGARIC DE CHÊNE, d'*Agaric femelle* et d'*Amadouvier*. Ils servent à préparer l'*amadou*, que l'on obtient en battant avec des maillets l'Agaric, préalablement dépouillé de son écorce, coupé par tranches et ensuite trempé dans l'eau de lessive, où on le laisse macérer quelque temps; on le fait sécher, et on le bat de nouveau jusqu'à ce qu'il soit devenu très-souple. On l'emploie pour arrêter les hémorrhagies légères, en l'appliquant sur les coupures ou sur les piqûres de sangsue.

Plongé dans une dissolution de nitrate de potasse, il acquiert une assez grande combustibilité et sert à fixer l'étincelle du briquet..

La TRUFFE NOIRE (*Tuber cibarium*) est un champignon souterrain, charnu, à surface globuleuse, inégale, brune noirâtre, dont l'intérieur est d'un blanc ou d'un gris marbré, et qui se trouve dans le Midi de la France et dans la Bourgogne. C'est un aliment agréable, très-recherché des gourmets. Les Truffes sont excitantes, et on leur attribue des propriétés aphrodisiaques.

L'ERGOT DE SEIGLE OU SEIGLE ERGOTÉ (*Sphacelia segetum, Sclerotium clavus, Spermœdia clavus*) est un champignon parasite

que l'on trouve à la place des graines céréales, principalement
dans les épis du seigle, où il se développe surtout dans les années
pluvieuses; c'est un petit corps, solide, brunâtre, allongé,
recourbé, ayant quelque ressemblance avec l'ergot d'un coq. —
Le Seigle ergoté, mélangé en quantité notable dans les farines
de seigle ou de froment, donne lieu à des accidents graves qui
peuvent compromettre la vie des individus. — En vertu de son
action stimulante spéciale sur la matrice, on l'utilise dans les
accouchements rendus difficiles par inertie.— C'est une substance
abortive très-dangereuse, qui, malheureusement, est souvent
employée dans un but coupable, et dont sont presque toujours
victimes les imprudentes qui y ont recours. — Le Seigle ergoté a
été essayé contre les hémorrhagies, l'hémoptysie, l'incontinence
d'urine, la diarrhée, la leucorrhée et la blennorrhagie chroniques, les paralysies des membres inférieurs, de la vessie et du
rectum.

LICHENS.

Les Lichens sont, en général, de petites plantes parasites qui
croissent, dans un milieu humide, sur les murs, sur la terre,
les écorces d'arbres, les bois en décomposition. Ils sont formés
d'une expansion cellulaire, nommée *thalle*, de forme et de consistance variables, de couleur fauve ou brune verdâtre, et d'organes reproducteurs ou *spores*, dispersées sur le thalle ou fixées
à ses extrémités, et renfermées dans des sporanges ou *thèques*,
contenues dans des conceptacles ou *apothécions*, tantôt ouverts,
tantôt fermés.

Usages. — Les Lichens sont des végétaux assez utiles : les uns
sont employés en médecine pour combattre la bronchite et la
diarrhée chroniques, ainsi que la phthisie pulmonaire;
d'autres servent à l'alimentation de l'homme, d'autres dans la
teinturerie.

Passons en revue les plus importants :

Le Lichen d'Islande ou Cétraire d'Islande (*Cetraria Islandica,
Lichen Islandicus, Physcia Islandica*) croît abondamment sur
les écorces des arbres et sur les rochers, dans le nord de l'Europe,
mais surtout en Islande, dans les Vosges, les Alpes et l'Auvergne. Il est formé d'un *thalle* blanc grisâtre de 7 à 10 centimètres de hauteur, souvent cilié sur les bords, offrant des taches
blanches sur une de ses faces. — Ce lichen est sec, coriace,
inodore, mais d'une saveur très-amère; on l'emploie dans les

affections chroniques de poitrine et d'entrailles, dans les catarrhes bronchiques, la phthisie, l'hémoptysie, la dyssenterie et la diarrhée chronique, soit en gelée, tablettes, pâte ou sirop, soit en tisane, à la dose de 10 à 15 grammes par litre d'eau!

Le LICHEN PULMONAIRE (*Lichen pulmonarius*, *Lobaria pulmonaria*, *Sticta pulmonaria*), qui croît au pied des vieux troncs de chêne et de hêtre dans les forêts ombragées, est usité dans les mêmes cas que le précédent.

Les Lichens que nous venons d'indiquer, privés par plusieurs lavages successifs du principe amer qu'ils renferment, peuvent être employés comme aliments; ils servent à la nourriture des peuples septentrionaux.

Les LICHENS TINCTORIAUX, qui fournissent la matière colorante violette, portent le nom d'*Orseille*.

IIᵐᵉ Classe. — Acrogènes.

Les ACROGÈNES comprennent plusieurs familles, parmi lesquelles nous décrirons seulement : les *Hépatiques*, les *Mousses*, les *Fougères*, les *Lycopodiacées* et les *Équisétacées*.

HÉPATIQUES.

Petites plantes végétant dans les lieux humides et les cours ombragées, tantôt étendues en membranes simples ou lobées, tantôt offrant une tige chargée de petites feuilles sessiles. Les organes générateurs, très-variés, sont placés à la surface des membranes ou à l'aisselle des feuilles : ce sont des *spores* et des *anthéridies*.

Citons, dans cette famille :

L'HÉPATIQUE (*Marchantia polymorpha*), *Hépatique des fontaines* ou *officinale*, *Marchantie polymorphe*, qui a reçu ce nom d'Hépatique parce qu'on la croyait propre à guérir les maladies du *foie* (en latin, *hepar*, *hepatis*). On la trouve sur l'écorce des arbres, entre les pavés des cours et sur la margelle des puits, sous forme d'expansions vertes, étalées, divisées en lobes allongés, ponctuées à la face supérieure et offrant des radicelles très-menues à la face inférieure. On la croit diurétique, fondante et apéritive, et on l'emploie en décoction, à la dose de 30 à 80 gr. par litre d'eau, contre les affections du foie, la gravelle et l'hydropisie. L'infusion vineuse d'Hépatique (60 gr. dans un litre de vin blanc), administrée à la dose de 100 gr. deux fois par jour, est efficace contre l'anasarque. Pour exciter la sécrétion urinaire chez les malades affectés d'hydropisie, on leur applique sur le ventre un cataplasme de Marchantie, qu'on prépare en faisant bouillir, pendant 12 heures, deux poignées de cette plante dans l'eau, la broyant ensuite au moyen d'un pilon, et y ajoutant une quantité égale de farine de lin.

MOUSSES.

Les Mousses sont de petites plantes qui croissent dans les lieux humides et ombragés, à la surface de la terre, sur les rochers, sur le tronc des arbres et sur les vieux murs,; elles ont des racines très-fines et touffues, une tige simple ou rameuse, et de petites feuilles vertes très-étroites. Elles se reproduisent au moyen de *spores* et d'*anthéridies*, tantôt réunies sur le même sujet, tantôt séparées sur deux individus distincts.

Usages. — Les Mousses ne se recommandent par aucune propriété médicamenteuse; cependant on employait autrefois, comme sudorifique, apéritif, emménagogue et antilaiteux,

Le POLYTRIC ou PERCE-MOUSSE (*Polytricum commune*), que l'on trouve dans les puits, aux bords des fontaines et des ruisseaux, — en infusion, à la dose de 8 à 10 grammes par litre d'eau.

FOUGÈRES.

Les Fougères sont des plantes herbacées et vivaces, pouvant devenir ligneuses et arborescentes sous les tropiques, et présentant alors le port des palmiers. Elles n'ont pas de tiges véritables dans nos climats, mais des rhizomes ou tiges souterraines qui portent communément le nom de racines. Leurs feuilles sont quelquefois entières, le plus souvent profondément découpées, pinnatifides ou décomposées ; elles sont roulées en crosse au moment où elles commencent à se développer. Leurs organes reproducteurs, qui consistent en des *spores*, contenues dans des *thèques* ou *sporanges* groupées en petits amas, nommés *sores*, sont généralement situés à la face inférieure des feuilles, le long des nervures ou à l'extrémité du limbe. Dans quelques Fougères, telles que les Osmondes, la fructification est disposée en grappes ou en épis isolés des feuilles.

Usages. — Les Fougères fournissent à la thérapeutique leurs feuilles et leurs rhizomes, qui sont doués de propriétés habituellement différentes. Les feuilles contiennent un mucilage qui les rend béchiques et adoucissantes, tandis que les racines renferment un principe amer ou astringent qui les rend vermifuges. — Les feuilles servent aussi à composer des coussins destinés au coucher des rachitiques.

La Fougère male (*Nephrodium Filix mas*, *Polypodium Filix mas*), se trouve dans les lieux ombragés et humides. Ses feuilles sont grandes et hautes d'environ 50 centimètres, brièvement pétiolées, ovales-lancéolées, deux fois ailées, pennées ; les folioles sont alternes, oblongues, pinnatifides, et offrent des pinnules nombreuses et dentées. Les organes reproducteurs ou *spores*, contenus en des réceptacles nommés *sores*, sont rassemblés sur deux rangs, à la base des pinnules, et rapprochés de la côte du milieu. — La racine de Fougère mâle, qui passe avec raison pour un puissant vermifuge, constitue un excellent remède contre le tænia ou ver solitaire. On l'emploie, soit en décoction, à la dose de 25 à 30 grammes par litre d'eau ; soit en poudre (ce qui vaut mieux), à la dose de 30 à 40 grammes, en deux ou trois fois. Mais il est préférable de faire usage de l'*Huile éthérée de Fougère* : on prend de dix minutes en dix minutes 6 à 10 perles contenant chacune un demi-gramme d'huile éthérée ; une heure après, 2 à 4 perles d'éther ; puis, deux heures après, 30 grammes d'huile de ricin. — Les feuilles de cette plante servent à composer des coussins pour les enfants rachitiques.

La Fougère femelle (*Pteris aquilina*), ou *Porte-Aigle*, *Grande Fougère femelle*, *Ptéride*, croît dans les terrains sablonneux et humides. La coupe de sa racine figure un aigle à deux têtes ; ses feuilles sont très-grandes, hautes quelquefois de 1 à 2 mètres, 3 ou 4 fois ailées, à pinnules nombreuses, petites, ovales-allongées, un peu aiguës. Les *sores* forment une ligne continue sur le bord des feuilles. — La souche de cette plante a été employée comme vermifuge, mais aujourd'hui elle est inusitée.

La Petite Fougère femelle (*Polypodium Filix fœmina*, *Athyrium Filix fœmina*) est également abandonnée.

L'Osmonde royale (*Osmunda regalis*), vulgairement *Fougère fleurie*, *Fougère royale*, habite les bois marécageux et les fossés des prairies bourbeuses. De sa souche épaisse et rampante naissent des feuilles radicales, longues d'environ 50 centimètres, bipennées, à divisions opposées ; les folioles stériles sont alternes, étroites, ovales-obtuses ; les folioles fructifères, couvertes dans toute leur étendue par les sporanges rapprochées en groupes arrondis, sont disposées en panicule terminale. — La décoction de la racine d'Osmonde (30 à 45 gr. par litre d'eau) passe, suivant le docteur Aubert, de Genève, pour être efficace contre le carreau, l'engorgement des ganglions lymphatiques chez les enfants rachitiques, et, en général, contre les affections scrofuleuses. On estimait autrefois l'Osmonde, vulnéraire, astringente, diurétique, bonne contre les blessures, les hernies et la gravelle. C'est surtout contre les hernies que cette plante a été préconisée, et naguère Heidenreich a tenté d'en réhabiliter l'emploi dans le traitement de cette affection. Faut-il ajouter foi aux 50 cas de guérison radicale des hernies rapportés par ce médecin, ou doit-on les nier ?... Quoi qu'il en soit, tout en nous abstenant de nous prononcer à cet égard, voici la médication qu'il recommande, et que cite le *Journal de Chimie médicale de* 1842 : — Faire digérer, pendant huit jours, 8 grammes de racine concassée dans 500 grammes de vin ; boire le produit de cette digestion en deux fois dans la journée ; en même temps, prendre deux fois le jour une cuillerée à café de la plante en poudre, et appliquer sur la tumeur herniaire des compresses imbibées de la décoction.

Le POLYPODE COMMUN ou *Polypode de chêne* (*Polypodium vulgare*) se rencontre au pied des arbres, sur les vieux murs et les vieux toits. Ses feuilles, qui ont de 20 à 50 centimètres, sont longuement pétiolées, pinnatifides ; les folioles sont oblongues et obtuses, presque entières. La souche de Polypode est laxative et apéritive : 60 à 100 grammes par litre d'eau.

Les CAPILLAIRES forment un groupe de plantes, parmi lesquelles nous citerons les suivantes :

Le CAPILLAIRE DU CANADA (*Adiantum pedatum*) est une petite plante du Canada et de la Virginie, à pétiole très-long, rouge ou brun, lisse, divisé à la partie supérieure en deux branches égales, qui portent des rameaux du côté interne seulement, de sorte que le feuillage est disposé en éventail ; les folioles, pinnées, oblongues, ont une odeur agréable et une saveur douce et astringente ; elles servent, à la dose de 10 grammes pour un litre d'eau, à faire des infusions pectorales et apéritives.

Le CAPILLAIRE DU MEXIQUE (*Adiantum trapeziforme*), à pétiole lisse, noir, très-long, très-ramifié, à folioles trapéziformes, incisées, se détachant facilement de la tige, a les mêmes propriétés que le précédent.

Le CAPILLAIRE DE MONTPELLIER (*Adiantum capillus Veneris*), connu aussi sous les noms de *Cheveux de Vénus, Capillaire Adiante*, est une plante vivace qui croît partout aux environs de Montpellier, dans les lieux humides et pierreux. De sa souche s'élèvent des pétioles grêles et longs de 20 à 30 centimètres, d'un rouge noirâtre, portant de petits rameaux alternes, munis de folioles cunéiformes, découpées sur les bords.— S'emploie en infusion (10 à 15 gr. par litre d'eau) dans les rhumes, les affections de poitrine et la toux opiniâtre.

Le Capillaire commun ou Capillaire noir (*Asplenium Adiantum nigrum*), aussi *Doradille noire*, croît sur les murailles et dans les lieux humides, au pied des arbres ; il pousse des pétioles longs de 10 à 20 centimètres, formant les deux tiers inférieurs de la feuille, garnis à leur partie supérieure de folioles d'un vert foncé, profondément incisées, qui diminuent de grandeur jusqu'au sommet. — Il est pectoral et apéritif.

Le Polytric des Officines ou Doradille Polytric (*Asplenium Trichomanes*) présente des pétioles noirâtres, garnis de folioles assez petites, presque rondes, légèrement crénelées, qui, sans être opposées, y sont rangées comme par paires, et sont chargées, sur l'une de leurs faces, d'écailles fauves couvrant la fructification. — Apéritive et béchique.

La Sauve-Vie ou *Rue des Murailles*, *Doradille des murs*, *Petite Rue* (*Asplenium Ruta muraria*), pousse de ses racines chevelues des feuilles nombreuses, en touffe, de 50 centimètres à un mètre, pinnatiséquées, coriaces, à folioles cunéiformes et crénelées. On la trouve dans les vieux murs et les rochers. Elle est très-pectorale et apéritive.

Le Cétérach des boutiques (*Ceterach Officinarum*, *Asplenium Ceterach*), vulgairement *Cétérach*, *Doradille* ou *Daurade*, qui croît sur les vieux murs, pousse des pétioles courts qui forment, à leur partie supérieure, comme une seule feuille découpée alternativement de côté et d'autre jusqu'à la côte du milieu ; le dos de cette feuille présente un nombre infini d'écailles, qui la font paraître dorée lorsque les rayons du soleil viennent frapper dessus : d'où le nom de *Doradille* que cette plante a reçu. — Vanté contre les affections du poumon, l'hémoptysie, les calculs, les maladies des reins et de la vessie, la diarrhée.

La Scolopendre (*Scolopendrium Officinale*, *Asplenium Scolopendrium*), ou *Langue de Cerf*, est une plante sans tige, dont la souche produit des feuilles pétiolées, entières, longues, vertes, luisantes, présentant sur le dos deux rangs de lignes parallèles formées par la fructification. On la trouve au bord des fontaines, dans les vieilles murailles, les puits, les fentes des rochers humides.— S'emploie, comme infusion astringente, dans les diarrhées et les hémorrhagies, à la dose de 15 à 20 feuilles par demi-litre d'eau. Se récolte au commencement de l'automne pour être séchée et conservée.

LYCOPODIACÉES.

Plantes vivaces, pourvues d'une tige rameuse ; souvent étalée ou rampante, couverte de feuilles très-nombreuses et fort petites, verticillées ou disposées en spirales. Les organes reproducteurs consistent dans des capsules ou *sporanges*, solitaires et axillaires, ou rapprochées en épis, s'ouvrant en deux ou trois valves, et renfermant trois ou quatre spores.

Le LYCOPODE OFFICINAL (*Lycopodium clavatum*), *Herbe aux Massues*, *Pied*, *Patte* ou *Griffe-de-Loup*, *Soufre végétal*, croît dans les forêts montagneuses de l'Allemagne et de la Suisse ; il pousse des tiges très-longues, rampantes, rameuses, d'où s'élèvent des pédoncules longs comme la main, ronds, déliés, portant à leur extrémité deux petits épis cylindriques géminés, qui sont composés de capsules réniformes, à deux valves, contenant une poussière d'un jaune tendre, très-fine, très-légère, insipide et inodore, s'enflammant rapidement lorsqu'on la projette à travers la flamme d'une bougie. Cette poudre, désignée sous le nom de *Lycopode*, est employée pour dessécher les excoriations qui surviennent entre les cuisses des enfants. On l'a administrée, à l'intérieur, contre la diarrhée et la dyssenterie avec fièvre, à la dose de 4 grammes dans 125 grammes d'infusion de Fenouil, associée au sirop de gomme. — Il paraît que la plante est vomitive. — On dit que l'infusion de cette plante est utile dans la gravelle.

ÉQUISÉTACÉES.

Les Équisétacées tirent leur nom du seul groupe qu'elles renferment, les *Prêles*, dont le nom latin *Equisetum* (crin de cheval) leur a été donné à cause d'une certaine ressemblance de forme avec la queue d'un cheval.

Les PRÊLES sont des plantes herbacées, vivaces, croissant dans les prés humides et marécageux, à tiges simples ou rameuses, creuses, striées longitudinalement, rudes au toucher, entrecoupées de nœuds, dont chacun est entouré d'une gaîne fendue en un grand nombre de languettes verticillées, et donne souvent naissance à des rameaux verticillés. Les organes reproducteurs sont disposés en épi terminal, composé d'écailles en tête de clou, à la face interne desquelles naissent des espèces de capsules renfermant les *spores*. De la base de chaque spore partent quatre filaments terminés par un renflement en forme de massue, et enroulés autour de ce petit corps globuleux.

Usages. — Les Prêles ont été conseillées comme diurétiques et emménagogues, à la dose de 20 à 25 grammes de plante sèche par litre d'eau ; mais elles doivent être employées avec une certaine réserve.

IIme SOUS-RÈGNE. — PHANÉROGAMES.

IIme EMBRANCHEMENT. — MONOCOTYLÉDONÉS.

IIIme Classe. — Monocotylédonés.

Nous étudierons, dans cette classe, les familles des *Alisma-cées*, des *Aroïdées* ou *Aracées*, des *Cypéracées*, des *Graminées*, des *Palmiers*, des *Colchicacées*, des *Liliacées*, des *Asparaginées*, des *Amaryllidées*, des *Iridées*, des *Amomacées* et des *Orchidées*.

ALISMACÉES.

Cette famille, qui tire son nom du genre *Fluteau*, en latin, *Alisma*, comprend des plantes aquatiques, herbacées, annuelles ou vivaces, à feuilles alternes, pétiolées, engaînantes à leur base. Leurs fleurs, disposées en épis ou en panicules, offrent un calice à six divisions, dont trois externes foliacées et vertes, et trois internes colorées et pétaloïdes ; six à trente étamines ; un ovaire à plusieurs carpelles, libres ou soudés, pluriovulés. Fruits secs et indéhiscents.

Le PLANTAIN D'EAU (*Alisma Plantago*), ou *Fluteau plantaginé*, *Pain de crapaud*, croît au bord des eaux. Il présente une tige dressée, nue, cylindrique, haute de 4 à 5 décimètres, divisée supérieurement en rameaux verticillés formant une sorte de panicule et portant de nombreuses petites fleurs, de couleur rose pâle (juin-septembre) ; ses feuilles sont radicales, ovales-oblongues, à long pétiole engaînant, disposées en rosette. — La racine du Plantain d'eau a été considérée comme diurétique et propre à combattre la rétention d'urine, les douleurs néphré-tiques, l'hématurie ou pissement de sang. Elle a été préconisée en application sur les hémorrhoïdes. La poudre de cette racine a été vantée contre la chorée et l'épilepsie, à la dose de 50 cen-tigrammes à 2 grammes. Elle est employée, en Russie, contre la rage, qu'elle guérit, dit-on : dans ce cas, on prescrit 2 à 4 grammes de la racine en poudre, soit infusée dans du vin, soit délayée dans du sirop ; deux ou trois doses, administrées à

quatre ou cinq heures d'intervalle, suffiraient pour guérir l'hydrophobie déjà déclarée. Orfila conseille de donner aux personnes
atteintes de cette terrible affection, immédiatement après les
avoir cautérisées, deux prises, à trois heures d'intervalle, de
1 gramme 30 centigrammes de la racine pulvérisée d'*Alisma
plantago*.

La SAGITTAIRE (*Sagittaria sagittæfolia*), ou *Fléchière*, *Flèche
d'eau*, habite les lieux aquatiques. Sa racine est féculente et
alimentaire.

Le BUTOME EN OMBELLE ou JONC FLEURI (*Butomus umbellatus*),
qui croît dans les étangs, produit des fleurs rougeâtres; on le
considère comme apéritif. On administre l'infusion de ses
feuilles (30 grammes par litre d'eau) contre l'œdème et les engorgements spléniques qui suivent les fièvres intermittentes.

Le TROCART (*Triglochin palustre*) donne des fleurs rougeâtres
ou verdâtres; il est apéritif. On le trouve dans les marais.

AROÏDÉES OU ARACÉES.

Doivent leur nom au genre *Arum*, dont nous examinerons une
espèce.

Plantes vivaces, herbacées, sans tige, à racine tubéreuse, à
feuilles engainantes et généralement radicales, dont les fleurs,
le plus souvent unisexuées, quelquefois hermaphrodites, sont
réunies sur un spadice unique et ordinairement enveloppées
d'une spathe. Étamines en nombre variable. Ovaire le plus souvent à une seule loge pluriovulée; stigmate habituellement
sessile. Petites baies globuleuses à une ou plusieurs graines.

Usages. — Les racines des Aroïdées sont douées de propriétés
purgatives ou stimulantes, suivant les espèces qui les fournissent.

L'ARUM VULGAIRE (*Arum vulgare*, *A. maculatum*), désigné
vulgairement par les noms de *Gouet* ou *Pied-de-Veau*, croît en
France dans les haies, les bois, les terrains ombragés, où il est
en floraison sur la fin d'avril. C'est une plante vivace d'environ
15 centimètres de hauteur, à racine tubériforme, de la grosseur
d'un marron, à feuilles radicales, longuement pétiolées, sagittées,
entières, lisses, vertes, tantôt tachetées de noir, tantôt veinées
de blanc ou de violet foncé, — dont la fleur est composée d'une
spathe verdâtre en dehors, jaune en dedans, ventrue à la base,
rétrécie au-dessus de ce renflement, puis ouverte en forme
d'oreille d'âne, du centre de laquelle s'élève un support ou
spadice, pourpre, nu et renflé en forme de massue dans sa partie

supérieure, couvert d'étamines au milieu et de pistils inférieurement. Les fruits sont des baies globuleuses, rouges, rapprochées en grappes serrées. — La racine de cette plante, dont l'emploi est assez dangereux, est donnée en poudre, à la dose de 2 à 4 grammes, comme purgative et diurétique, dans les hydropisies. Ses feuilles, contusées et appliquées sur la peau, sont vésicantes; cuites avec de l'oseille et du saindoux, elles formeraient sans doute une pommade maturative, utile sur les abcès froids et les tumeurs scrofuleuses. — L'application du suc des feuilles et de la racine sur les ulcères atoniques, scorbutiques et scrofuleux, les guérit promptement.

L'ACORE VRAI OU AROMATIQUE (*Acorus Calamus*), que l'on désigne aussi sous le nom de *Calamus aromaticus* ou *Roseau aromatique*, quoiqu'il soit bien différent du *Calamus aromaticus* des anciens, est une plante vivace qui croît dans les lieux humides et marécageux, en Europe (Belgique, Alsace, Bretagne, Vosges, Normandie), dans la Tartarie et dans les Indes. Sa racine, grosse comme le doigt, rampante, noueuse, donne naissance à des touffes de feuilles qui ressemblent à celles de l'Iris, mais qui sont plus étroites, plus droites et à deux tranchants, du milieu desquelles s'élève une *hampe* un peu plus longue que les feuilles, qui s'ouvre à sa partie moyenne pour donner passage à un spadice couvert de fleurs hermaphrodites, munies chacune d'un périgone unique composé de six écailles, de six étamines attachées au périgone, et d'un ovaire surmonté d'un stigmate sessile. Le fruit est une capsule triangulaire à trois loges. — L'infusion de la racine d'Acore vrai, à la dose de 8 grammes par litre d'eau, s'emploie, comme stomachique et stimulante, pour favoriser les digestions dans les cas de gastralgie indolente ou venteuse.

CYPÉRACÉES.

Famille prenant son nom du genre *Souchet* (*Cyperus*), et renfermant des végétaux herbacés qui croissent généralement dans les lieux humides et sur le bord des rivières. Leur tige est un chaume cylindrique ou triangulaire, avec ou sans nœuds. Leurs feuilles sont engaînantes, longues, rubanées, et leur gaîne est entière et non fendue, ce qui les distingue des Graminées. Les fleurs forment de petits épis courts; chacune d'elles se compose d'une écaille, à l'aisselle de laquelle on trouve généralement trois étamines et un pistil formé d'un ovaire uniloculaire, surmonté d'un style simple à trois stigmates filiformes et velus. Le fruit est un akène globuleux ou triangulaire.

Usages. — Les Cypéracées ne comprennent aucune plante dangereuse : les unes ont été employées comme diurétiques et sudorifiques ; d'autres, comme alimentaires, à cause de la grande quantité de fécule amylacée que contiennent leurs tubercules.

Le SOUCHET LONG OU ODORANT (*Cyperus longus*) est une plante vivace qui croît en France et en Italie, dans les lieux marécageux. De sa racine, composée de jets traçants de la grosseur d'une plume, marqués d'anneaux circulaires, naissent des tiges de 5 à 10 décimètres, dressées, simples, triangulaires, munies de feuilles longues, engaînantes, étroites, pointues, rudes sur les bords, glabres. Ses fleurs sont disposées en épillets d'un brun rougeâtre, portés sur des pédoncules qui simulent les rayons d'une ombelle, et qui ont à leur base un involucre de 3 à 5 feuilles. — La racine de Souchet long s'emploie en infusion, à la dose de 30 à 60 grammes par litre d'eau, ou en poudre, à celle de 1 à 4 grammes, comme tonique, excitante, stomachique, sudorifique, emménagogue et sialagogue, c'est-à-dire propre à exciter la salive. On la récolte à l'automne ou au printemps.

Le SOUCHET ROND (*Cyperus rotundus*) a des racines plus grêles que le précédent, dont il partage les propriétés.

Le SOUCHET COMESTIBLE (*Cyperus esculentus*), originaire d'Afrique et cultivé dans le Midi de l'Europe, a des radicules qui portent à leur extrémité un tubercule de la forme et de la grosseur d'une olive, jaune en dehors, blanc en dedans, d'une saveur assez semblable à celle de la noisette. Cette racine est nourrissante, restaurante et aphrodisiaque.

Le PAPYRUS (*Cyperus Papyrus*), avec lequel les Egyptiens, les Grecs et les Romains fabriquaient leur papier, appartient à cette famille.

La LAÎCHE DES SABLES (*Carex arenaria*), ou *Salsepareille d'Allemagne*, croît dans les sables, sur le bord de la mer, en France, en Hollande et en Allemagne. De ses rhizomes traçants et fort longs, de la grosseur du chiendent, rougeâtres en dehors, blanchâtres en dedans, poussent des tiges de 3 à 5 décimètres, triangulaires, munies de feuilles linéaires planes ; les fleurs sont roussâtres et disposées en épis. La racine de Salsepareille d'Allemagne se prescrit en décoction, à la dose de 15 à 30 grammes par litre d'eau, comme sudorifique, dans les affections syphilitiques et rhumatismales.

GRAMINÉES.

Cette famille se compose de plantes herbacées, annuelles et vivaces, rarement ligneuses, dont la tige, appelée *chaume*, est cylindrique, fistuleuse, entrecoupée de nœuds pleins et proéminents, d'où partent des feuilles alternes, engaînantes, longues et étroites. La gaîne, qui se prolonge d'un nœud à l'autre, est fendue dans toute sa longueur ; elle offre, à son point de jonction avec le limbe, une sorte de petit collier membraneux ou formé de poils, qu'on nomme *ligule*. Les fleurs sont disposées en épis ou en panicules plus ou moins rameuses ; elles sont solitaires, ou réunies plusieurs ensemble en petits groupes qui portent le nom d'*épillets*. A la base des épillets ou des fleurs solitaires, on trouve deux bractées écailleuses, qui, ensemble, forment la *glume* ; la bractée interne manque quelquefois. — Chaque fleur est, en outre, pourvue d'une enveloppe particulière, nommée *glumelle*, formée de deux paillettes, laquelle répond au périanthe de la fleur des autres Monocotylédonés. Les étamines sont hypogynes, au nombre de trois ou six ; l'ovaire, uniovulé, est surmonté de deux styles distincts ou plus ou moins soudés, à stigmates plumeux ou barbus. Le fruit est un caryopse nu ou enveloppé par la glumelle.

Usages. — Les Graminées, qui comprennent tous les végétaux connus sous le nom de *céréales* et de *gramens*, n'ont qu'une importance minime sous le rapport médical ; mais au point de vue de l'alimentation, elles occupent le premier rang ; presque toutes sont éminemment nutritives et salubres ; leurs fruits, qui sont principalement formés d'amidon, d'albumine, de glutine, de sucre, etc., servent à la nourriture de l'homme et des animaux dans une grande partie du globe. Nos moissons, aussi bien que nos prairies, sont peuplées de Graminées, plantes modestes qui représentent la *multitude* dans la *nation*.

Le Chiendent commun ou Froment rampant (*Triticum repens*), qui croît dans les lieux cultivés ou incultes, est une plante de 50 centimètres à 1 mètre de longueur, vivace, à tiges droites, articulées, à feuilles allongées, aiguës, velues en dessus, glabres en dessous, à fleurs verdâtres disposées en épis. Sa racine est émolliente, rafraîchissante, diurétique et apéritive ; elle convient dans les fièvres inflammatoires, l'irritation des reins, de la vessie, la jaunisse, etc. On l'emploie en tisane, à la dose de

20. à 25 grammes par demi-litre d'eau, et on lui associe généralement l'Orge ou la Réglisse.

Le FROMENT ou BLÉ (*Triticum sativum*) est assez connu de tout le monde pour que nous nous dispensions de le décrire. Sa *farine* est émolliente, et peut servir à faire des cataplasmes adoucissants. La décoction de *son* s'emploie en lotions, lavements, injections, bains émollients, dans les catarrhes aigus et les irritations intestinales. — Le *pain* sert à préparer l'*eau panée*, boisson rafraîchissante que l'on obtient en mettant tremper dans de l'eau une croûte de pain grillé. La *mie de pain*, bouillie dans de l'eau ou du lait, donne un excellent cataplasme.

L'IVRAIE (*Lolium temulentum*), qui appartient au groupe des Graminées, doit être signalée, à cause des propriétés malfaisantes qu'elle communique au pain.

Le SEIGLE (*Secale cereale*) n'a pour nous rien d'intéressant.

L'ORGE (*Hordeum vulgare*) est émolliente, rafraîchissante et diurétique. Ses graines, à la dose d'une poignée pour un litre d'eau, servent à préparer une tisane très-utile dans les maladies inflammatoires, les irritations chroniques, etc. L'eau d'Orge blanchie avec le lait est un remède efficace dans les rhumes commençants.

L'AVOINE (*Avena sativa*), non privée de son enveloppe, est diurétique; dépouillée de sa pellicule, elle forme le *gruau d'avoine*, avec lequel on fait une tisane rafraîchissante et nutritive, très-employée chez les enfants.

La CANNE DE PROVENCE ou GRAND ROSEAU (*Arundo donax*), vulgairement *Roseau à quenouille*, est une plante vivace de 2 à 4 mètres de hauteur. Sa tige est creuse et noueuse, ses feuilles sont longues d'environ 60 centimètres, lisses, un peu rudes sur les bords; ses fleurs forment une panicule purpurine, très-grande et terminale. La racine de Canne de Provence est employée comme antilaiteuse.

Le ROSEAU A BALAI ou ROSEAU COMMUN (*Arundo phragmites*) est plus petit que le précédent; il ne s'élève, en effet, qu'à 1 ou 2 mètres. Il croît dans les étangs, les ruisseaux, les rivières. Sa tige est creuse et entrecoupée de nœuds, munie de feuilles lancéolées, linéaires, engaînantes, glabres et striées; sa racine est longue et rampante; ses fleurs, rougeâtres, sont en panicule.

La décoction de la racine du Roseau commun a été conseillée, comme sudorifique, à la dose de 30 à 60 grammes par litre d'eau, dans la goutte, les rhumatismes et la syphilis chroniques. — On pense que cette racine entre dans la composition du fameux *Rob Boyveau-Laffecteur*.

Le *Véliver* ou *Villie-Vayr*, vulgairement *Chiendent des Indes*, est la racine d'une Graminée des Indes, l'ANDROPOGON ou BARBON HÉRISSÉ (*Andropogon muricatus*). Son odeur prononcée a été mise à profit pour éloigner les insectes des vêtements et des étoffes.

La CANNE A SUCRE (*Saccharum officinarum*) est une plante originaire de l'Inde et de la Chine, cultivée aujourd'hui en Afrique et en Amérique, aussi bien qu'en Asie. C'est de sa tige, qui s'élève à une hauteur de 3 à 4 mètres, qu'on extrait le *Sucre*, si fréquemment employé en médecine et dans l'économie domestique.

Le RIZ (*Oriza sativa*) est également originaire de la Chine et de l'Inde, où il occupe de vastes terrains inondés, et où il sert, de toute antiquité, à la nourriture des habitants. On en a introduit la culture en Egypte, en Italie, en Espagne et en Amérique; mais les rizières (c'est le nom qu'on donne aux terrains marécageux qui produisent cette Graminée) exercent une influence très-funeste sur la santé des habitants des pays où on le cultive. — Le fruit du Riz est un caryopse, que l'on trouve dans le commerce, privé de toutes ses enveloppes et même de son tégument propre. La décoction de cette graine est usitée, comme astringente, en tisane et en lavements pour donner du ton aux intestins et arrêter les diarrhées colliquatives.

Le MAÏS (*Zea Mays*), vulgairement *Blé de Turquie, de Guinée, d'Inde, d'Espagne*, qui sert à la nourriture des peuples d'Asie, d'Afrique et d'Amérique, est une plante à fleurs monoïques, dont les mâles sont disposées en panicule terminale, et les femelles en gros épis axillaires. La farine de ses graines est émolliente.

PALMIERS.

Les Palmiers sont, en général, des arbres à tige élancée, simple, cylindrique, nue, couronnée au sommet par un faisceau de feuilles grandes, pétiolées, persistantes, pennées ou palmées, ou quelquefois décomposées. Les fleurs, qui naissent de l'aisselle des feuilles, sont enveloppées d'une spathe ligneuse et portées sur un spadice ramifié; elles sont unisexuées, dioïques ou polygames, ou quelquefois hermaphrodites. — Le périanthe est à six divisions, dont trois intérieures et trois extérieures. Les étamines sont au nombre de six ordinairement. Le pistil est formé de trois ovaires distincts ou soudés, renfermant chacun un ovule. Les fruits sont des baies ou des drupes charnues ou fibreuses.

Usages. — La famille des Palmiers renferme un très-grand nombre d'espèces qui, presque toutes, croissent dans les contrées intertropicales, et qui fournissent aux peuples de ces pays brûlés du soleil des substances alimentaires très-variées. En effet, la tige des Dattiers et des Sagouiers contient une fécule abondante, propre à faire du pain. Les fruits du Cocotier, avant leur maturité, sont remplis d'un suc laiteux et rafraîchissant; et, lorsqu'ils sont mûrs, ils servent, ainsi que les Dattes, à la nourriture de la plupart des habitants des pays chauds; d'autres espèces donnent un liquide sucré que l'on convertit en vin par la fermentation; d'autres, une huile très-abondante, connue sous le nom d'*Huile de Palme*. — Les feuilles des Palmiers servent à couvrir les cases, à fabriquer des nattes, des toiles, des vêtements, des chapeaux, etc.

Le DATTIER (*Phenix dactylifera*) se trouve dans l'Inde, dans la Perse et surtout en Afrique; c'est un bel arbre de 15 à 20 mètres de hauteur, dont le sommet, garni de feuilles touffues, porte de nombreuses baies de la grosseur du pouce, désignées sous le nom de *Dattes*. Les fruits secs sont adoucissants et pectoraux, et servent à préparer des tisanes utiles dans les irritations de poitrine.

Le COCOTIER (*Cocos nucifera*), que l'on a surnommé le *Roi des végétaux*, à cause des immenses services qu'il rend aux peuples équatoriaux, à qui il fournit du vin, du vinaigre, de l'huile, du sucre, du lait, de la crème, de la toile, des vases, du bois de construction, des couvertures de cabanes, produit des fruits ou *Cocos*, de la grosseur de la tête. Ce fruit, avant la maturité, est rempli d'un liquide blanc, doux, sucré, et très-rafraîchissant. Mûr, il renferme une amande que l'on mange, et dont on extrait une huile très-appréciée.

L'ELAÏS DE GUINÉE (*Elais Guineensis*), vulgairement *Avoïra*, palmier de la Guinée et de la Guyane, produit une drupe de la grosseur d'une noix, dont on obtient l'*Huile* ou *Beurre de Palme*.

Les SAGOUIERS, dont les principales espèces sont : le ROUFIA ou RAPHIA (*Sagus vinifera, S. Raphia*), le SAGOUIER PÉDONCULÉ (*Sagus pedunculata, S. Ruffia*) et le SAGOUIER DE RUMPH (*Sagus Rumphii*), croissent en Afrique et dans les Indes-Orientales, dans la Guyane, les îles Moluques, etc. C'est de la partie médullaire de leur tige, qu'on extrait le *Sagou*, fécule d'un blanc grisâtre, très-utile en économie domestique.

COLCHICACÉES.

Petite famille prenant son nom du genre *Colchique*, qu'elle renferme. — Plantes herbacées, à racines bulbeuses ou fibreuses, à tige simple ou rameuse, portant des feuilles radicales et ramassées, ou caulinaires et alternes. Les fleurs sont terminales, hermaphrodites ou unisexuées ; leur calice est coloré, à six divisions distinctes ou soudées en tube. Les étamines, au nombre de six, sont opposées aux divisions du calice. Les ovaires, au nombre de trois, sont libres ou plus ou moins soudés entre eux, et surmontés de trois styles terminés par un stigmate glanduleux. Le fruit est une capsule à trois loges, qui s'ouvrent par une suture ventrale.

Usages. — Les plantes de cette famille sont généralement très-âcres, purgatives, vomitives, diurétiques, antigoutteuses, et doivent être employées avec une grande précaution.

Le COLCHIQUE D'AUTOMNE (*Colchicum autumnale*), *Safran des prés*, *Safran bâtard* ou *Tue-Chien*, est très-commun dans les prairies et les pâturages humides. Ses fleurs, au nombre de deux ou trois, d'un lilas tendre, paraissent à l'automne ; mais ce n'est qu'au printemps suivant que les feuilles se développent : elles sont grandes, ovales-lancéolées et amplexicaules. Le tubercule du Colchique sert à préparer des extraits et des teintures qui ont une action spéciale dans la goutte et le rhumatisme articulaire. On l'emploie comme diurétique dans certaines hydropisies. — Disons que c'est un médicament qui doit être manié avec réserve et prudence.

L'ELLÉBORE BLANC ou VÉRATRE BLANC (*Veratrum album*) croît dans les pâturages des hautes montagnes de la Suisse, de l'Auvergne, des Vosges, des Pyrénées. Cette plante pousse de la racine une sorte de bulbe, qui se prolonge en une tige simple, d'environ un mètre de hauteur, garnie à sa partie inférieure d'un grand nombre de feuilles amples, engaînantes, ovales, molles, plissées, un peu velues, portant en outre d'autres feuilles caulinaires, plus espacées et plus petites, et terminée par une panicule de fleurs d'un blanc verdâtre. Sa racine est un purgatif et un vomitif des plus violents, dont il faut se défier ; elle a été employée contre l'anasarque, la goutte, le rhumatisme articulaire ; — on l'a appliquée extérieurement en lotions, qu'on prépare par infusion de 60 grammes de racine dans un litre d'eau bouillante, contre la gale, la teigne et le prurigo.

Le Vératre-noir (*Veratrum nigrum*) diffère du précédent par ses fleurs, dont les sépales sont d'un pourpre noirâtre, très-ouverts, à peine dentelés. Propriétés énergiques et délétères. Même emploi que le précédent.

Le Vératre officinal ou Varaire officinal (*Veratrum officinale*) est une plante bulbeuse du Mexique. Tige haute de 15 à 18 décimètres; feuilles radicales, longues, linéaires; inflorescence en grappe simple, longue de 45 centimètres. La *Cévadille* (c'est le nom que l'on donne à ses fruits capsulaires) est très-âcre, très-amère et fortement sternutatoire; elle est sialagogue, purgative, vermifuge, mais très-irritante. Elle est bonne contre les vers intestinaux, particulièrement contre le ténia; elle est assez usitée à l'extérieur pour détruire la vermine. — De la Cévadille s'obtient la *Vératrine*, vantée dans les rhumatismes, les névralgies, la goutte, la pneumonie, l'anasarque.

LILIACÉES.

Cette famille, qui doit son nom au genre *Lis*, en latin, *Lilium*, se compose de plantes ordinairement herbacées et vivaces, à racine bulbifère ou fibreuse, à feuilles radicales ou caulinaires, à fleurs tantôt solitaires et terminales, tantôt disposées en épis, en grappes ou en ombelles; ces fleurs, portées sur une hampe, sont souvent enveloppées d'une spathe avant leur épanouissement. Le calice, coloré et pétaloïde, est à six divisions libres ou soudées à leur base, et placées sur deux rangs. Les étamines sont au nombre de six, insérées à la base des sépales, quand ceux-ci sont distincts, ou au haut du tube, quand ils sont soudés. L'ovaire est à trois loges; le style est simple et terminé par un stigmate trilobé. Le fruit est une capsule triloculaire et trivalve.

Usages. — Les Liliacées renferment un grand nombre de plantes remarquables par la beauté et par la suavité de leurs fleurs, qui font l'ornement de nos parterres. L'alimentation y trouve aussi des espèces utiles, et la médecine met à profit les propriétés excitantes, expectorantes, diurétiques ou purgatives de certaines Liliacées, qui fournissent des médicaments très-actifs.

Le Lis blanc (*Lilium candidum*), que l'on cultive dans tous les jardins pour la beauté de ses fleurs, produit un bulbe ou oignon qui est considéré comme émollient et maturatif, et qu'on emploie en cataplasme, après l'avoir fait cuire sous la cendre, dans l'eau ou dans du lait, sur les tumeurs inflammatoires;

dont il diminue la douleur et la tension, ou hâte la suppuration.

La Fritillaire ou Couronne impériale (*Fritillaria imperialis*) est cultivée dans les jardins comme plante d'ornement. Racine bulbeuse; tige de 60 centimètres à un mètre. Feuilles nombreuses au bas de la tige, verticillées, vertes, allongées, pointues, beaucoup plus petites, plus rapprochées, et s'épanouissant en touffe au sommet de la tige. Fleurs grandes, pendantes, d'un rouge safrané, réunies en forme de couronne au-dessus des feuilles (avril). — Le bulbe de cette plante est vénéneux; on le prescrit contre l'hydropisie, à la dose de 5 à 30 centigrammes.

L'Ail (*Allium sativum*), outre qu'il est usité comme assaisonnement, passe pour un stimulant énergique; il est stomachique, apéritif, expectorant, diurétique, vermifuge et antiseptique; il facilite en effet la digestion, augmente l'appétit et provoque la sécrétion urinaire. On peut l'employer en décoction, à la dose de 4 à 15 grammes par demi-litre d'eau, dans l'hydropisie, l'asthme, la coqueluche, le catarrhe pulmonaire, le scorbut, la paralysie et l'atrophie des membres, les affections vermineuses. Bouilli dans du lait que l'on administre en lavement, il tue les vers des enfants; enfin, il entre dans la composition du *Vinaigre des Quatre Voleurs*, qui est un antiputride. — L'infusion d'Ail et d'Encens est recommandée en frictions sur l'abdomen et l'estomac, contre le choléra.

Le Poireau (*Allium Porrum, A. ampeloprasum*) est résolutif, diurétique et adoucissant. Le bouillon aux Poireaux et aux Navets calme les irritations légères de poitrine; les cataplasmes de cette plante peuvent s'appliquer sur les tumeurs inflammatoires. On prescrit, dans l'hydropisie, la décoction de Poireau en boisson, et les cataplasmes de cette plante sur l'abdomen.

L'Oignon (*Allium Cepa*), dont on fait usage comme aliment et comme condiment, est apéritif, diurétique, adoucissant et résolutif. On l'emploie cru ou cuit, et l'on en prépare des tisanes et un sirop que l'on donne dans les rhumes, les catarrhes bronchiques, etc.; — le bulbe sert aussi à faire des cataplasmes maturatifs.

La Scille maritime (*Scilla maritima*), ou vulgairement *Scille officinale*, croît sur les côtes sablonneuses de la Méditerranée et de l'Océan; c'est une plante bulbeuse, haute de 60 centimètres à 1 mètre, à feuilles radicales, lisses, luisantes, d'un vert foncé, ovales ou lancéolées, aiguës; à fleurs blanches et disposées en épi sur une hampe très-longue, dont elles couvrent la moitié supérieure. — Les bulbes de Scille ont une saveur âcre et amère, qui en fait, à haute dose, un poison irritant ; mais à dose plus faible, la Scille est un diurétique très-précieux dans les hydropisies et dans les affections de la rate. C'est aussi un puissant expectorant d'une incontestable utilité dans les bronchites chroniques, l'asthme humide, et vers la fin des pneumonies. — On l'administre en extrait, à la dose de 2 centigrammes à 1 décigramme ; — en teinture (4 grammes dans 125 grammes de potion gommeuse.) ; — en vin, à la dose de 10 à 15 grammes (squammes de Scille sèches, 30 grammes ; vin de Malaga, 500 grammes ; on fait macérer pendant douze jours) ; — en poudre, à la dose de 20 à 30 centigrammes ; — en pilules, etc.

Les Aloès, parmi lesquels on peut citer l'Aloès succotrin (*Aloe soccotrina*), l'Aloès ordinaire (*A. vulgaris*), l'Aloès a épi (*A. spicata*), l'Aloès linguiforme (*A. linguæformis*), sont de très-belles plantes des pays chauds, remarquables par leurs feuilles épaisses, charnues, cassantes, épineuses et dentées sur les bords ; leurs fleurs sont tubulées, souvent bilabiées et disposées en épi sur un long pédoncule qui sort du centre des feuilles. — On extrait de leurs feuilles un suc résineux d'une saveur très-amère, désigné sous le nom d'*Aloès*, qui est purgatif, tonique, antiseptique et vermifuge.

L'Aloès est un des meilleurs toni-purgatifs usités dans la constipation, la jaunisse, l'hypochondrie. Il augmente les fonctions de l'estomac. Il est prescrit pour chasser les vers. Mais il a l'inconvénient, lorsqu'on en continue longtemps l'usage, de déterminer des hémorrhoïdes et de l'échauffement. Il est contre-indiqué chez les femmes, à l'âge où les fonctions mensuelles cessent, chez les femmes enceintes, chez les calculeux ou chez les gens tourmentés de rétention d'urine. — Il entre dans la composition des *Pilules ante-cibum, écossaises, de Bontius, de Vie, de Morisson*, des *Grains de santé du docteur Franck*, des *Elixirs de Garus* et de *Longue-Vie*. — Doses : poudre ou grumeaux, 1 à 2 décigrammes, comme stomachique ; — 3 décigrammes à 2 grammes, comme purgatif.

A la famille des Liliacées appartiennent la Tulipe (*Tulipa*), la Jacinthe (*Hyacinthus*), l'Ornithogale (*Ornithogalum*), le Muscari (*Muscari*), l'Hémérocalle (*Hemerocallis*), et la Tubéreuse (*Polyanthes tuberosa*), fleurs très-recherchées des amateurs.

ASPARAGINÉES.

Prennent leur nom du genre *Asperge*, en latin, *Asparagus.* — Végétaux dont les fleurs sont semblables à celles des Liliacées, mais qui en diffèrent par leurs racines fibreuses et par la nature de leur fruit, qui est une baie, au lieu d'être une capsule à trois loges. Leur tige est généralement herbacée ou sarmenteuse ; leurs feuilles sont alternes, opposées ou verticillées, quelquefois très-petites. Leurs fleurs sont hermaphrodites ou unisexuées ; le calice est à six ou huit divisions profondes, disposées sur deux rangs ; les étamines sont en nombre égal à celui des divisions calicinales. L'ovaire est libre, à trois loges ; le style est simple ou trifide, et surmonté d'un stigmate trilobé. Le fruit est une baie globuleuse, ordinairement à trois loges.

Usages. — Les Asparaginées comprennent des plantes diurétiques ou sudorifiques, qui rendent souvent de grands services dans les cas que nous allons indiquer, en faisant la description de chacune d'elles.

Le Muguet (*Convallaria maialis*), que l'on trouve dans les bois et les taillis, donne en mai et en juin de petites fleurs blanches en forme de grelot, pendantes d'un même côté, portées sur une hampe grêle de 15 à 20 centimètres de hauteur et s'élevant du milieu de deux feuilles radicales ovales-lancéolées, d'un parfum très-agréable ; qui, séchées et pulvérisées, sont usitées comme sternutatoires, en guise de tabac, dans les maux de tête, les fluxions chroniques des yeux et des oreilles. On les emploie comme antispasmodiques, en infusion, à la dose de 10 à 20 grammes de fleurs vertes par litre d'eau, dans les vertiges et les convulsions. — Le fruit est une baie sphérique, rouge à la maturité, qui a été préconisée dans les fièvres intermittentes et dans l'épilepsie.

Le Sceau de Salomon (*Convallaria Polygonatum*, *Polygonatum vulgare*) est un peu plus élevé que le Muguet, auquel il ressemble beaucoup ; ses fleurs, d'un blanc verdâtre, paraissent également au printemps dans les bois ombragés et le long des haies ; ses feuilles, ovales, amplexicaules et tournées d'un seul côté, garnissent la partie supérieure de la tige, qui est anguleuse, arquée et haute de 3 à 4 décimètres ; ses baies sont d'un noir bleuâtre. Sa racine, vivace, traçante, longue, articulée, blanche, charnue, grosse comme le doigt, s'applique, étant cuite ou pilée, en cataplasme sur les contusions et les ecchymoses ; on l'emploie en infusion, à la dose de 15 à 30 grammes par litre d'eau, dans la goutte, la gravelle et les hémorrhagies.

Le Petit-Houx ou Fragon épineux (*Ruscus aculeatus*) est un arbuste de 60 centimètres à 1 mètre, toujours vert, à tiges rameuses, striées, munies de feuilles consistantes, ovales, terminées par une pointe piquante ; à fleurs blanchâtres, dioïques, naissant sur la face supérieure des feuilles et paraissant en mai-juin et en septembre ; à baies rouges, globuleuses, qui succèdent aux fleurs femelles. La racine est amère, apéritive et diurétique, et prescrite dans les hydropisies, les affections des voies urinaires, la jaunisse, la chlorose et les tumeurs scrofuleuses, en infusion, à la dose de 40 à 60 grammes par litre d'eau. — On la récolte en septembre pour la sécher et la conserver.

L'Asperge (*Asparagus officinalis*) est cultivée dans tous les jardins potagers, à cause de ses jeunes pousses qui fournissent un mets estimé. Ses racines s'emploient comme diurétiques et apéritives, à la dose de 30 grammes par litre d'eau, dans les obstructions des viscères abdominaux, la jaunisse, etc. Elles font partie, avec celles de Fenouil, de Petit-Houx, d'Ache et de Persil, des *Espèces* dites *diurétiques* ou *apéritives*. — Les *turions* de l'Asperge, outre leur action très-prononcée sur la secrétion urinaire, ont la propriété de ralentir les pulsations du cœur, sans présenter les inconvénients de la Digitale. Aussi le *Sirop de pointes d'Asperges* est-il ordonné, presque toujours avec avantage, pour calmer les palpitations, dans les affections du cœur en général et les hydropisies qui en dépendent, ainsi que dans les catarrhes bronchiques. *Dose* : une à deux cuillerées de sirop en potion.

La Parisette (*Paris quadrifolia*), vulgairement *Herbe à Paris*, *Raisin-de-Renard*, *Parisette à quatre feuilles*, est une plante herbacée, d'environ 30 centimètres, dont la racine horizontale et traçante soutient une tige dressée, simple, arrondie, munie de quatre feuilles sessiles, ovales, disposées en croix au haut de la plante, et du milieu desquelles sort une fleur verdâtre assez grande. On la trouve dans les bois et les lieux ombragés. Elle a été employée dans les fièvres intermittentes, l'épilepsie, l'aliénation mentale, la coqueluche, à la dose de 6 centigrammes à 1 gramme 30. — La racine pulvérisée est vomitive, à la dose de 1 gramme 30 à 4 grammes.

La Squine (*Smilax China*) est une plante ligneuse de la Chine et du Japon, dont la tige volubile est pourvue de feuilles alternes, pétiolées et stipulées, et dont la racine, longue de 15 à 20 centimètres, épaisse de 4 à 5, un peu aplatie, noueuse, passe pour antivénérienne et antigoutteuse. On en prépare une tisane sudorifique, en faisant infuser, pendant trois heures, 20 grammes de cette racine dans un litre d'eau bouillante.

La SALSEPAREILLE (*Smilax Sarsaparilla*) est une plante sarmenteuse et volubile, qui croît dans toutes les contrées chaudes de l'Amérique. Sa tige, anguleuse et épineuse, est munie de feuilles pétiolées, cordiformes-lancéolées, coriaces ; ses fleurs, d'un vert blanchâtre, forment de petites ombelles simples; ses racines sont longues, grêles, de la grosseur d'une plume : 25 à 30 grammes de cette racine, mis à infuser dans un litre d'eau bouillante pendant douze heures, donnent une tisane qui produit de bons résultats dans les cas d'affections vénériennes, goutteuses et rhumatismales.

Le SCEAU DE NOTRE-DAME ou TAMIER COMMUN (*Tamus communis*), auquel on donne aussi les noms de *Taminier*, *Vigne noire*, *Racine vierge*, *Herbe aux femmes battues*, est une plante vivace, sarmenteuse, qui croît surtout dans les haies, haute de 2 à 3 mètres, munie de feuilles pétiolées, cordiformes, pointues et luisantes, à fleurs d'un blanc jaunâtre, paraissant en mai-juillet, à baies rouges, de la grosseur d'un grain de groseille. La racine est réputée purgative et diurétique à petite dose; râpée et appliquée en cataplasme sur les contusions, elle est estimée propre à en dissiper les traces : c'est sans doute à cause du fréquent usage qu'en font les femmes du peuple, que cette plante a reçu le dernier nom indiqué plus haut.

AMARYLLIDÉES.

Cette famille, ainsi nommée du genre *Amaryllis*, comprend des plantes herbacées à racine bulbifère ou fibreuse, à feuilles radicales, à fleurs souvent très-grandes, et remarquables par leur forme et leur vive couleur, enveloppées d'une spathe sèche avant leur épanouissement. Le périanthe est tubuleux, à six divisions; les étamines sont au nombre de six, libres ou soudées en godet; l'ovaire est soudé avec le tube du calice, à trois loges, pourvu d'un style terminé par un stigmate trilobé. Le fruit est une capsule à trois loges et à trois valves. — Cette famille diffère des Liliacées par son ovaire adhérent, et des Iridées par le nombre des étamines.

Usages. — Les bulbes de la plupart des Amaryllidées contiennent un principe âcre qui en fait de violents poisons. La médecine pourrait employer :

Le NARCISSE DES PRÉS ou *Fleur de Coucou* (*Narcissus Pseudo-Narcissus*), petite plante qui croît dans les prés et les bois, et dont les feuilles sont radicales, allongées, au nombre de cinq ou six, lisses, vertes ; il donne, en mars et avril, des fleurs d'un jaune soufré, grandes, solitaires et penchées sur la hampe. — L'infusion de ses fleurs (1 à 3 grammes par 125 grammes d'eau) s'administre, à titre d'antispasmodique, aux femmes vaporeuses ; — la poudre des feuilles et des fleurs (2 à 3 grammes dans de l'eau) est utile contre la diarrhée chronique ; — enfin la poudre de ses bulbes (1 gramme 50 à 2 grammes) est employée comme vomitive.

L'AMARYLLIS DE SAINT-JACQUES (*Amaryllis formosissima*), le NARCISSE DES POÈTES (*Narcissus poeticus*), la JONQUILLE (*Jonquilla*), le PERCE-NEIGE (*Galanthus nivalis*), sont cultivés pour la beauté de leurs fleurs.

IRIDÉES.

Famille tirant son nom du genre *Iris*. — Végétaux herbacés, à rhizome tubéreux ou charnu, dont la tige, nue ou garnie de feuilles alternes, sessiles et engaînantes, porte des fleurs qui, enveloppées dans une spathe avant leur épanouissement, ont un calice coloré, tubuleux, à six divisions profondes, disposées sur deux rangs ; trois étamines libres ou monadelphes, opposées aux divisions externes du calice ; un ovaire infère à trois loges pluriovulées ; un style simple, terminé par trois stigmates en forme de cornets aplatis, à bords frangés, prenant souvent une apparence pétaloïde ; fruit capsulaire à trois loges.

Usages. — Ils ne sont pas fort importants ; la médecine emploie cependant les Iridées suivantes :

L'IRIS COMMUNE (*Iris Germanica*), ou *Glaïeul*, *Flambe*, cultivée dans les jardins, pousse des feuilles ensiformes, engaînantes, droites, glabres, d'un vert glauque, et donne, au commencement de mai, des fleurs d'un bleu violet veiné. Sa racine, purgative et diurétique, a été vantée dans l'hydropisie ; mais elle cause des coliques assez violentes. — *Doses : Suc exprimé*, 15 à 30 grammes ; — *Infusion à froid*, 125 grammes de racine râpée, macérée dans 125 grammes d'eau.

L'IRIS DE FLORENCE (*Iris Florentina*) ressemble beaucoup à la précédente ; mais elle est plus petite dans toutes ses parties, et ses fleurs sont blanches ; elle croît en Italie, comme dans tout le Midi de l'Europe. Elle jouit des mêmes propriétés que l'Iris commune ; sa racine sert à fabriquer de petites boules, nommées *Pois d'Iris*, très-usitées pour entretenir la suppuration des cautères.

L'Iris FÉTIDE (*Iris fœtidissima*), vulgairement *Spatule fétide*, *Glaïeul puant*, croît en France, dans les lieux humides et ombragés ; ses fleurs, d'un bleu pâle, se montrent en juin et juillet. La souche et les semences de cette plante ont été recommandées, à titre de purgatif, dans l'hydropisie.

L'Iris FAUX-ACORE (*Iris Pseudo-Acorus*), ou *Iris des Marais*, *Glaïeul des Marais*, *Iris jaune*, pousse dans les endroits marécageux, aux bords des étangs et des rivières ; ses fleurs jaunes s'ouvrent en juin et juillet. On a conseillé sa racine contre l'hydropisie et les scrofules ; elle est employée aujourd'hui comme sternutatoire.

Le SAFRAN CULTIVÉ (*Crocus sativus*), originaire d'Asie, est depuis longtemps cultivé dans les environs d'Avignon, dans le Gâtinais, en Normandie, etc. C'est une plante de 15 à 20 centimètres, donnant en septembre et octobre, un peu avant l'apparition des feuilles, des fleurs violettes, marquées de veines purpurines ; peu après se montrent ses feuilles, linéaires, étroites, rapprochées en fascicule radical. Il appartient au même genre que le *Crocus printanier* (*Crocus vernus*), qui fleurit au printemps, et auquel il ressemble. — On emploie la partie supérieure des styles et les stigmates, à titre de stimulant, d'antispasmodique et d'emménagogue. On ne doit administrer le Safran qu'à petites doses ; pris en trop grande quantité, il détermine tous les symptômes et les accidents de l'ivresse, et même de la congestion cérébrale. — L'infusion de Safran, à la dose de 2 grammes pour un litre d'eau, ou d'une pincée pour une tasse d'eau bouillante, est propre à combattre l'hystérie, les spasmes, les coliques nerveuses, l'hypochondrie, et à ramener les règles supprimées.

AMOMACÉES.

C'est au genre *Amome* que doit son nom cette famille composée de plantes vivaces, exotiques, à racine ordinairement tubéreuse et charnue, à feuilles engaînantes, à fleurs accompagnées de bractées assez larges, et disposées en épis, en grappes ou en panicules. Le calice est double : l'extérieur est à trois sépales réguliers assez courts; l'intérieur est à six divisions bisériées, plus grandes, colorées, dont une, de la rangée interne, plus développée et en forme de labelle. Il y a une seule étamine, dont le filet est dilaté et pétaloïde; l'ovaire est à trois loges, et porte un style grêle, terminé par un stigmate concave; le fruit est une capsule à trois loges et à trois valves.

Usages. — Parmi les plantes de la famille des Amomacées, les unes sont entièrement dépourvues de principes aromatiques, et sont remarquables seulement par la grande quantité de fécule contenue dans leurs rhizomes; les autres, indépendamment de la fécule renfermée dans leurs tubercules, sont riches en huiles volatiles et en principes âcres, qui les rendent éminemment excitantes.

Les *Galangas* sont des racines rougeâtres produites par des Amomacées de la Chine et des Indes, le GALANGA OFFICINAL (*Maranta Galanga*, *Alpinia Galanga*) et l'HELLÉNIE DE CHINE (*Hellenia Chinensis*), et employées comme excitantes toutes les fois qu'il s'agit de stimuler l'organisme, et particulièrement l'appareil de la digestion, dans le cas de gastralgie indolente. — *Dose :* tisane, 8 grammes par litre d'eau.

Les *Gingembres*, dont on trouve deux sortes dans le commerce, le *blanc* et le *gris*, sont originaires des Indes-Orientales et des îles Moluques : ce sont des rhizomes d'une odeur agréable et d'une saveur aromatique, qui sont excitants, stomachiques et diurétiques. Ils sont produits par le GINGEMBRE OFFICINAL (*Zingiber officinale*, *Amomum Zingiber*). S'emploient comme les Galangas.

Le *Curcuma* est la racine grise ou jaunâtre d'une plante des Indes, le CURCUMA OFFICINAL (*Curcuma longa*); il est tonique, stimulant, diurétique et antiscorbutique.

La *Zédoaire*, qui nous vient des Indes, est un stimulant un peu plus faible que le précédent. Ce rhizome est produit par le CURCUMA ZÉDOAIRE (*Curcuma Zedoaria*).

Les *Cardamomes* sont les fruits de certaines Amomacées des Indes, de la Chine, de Java, etc., l'ALPINIE EN GRAPPE (*Alpinia Cardamomum*, *Amomum Cardamomum*, *A. racemosum*), etc.; ils sont, en général, très-aromatiques et employés comme stimulants.

Du GALANGA A FEUILLES DE BALISIER (*Maranta arundinacea*) et du CURCUMA A FEUILLES ÉTROITES (*Curcuma angustifolia*), on extrait une fécule alimentaire, connue sous le nom d'*Arrow-Root* et très-facile à digérer.

ORCHIDÉES.

Prennent leur nom du genre *Orchis* qu'elles renferment. — Plantes vivaces, quelquefois parasites, dont la racine fibreuse est souvent accompagnée d'un ou de deux tubercules amylacés. Les feuilles sont simples, alternes, engaînantes. Les fleurs sont solitaires, fasciculées, en épis ou en panicules. Le calice est à six divisions profondes, savoir : trois externes, assez semblables entre elles, étalées ou rapprochées les unes des autres à la partie supérieure de la fleur, où elles forment une sorte de casque ; et trois internes, dont deux sont latérales, supérieures et de grandeur égale, et une inférieure, nommée *labelle* ou *tablier*, souvent très-développée, de forme bizarre, et quelquefois prolongée postérieurement en bourse ou en éperon. Du centre de la fleur s'élève, sur le sommet de l'ovaire, une colonne formée par la soudure du style et des filets des étamines, portant à sa partie supérieure et antérieure une fossette glanduleuse, qui est le stigmate, et à son sommet une anthère à deux loges. L'ovaire est adhérent et uniloculaire. Le fruit est une capsule uniloculaire, trivalve.

Usages. — Les Orchidées se recommandent à nous par trois produits importants : le *Salep*, la *Vanille* et le *Faham*, dont nous allons indiquer l'emploi.

Le *Salep* est une fécule que l'on extrait des tubercules des Orchis d'Orient ; elle est très-nourrissante et légère, et convient parfaitement, administrée en potages, aux convalescents et aux personnes affectées d'inflammation gastro-intestinale. — On pourrait extraire le Salep des différents Orchis qui croissent en France, tels que l'Orchis mâle (*Orchis mascula*), l'Orchis militaire (*Orchis militaris*), l'Orchis a deux feuilles (*Orchis bifolia*), l'Orchis pyramidal (*Orchis pyramidalis*), l'Orchis maculé (*Orchis maculata*), et des Ophrys (*Ophrys arachnites, O. apifera, O. anthropophora*).

Le Vanillier officinal (*Vanilla aromatica, Epidendrum Vanilla*) est une plante sarmenteuse et grimpante qui croît dans les contrées maritimes du Mexique, de la Colombie et de la Guyane. Ses tiges sont cylindriques, vertes, noueuses, pourvues de vrilles ou mieux de racines adventives, qui s'implantent dans l'écorce des arbres voisins pour s'y accrocher, et munies de feuilles alternes, sessiles, distantes, ovales-oblongues, aiguës, lisses, épaisses et un peu coriaces. Ses fleurs sont disposées, vers le sommet de la tige, en grappes axillaires pédonculées. Cet arbrisseau produit un fruit capsulaire de 14 à 25 centimètres de longueur et de 6 à 12 d'épaisseur, connu sous le nom de *Vanille*. — La Vanille est douée de propriétés excitantes, propres à favoriser la digestion ; mais elle est surtout usitée pour aromatiser le chocolat, les crèmes, les liqueurs, etc.

Le FAHAM (*Angræcum fragrans*), vulgairement *Fahon* ou *Fahum*, est une plante parasite des îles Maurice, produisant des feuilles longues de 8 à 16 centimètres, larges de 7 à 14 millimètres, entières, coriaces, douées d'une odeur très-agréable et d'une saveur parfumée, que l'on emploie en infusion théiforme pour faciliter la digestion.

IIIᵉ EMBRANCHEMENT. — DICOTYLÉDONÉS.

IVᵉ Classe. — Monochlamydés.

Nous examinerons, dans cette classe, les familles suivantes : les *Conifères*, les *Cupulifères*, les *Juglandées*, les *Bétulacées*, les *Balsamifluées*, les *Salicinées*, les *Pipéritées*, les *Ulmacées*, les *Morées*, les *Urticées*, les *Cannabinées*, les *Euphorbiacées*, les *Aristolochiées*, les *Santalacées*, les *Daphnacées* ou *Thyméléacées*, les *Lauracées* ou *Laurinées*, les *Myristicées*, les *Polygonées*, les *Chénopodées*, les *Amaranthacées* et les *Nyctaginées*.

CONIFÈRES.

Cette famille, qui tire son nom de la disposition de ses fruits en *cônes*, se compose d'arbres et d'arbrisseaux dont on peut se faire une idée générale en se rappelant les pins et les sapins, et qu'on désigne sous les noms d'*arbres verts* et *résineux*. — Leurs feuilles sont coriaces, roides, linéaires, subulées et généralement persistantes. Les fleurs sont unisexuées, disposées en cônes ou en chatons. Les fleurs mâles consistent essentiellement dans une étamine nue ou placée à l'aisselle d'une écaille qui lui sert de calice. Les fleurs femelles sont diversement disposées sur la surface inférieure de chaque écaille des chatons qu'elles forment. Le fruit est un cône ou une baie.

Usages. — Les Conifères contiennent ordinairement, dans leur bois ou dans leur écorce, un suc résineux ou un principe aromatique qui les rend utiles à l'art de guérir. Nous allons nous arrêter aux principales d'entre elles.

L'If commun (*Taxus baccata*) est un arbre d'Europe, dont la tige s'élève à 12 ou 14 mètres, et qui est recherché pour l'ornement des bosquets. Il paraît que ses feuilles sont un poison pour les chevaux.

Le Cyprès commun (*Cupressus sempervirens*) est un arbre que son port triste a fait consacrer aux morts et placer près des tombeaux. Il est très-reconnaissable à sa forme pyramidale, à ses rameaux dressés contre la tige, à ses feuilles d'un vert sombre, très-petites et imbriquées sur quatre rangs. Ses fruits ou cônes, nommés vulgairement *Noix de Cyprès*, et cueillis lorsqu'ils sont encore verts, sont très-astringents et propres à combattre les hémorrhagies, la dyssenterie, la leucorrhée et les ulcères. On en fait une décoction que l'on emploie en injections et en lotions.

Le Genévrier commun (*Juniperus communis*) est un arbrisseau de 1 à 3 mètres, qui croît sur les collines pierreuses et dans les terrains arides; ses feuilles sessiles, linéaires, très-aiguës, piquantes et opposées trois à trois, le font aisément reconnaître. Ses fruits, auxquels on donne communément le nom de *Baies de Genièvre*, et qu'on recueille en octobre et novembre, lorsqu'ils ont acquis une couleur d'un brun noirâtre, sont employés en infusion, à la dose de 15 à 30 grammes par litre d'eau, comme stimulants, toniques, stomachiques, dans le scorbut, les débilités de l'estomac, les engorgements des viscères abdominaux; — comme modifiant les sécrétions muqueuses, dans les catarrhes chroniques de la vessie, les fleurs blanches, les écoulements blennorrhagiques; — comme diurétiques, dans quelques hydropisies, les calculs et la gravelle. On pourrait associer aux baies de Genièvre les racines d'Aunée et d'Angélique, dans le traitement de la leucorrhée. Ces baies sont très-usitées en fumigations contre les douleurs du rhumatisme articulaire, le lumbago, la courbature et l'œdème : on les met dans une bassinoire garnie de charbons ardents, et on la passe entre les draps; ou on imprègne de leur vapeur des flanelles avec lesquelles on fait des frictions stimulantes; ou bien encore on expose la partie malade à la fumée que dégagent les baies placées dans un fourneau portatif.

Le bois du Genévrier est sudorifique; on l'emploie en décoction (60 grammes par litre d'eau); dans les rhumatismes, la goutte, les maladies de la peau, la syphilis. On s'en est servi pour déterger les ulcères sordides. — Ses *cendres*, infusées dans du vin blanc (150 grammes dans un litre de vin), donnent une boisson diurétique, utile dans certaines hydropisies.

Le Genévrier Oxycèdre ou Cade (*Juniperus Oxycedrus*), qui croit dans le Midi de l'Europe et dans le Levant, donne, par la distillation, un liquide oléagineux, connu sous le nom d'*Huile de Cade*, qu'on emploie contre l'odontalgie, en en mettant une goutte dans la dent cariée; — contre les dartres, sur lesquelles on fait des onctions légères, répétées tous les deux jours; — contre les ophthalmies scrofuleuses rebelles, en pratiquant de simples onctions sur le front, les tempes et les pommettes, et extérieurement sur les paupières.

Le Genévrier Savinier (*Juniperus Sabina*), désigné habituellement par les noms de *Sabine*, *Savinier*, est un arbrisseau dioïque à feuilles très-petites, ovales, pointues et imbriquées sur quatre rangs; à fruits de la grosseur d'une groseille, d'un bleu noirâtre. Cette plante, d'une odeur très-forte et désagréable, est un violent emménagogue et s'emploie en infusion contre la suppression des règles, à la dose de 2 grammes de plante sèche ou 4 grammes de plante fraiche pour un litre d'eau; ou en poudre, à celle de 50 centigrammes à 1 gramme. Elle a donné lieu à un grand nombre d'empoisonnements, lorsqu'on a voulu s'en servir comme abortive. C'est donc un remède dangereux.— La Sabine est vermifuge; aussi applique-t-on avec succès, sur l'abdomen des enfants tourmentés par les vers, des cataplasmes de Son préparés avec la décoction de cette plante. — La poudre de Sabine est usitée à l'extérieur pour raviver les ulcères blafards et pour détruire les végétations syphilitiques. Contre la gale, on prescrit des lotions avec 15 à 30 grammes de décoction de Sabine (1 à 8 grammes par litre d'eau).

Le Thuya articulé (*Thuya articulata*), dont les feuilles, larges et étalées, sont formées par de petites folioles qui ne sont presque que des écailles vertes imbriquées les unes sur les autres, possède des propriétés antisyphilitiques. — C'est lui qui produit la *Résine Sandaraque*.

Les Pins sont des arbres résineux, de forme pyramidale, à rameaux verticillés, dont les feuilles subulées et persistantes sont réunies par le bas, au nombre de deux, trois ou cinq, dans une gaine membraneuse; le fruit est un cône à écailles. Ils comprennent plusieurs espèces: le Pin cultivé ou Pinier (*Pinus Pinea*), vulgairement *Pin à pignons*, *Pin d'Italie*, le Pin sauvage (*Pinus Sylvestris*), le Pin Laricio ou de Corse (*Pinus Laricio*), le Pin maritime ou de Bordeaux (*Pinus maritima*), etc.— Leurs bourgeons s'emploient en infusion (20 à 30 grammes par litre d'eau), dans les catarrhes pulmonaires chroniques, la leucorrhée,

le catarrhe de la vessie, lorsque les muqueuses sont dans un
état de relâchement et d'atonie.

Les Sapins, tels que le Sapin commun, pectiné ou argenté
(*Abies pectinata*), le Sapin élevé ou Épicéa (*Abies excelsa*), etc.,
sont des arbres très-connus. Leurs bourgeons sont usités, comme
ceux du Pin, dans les affections catarrhales des bronches et des
voies urinaires surtout, dans les hydropisies, la chlorose, le
scorbut, la goutte et le rhumatisme.

Le Mélèze ordinaire. ou. d'Europe (*Larix Europœa*) croît
particulièrement sur les Alpes et sur l'Apennin; il peut s'élever
jusqu'à 30 ou 35 mètres de hauteur. Ses feuilles sont linéaires,
fasciculées et caduques l'hiver; ses cônes sont à écailles minces.

Le Cèdre du Liban (*Larix Cedrus*) est un des plus beaux et
des plus grands arbres que l'on connaisse; il atteint quelquefois
une hauteur de 40 mètres, avec un tronc de 8 à 10 mètres de
circonférence. Il se distingue surtout par des ramifications puis-
santes qui s'étendent horizontalement à une grande distance.

Les Pins, les Sapins et les Mélèzes produisent des matières
résineuses, désignées sous les noms de *Térébenthine, Goudron,
Poix, Colophane, Créosote,* dont nous devons dire quelques mots,
touchant leur emploi.

La *Térébenthine* est une substance demi-liquide, visqueuse,
d'une odeur résineuse pénétrante, d'une saveur âcre et amère,
qui découle spontanément, ou par le moyen d'incisions, des
Conifères ci-dessus indiquées. Administrée à l'intérieur, elle
exerce une action stimulante qui se porte principalement sur
les membranes muqueuses des voies urinaires et respiratoires,
dont elle diminue la sécrétion. Elle est très-utile dans les
catarrhes chroniques de la vessie, qu'elle améliore toujours
lorsqu'elle ne les guérit pas complètement, de l'urèthre, du
poumon, dans certaines diarrhées muqueuses qu'elle arrête et
dans les suppurations anciennes qu'elle amoindrit. — A l'extérieur, elle est employée comme détersive et antipurulente dans
les plaies et les ulcères, dont elle hâte la cicatrisation. On obtient
souvent de bons résultats des frictions térébenthinées dans les
rhumatismes musculaires, les douleurs locales et les points
pleurétiques. — *Dose à l'intérieur:* quatre pilules de 30 centigrammes, dont on prend une toutes les deux heures; on en élève
progressivement la quantité jusqu'à 16 ou 20 par jour.

L'*Essence de Térébenthine* s'obtient par distillation de la Térébenthine, qui est composée d'une résine dissoute dans une
huile volatile. C'est un stimulant énergique, utile pour com-

battre la sciatique particulièrement, les névralgies, les rhumatismes, les hémorrhagies, le catarrhe vésical, pour chasser les
vers et surtout le tœnia, pour dissoudre les concrétions biliaires
dans les coliques hépatiques. — *Doses* : une à six perles d'essence, qu'on avale à l'aide de quelques cuillerées d'eau (c'est
le meilleur mode d'administration); — comme vermifuge, contre
le ver solitaire, 30 à 60 grammes dans du lait sucré ; — contre
le crachement de sang, 30 gouttes dans de l'eau édulcorée avec
un sirop aromatique. — On l'emploie en frictions sur l'épine
dorsale dans les convulsions de l'enfance et les fièvres intermittentes.

Le *Goudron* est une matière demi-liquide, d'un brun noir,
qui s'obtient en brûlant des bois de Pins épuisés par les incisions. Il est tonique et stimulant, et agit à la manière de la Térébenthine. On emploie à l'intérieur l'*eau de Goudron*, — que l'on
prépare en faisant macérer, pendant dix jours, 100 grammes de
Goudron dans trois litres d'eau de pluie, agitant le mélange de
temps en temps et filtrant, — par tasses, pure ou coupée avec
du lait, dans la première période de la phthisie, dans les bronchites chroniques, les catarrhes urèthraux ou vésicaux. — Le
Goudron est prescrit à l'extérieur, en pommade, contre les
maladies de la peau (Goudron, 10 grammes ; Axonge, 40
grammes).

La *Poix* sert à préparer des emplâtres utiles dans les rhumatismes chroniques, le lumbago, les points de côté.

La *Colophane* est le résidu de la distillation de la Térébenthine ;
on l'emploie en poudre, pour arrêter les hémorrhagies résultant
des coupures ou de la piqûre des sangsues : on en recouvre de
petits morceaux d'amadou qu'on applique fortement sur la
plaie.

La *Créosote* est une huile volatile que l'on retire du produit de
la distillation du Goudron, et que l'on prescrit pour calmer les
douleurs de dents : une goutte versée sur une boulette de coton,
qu'on introduit dans la dent cariée, fait cesser immédiatement
la douleur ; mais il faut avoir soin que le liquide ne touche pas
aux gencives.

CUPULIFÈRES.

Cette famille, qui doit son nom à la *cupule* dont est accompagné le fruit, se compose d'arbres et d'arbrisseaux très-rameux,
à feuilles alternes, simples, stipulées ; à fleurs monoïques. Les

fleurs mâles, disposées en chatons cylindriques, ont de cinq à vingt étamines placées sur une écaille de forme variable ou sur un calice polysépale. Les fleurs femelles sont solitaires, ou réunies au nombre de deux ou trois dans un involucre qui se transforme en une cupule écailleuse. L'ovaire présente deux, trois ou six loges. Le fruit est un gland ordinairement uniloculaire, indéhiscent, enveloppé en tout ou en partie par une cupule.

Usages. — L'écorce des végétaux cupulifères est usitée en médecine, comme tonique, astringente et antiseptique.

Le CHÊNE COMMUN (*Quercus robur*) est le roi des arbres de nos forêts ; son écorce, ses glands et ses feuilles sont doués de propriétés astringentes et fébrifuges.

La décoction d'écorce de Chêne s'emploie à l'intérieur, à la dose de 10 à 20 grammes par litre d'eau, contre la dyssenterie, l'hémoptysie ou crachement de sang, la leucorrhée, les fièvres intermittentes particulièrement, l'atonie générale ; — et surtout à l'extérieur, à la dose de 30 à 60 grammes par litre d'eau, en lotions contre la gangrène, les ulcères, la chute du rectum ; en injections contre les hémorrhagies utérines, les fleurs blanches et les écoulements en général ; en lavements contre la diarrhée chronique ; en gargarismes contre les angines et le relâchement des gencives et de la luette. — Les feuilles de Chêne, infusées dans du vin rouge, avec addition de miel, forment un excellent gargarisme, usité comme la décoction de l'écorce. — L'infusion de glands torréfiés et pulvérisés (30 à 40 grammes par litre d'eau) est efficace dans les affections scrofuleuses, le carreau, les coliques venteuses et les dyspepsies. — L'écorce de Chêne doit être recueillie en mars, sur les branches de trois à quatre ans ; les feuilles, pendant l'été, et les glands, en automne.

Le *Tannin*, substance qu'on retire de l'écorce de Chêne, est particulièrement employé contre les écoulements urèthraux et vaginaux, en injection que l'on prépare en faisant dissoudre 1 à 2 grammes de Tannin dans 150 à 200 grammes d'eau, de gros vin rouge ou d'eau de Rose, et que l'on renouvelle deux ou trois fois par jour.

Le HÊTRE (*Fagus sylvatica*), vulgairement *Fayard* ou *Fau*, est précieux par son écorce, que l'on récolte sur les branches d'un ou deux ans et qu'on emploie, comme fébrifuge, à la dose de 30 grammes ou de 15 grammes, selon qu'elle est fraîche ou sèche, pour un demi-litre d'eau qu'on fait réduire des deux tiers par l'ébullition ; cette décoction est administrée tiède, avant l'accès présumé de la fièvre.

A cette famille appartiennent le Charme (*Carpinus Betulus*), le Chataignier commun (*Castanea vulgaris*) et le Coudrier ou Noisetier (*Corylus Avellana*); les deux derniers nous donnent des fruits alimentaires : la *Châtaigne* et la *Noisette*.

JUGLANDÉES.

Cette famille, ainsi appelée du mot latin *Juglans* (*Noyer*), comprend de grands arbres à feuilles alternes, composées et pinnées, à fleurs monoïques. Les fleurs mâles, disposées en longs chatons axillaires, sont accompagnées d'une bractée écailleuse et composées d'un périanthe simple à cinq ou six lobes inégaux, renfermant de nombreuses étamines. Les fleurs femelles, solitaires ou rassemblées en petit nombre à l'extrémité des rameaux, présentent un calice à quatre lobes. L'ovaire, surmonté de deux stigmates presque sessiles, est adhérent au calice, et contient un seul ovule dressé sur un placentaire central, d'où émanent quatre lames formant des cloisons incomplètes. Le fruit est une noix.

Usages. — Ils sont très-importants et très-variés, par suite des propriétés toniques, astringentes, sudorifiques, antiscrofuleuses, antiseptiques, antisyphilitiques et adoucissantes, que possède le végétal dont nous allons nous occuper.

Le Noyer (*Juglans regia*) est un grand et bel arbre, originaire de la Perse, et cultivé depuis longtemps en Europe. Ses feuilles sont employées en infusion, à la dose de 10 grammes par litre d'eau, dans l'ictère, dans la syphilis et surtout dans les affections scrofuleuses, les engorgements qui en dépendent, les abcès froids, la carie des os. On obtient généralement de ce traitement, qui demande à être suivi avec persévérance, des effets très-salutaires dans presque toutes les formes de l'affection scrofuleuse. — La décoction de ces feuilles (30 grammes par litre d'eau bouillante) est usitée en lotions pour modifier les ulcères de mauvaise nature et pour combattre les pellicules de la tête; — en injections contre les flueurs blanches et les ulcérations utérines (dans ce cas, la décoction doit être plus chargée, et se prépare avec 50 à 100 grammes de feuilles par litre d'eau); — en collyre contre les ophthalmies scrofuleuses (décoction de Noyer, 200 grammes; extrait de Belladone, 1 gramme; laudanum de Rousseau, 1 gramme). — Les cataplasmes de feuilles de Noyer cuites guérissent parfois la teigne. — On fait, avec les jeunes bourgeons de Noyer cuits dans l'axonge, une pommade qu'on obtient en passant la graisse fondue à travers un linge, et qu'on emploie en frictions sur la tête contre la chute des cheveux.

L'écorce du Noyer a à peu près les mêmes propriétés que les feuilles.

Le *Brou de Noix* passe pour stomachique, vermifuge, antiseptique et antivénérien. On le prescrit aux mêmes doses et dans les mêmes cas que l'écorce et les feuilles. Il est usité en gargarisme contre l'angine. — On en prépare une liqueur qui n'est pas sans donner de bons résultats dans les cas de mauvaises digestions et de crampes d'estomac. (Prenez : eau-de-vie, un litre ; Noix vertes nouvellement nouées et écrasées, 20 ; laissez infuser à froid pendant un mois ; ajoutez alors 250 grammes de sucre, et trois semaines après : Muscades, 5 grammes ; Girofle, 5 grammes ; huit jours après, filtrez.)

L'*Huile de Noix* est adoucissante et laxative ; on l'administre en lavements dans les coliques néphrétiques et venteuses.

BÉTULACÉES.

Cette famille, qui tire son nom du *Bouleau*, en latin, *Betula*, comprend des arbres à feuilles simples, alternes, stipulées ; à fleurs unisexuées, disposées en chatons écailleux. Dans les chatons mâles, chaque écaille porte deux ou trois fleurs nues, ou ayant un calice à trois ou quatre divisions profondes ; le nombre des étamines est variable. Dans les chatons femelles, chaque écaille présente à sa base interne deux ou trois fleurs offrant un ovaire libre, à deux loges, et surmonté de deux stigmates filiformes. Le fruit est un cône écailleux.

Usages. — L'écorce de l'AUNE COMMUN (*Alnus vulgaris*, *Betula Alnus*) et du BOULEAU BLANC OU COMMUN (*Betula alba*) est astringente et tonique ; elle peut donc être employée dans les cas spécifiés pour celle de Chêne, et aux mêmes doses que cette dernière ; mais, comme elle renferme moins de tannin, elle a des propriétés moins énergiques. — L'écorce de l'Aune est prescrite en gargarismes dans les angines et l'esquinancie, et en tisane contre les fièvres intermittentes. — Les feuilles du Bouleau passent pour diurétiques ; son écorce, pour fébrifuge ; sa *sève*, qu'on recueille au printemps, a été vantée, à la dose de 100 à 200 grammes, contre les maladies de la peau.

BALSAMIFLUÉES.

Cette petite famille, qui ne comprend que le genre *Liquidam-bar*, doit son nom au *baume qui découle* (*balsamum fluens*) des végétaux dont elle se compose. Ce sont des arbres à feuilles simples, lobées, alternes, munies de deux petites stipules à la base des pétioles. Leurs fleurs sont monoïques ; les mâles forment de petites grappes rameuses, sans calice ni corolle ; avec un grand nombre d'étamines entremêlées à de petites écailles ; les femelles composent des chatons globuleux très-denses : leur calice est évasé, monosépale, tronqué et inégal ; il renferme deux ovaires uniloculaires soudés inférieurement, surmontés chacun d'un style et d'un stigmate recourbé. Le fruit se compose de deux carpelles secs, uniloculaires, contenant plusieurs graines ailées.

Le LIQUIDAMBAR D'AMÉRIQUE (*Liquidambar styraciflua*) croît dans la Louisiane, dans la Floride et au Mexique, où il porte le nom de *Copalme* : c'est un bel arbre de 12 mètres, à rameaux rougeâtres, à feuilles fasciculées ou alternes, pétiolées, palmées, à cinq ou sept lobes divergents, allongés, très-pointus et finement dentés, munies d'un duvet roussâtre à l'aisselle des nervures. Les grappes florales sont verdâtres et plus courtes que les feuilles. Les fruits sont hérissés de pointes.

Le Liquidambar, dont le nom signifie *ambre liquide*, produit deux baumes assez différents par leurs caractères physiques : le *Liquidambar liquide* et le *Liquidambar mou*.

Le *Liquidambar liquide*, ou *Huile de Liquidambar*, s'obtient par des incisions faites à l'arbre : il est immédiatement reçu dans des vases et décanté ensuite. Il a la consistance d'une huile épaisse ; il est transparent, d'un jaune ambré, d'une odeur forte, d'une saveur très-aromatique et âcre à la gorge.

Le *Liquidambar mou* ou *blanc* provient soit du dépôt formé par le précédent au fond des vases, soit des parties de baume qui ont coulé sur l'écorce et se sont épaissies à l'air. Il ressemble à une térébenthine très-épaisse ; il est opaque, blanchâtre, d'une odeur moins forte que celle du précédent, d'une saveur douce, parfumée, mais laissant de l'âcreté à la gorge.

Les propriétés de ces deux baumes sont analogues. On met à profit leurs vertus stimulantes dans les affections des organes génito-urinaires et des voies respiratoires, telles que la blennorrhagie, la leucorrhée, la bronchite, la bronchorrhée. On les emploie en pilules où en sirop, à la dose de 2 à 10 grammes par jour.

Le LIQUIDAMBAR ORIENTAL (*Liquidambar orientalis*), que l'on trouve en Éthiopie et en Arabie, diffère du précédent par une cime plus resserrée, par des branches et des rameaux plus nombreux, par des feuilles moins grandes, à lobes plus courts et moins pointus, glabres aux aisselles des nervures, et par des fruits plus petits et offrant moins de pointes. — En faisant bouillir dans l'eau de mer l'écorce de cet arbre, préalablement pilée, on obtient le *Styrax* ou *Styrax liquide*, que l'on recueille à la surface de l'eau, où il vient surnager : c'est un baume ayant la consistance du miel, d'un gris brunâtre, opaque, d'une odeur forte, d'une saveur aromatique très-prononcée, mais sans âcreté.

Il a les propriétés et les usages du Liquidambar. Il entre dans la composition de l'*Onguent de Styrax*, qui est employé comme stimulant dans le pansement des ulcères indolents, dans celle de l'*Emplâtre de Styrax* et de l'*Emplâtre mercuriel de Vigo*, remèdes résolutifs qu'on applique sur les abcès froids, les bubons, les tumeurs, etc.

SALICINÉES.

Le *Saule*, en latin, *Salix*, a donné son nom à cette famille qui se compose d'arbres élevés, d'arbrisseaux et de petits arbustes à feuilles alternes, entières ou dentées, stipulées; à fleurs dioïques disposées en chatons, munies chacune d'une bractée, sans périanthe. Les fleurs mâles ont de deux à vingt-quatre étamines à filets distincts ou monadelphes, implantées sur une petite écaille. Les fleurs femelles, qui se trouvent sur un autre individu, sont composées d'un ovaire uniloculaire, à style court, surmonté de deux stigmates bipartis. Le fruit est une capsule allongée à deux valves; les graines sont nombreuses, très-petites et environnées de longs poils soyeux.

Usages. — Les Salicinées comprennent deux genres d'arbres, les *Saules* et les *Peupliers*, dont l'écorce amère, fébrifuge, peut remplacer le Quinquina dans les fièvres intermittentes légères.

Le SAULE BLANC (*Salix alba*) est un arbre très-commun, qui croît surtout dans les terrains humides et marécageux, sur le bord des ruisseaux et des rivières. — Son écorce, que l'on recueille avant la floraison sur les branches de deux ans, pour la faire sécher à l'ombre, est amère, tonique, fébrifuge et astringente. Son efficacité est particulièrement remarquable dans le traitement des fièvres intermittentes non pernicieuses, qu'elle guérit presque toujours. Elle est utile, comme tonique, dans les dyspepsies et les gastralgies, la leucorrhée, toutes les fois qu'il n'y a pas inflammation des organes. On l'emploie en tisane, à la dose de 20 à 30 grammes par litre d'eau; — en poudre, à la dose de 1 à 2 grammes comme tonique, et de 5 à 6 grammes comme fébrifuge, prise dans du miel ou du vin. — On prépare, par macération, un *Vin fébrifuge* qui peut remplacer parfaitement celui de Quinquina : on met infuser à froid, dans deux litres de vin rouge, 30 grammes d'écorce de Saule, 10 grammes d'écorce de Frêne et 10 grammes de Petite Centaurée; après huit à dix jours de macération, on filtre. — La décoction d'écorce de Saule peut servir à faire des injections contre les fleurs blanches, et des lotions sur les ulcères indolents et les plaies gangréneuses. — Les feuilles ont été recommandées en infusion dans l'hémoptysie et en lavement dans la dyssenterie.

Toutes les espèces de Saules : Saule précoce (*Salix præcox*), Saule pleureur (*S. Babylonica*), Saule Marceau (*S. Capræa*), Osier blanc (*S. viminalis*), etc., possèdent les propriétés du Saule blanc.

Les Peupliers offrent à la médecine populaire des remèdes dont les propriétés varient, suivant les espèces qui les fournissent.

Le Peuplier blanc ou de Hollande (*Populus alba*) partage les vertus du Saule : ses feuilles, ainsi que l'écorce de ses rameaux et de ses racines, sont administrées en infusion et en décoction, comme toniques et antifébriles.

Le Peuplier noir (*Populus nigra*) produit des bourgeons qui sont excitants, qu'on récolte avant leur épanouissement, et qu'on emploie à la dose de 30 à 40 grammes par litre d'eau, à titre de diurétiques, dans les affections des voies urinaires; d'expectorants, dans les bronchites, et de sudorifiques, dans les maladies de la peau, la goutte et le rhumatisme chronique. Ces bourgeons, bouillis dans l'Huile de Noix, donnent un remède usité en frictions pour résoudre les gonflements produits par le rhumatisme musculaire ou articulaire, pour calmer les nerfs et les spasmes, et pour fortifier les muscles. Ils servent aussi à préparer l'*Onguent populéum*, fréquemment employé, comme sédatif, dans les hémorrhoïdes, les gerçures du sein et des lèvres, les brûlures. (*Onguent populéum* : bourgeons de Peuplier, 8 grammes; feuilles de Pavot, 5; — de Belladone, 5; — de Jusquiame, 5; — de Morelle, 5; — Axonge, 40. On fait cuire le tout ensemble, et l'on exprime.)

Le Peuplier tremble, ou Tremble (*Populus tremula*), dont l'écorce des jeunes rameaux est tonique et fébrifuge, se recommande dans les cas indiqués pour le Saule.

PIPÉRITÉES.

Les Pipéritées, qui prennent leur nom du principal genre qu'elles renferment, le *Poivrier*, en latin, *Piper*, présentent des tiges grêles et sarmenteuses, noueuses et articulées, pourvues de feuilles opposées ou verticillées, quelquefois alternes, simples, entières. Les fleurs, dioïques et hermaphrodites, forment des chatons cylindriques, ordinairement opposés aux feuilles; elles n'ont ni calice ni corolle, mais sont pourvues d'une écaille protectrice. Les étamines sont au nombre d'une, deux, trois ou davantage. L'ovaire est libre, uniloculaire, et porte à son sommet un stigmate trifide. Le fruit est une baie monosperme.

Usages. — Les Poivres contiennent un principe âcre et aromatique stimulant, qui les a fait employer, pour la plupart, comme condiments; mais certains ont une action spéciale sur l'appareil génito-urinaire, ce qui les rend précieux dans diverses affections de ces organes.

Le *Poivre noir* est le fruit du Poivrier aromatique (*Piper nigrum*, *P. aromaticum*), qui croît dans les îles de la Sonde et aux Indes-Orientales; dépouillé de son écorce par une longue macération dans l'eau, il constitue le *Poivre blanc*. L'un et l'autre, qui sont usités comme épices sur les tables, sont propres à faciliter la digestion et à ranimer les forces; on les a prescrits contre les fièvres intermittentes rebelles, le relâchement de la luette et l'angine gangréneuse.

Le *Poivre à queue*, ou *Cubèbe*, est le fruit desséché du Poivrier Cubèbe (*Piper Cubeba*, *Cubeba officinalis*), vulgairement *Poivrier à queue*, *Poivrier pédiculé*, qui croît à Java; il diffère des précédents en ce qu'il est pédicellé. On l'emploie avec succès dans le traitement des leucorrhées, et surtout des blennorrhagies à l'état aigu; on l'administre en poudre, à la dose de 15 grammes par jour, qu'on prend en trois fois, dans de l'eau sucrée, ou dans du pain azyme. On en retire de bons effets aussi dans les vertiges, les vapeurs, les coliques venteuses, l'incontinence d'urine, contre lesquels on le prescrit à la dose de 5 grammes par jour. — Le Cubèbe donne, par la distillation, une *Essence* avec laquelle on prépare des *perles* qui sont d'un emploi très-commode dans les affections précédentes; *doses* : une à six avant chaque repas, dans les écoulements; — une à deux dans les vertiges, etc.

Le *Poivre long* est le fruit du POIVRIER LONG (*Piper longum, Chavica officinarum*); les baies de cet arbrisseau des îles de la Sonde, sont soudées de manière à figurer une mûre; elles ont les mêmes propriétés que le Poivre noir.

Le MATICO, ou POIVRIER ALLONGÉ, nommé aussi ARTANTHE ALLONGÉE (*Piper elongatum, Artanthe elongata*), est une plante du Pérou, dont les feuilles sont employées en infusion (10 grammes pour un litre d'eau), dans la blennorrhagie, la leucorrhée, la diarrhée chronique, la dyssenterie et la dyspepsie. — L'huile volatile qu'on en extrait est ordonnée dans les cas précités; elle est connue sous le nom d'*Essence de Matico*.

ULMACÉES.

Ainsi nommées du genre *Orme*, en latin, *Ulmus*. — Elles renferment de grands arbres et des arbustes à feuilles alternes, pétiolées, dentées et stipulées; à fleurs hermaphrodites disposées en chatons, et dont le calice, campanulé, est à quatre, cinq ou huit divisions. Les étamines sont en nombre égal et opposées à ces divisions. L'ovaire est libre et surmonté de deux stigmates. Le fruit est une samare uniloculaire.

Cette famille ne nous offre à considérer que :

L'ORME CHAMPÊTRE OU PYRAMIDAL (*Ulmus campestris*), arbre de nos forêts, dont l'écorce amère, détachée avant la floraison, qui a lieu en mars, a été conseillée comme sudorifique dans les affections dartreuses chroniques, chez les sujets scrofuleux ou lymphatiques, — et recommandée dans l'hydropisie ascite. — *Tisane :* 30 à 40 grammes par litre d'eau, réduit à moitié par l'ébullition; deux à quatre verres par jour.

MORÉES.

Cette famille, qui tire son nom du genre *Mûrier*, en latin, *Morus*, comprend des végétaux de diverses grandeurs, à suc souvent lactescent, à feuilles alternes, stipulées; à fleurs monoïques ou dioïques, disposées en chatons ou en épis. Les fleurs mâles sont composées de trois ou quatre étamines insérées au fond d'un calice à trois ou quatre divisions. Les fleurs femelles ont un ovaire uniloculaire et deux stigmates. Le fruit est une baie.

Le MURIER NOIR (*Morus nigra*), originaire de la Perse, est

aujourd'hui cultivé dans toute l'Europe. Son écorce, particulièrement celle de la racine, est âcre, amère, astringente, purgative et vermifuge ; on l'a prescrite contre le ver solitaire, en tisane, à la dose de 30 grammes par litre d'eau. — Ses fruits, appelés *Mûres*, ont, avant leur maturité, une saveur astringente qui les fait employer en gargarisme contre les maux de gorge, et en tisane ou en sirop contre la diarrhée et le crachement de sang. Cueillis à leur maturité, ces fruits servent à préparer des boissons rafraîchissantes et adoucissantes.

C'est avec les feuilles du Murier blanc (*Morus alba*) qu'on nourrit les vers à soie, dont l'industrie a su tirer un si grand parti.

Le Figuier commun (*Ficus Carica*), qui, dans nos climats, ne forme guère qu'un arbrisseau de 2 à 3 mètres, peut s'élever, dans les contrées du Levant, à une hauteur de 8 à 10 mètres. Les *Figues* sont adoucissantes, pectorales et laxatives. Leur décoction (cinq ou six Figues sèches, coupées par tranches, pour un litre d'eau) convient dans les inflammations de poitrine, la toux et les rhumes opiniâtres. Bouillies dans du lait, elles donnent un gargarisme usité dans l'esquinancie, les irritations de la gorge et les fluxions des gencives.

Le Figuier sycomore (*Ficus Sycomorus*), dont le bois passe pour incorruptible et servait en Egypte à faire des caisses destinées à renfermer les corps embaumés, est un arbre très-élevé, qui croît en Orient.

URTICÉES.

C'est du genre *Ortie*, en latin, *Urtica*, que prend son nom cette famille, qui se compose de plantes herbacées à feuilles opposées ou alternes, pétiolées, entières, dentées ou quelquefois palmées et stipulées ; à fleurs polygames, souvent monoïques ou dioïques, disposées en épis, en têtes ou en panicules. Le périanthe est à quatre ou cinq divisions. Les étamines, dans les fleurs mâles, sont en nombre égal. L'ovaire est libre, sessile, uniloculaire. Le fruit est nu, recouvert par le calice.

Usages. — Les Urticées sont douées de propriétés stimulantes, diurétiques et astringentes qui les rendent assez utiles.

L'Ortie grièche ou Ortie brulante, Petite Ortie (*Urtica urens ; U. minor*), est une plante annuelle, haute de 30 à 50 centimètres, couverte de poils piquants et brûlants, à feuilles opposées, ovales, longuement pétiolées ; à fleurs monoïques réunies

en grappes courtes. Elle sert à pratiquer l'*urtication*, qui consiste
à battre avec une poignée d'Orties fraîches une région du corps,
sur laquelle on veut déterminer une irritation ou une éruption,
et qui est employée comme moyen révulsif et dérivatif dans le
rhumatisme chronique, la paralysie, le choléra. — La décoction
de feuilles d'Ortie (30 grammes pour un litre de tisane), et le
suc exprimé, à la dose de 30 à 100 grammes, sont employés à
l'intérieur dans les maladies de la peau, l'hémoptysie, la diarrhée, l'hémorrhagie utérine et la leucorrhée atonique; à l'extérieur, en lotions et injections, contre les pertes et les plaies
indolentes. — Les semences d'Ortie sont diurétiques et prescrites
en infusion (15 grammes pour 100 grammes d'eau bouillante).

La GRANDE ORTIE ou ORTIE DIOÏQUE (*Urtica dioica*) présente
une tige quadrangulaire, haute de 65 centimètres à 1 mètre, et
pubescente. Ses feuilles sont lancéolées-cordiformes. Ses fleurs
sont dioïques et disposées en grappes pendantes. Elle jouit des
mêmes propriétés que l'Ortie grièche.

La PARIÉTAIRE OFFICINALE (*Parietaria officinalis*), ou PERCE-
MURAILLE, CASSE-PIERRE, croît dans les fentes des vieux murs,
dans les décombres et le long des haies. Sa tige, cylindrique,
rougeâtre, rameuse, légèrement velue, haute de 30 à 50 centimètres, est garnie de feuilles alternes, ovales-lancéolées, rudes,
d'un vert foncé. Ses fleurs sont petites, vertes et ramassées par
pelotons dans l'aisselle des feuilles. — Cette plante, qui se récolte
avant la floraison, doit être séchée promptement, si l'on veut la
conserver. On l'administre en infusion (10 à 15 grammes par
litre d'eau), pour favoriser la sécrétion urinaire, dans l'hydropisie, les affections fébriles, la rétention d'urine, et pour calmer
les coliques néphrétiques; — en lavements (20 à 30 grammes
par litre d'eau), dans ces deux dernières affections; — cuite avec
du beurre frais, elle est appliquée en cataplasme sur le nombril,
contre la rétention.

CANNABINÉES.

Famille tirant son nom du genre *Chanvre* (*Cannabis*), et
comprenant des plantes herbacées, annuelles et dressées, ou
vivaces et volubiles, à feuilles opposées et stipulées, à fleurs
dioïques. Les fleurs mâles, qui sont en grappes ou en panicules,
ont un calice à cinq divisions et cinq étamines. Les fleurs
femelles sont en épis agglomérés, accompagnées d'une bractée,
ou en chatons à bractées foliacées, et réunies par paires; elles

ont un calice monosépale ; l'ovaire est uniloculaire et surmonté de deux stigmates filiformes. Le fruit est un akène ou un cône.

Usages. — Les plantes de cette famille peu nombreuse sont appliquées à des usages variés que nous allons faire connaître.

Le Chanvre ordinaire (*Cannabis sativa*), aujourd'hui cultivé en Europe, paraît originaire de la Perse. C'est une plante annuelle, dont la tige droite, simple ou quelquefois ramifiée, garnie de feuilles palmées, dentées, aiguës, opposées à la partie inférieure et alternes vers le haut, s'élève à une hauteur variable, et porte des fleurs dioïques qui se montrent en juin et juillet. C'est à tort que, vulgairement, on donne au Chanvre mâle le nom de *Chanvre femelle*, et réciproquement. Le Chanvre exhale une odeur vireuse, forte et désagréable, qui produit des nausées, des vertiges et des migraines à ceux qui en subissent les émanations, et à laquelle il doit sa propriété enivrante, exhilarante et narcotique. On peut remarquer que les poissons des *rouloirs* où l'on fait *rouir* le chanvre ne tardent pas à périr. — Si nous nous occupions de botanique industrielle, nous dirions que les fibres corticales du Chanvre servent à confectionner des toiles et des cordages, et que ses graines donnent, par la pression, une huile propre à l'éclairage ; mais nous devons nous en tenir à ses propriétés médicales. Les feuilles de Chanvre, en infusion, sont propres à activer la sécrétion des urines dans l'hydropisie, et l'écoulement menstruel dans l'aménorrhée, à calmer l'irritation des voies urinaires dans la blennorrhagie, la cystite et la néphrite aiguës, et enfin à dissiper les symptômes douloureux du rhumatisme chronique. Les fleurs sont apéritives et résolutives. — Il paraît que les graines de Chènevis, cuites dans du lait de chèvre, ont donné de bons résultats dans la jaunisse. — Notons encore une fois que le Chanvre est narcotique, et par cela même dangereux à administrer.

C'est avec les sommités du Chanvre Indien (*Cannabis Indica*) que les Orientaux préparent le *Haschich*, employé dans le but de se procurer un genre d'ivresse particulier, et déterminant à la longue l'abrutissement de l'individu.

Le Houblon commun (*Humulus Lupulus*), que l'on cultive en France et en Belgique pour la fabrication de la bière, croît spontanément dans les haies, sur le bord des rivières, dans les lieux humides et ombragés. C'est une plante vivace, à tiges sarmenteuses et volubiles, grêles et rudes au toucher, à feuilles échancrées en cœur à la base, à fleurs dioïques : les mâles sont disposées en petites grappes au sommet des rameaux ; et les femelles, qui naissent aux aisselles des feuilles supérieures, forment une espèce de cône écailleux. — Les cônes du Houblon se récoltent en août, après la floraison, qui a lieu en juillet : on les fait sécher au four. Le principe amer dont ils sont pourvus les fait employer, comme toniques et stimulants, particulièrement dans les affections du système lymphatique, où ils rendent souvent de grands services. A la dose de 10 à 20 grammes par litre d'eau, on en prépare une tisane antiscrofuleuse, fébrifuge, diurétique, sudorifique, que l'on prescrit contre les scrofules, le rachitisme, les longues suppurations et l'épuisement qui en résulte, la cachexie, le carreau, les fleurs blanches, les fièvres d'automne, les obstructions du foie et de la rate, la jaunisse, la rétention d'urine, les affections calculeuses, les maladies constitutionnelles, et qui est recommandée dans les maux de gorge avec enrouement. Mêlée à un sixième de vin, et prise en mangeant, l'infusion de Houblon fait grand bien aux enfants pâles et bouffis, ayant peu d'appétit et disposés aux scrofules. On associe souvent les cônes de Houblon aux feuilles de Noyer pour avoir une bonne tisane antiscrofuleuse, dont on prend deux verres le matin et autant le soir. — La racine de Houblon est diurétique.

EUPHORBIACÉES.

Cette famille, ainsi nommée du genre *Euphorbe* qu'elle comprend, se compose d'arbres, d'arbustes et d'herbes à feuilles alternes, quelquefois opposées, stipulées ou non ; à fleurs unisexuées, monoïques ou dioïques, solitaires, fasciculées, ou disposées en grappes ou en épis, ou réunies dans un involucre. Le périanthe est simple, quelquefois double, à trois, quatre, cinq ou six divisions. Les étamines sont en nombre variable dans les fleurs mâles, elles sont libres ou réunies par les filets. Les fleurs femelles ont un ovaire libre, généralement triloculaire, surmonté d'autant de stigmates qu'il y a de loges.— Le fruit, sec ou légèrement charnu, se compose d'autant de coques soudées qu'il y avait de loges à l'ovaire, bivalves et s'ouvrant avec élasticité.

Usages. — Les Euphorbiacées forment une grande famille dont on trouve des membres dans toutes les régions du globe. La plupart contiennent un suc laiteux, très-âcre et souvent vénéneux, qui les fait facilement reconnaître, et dont il faut éviter le contact sur les muqueuses de la bouche, comme sur les parties délicates du visage ; quelques-unes sont aromatiques. Leurs semences, ordinairement huileuses, sont purgatives ou émétiques à petites doses. Enfin on extrait de la racine de quelques Euphorbiacées une fécule très-importante dans l'alimentation des peuples d'Amérique.

Les Euphorbes constituent un genre dont toutes les espèces renferment un principe tellement corrosif, qu'on ne saurait les employer avec trop de prudence ; nous engagerons donc les malades à s'en abstenir. — Voici les caractères propres à les faire reconnaître. Leur tige épaisse, charnue, anguleuse, est gorgée d'un suc laiteux ; leurs fleurs sont monoïques et se composent de fleurs mâles réunies, au nombre de dix à vingt, dans un involucre, réduites chacune à une seule étamine, et formant un cercle autour d'une fleur femelle pédicellée.

L'Euphorbe Epurge (*Euphorbia Lathyris*), désigné communément sous le nom d'*Epurge*, croît en France, en Italie, en Suisse et en Allemagne, soit dans les terrains cultivés, soit dans les bois et les friches, le long des routes et dans le voisinage des vieux châteaux. Sa racine pivotante et bisannuelle produit une tige droite, cylindrique, haute de 60 centimètres à 1 mètre, garnie de feuilles opposées, sessiles, oblongues, terminée par une ombelle à quatre rayons qui se bifurquent plusieurs fois, et portant des fleurs d'un jaune verdâtre auxquelles succèdent des fruits capsulaires à trois loges. — L'écorce de la racine, desséchée et pulvérisée, purge à la dose de 1 gramme à 1 gramme 5. — Les feuilles de la plante sont purgatives, émétiques et dépilatoires, c'est-à-dire propres à faire tomber les poils. — Les gens de la campagne appliquent le suc de l'Epurge sur les verrues pour les détruire. — On retire de ses graines une *huile* d'une saveur âcre, qui est purgative à la dose de 10 gouttes, administrée en pilules, en potion, etc., mais qui a l'inconvénient de souvent provoquer le vomissement ; son emploi est indiqué dans l'albuminurie, dans certaines hydropisies et dans les migraines opiniâtres, lorsqu'on ne craint pas d'irriter la muqueuse gastro-intestinale. Elle pourrait être usitée en frictions révulsives (de 1 à 2 grammes) dans les névralgies, sur le trajet du nerf douloureux ; dans la coqueluche et la bronchite chronique, sur la partie supérieure de la poitrine.

L'Euphorbe des marais (*Euphorbia palustris*), que l'on trouve dans les terrains marécageux, — l'Euphorbe Esule (*E. Esula*), — l'Euphorbe Réveil-matin (*E. Helioscopia*), — l'Euphorbe Cyparisse (*E. Cyparissias*), qui croît dans les lieux arides, — ont les mêmes propriétés que l'Epurge.

L'Euphorbe des anciens (*Euphorbia Antiquorum*), plante de l'Afrique, de l'Arabie et de l'Inde, — l'Euphorbe des Canaries (*E. Canariensis*), qui croît dans les îles Canaries, — et l'Euphorbe officinal (*E. officinarum*), que l'on trouve en Éthiopie, donnent, à l'aide d'incisions pratiquées à leurs tiges, une *Gomme-résine* très-corrosive, que l'on emploie, à l'extérieur, comme rubéfiante et épispastique.

La Mercuriale annuelle ou Foirole (*Mercurialis annua*) est une plante dioïque, annuelle, très-commune dans les jardins, le long des chemins, des murs et des haies, dont la tige, haute de 30 à 50 centimètres environ, anguleuse, rameuse, glabre et lisse, porte des feuilles pointues et dentées et des fleurs verdâtres. On doit, pour l'usage, la cueillir avant la floraison et l'employer verte ; en séchant, elle perd ses propriétés médicales. La Mercuriale est émolliente, laxative, diurétique et prescrite en décoction, à la dose de 15 grammes par demi-litre d'eau, comme tisane purgative ou comme lavement déconstipant. Elle sert à faire des cataplasmes émollients qu'on applique sur le bas-ventre dans la constipation. — Le *Miel de Mercuriale*, préparé avec parties égales de miel et de suc de Mercuriale, évaporés en consistance convenable, est fréquemment employé, à la dose de 50 à 100 grammes pour 400 grammes d'eau, en lavement purgatif. — Le *Sirop de Longue-Vie* ou de *Mercuriale* s'obtient en mêlant dans une bassine sur le feu 60 grammes de jus de Bourrache, 500 grammes de suc de Mercuriale, 1,500 grammes de miel blanc, passant sans faire bouillir, ajoutant ensuite un quart de litre de vin blanc, dans lequel on a fait infuser, pendant vingt-quatre heures, 8 grammes de racine de Gentiane incisée, mettant ce mélange sur le feu et remuant le tout, écumant avec soin, puis faisant cuire jusqu'à consistance de sirop. Ce sirop toni-purgatif se prend à jeun, à la dose d'une cuillerée à bouche délayée dans un verre d'eau tiède. Il fortifie les organes digestifs, en même temps qu'il tient le ventre libre ; il est utile aux vieillards constipés.

La Mercuriale vivace ou des bois (*Mercurialis perennis*), qu'il ne faut pas confondre avec la précédente, est une plante vivace, à tiges simples, velues, à peine hautes de 35 centimètres, à feuilles pubescentes sur les deux faces ; ses fleurs femelles sont longuement pédonculées ; ses capsules sont plus grosses que celles de la Mercuriale annuelle. Cette espèce, qui croît dans les bois, est fortement purgative, et son ingestion dans l'estomac peut être suivie d'accidents plus ou moins graves.

Le Ricin commun ou Palma-Christi (*Ricinus communis*), originaire de l'Inde, de l'Afrique et de l'Amérique, où il atteint une hauteur de 8 à 10 mètres, s'élève à peine à 2 ou 3 mètres dans nos climats tempérés. C'est une plante annuelle, dont les feuilles très-amples sont à huit ou neuf divisions palmées, dont les fleurs monoïques sont disposées en épis qui portent les fleurs mâles à la base et les fleurs femelles au sommet, et dont les graines donnent par expression une huile purgative, connue sous le nom d'*Huile de Ricin*. On la prescrit à la dose de 30 grammes dans une tasse de bouillon dégraissé, de bouillon aux herbes ou de café, ou de six à dix capsules, lorsqu'on veut provoquer des évacuations sans produire d'irritation dans le canal intestinal, et surtout sans augmenter celle qui existe déjà; elle convient donc parfaitement dans la péritonite, la hernie étranglée, l'inflammation de l'estomac et des intestins, accompagnée de constipation, et dans la constipation simple. Comme cette huile est aussi anthelminthique, on l'administre contre les lombrics. Elle sert à composer des lavements purgatifs usités dans les cas précités (huile de Ricin, 50 grammes; décoction de Guimauve, 300 grammes; — ou huile de Ricin, 30 grammes; miel commun, 30 grammes; décoction de Guimauve, 300 grammes.)

Le Buis (*Buxus sempervirens*) est toujours vert : il varie de grandeur suivant les climats et la culture. Le bois de cet arbrisseau, mais particulièrement l'écorce de sa racine, passe pour sudorifique : on l'emploie en décoction, à la dose de 30 à 60 grammes de bois, ou 10 à 15 grammes d'écorce par litre d'eau, dans la syphilis constitutionnelle, les affections cutanées, la goutte et les rhumatismes chroniques. Ses feuilles sont purgatives et servent à préparer une tisane, à la dose de 60 à 80 grammes par litre d'eau.

L'Arbre aveuglant (*Excœcaria Agallocha*), qui croît aux îles Moluques, renferme un suc caustique, dont une seule goutte, tombée dans les yeux, peut déterminer la perte de la vue.

Le Mancenillier vénéneux (*Hippomane Mancenilla*), arbre élevé de l'Amérique intertropicale, est célèbre par la propriété vénéneuse de son suc laiteux, dont les naturels se servaient autrefois pour empoisonner leurs flèches. On a prétendu, à tort, croyons-nous, que l'ombre de cet arbre était dangereuse, mortelle même, pour ceux qui venaient se reposer à son abri.

La Siphonie élastique, ou Hévé (*Siphonia elastica, S. Cahuchu, Hevea Guianensis, Jatropha elastica*), est un arbre de la Guyane, de

15 à 20 mètres de hauteur, dont le suc laiteux, obtenu par des incisions faites au tronc, se prend à l'air en une masse tenace et élastique, qui n'est autre chose que le *Caoutchouc* ou *Gomme élastique*. On sait comment l'industrie en a tiré parti.

Le MANIOC ORDINAIRE (*Manihot utilissima, Jatropha Manihot, Janipha Manihot*), vulgairement *Manihoc, Manihot, Mandiiba, Maniba*, est une plante de l'Amérique méridionale; on extrait de ses racines la *Fécule de Manioc*, avec laquelle on prépare d'autres produits alimentaires, tels que le *Couaque*, la *Cassave*, la *Moussache* ou *Cipipa*, et le *Tapioka*.

Le CROTON CATHARTIQUE (*Croton Tiglium*) est un arbrisseau des îles Moluques, de Ceylan et du Malabar, à feuilles alternes, pétiolées, ovales, longuement acuminées, denticulées, glabres, à fleurs d'un blanc jaunâtre, terminales ou axillaires, et disposées en grappes étroites, — dont les graines ovoïdes-oblongues, roussâtres, de la grosseur d'une aveline, contiennent deux ou trois amandes, et fournissent, par expression, l'*Huile de Croton* ou *de Tilly*, qui est usitée depuis plusieurs années, soit comme purgative, à l'intérieur, à la dose d'une goutte dans une tasse de bouillon, ou en pilule; soit comme rubéfiante et éruptive, à l'extérieur, à la dose de 6 à 30 gouttes. C'est un remède dangereux qui demande la plus grande circonspection dans son emploi. On trouvera à l'article *Épurge* (page 94) dans quels cas l'Huile de Croton peut être prescrite.

Le CROTON CASCARILLE (*Croton Cascarilla*), ou plutôt, paraît-il, le CROTON ÉLEUTÉRIE (*Croton Eleuteria*), vulgairement, à Haïti, *Sauge du Port de la Paix*, est un arbrisseau des Antilles et des îles Lucayes, qui produit une écorce, la *Cascarille*, nommée aussi *Quinquina aromatique, Chacrille, Écorce éleutérienne*, d'une saveur âcre, amère et aromatique, qui est réputée tonique, stimulante, antiseptique et fébrifuge. On l'administre en infusion, à la dose de 8 à 10 grammes par litre d'eau, ou en poudre, à la dose de 5 décigrammes à 5 grammes, dans les dyspepsies, contre le vomissement, la dyssenterie, la fièvre intermittente.

ARISTOLOCHIÉES.

Cette famille, composée des deux genres *Aristoloche* et *Asaret*, comprend des plantes généralement volubiles, portant des feuilles alternes et des fleurs axillaires de formes anomales. Le calice, soudé avec l'ovaire, est tantôt régulier, à trois divisions valvaires, tantôt irrégulier, tubuleux, et formant une languette ou lèvre de figure très-variée. Les étamines, au nombre de six ou de douze, sont épigynes, libres et distinctes, ou soudées avec le pistil. Le fruit est une capsule ou une baie à trois ou six loges, renfermant chacune un grand nombre de petites graines.

Usages. — Les racines des Aristolochiées contiennent une huile volatile et une substance résineuse, amère, auxquelles elles doivent des propriétés sudorifiques, excitantes et vomitives, suivant les doses employées.

L'ARISTOLOCHE CLÉMATITE (*Aristolochia Clematitis*) est une plante vivace de 4 à 9 décimètres, que l'on trouve dans les bois et les haies; sa tige, droite, simple et anguleuse, porte des feuilles pétiolées et cordiformes, et des fleurs d'un jaune pâle, à calice tubuleux, terminé en languette aiguë, ramassées au nombre de trois à six à l'aisselle des feuilles. Sa racine, d'une odeur forte et d'une saveur âcre, est stimulante et usitée, à la dose de 10 à 15 grammes par litre d'eau, pour favoriser les évacuations mensuelles et celles qui suivent les accouchements. On l'a conseillée contre la fièvre intermittente et contre la goutte.

L'ARISTOLOCHE RONDE (*Aristolochia rotunda*), très-commune dans les champs et les vignes du Languedoc et de la Provence, se distingue de la précédente par sa tige un peu rameuse, ses feuilles sessiles et ses fleurs solitaires. Elle est excitante, aussi bien que l'ARISTOLOCHE LONGUE (*Aristolochia longa*) et la PETITE ARISTOLOCHE (*A. Pistolochia*), qui croissent dans les mêmes lieux qu'elle : toutes trois sont employées dans les cas spécifiés pour la première.

L'ARISTOLOCHE SERPENTAIRE (*Aristolochia serpentaria*), ou *Serpentaire de Virginie*, *Vipérine de Virginie*, et l'ARISTOLOCHE OFFICINALE (*A. officinalis*), espèces de l'Amérique du Nord, fournissent une racine qui passe pour un spécifique à peu près certain contre la morsure des serpents venimeux. C'est un excitant assez énergique employé dans les fièvres typhoïdes, lorsque l'organisme est impuissant à produire une réaction critique. *Dose :* 40 grammes par litre d'eau ; laisser infuser pendant deux heures.

Le CABARET, ou ASARET D'EUROPE (*Asarum Europæum*), croit surtout dans les lieux ombragés des Alpes et du Midi de la France. C'est une plante vivace, très-basse, toujours verte, dont les feuilles, réniformes et obtuses, sont portées sur de longs pétioles réunis deux à deux près de la racine, et dont les fleurs, d'un brun noirâtre, naissent, en avril et mai, d'un court pédoncule qui part de la bifurcation des pétioles. — Sa racine, purgative et émétique, a été longtemps employée avant la découverte de l'Ipécacuanha : comme vomitive, on la donne en poudre, à la dose de 1 à 2 grammes, ou en infusion, à celle de 5 à 15 grammes dans un demi-litre de vin blanc. — Ses feuilles, qui peuvent être prescrites dans le but d'obtenir les mêmes effets émétiques, s'administrent, soit en poudre (1 à 2 grammes), soit en infusion (8 à 15 feuilles dans un demi-litre d'eau, avec un peu de miel). Mais elles sont particulièrement usitées comme sternutatoires, c'est-à-dire pour provoquer l'éternuement et une sécrétion plus abondante du mucus nasal. La poudre sternuta-toire suivante (poudre de feuilles d'Asaret, 5 grammes ; poudre de Bétoine, 5 grammes ; poudre de Verveine, 5 grammes) a souvent réussi pour dissiper les maux de tête invétérés. — Les racines se récoltent au printemps, avant la floraison, ou à l'automne ; les feuilles, en été.

SANTALACÉES.

Famille tirant son nom du genre *Santalin*, et comprenant des végétaux presque tous exotiques, répandus depuis l'Inde jusqu'aux îles de l'Océan Pacifique, à feuilles alternes ou opposées ; à fleurs petites, solitaires, disposées en épis ou en thyrses. Calice supère, à quatre à cinq divisions ; étamines en nombre égal, opposées aux divisions du périanthe ; ovaire infère, uniloculaire ; style simple, terminé par un stigmate lobé ; fruit indéhiscent ou quelquefois charnu.

Usages. — Les Santalacées fournissent à la thérapeutique, à la parfumerie et à l'ébénisterie différents bois aromatiques.

Du *Bois de Santal citrin*, produit par le SANTALIN BLANC (*Santalum album*), on obtient, par la distillation, une *Essence* volatile qui est aujourd'hui fréquemment employée contre les écoulements contagieux, à la dose de dix capsules de 40 centigrammes par jour.

DAPHNACÉES OU THYMÉLÉACÉES.

Cette famille, ainsi appelée du genre *Daphné* ou de l'espèce *Thymélée*, se compose d'arbrisseaux et de quelques plantes herbacées à feuilles entières, alternes ou opposées, à fleurs généralement hermaphrodites, terminales ou axillaires, disposées en épis ou en sertules, parfois solitaires, ou réunies plusieurs ensemble à l'aisselle des feuilles. Le calice est coloré et pétaloïde, tubuleux, à quatre ou cinq divisions. Les étamines, sessiles, ordinairement au nombre de huit, sont disposées sur deux rangs et insérées sur la paroi interne du périanthe. Le style et le stigmate sont simples, l'ovaire est uniloculaire et uniovulé. Le fruit est une baie ou un akène.

Usages. — Les Daphnacées renferment un principe âcre et vénéneux qui les rend caustiques, vésicantes et purgatives.

Le Daphné Garou, ou Garou (*Daphne Gnidium*), vulgairement *Sain-Bois*, est un arbuste qui croît dans les lieux secs et arides du Midi de la France, et qui s'élève à la hauteur de 60 centimètres à 1 mètre. Sa tige est rameuse et porte des feuilles nombreuses, éparses, étroites et aiguës; ses fleurs, d'un blanc sale, paraissent en juillet-août, formant des panicules au sommet des rameaux ou à l'aisselle des feuilles supérieures. — Son écorce, que l'on récolte au printemps et à l'automne, est vésicante et sert à préparer un papier épispastique qui peut très-bien remplacer les vésicatoires cantharidés, et une pommade usitée dans le pansement des vésicatoires. On peut employer l'écorce de Garou ellemême pour produire la vésication; à cet effet, on la met tremper, si elle est sèche, dans de l'eau ou du vinaigre, pendant une heure, et on l'applique ensuite par sa face interne sur la partie où l'on veut opérer une dérivation. On la prescrit sous forme de tisane (5 à 8 grammes dans un litre et demi d'eau, réduit par ébullition à un litre), qu'on prend par verres dans la journée, à titre de sudorifique, contre les dartres rebelles, la syphilis constitutionnelle, les scrofules, le rhumatisme chronique et les maladies des os. — Les feuilles de cette plante sont purgatives et administrées en décoction, à la dose de 15 à 25 grammes par demi-litre d'eau. — Les semences du Garou sont également purgatives, mais elles peuvent déterminer des superpurgations trèsdangereuses.

Le Daphné Mézéréum ou Bois-Gentil (*Daphne Mezereum*), vulgairement *Mézéréon*, *Joli-Bois*, se trouve dans les bois montagneux du Midi de la France. Tige droite, rameuse, de 6 à 10 centimètres de hauteur; feuilles éparses, sessiles, lancéolées, caduques; fleurs odorantes, purpurines ou blanches, attachées trois à trois le long des rameaux, et paraissant pendant l'hiver avant les feuilles. Il a les propriétés du Garou et sert aux mêmes usages. Son écorce est employée en tisane sudorifique, à la dose de 5 grammes pour un litre et demi d'eau qu'on fait réduire d'un tiers, et qu'on peut édulcorer avec 10 grammes de racine de Réglisse.

La Thymélée (*Daphne Thymelea*), arbuste de 1 à 2 décimètres, à feuilles lancéolées et sessiles, à fleurs jaunâtres et axillaires, qui croît dans les contrées méridionales de la France, en Italie et en Espagne ; — et la Lauréole (*Daphne Laureola*), petit arbrisseau de 50 à 80 centimètres, que l'on trouve dans les bois, par toute la France, à feuilles lancéolées, coriaces, luisantes, persistantes, disposées sur des tiges faibles et pliantes, à fleurs verdâtres, réunies par groupes axillaires au nombre de cinq ou six, — peuvent remplacer les espèces précédentes.

LAURACÉES OU LAURINÉES.

Famille qui a pour type le *Laurier* et qui comprend des arbres ou des arbrisseaux, à feuilles persistantes ou caduques, alternes, rarement opposées, épaisses, lisses, coriaces et aromatiques; fleurs hermaphrodites, monoïques, dioïques ou polygames, disposées en panicules ou en ombelles ; calice monosépale, à quatre ou six divisions imbriquées; quatre, huit ou douze étamines, libres et périgynes ; anthères à deux ou quatre loges; ovaire uniloculaire et uniovulé ; style simple ; le fruit est une baie, entourée à la base par le calice persistant.

Usages. — Les Laurinées fournissent à la médecine un grand nombre de parties et de produits aromatiques, qui sont employés comme excitants, stomachiques, sudorifiques et sédatifs.

Le Laurier commun (*Laurus nobilis*), vulgairement *Laurier d'Apollon*, *Laurier franc*, *Laurier-Sauce*, originaire de l'Afrique, est cultivé dans tous les jardins. C'est un arbre toujours vert, à tige dressée et rameuse, à feuilles très-odorantes et à fleurs d'un jaune blanchâtre. — Les feuilles, que ne dédaigne pas l'art culinaire, sont utiles en infusion (10 à 15 grammes par litre d'eau), pour réveiller l'appétit, activer la digestion, combattre les crampes d'estomac, chasser les gaz, et, en général, pour stimuler les organes relâchés ou atones. — Les baies s'emploient dans les mêmes cas que les feuilles, à la dose de 5 à 10 grammes par litre d'eau. — L'*Huile* et la *Pommade de Laurier* sont usitées en frictions résolutives et calmantes dans les rhumatismes chroniques et la paralysie. — L'*Huile de Laurier* peut s'obtenir en pilant une certaine quantité de baies, les faisant bouillir dans l'eau, les exprimant à travers un linge, et recueillant l'huile verdâtre qui surnage. — La *Pommade de Laurier* peut se préparer en faisant cuire ensemble, pendant un certain temps, en un vase fermé,

100 grammes de feuilles récentes, 100 grammes de baies et 200 grammes de saindoux.

Le Sassafras (*Sassafras officinarum; Laurus Sassafras*), nommé aussi *Pavame*, *Laurier des Iroquois*, est un bel arbre de la Virginie, de la Caroline, de la Floride et du Brésil, dont les feuilles sont alternes, ovales ou cordiformes, pubescentes, d'un vert pâle en dessus, blanchâtres en dessous; dont les fleurs jaunâtres sont disposées en petites panicules, et dont la racine, l'écorce et le bois jouissent, comme sudorifiques, d'une réputation bien méritée, et sont fréquemment employés en tisane (5 à 10 grammes par litre d'eau), dans les maladies de la peau, la syphilis, les rhumatismes, la goutte et les flueurs blanches. On associe généralement au Sassafras la Salsepareille, le Gaïac et la Squine.

Le Cannellier de Ceylan (*Cinnamomum Zeylanicum, Laurus Cinnamomum*), originaire de l'île de Ceylan, propagé aux Antilles, à Cayenne, etc., est un arbre atteignant jusqu'à dix mètres, à feuilles elliptiques ou ovales-lancéolées, lisses, vertes en dessus, cendrées en dessous, coriaces, et à fleurs jaunâtres, formant une panicule lâche et terminale, dont l'écorce, connue sous les noms de *Cannelle de Ceylan* et *Cannelle de Cayenne*, suivant la provenance, est prescrite, comme tonique, stimulante et stomachique, pour relever les forces et combattre les mauvaises digestions. — *Doses : poudre*, 5 décigrammes à 5 grammes ; — *tisane*, 8 grammes pour un litre d'eau.

Le Cannellier aromatique (*Cinnamomum aromaticum, C. Cassia, Laurus Cassia*) donne la *Cannelle de Chine*, qui partage les propriétés de la précédente, mais qui est moins estimée. Ce Cannellier croît au Malabar, en Chine et en Cochinchine.

Le Laurier-Camphrier, ou Camphrier (*Laurus Camphora, Camphora officinarum*) est un arbre des Indes-Orientales et du Japon, qui ressemble assez à notre Tilleul, et qui fournit le *Camphre*. Pour obtenir cette matière, on place les racines, les tiges et les branches concassées du Camphrier dans de grands vases de fer contenant un peu d'eau et recouverts d'un chapiteau de terre, garni intérieurement de paille de riz. On chauffe modérément; le Camphre se volatilise et se sublime sur les pailles. Il est ensuite envoyé en Europe, où on le raffine. — Nous ne pouvons quitter ce sujet sans indiquer les principales propriétés du Camphre, auquel M. Raspail a donné une si grande vogue.

Le Camphre est calmant, antispasmodique, antiseptique, vermifuge et résolutif. Employé en poudre comme le tabac à priser, il arrête le coryza et calme les migraines. On le recommande, fumé en cigarette dans un tuyau de plume, contre le rhume, la toux opiniâtre, l'asthme et les crampes d'estomac. — L'*Alcool camphré* (Camphre, 100; alcool à 90°, 900) est appliqué, pur ou étendu d'eau, en compresses sur la région du cœur, pour modérer les palpitations nerveuses; sur l'abdomen, pour calmer les coliques vermineuses; et sur les plaies, pour prévenir la gangrène; dans les entorses, les luxations, les contusions, les fractures, etc. — La *Pommade camphrée* (Camphre, 30; cire blanche, 10; axonge, 90; liquéfier à une douce chaleur) est employée en frictions pour combattre les douleurs rhumatismales, la goutte, les névralgies; on s'en sert également pour panser les plaies, les ulcères, les gerçures, etc. — Le Camphre est la base de l'*Eau sédative* qui est si souveraine dans les affections fébriles et nerveuses, contre lesquelles on l'applique en compresses ou en lotions. — Il entre dans la composition des *Baumes Opodeldoch*, *de Genièvre* et *de Chiron*.

Le Ravensara aromatique (*Ravensara aromatica*, *Evodia Ravensara*, *Agathophyllum aromaticum*) est un grand arbre touffu de Madagascar, dont l'écorce, les feuilles et les fruits sont pourvus d'une odeur analogue à celle du Girofle. Les fruits, connus sous le nom de *Noix de Ravensara* ou *Noix de Girofle*, sont stimulants et très-propres à favoriser la digestion. Ils forment la base de différentes liqueurs stomachiques.

MYRISTICÉES.

Petite famille d'arbres exotiques et intertropicaux, à laquelle le genre *Myristica* (*Muscadier*) a donné son nom. Feuilles alternes, courtement pétiolées, entières. Fleurs dioïques, petites, généralement axillaires, rarement terminales, pourvues d'un périgone simple, coloré, urcéolé ou tubuleux et à trois divisions valvaires. Dans les fleurs mâles, on trouve de trois à douze étamines monadelphes, dont les anthères biloculaires, disposées circulairement, s'ouvrent par un sillon longitudinal. Les fleurs femelles présentent un ovaire unique, libre, uniloculaire, contenant un seul ovule; le style est court, terminé par un stigmate bilobé. Le fruit est une baie, s'ouvrant en deux valves, et contenant une semence à épisperme solide.

Le Muscadier aromatique (*Myristica moschata*, *M. officinalis*, *M. fragrans*, *M. aromatica*), arbre des îles Moluques, est cultivé à Banda et dans les îles de France et de Bourbon. Ses feuilles ovales sont longues d'environ dix centimètres ; ses fleurs sont d'un blanc jaunâtre. Son fruit est une baie de la grosseur d'une petite pêche, dont l'enveloppe charnue s'ouvre en deux valves, qui, séparées, laissent voir une graine noirâtre entourée de son arille profondément et irrégulièrement lacinié, d'un beau rouge quand il est récent, mais devenant jaune par la dessiccation : c'est le *Macis*. Sous le Macis, se trouve l'enveloppe de l'amande qui constitue la *Muscade*. Celle-ci est grosse comme une petite noix, globuleuse ou ovoïde, ridée et sillonnée en tous sens, d'un gris rougeâtre sur les parties saillantes, d'un blanc grisâtre dans les sillons, d'une consistance assez dure, d'une odeur forte, aromatique et agréable, d'une saveur huileuse, chaude et âcre. La Muscade est tonique, stimulante. On l'emploie, ainsi que le Macis, pour favoriser la digestion, pour combattre les coliques venteuses, l'aménorrhée, la gastralgie indolente et l'asthénie. Elle entre dans la composition de l'*Alcoolat* et de l'*Elixir de Garus*, de l'*Elixir de la Grande-Chartreuse*. On la prescrit en poudre, à la dose de 5 décigrammes à 5 grammes, — en tisane, à celle de 8 grammes par litre d'eau. On en prépare un *Vin*, en faisant infuser à froid 10 grammes de Muscade dans un litre de vin : il est excellent, pris par petits verres le matin et avant le repas, dans les diarrhées atoniques.

On obtient de cette graine l'*Essence* et le *Beurre de Muscade*, qui jouissent de propriétés stimulantes ; ce dernier fait partie du *Baume nerval*, que l'on recommande en frictions dans le rhumatisme et la goutte.

Le Muscadier Porte-suif (*Myristica sebifera*), le Muscadier Bicuiba (*Myristica Bicuiba*), du Brésil, le Muscadier de Madagascar (*Myristica Madagascariensis*), fournissent des produits plus ou moins analogues aux précédents.

POLYGONÉES.

Les Polygonées tirent leur nom du genre *Renouée*, en latin, *Polygonum*, qu'elles renferment. Ce sont des plantes presque toutes herbacées, à feuilles alternes, engaînantes à leur base ou adhérentes à une gaîne stipulaire ; leurs fleurs sont disposées en épis ou en grappes terminales ; le calice est formé de quatre à six sépales, soudés par leur base, quelquefois disposés sur deux rangs ; les étamines, dont le nombre varie de quatre à neuf, sont libres et placées sur deux rangs ; l'ovaire, libre, uniloculaire et uniovulé, porte deux ou trois styles, ou deux ou trois stigmates sessiles ;

le fruit, sec et indéhiscent, est un akène ou un caryopse souvent triangulaire.

Usages. — Les racines de plusieurs espèces de cette famille fournissent à la médecine des médicaments astringents et toniques ; les fruits et les feuilles de quelques autres peuvent servir d'aliments.

La RENOUÉE-BISTORTE, ou BISTORTE (*Polygonum Bistorta*), plante vivace, croît en France dans les lieux humides, les bois, les prairies ; ses feuilles, assez longues, larges et pointues, ressemblent un peu à celles de la Patience, mais elles sont d'un vert plus foncé et régulièrement veinées ; ses tiges, droites, noueuses et hautes de 30 à 50 centimètres, supportent chacune un épi de couleur rose qui fleurit en mai. Sa racine, grosse comme le pouce, brune à sa surface et rougeâtre à l'intérieur, est repliée deux fois sur elle-même, ce qui a valu à la plante le nom de *Bistorte* ; on la récolte en décembre et on la fait sécher au four. Cette racine, la seule partie employée de la plante, est usitée, comme astringente et tonique, soit en tisane, à la dose de 25 à 30 grammes par litre d'eau, soit en poudre, à celle de 2 à 3 grammes dans du vin, du miel ou du sirop, pour combattre la diarrhée et la dyssenterie chroniques, lorsqu'elles ne sont accompagnées d'aucun symptôme inflammatoire, le crachement de sang, les hémorrhagies passives, les écoulements des deux sexes et les fièvres intermittentes. — La décoction est prescrite en injection contre les flueurs blanches et la blennorrhagie, en gargarisme contre les maux de gorge, les aphthes et le relâchement des gencives, et en lotions sur les plaies et les ulcères pour en favoriser la cicatrisation.

La RENOUÉE-TRAÎNASSE (*Polygonum aviculare*, *P. centinodium*), connue sous les noms de *Renouée*, *Traînasse*, *Herbe à cent nœuds*, *Renouée des petits oiseaux*, est une plante annuelle dont les tiges, longues d'environ 30 centimètres, noueuses et rampantes, garnies de feuilles ovales-lancéolées, présentent, de juin en octobre, des fleurs blanchâtres ou rougeâtres, disposées à l'aisselle des feuilles. On la trouve dans les champs et le long des chemins. Elle peut être employée dans les mêmes cas que la précédente, et particulièrement contre les diarrhées chroniques et les congestions sanguines, en tisane, à la dose de 20 grammes par litre d'eau.

La RENOUÉE ACRE (*Polygonum hydropiper*), vulgairement *Persicaire âcre*, *Poivre d'eau*, *Curage*, est très-commune dans les lieux humides, dans les fossés et sur le bord des rivières ; c'est une plante annuelle de 3 à 7 décimètres, dont la tige dressée et rameuse, munie de feuilles à peu près semblables à celles du Pêcher, porte, de juillet en octobre, des fleurs d'un blanc rosé, disposées en épis très-grêles. Elle est douée d'une saveur âcre et piquante très-marquée. La plante, que l'on emploie entière, se récolte durant tout l'été. On la prescrit en infusion (5 à 15 grammes par litre d'eau) dans la jaunisse, les pâles couleurs et la goutte; — en lotions (15 à 30 grammes par litre d'eau) sur les ulcères atoniques. — Comme elle perd un peu de ses propriétés par la dessiccation, il est préférable de s'en servir à l'état frais : 2 à 4 grammes de suc exprimé et dissous dans une boisson appropriée forment la dose ordinaire.

La PERSICAIRE DOUCE (*Polygonum Persicaria*) diffère de la précédente par ses fleurs roses disposées en épis plus gros et plus compactes, et par l'absence de saveur poivrée. Elle est indiquée comme propre à guérir le rhumatisme, la goutte, la jaunisse, le scorbut, la diarrhée et les fleurs blanches.

La PERSICAIRE AMPHIBIE (*Persicaria amphibia*) est aquatique ou terrestre, et fleurit de juin en septembre. Sa racine, réputée sudorifique, est usitée en décoction (100 grammes pour un litre et demi d'eau réduit à un litre), à la dose de quatre verres pris dans la matinée, pour guérir les dartres anciennes, même de nature syphilitique.

Le BLÉ NOIR OU SARRASIN (*Polygonum fagopyrum*), que nous rencontrons dans cette famille, remplace le blé, dans les pays pauvres, pour la fabrication d'un pain peu nutritif et indigeste.

La PATIENCE COMMUNE (*Rumex Patientia*) croît naturellement dans les lieux humides ; sa tige, cannelée et jaunâtre, qui peut s'élever à plus d'un mètre, porte des feuilles très-grandes et allongées, et, de juin en août, de petites fleurs verdâtres, formant des sortes d'épis terminaux. Sa racine, qu'il vaut mieux employer fraîche que sèche, peut se recueillir en toute saison ; mais on doit la récolter en automne si l'on veut la faire sécher. Elle est fréquemment usitée, surtout comme sudorifique, dépurative et antiscorbutique, dans le traitement des maladies de la peau, des affections syphilitiques constitutionnelles ; pour combattre la goutte, le rhumatisme, la jaunisse, le scorbut et les engorgements lymphatiques. On la prescrit, à la dose de 30 à 50 grammes par litre d'eau, en tisane que l'on boit le matin à jeun. On l'associe ordinairement à la racine de Bardane et de Saponaire, à l'écorce d'Orme et à la Douce-Amère dans les maladies cutanées.

La PATIENCE SAUVAGE OU AIGUË (*Rumex acutus*), vulgairement

Parelle, de plus petites dimensions que la précédente ; — la
Patience aquatique (*Rumex aqualicus*), ou *Oseille aquatique*,
Parelle des Marais; — la Patience crépue ou frisée (*Rumex
crispus*), à feuilles crépues ; — la Patience des Alpes (*Rumex
Alpinus*), que le volume de sa racine a fait surnommer *Rhubarbe
des Moines*, — peuvent être substituées à la Patience commune.

La Patience sanguine (*Rumex sanguineus*), à laquelle la couleur rouge foncée de ses pétioles et des nervures de ses feuilles
a fait donner le nom de *Sang-dragon* et d'*Oseille rouge*, est plutôt
astringente que sudorifique.

L'Oseille (*Rumex acetosa*), vulgairement Parelle acide,
Surelle, est diurétique, tempérante, laxative et antiscorbutique.
Ses feuilles servent à préparer des bouillons rafraîchissants, que
l'on prend dans les inflammations légères des organes digestifs,
dans les maladies aiguës pour calmer la soif. Cuites avec du
saindoux, elles sont appliquées, sous forme de cataplasme, sur
les abcès qu'elles font promptement aboutir. — La racine d'O-
seille est usitée, comme diurétique et désobstruante, dans la jaunisse et la constipation.

La Rhubarbe palmée (*Rheum palmatum*) est une plante originaire de la Chine et du Thibet, dont on a introduit la culture
en Europe. Sa tige est cylindrique ; simple, rameuse au sommet.
Ses feuilles sont très-grandes, cordiformes, pubescentes en
dessous, à pétiole engaînant à la base, divisées jusqu'à moitié
de la hauteur en sept lobes palmés, très-aigus et pinnatifides.
Ses petites fleurs jaunâtres, très-nombreuses, sont disposées en
panicules terminales et axillaires. Sa racine, connue sous le
nom de *Rhubarbe*, est d'un jaune plus ou moins foncé et peut
acquérir la grosseur du bras.

On distingue dans le commerce trois sortes de Rhubarbes : la
Rhubarbe de Chine, d'un jaune sale et d'une saveur amère ; la
Rhubarbe de Moscovie, d'un jaune pur et d'une saveur amère-
astringente; enfin la *Rhubarbe de Perse*, d'un jaune terne.

La Rhubarbe, à la fois tonique et purgative, s'emploie, comme
tonique et stomachique, à la dose de 2 décigrammes à 1 gramme
de poudre prise dans une cuillerée de potage au repas, pour
exciter l'appétit et aider la digestion, et, en général, pour combattre les affections qui tiennent aux organes digestifs, telles
que les crampes et les langueurs d'estomac, les flatuosités, etc;
comme astringente, à la dose d'un gramme de poudre, dans la
dyssenterie et les diarrhées atoniques et bilieuses, dans les fleurs

blanches; comme purgative, en poudre, à la dose de 4 à 16 grammes, ou en tisane, à la dose de 15 grammes infusés dans un demi-litre d'eau, qu'on boit par verres dans la matinée, dans certains embarras intestinaux non accompagnés d'inflammation: faisons remarquer qu'à l'effet purgatif succède souvent une constipation opiniâtre. — On prépare avec la Rhubarbe une *Eau tonique*, que l'on obtient en mettant macérer, pendant quelques jours, 5 grammes de la racine dans un litre d'eau, et qu'on boit, au repas, mêlée au vin, pour faciliter la digestion et détruire la constipation. — Les jeunes filles chlorotiques se trouvent généralement bien de l'emploi de la Rhubarbe. — On dit cette racine vermifuge. — Elle fait partie du *Sirop de Chicorée composé*.

Le RHAPONTIC (*Rheum rhaponticum*), vulgairement *Rhubarbe pontique*, *Rhubarbe anglaise*, qui croît sur les bords du Pont-Euxin et dans toute la Russie méridionale, et que l'on cultive aujourd'hui en France, pousse de sa racine des feuilles très-grandes, ovales-cordiformes, d'un vert foncé, longuement pétiolées. Sa tige, haute de 60 centimètres à 1 mètre, se termine par plusieurs panicules touffues de petites fleurs d'un blanc verdâtre.

Cette plante, ainsi que la RHUBARBE ONDULÉE (*Rheum undulatum*), originaire de la Chine et de la Perse, et la RHUBARBE COMPACTE (*Rheum compactum*), qui, toutes deux, viennent parfaitement dans nos jardins, produisent la *Rhubarbe de France*, qui a les propriétés, mais moins actives, de la Rhubarbe dont nous avons traité plus haut.

CHÉNOPODÉES.

Famille ainsi nommée du genre *Ansérine* (d'*anser, anseris*, oie), en latin, *Chenopodium*, qui a pris ce nom pour remplacer son nom vulgaire de *Patte-d'Oie*, dû à la forme habituelle des feuilles des espèces qu'il renferme. Cette dernière appellation n'est elle-même que la traduction du mot *Chenopodium* (*chén*, oie; *pous, podos*, pied). — Plantes herbacées ou ligneuses, à feuilles alternes ou opposées, sans stipules. Fleurs très-petites, disposées en grappes rameuses, ou groupées à l'aisselle des feuilles; calice monosépale à trois, quatre ou cinq divisions plus ou moins profondes, persistantes; une à cinq étamines opposées aux divisions calicinales. Ovaire libre, uniloculaire, monosperme; style rarement simple, à deux, trois ou quatre divisions, terminé par autant de stigmates. Fruit : akène ou petite baie.

Usages. — La plupart des Chénopodées contiennent un principe mucilagineux qui les fait admettre au nombre des aliments modérément nutritifs et de facile digestion : tels sont l'*Epinard*, le *Bon-Henri*, la *Betterave*, la *Poirée blanche*, etc. Quelques autres sont aromatiques et pourvues de propriétés digestives, antispasmodiques et anthelminthiques, telles que : la *Camphrée*, le *Botrys*, l'*Ansérine vermifuge*, la *Vulvaire*, etc. D'autres enfin sont riches en sels de soude et fournissent, par incinération, la *Soude naturelle*.

L'Ansérine anthelminthique ou vermifuge (*Chenopodium anthelminthicum*) est une plante vivace de l'Amérique septentrionale, très-odorante et cultivée maintenant dans nos jardins. Sa tige, haute de 60 centimètres à 1 mètre, est rameuse, garnie de feuilles ovales-oblongues, dentées, ayant à leur aisselle, vers les sommités, de petites fleurs vertes disposées en grappes nues. Elle est très-usitée comme vermifuge aux Etats-Unis, où on la prescrit en décoction, à la dose d'une poignée dans un litre de lait. — Le suc de la plante est administré aux enfants, à la dose d'une cuillerée à bouche, et aux adultes, à celle d'un petit verre.

La Vulvaire (*Chenopodium Vulvaria*), ou *Ansérine fétide*, *Arroche fétide*, *Herbe-de-Bouc*, croît en Europe dans les lieux incultes, le long des murs, sur le bord des chemins et dans les cimetières. C'est une plante herbacée de 20 à 25 centimètres, à tige rameuse et couchée, garnie de feuilles ovales, d'un blanc cendré, et portant à sa partie supérieure, de juillet en octobre, de petites grappes axillaires de fleurs verdâtres. Elle exhale une odeur de poisson pourri. On l'a recommandée en lavements et en fomentations, dans l'hystérie, la chorée et les névroses en général.

L'Ansérine ambroisie (*Chenopodium ambrosioides*), vulgairement *Thé du Mexique*, *Ambroisie*, *Herbe de Sainte-Marie*, originaire du Mexique, est naturalisée en France, où on la cultive dans les jardins. Elle s'élève à la hauteur de 65 centimètres et porte des feuilles sessiles, oblongues et dentées ; ses grappes axillaires de fleurs verdâtres sont garnies de petites feuilles lancéolées ou linéaires, très-pointues. Elle a une odeur forte et agréable et une saveur très-aromatique. Prise en infusion théiforme (5 grammes par demi-litre d'eau), elle est tonique, stomachique, antispasmodique, emménagogue et sudorifique. On l'a employée avec succès, associée à la Menthe poivrée, dans les affections nerveuses, et notamment dans la chorée, en administrant, matin et soir, une tasse d'infusion de ces plantes (10 à 15 grammes des sommités et des feuilles, dans un demi-litre d'eau). — Les fruits sont vermifuges (8 grammes par litre d'eau).

Le BON-HENRI (*Chenopodium Bonus-Henricus, Agathophylum Bonus-Henricus*), nommé aussi *Ansérine sagittée, Toute-Bonne, Epinard sauvage*, croît dans les campagnes, autour des lieux habités, dans les terrains incultes et humides ; il pousse une tige haute de 30 centimètres, portant à son sommet des grappes de petites fleurs verdâtres, et garnie à la partie inférieure de feuilles sagittées, d'un vert foncé en-dessus, farineuses en-dessous. Ses feuilles, qu'on peut manger comme celles de l'Epinard, sont émollientes, laxatives et, par conséquent, utiles dans la constipation.

Le BOTRYS (*Chenopodium Botrys*), ou *Herbe à Printemps*, que l'on trouve particulièrement dans les terrains sablonneux du Midi de la France, ne s'élève guère qu'à la hauteur de 30 centimètres ; il est visqueux au toucher, couvert de poils, et exhale une odeur fortement aromatique très-agréable. On l'emploie en infusion (une pincée par litre d'eau), contre les affections bronchiques, et notamment contre la toux. On s'en servait autrefois contre l'hystérie, l'asthme et la dysménorrhée (règles irrégulières).

La CAMPHRÉE DE MONTPELLIER OU OFFICINALE (*Camphorosma Monspeliaca*) est une plante basse, rameuse, touffue, dont les rameaux sont couverts de feuilles linéaires et velues, aux aisselles desquelles naissent, en juillet-août, des fleurs disposées en épis lâches. Elle croît surtout aux environs de Montpellier. Elle est douée d'une odeur de camphre très-marquée, surtout lorsqu'on la froisse entre les doigts. Les sommités de la Camphrée, qui sont réputées excitantes, expectorantes, diurétiques et sudorifiques, sont usitées en infusion, à la dose de 10 à 15 grammes par litre d'eau, dans l'asthme pituiteux, dans les affections goutteuses et dans l'hydropisie.

La BETTE OU POIRÉE (*Beta Cicla*) est une plante alimentaire bien connue. Ses feuilles sont émollientes, rafraîchissantes et un peu laxatives ; elles servent à préparer une tisane utile dans les affections chroniques de poitrine, la constipation, les irritations et les inflammations gastro-intestinales, — et des cataplasmes émollients que l'on applique sur le ventre, dans ces dernières maladies. On les emploie dans le pansement des vésicatoires et des plaies superficielles. Elles entrent dans la composition de la boisson laxative, dite *bouillon aux herbes*, que l'on prend par tasses, pour faciliter l'effet des purgatifs, et qui se prépare de la manière suivante : — Prenez : Oseille, 40 grammes ; Laitue, Poirée, Cerfeuil, de chaque, 20 grammes ; lavez et coupez ces plantes, faites-les cuire dans : eau, un litre un quart. Ajoutez : beurre, 5 grammes ; sel, 2 grammes. Passez à travers un linge.

La BETTERAVE (*Beta vulgaris*), dont l'usage a si longtemps été borné à l'alimentation humaine ou à la nourriture des bestiaux, est aujourd'hui cultivée en grand pour la fabrication du sucre indigène, d'aussi bonne qualité que le sucre de Canne.

L'ÉPINARD (*Spinacia oleracea*), dont le nom rappelle qu'il nous vient d'Espagne, où les Maures l'avaient introduit, est une plante potagère constituant un aliment de facile digestion. On recommande les Epinards préparés au beurre frais aux personnes d'un tempérament sec et bilieux, qui éprouvent souvent, à l'automne, des chaleurs ou des irritations d'entrailles et une constipation très-rebelle ; on applique en même temps sur le ventre, tous les soirs, un large cataplasme d'Epinards arrosé d'huile d'Olive. — En somme, les Epinards sont émollients, rafraîchissants et laxatifs.

L'ARROCHE DES JARDINS (*Atriplex hortensis*), nommée aussi *Bonne-Dame*, *Follette*, est originaire de l'Inde ; elle est cultivée dans nos jardins pour l'usage culinaire ; la médecine l'emploie aux mêmes titres que la Poirée et l'Epinard.

Les SOUDES, telles que la SOUDE COMMUNE (*Salsola Soda*), la SOUDE CULTIVÉE (*S. sativa*), le KALI (*S. Kali*), sont des plantes ligneuses qui croissent abondamment sur les côtes de la Manche et de la Méditerranée, et dont on obtient, par la combustion, la lixiviation et la cristallisation, le *Carbonate de Soude cristallisé* ou *Sel de Soude* du commerce.

La SOUDE ÉPINEUSE (*Salsola tragus*) croît abondamment sur les côtes de la Manche. Tige de 30 à 45 centimètres, se divisant en rameaux cylindriques et striés, garnis de feuilles embrassantes, triangulaires, terminées par une pointe épineuse, glabres et charnues. Fleurs axillaires, solitaires. On l'emploie avec succès contre la gravelle.

AMARANTHACÉES.

Petite famille peu importante, à laquelle appartiennent :

La HERNIAIRE GLABRE (*Herniaria glabra*), vulgairement *Turquelle*, *Herniole*, *Herbe du Turc*, plante annuelle, commune dans les terrains sablonneux, les champs en friche et sur le bord des étangs. — Tiges nombreuses, grêles, couchées, longues de 5 à 20 centimètres, rameuses et florifères dès la base ; feuilles oblongues, petites, opposées, stipulées, glabres ; fleurs vertes très-petites, agglomérées dans les aisselles des feuilles (mai-septembre).—Diurétique, émolliente. Employée en infusion ou en décoction (30 grammes par litre d'eau), pour favoriser la sécrétion urinaire, dans l'anasarque et la gravelle.

La Herniaire velue (*Herniaria hirsuta*), qui ne diffère de la précédente que par ses tiges et ses feuilles velues, et qui peut la remplacer.

NYCTAGINÉES.

Les Nyctaginées, qui doivent leur nom au genre *Nyctage*, en latin, *Nyctago*, dont la *Belle-de-Nuit* est le type, sont également purgatives ou vomitives.

La Belle-de-Nuit (*Mirabilis Jalapa*, *Nyctago hortensis*), aussi appelée *Merveille* ou *Nyctage du Pérou*, *Faux-Jalap*, est une plante annuelle de 40 à 50 centimètres de hauteur, que l'on cultive dans tous les jardins, où elle forme des touffes d'un beau vert, sur lesquelles ressortent ses fleurs nombreuses, réunies en corymbe, rouges, jaunes, blanches ou panachées. Ces fleurs ne s'ouvrent qu'à la nuit et se referment le matin, ce qui a valu à la plante le nom de *Belle-de-Nuit*. — Sa racine, qui est fusiforme, noirâtre en dehors et blanche en dedans, se recueille avant l'hiver pour être séchée et conservée ; elle est purgative et s'administre, réduite en poudre, à la dose de 2 à 4 grammes délayés dans un bouillon aux herbes ou dans un verre d'une boisson quelconque, contre l'hydropisie, l'œdème, les rhumatismes chroniques, les affections cutanées.

Vᵉ Classe. — Corolliflores.

Dans cette classe, nous étudierons : les *Plantaginées*, les *Plombaginées*, les *Primulacées*, les *Globulariées*, les *Labiées*, les *Verbénacées*, les *Scrofulariées*, les *Solanées*, les *Borraginées*, les *Convolvulacées*, les *Gentianées*, les *Loganiacées*, les *Asclépiadées*, les *Apocynées*, les *Jasminées*, les *Oléacées* ou *Oléinées*, les *Sapotées* et les *Styracinées*.

PLANTAGINÉES.

Petite famille prenant son nom du genre *Plantain*, en latin, *Plantago*, et composée de plantes herbacées, à feuilles toutes radicales, à fleurs hermaphrodites ou unisexuées, disposées en épis simples et serrés, pourvues d'un calice et d'une corolle à quatre divisions régulières, de quatre étamines et d'un ovaire libre à une, deux ou très-rarement quatre loges pluriovulées, surmonté d'un style capillaire, qui se termine par un stigmate généralement simple. Le fruit est une pyxide ou un akène.

Usages. — Cette famille nous présente, dans le genre *Plantain*, quelques espèces dont la racine et les feuilles sont amères et astringentes, et dont les graines contiennent un mucilage abondant qui les rend émollientes.

Le GRAND PLANTAIN (*Plantago major*) est très-commun dans les prés, les champs et le long des chemins; il offre des feuilles ovales, grandes et radicales, étalées en rosette sur la terre, une hampe pubescente, portant des fleurs d'un blanc sale ou jaunes, au nombre de trente à quarante, qui forment un épi long et cylindrique. — Ses feuilles, que l'on récolte dans la belle saison, et ses racines, que l'on peut recueillir en tout temps, sont employées en infusion (30 à 40 grammes par litre d'eau), pour tisane contre les dévoiements opiniâtres, la dyssenterie, les crachements et les pertes de sang; en décoction (50 à 60 grammes par litre d'eau), pour injections contre les flueurs blanches, pour lotions sur les ulcères et les plaies, pour collyres contre l'ophthalmie ou inflammation des yeux. Les feuilles, contusées ou non et appliquées sur les plaies simples, les cicatrisent rapidement.

Le PLANTAIN MOYEN (*Plantago media*) diffère du précédent par sa hampe plus courte, par ses feuilles velues et par ses épis ovoïdes ou globuleux. — Mêmes propriétés.

Le PLANTAIN LANCÉOLÉ (*Plantago lanceolata*) se distingue par ses feuilles lancéolées, sa hampe anguleuse et son épi brun, ovale et ramassé. — Propriétés semblables.

Le PLANTAIN PSYLLIUM (*Plantago Psyllium*), vulgairement *Plantain pucier*, *Herbe aux Puces*, présente une tige rameuse, haute de 15 à 20 centimètres, munie de feuilles opposées, linéaires et quelquefois dentées, portant des fleurs réunies en capitules ovoïdes et munis de bractées très-courtes.— Ses graines sont émollientes et servent à préparer, par décoction, des collyres contre les ophthalmies inflammatoires, et des tisanes contre les irritations des intestins.

Le Plantain des Sables (*Plantago arenaria*), qui jouit des propriétés du précédent, en diffère par sa tige plus rameuse et plus élevée, par ses capitules plus allongés et munis de quatre bractées plus longues que les calices.

PLOMBAGINÉES.

Cette famille, ainsi nommée du genre *Dentelaire*, en latin, *Plumbago*, comprend des plantes herbacées, à feuilles alternes, quelquefois toutes réunies à la base de la tige et engaînantes. Les fleurs sont disposées en épis ou en grappes rameuses et terminales, ou réunies en tête. Le calice est monosépale, tubuleux, persistant, à cinq divisions ; la corolle est monopétale ou formée de cinq pétales égaux, légèrement soudés par la base. Les étamines, au nombre de cinq, sont opposées aux divisions de la corolle. L'ovaire est libre, uniloculaire et uniovulé ; il est surmonté d'un ou de cinq styles terminés par autant de stigmates. Le fruit est une capsule monosperme, s'ouvrant par cinq valves, ou indéhiscente.

La Dentelaire (*Plumbago Europæa*), ou *Dentelaire d'Europe*, *Herbe au Cancer*, *Malherbe*, est pour nous la seule espèce intéressante de cette famille. C'est une plante vivace du Midi de la France, haute de 50 à 60 centimètres, à tige ronde, cannelée, à feuilles amplexicaules, oblongues, chargées de poils glanduleux sur leurs bords, et à fleurs bleues ou purpurines, ramassées en bouquets terminaux. Sa racine, longue et pivotante, possède une saveur âcre et caustique. La plante, écrasée entre les doigts, leur communique une couleur plombée, ce qui lui a valu le nom latin de *Plumbago*. — La racine est employée contre les maux de dents et la gale ; contusée et appliquée sur la peau, elle y détermine la vésication. Cette dernière propriété est bien connue des mendiants, qui se servent de cette plante pour se faire des plaies superficielles et exciter la commisération publique.

PRIMULACÉES.

Tirent leur nom du genre *Primevère* (*Primula*). — Plantes herbacées, à feuilles radicales ou opposées, quelquefois verticillées ; fleurs axillaires ou terminales, disposées en grappes ou en épis ; calice monosépale, à cinq ou rarement à quatre divisions; corolle monopétale, hypogyne ou périgyne, régulière, à quatre ou cinq lobes; étamines au nombre de cinq ou quatre, opposées aux divisions de la corolle. Ovaire libre, uniloculaire, pluriovulé; style et stigmate simples. Fruit: capsule uniloculaire, polysperme, s'ouvrant en trois ou cinq valves, ou bien pyxide.

Usages. — Les Primulacées, quoique fort délaissées de la médecine, sont cependant douées de propriétés actives, qui diffèrent suivant les genres.

La Primevère commune ou officinale (*Primula officinalis*), désignée aussi par les noms de *Coucou*, *Brayette*, *Herbe à la paralysie*, se montre en mars dans les prairies et dans les bois, où ses fleurs jaunes, disposées en sertule et supportées par une hampe de 1 à 3 décimètres, qui s'élève d'une touffe de feuilles radicales et oblongues, la font aisément remarquer. — Les fleurs et les feuilles sont antispasmodiques; la racine présente une forte odeur d'anis et une saveur amère, qui la rendent stimulante.

L'Oreille d'Ours (*Primula Auricula*), originaire des Alpes, est cultivée dans tous les jardins. — Mêmes propriétés que la précédente.

Le Mouron rouge (*Anagallis phœnicea*) et le Mouron bleu (*A. cærulea*), — qu'il ne faut pas confondre avec la *Morgeline* ou *Mouron des Oiseaux*, de la famille des Caryophyllées, — sont des plantes nauséeuses, amères et âcres, qui ont été usitées autrefois contre les obstructions, l'hydropisie, la manie, l'épilepsie, etc., et dont l'emploi n'est pas sans danger.

La Nummulaire ou Lysimaque (*Lysimachia Nummularia*), vulgairement *Herbe aux Ecus*, *Monnoyère*, *Herbe à cent maux*, croît dans les lieux ombragés et humides, principalement sur le bord des ruisseaux; ses tiges, longues d'environ 30 centimètres, couchées et rameuses, munies de feuilles ovales, portent, de juin en août, des fleurs jaunes assez grandes. — On l'a employée en infusion dans la diarrhée, la dyssenterie, la leucorrhée, le crachement de sang et le scorbut.

Le Cyclame, ou Cyclame d'Europe (*Cyclamen Europæum*), aussi *Pain-de-Pourceau*, pousse, du centre de sa racine charnue, de longs pétioles qui portent des feuilles presque rondes, tachées de blanc en dessus, rougeâtres en dessous, et parmi lesquels s'élèvent de longs pédoncules soutenant de petites fleurs purpurines ou blanches, d'une odeur agréable. — La racine de cette plante a une saveur âcre et brûlante, à laquelle elle doit ses propriétés émétiques, purgatives et vermifuges. Mais c'est un médicament violent dont l'emploi peut être suivi d'accidents. On prescrit le Cyclame en décoction, à la dose de 4 à 10 grammes de racine fraîche pour un demi-litre d'eau ; — ou en poudre, à la dose de 25 à 50 centigrammes. — Il est usité, sous forme d'onguent et de pommade, en frictions sur le ventre, pour expulser les vers ou pour produire des évacuations ; sur les reins, pour augmenter la sécrétion urinaire.

GLOBULARIÉES.

Petite famille constituée par le genre *Globulaire*, dont nous allons décrire une des espèces les plus connues, qui présente tous les caractères de la famille.

La GLOBULAIRE TURBITH (*Globularia Alypum*) est un arbrisseau de 60 centimètres à un mètre, assez commun dans les terrains arides et pierreux de la France méridionale, dont la tige dressée et rameuse est munie de feuilles alternes, glabres, lancéolées-ovées, aiguës, quelquefois tridentées au sommet ; les fleurs bleues, qui paraissent en mars et en automne, sont réunies en capitules sur un réceptacle involucré ; le calice monosépale de chaque fleur est à cinq divisions ; la corolle monopétale est à cinq divisions inégales, disposées en deux lèvres, dont l'inférieure est tridentée ; les étamines, au nombre de quatre, sont insérées sur la corolle ; l'ovaire est uniloculaire, surmonté d'un style et d'un stigmate simples ; le fruit est un akène entouré par le calice persistant. — Les feuilles de la Globulaire turbith, d'une saveur âcre et amère, sont employées comme purgatives, à la dose de 20 à 30 grammes, bouillies, pendant un quart-d'heure, dans un demi-litre d'eau. Elle exerce une action tonique en même temps que purgative, comme la Rhubarbe et le Séné, et présente sur ce dernier l'avantage de ne produire ni irritation, ni nausées, ni coliques, et d'être moins désagréable à prendre.

La GLOBULAIRE VULGAIRE (*Globularia vulgaris*), ou *Marguerite bleue*, petite plante de 10 à 40 centimètres de hauteur, qui croît sur les coteaux arides, les pelouses sèches et dans les clairières des bois, et qui donne, de mai en juin, des fleurs bleues disposées en capitules, présente les propriétés de la précédente : on l'emploie à doses plus élevées d'un tiers.

LABIÉES.

Les Labiées, qui doivent leur nom à la disposition de leur corolle *bilabiée*, forment une famille naturelle très-nombreuse, qui comprend des plantes herbacées ou des arbustes, dont voici les caractères généraux : — Tige carrée ; feuilles simples et opposées ; fleurs groupées aux aisselles des feuilles, et formant ainsi, par leur réunion, des épis ou des grappes rameuses. Calice monosépale, tubuleux, à cinq divisions inégales. Corolle monopétale, tubuleuse, irrégulière, partagée en deux lèvres : l'une, supérieure, à deux dents ; l'autre, inférieure, à trois. Étamines au nombre de quatre et didynames ; quelquefois les deux plus courtes avortent ou manquent complétement. Ovaire quadrilobé, déprimé à son centre, porté sur un disque charnu ; style simple, surmonté d'un stigmate bifide ; coupé en travers, l'ovaire offre quatre loges contenant chacune un ovule dressé ; fruit tétrakène, renfermé dans l'intérieur du calice persistant.

Usages. — Toutes les Labiées exhalent une odeur forte et pénétrante qui leur a fait donner le nom de *Plantes aromatiques* ; elles contiennent une huile volatile et un principe résineux et amer, auxquels elles doivent leurs propriétés, qui diffèrent un peu, suivant la prédominance de l'un ou de l'autre de ces principes : dans le premier cas, elles sont stimulantes ; dans le second cas, toniques ; souvent elles agissent des deux manières à la fois, sans que jamais elles soient dangereuses. — Elles ont des usages très-importants en médecine. Leurs propriétés toniques, stimulantes, antispasmodiques, cordiales, stomachiques, sudorifiques, expectorantes, apéritives, emménagogues, etc., les font recommander dans une foule de cas : elles conviennent parfaitement dans les catarrhes chroniques des bronches ; elles sont très-utiles dans la chlorose, les faiblesses d'estomac, les mauvaises digestions, les affections scrofuleuses et lymphatiques : et, en général, elles rendent de grands services aux constitutions débilitées qu'elles tonifient. On les emploie en *infusions*, en *fumigations*, sous forme de *bains*, ou sous celle de *litière* destinée au coucher de certains malades.

Nous allons passer en revue chacune des principales Labiées, et indiquer leur usage particulier.

Le ROMARIN OFFICINAL (*Rosmarinus officinalis*), cultivé dans nos jardins, croît naturellement dans le Midi de l'Europe, sur les collines pierreuses. C'est un arbuste de 10 à 13 décimètres de

hauteur, très-rameux et pourvu de nombreuses feuilles, opposées alternativement en croix, dures, étroites, persistantes,
vertes en dessus, blanchâtres et cotonneuses en dessous. Les
fleurs, d'un bleu pâle, sont disposées par petits groupes à
l'aisselle des feuilles supérieures. — Le Romarin est stimulant,
stomachique, antispasmodique, nervin et emménagogue. On
emploie avec avantage l'infusion de ses sommités (10 à
20 grammes par litre d'eau) dans les dyspepsies (mauvaises
digestions) indépendantes de toute inflammation, les faiblesses
d'estomac, l'inappétence, dans l'asthme, les catarrhes chroniques, les vomissements nerveux, la chlorose, la jaunisse; les
scrofules, l'aménorrhée, les affections nerveuses ou hystériques,
la migraine, les vertiges, la mélancolie, etc. — La décoction des
feuilles (20 grammes par litre d'eau) est usitée, à l'extérieur,
en lotions contre la gangrène des plaies, en bains aromatiques
contre les rhumatismes articulaires, en bains fortifiants pour
les enfants, en fomentations pour résoudre les humeurs froides,
en frictions sur les parties paralysées. — On prépare, comme il
suit, un *Vin aromatique*, à la fois tonique et stimulant, propre
à combattre la faiblesse générale, la paralysie et le rachitisme :
— Romarin, Thym, Sauge, Tanaisie, de chaque plante une
poignée; vin blanc, 2 litres; faire infuser à froid pendant quelques jours dans un vase bien clos, filtrer, et prendre le matin, à
la dose d'une cuillerée à bouche.

La Sauge officinale (*Salvia officinalis*), dont le nom, dérivé
de *salvare*, sauver, indique suffisamment que les anciens attribuaient à cette plante de grandes propriétés médicales, croît
sur les coteaux du Midi de la France; mais on la cultive dans
les jardins, où elle fleurit en juin et juillet. Elle présente une
tige rameuse, velue, munie de feuilles pétiolées, oblongues,
crénelées et cotonneuses, terminée à son sommet par un épi
de fleurs d'un bleu rougeâtre. — La Sauge est tonique, stimulante, vulnéraire, antispasmodique, cordiale et diurétique. Elle
a une action très-marquée sur le système nerveux. On l'emploie
en infusion, à la dose de 15 à 30 grammes par litre d'eau, pour
réveiller l'appétit, aider la digestion, accélérer la circulation,
favoriser la menstruation, exciter la transpiration et la sécrétion
urinaire, combattre la diarrhée et diminuer les sueurs nocturnes
des phthisiques. On en a éprouvé de bons effets dans les tremblements des membres, les vertiges, les paralysies, les fièvres
adynamiques, les rhumatismes chroniques et la goutte. — La
Sauge a des vertus cicatrisantes précieuses, qui la font recom

mander pour hâter la guérison des plaies anciennes et des ulcères des jambes, sur lesquels on applique des compresses imbibées de vin cuit avec de la Sauge et du Miel, ou même trempées dans une simple décoction de Sauge (30 à 60 grammes pour un litre d'eau.

La Sauge des Prés (*Salvia pratensis*), très-commune dans les prés et sur les bords des champs, produit une tige herbacée, haute de 30 à 50 centimètres, hérissée de poils rares, garnie de feuilles ovales, épaisses et crénelées. Elle donne, en mai et juin, des fleurs bleues, à corolle assez grande. Elle jouit des propriétés de la Sauge officinale, mais elle est moins active.

La Sauge Sclarée (*Salvia Sclarea*), ou *Orvale*, *Toute-Bonne*, présente une tige rameuse, très-velue, de 4 à 6 décimètres de hauteur, garnie de feuilles cordiformes, grandes, velues et crénelées. Les fleurs, qui paraissent de juin en août, sont d'un bleu très-clair, grandes et environnées de bractées concaves et colorées. — On la trouve dans les terrains rocailleux. — Propriétés de la Sauge officinale.

La Sauge Hormin (*Salvia Horminum*) est une plante annuelle, dont les tiges, hautes de 60 centimètres et plus, sont munies de feuilles ovales, plus larges en bas, plus étroites en haut, vertes sur les deux faces, et sont terminées par des épis grêles de fleurs bleues ou pourpres, verticillées et soutenues par de longues bractées colorées. — Elle est cordiale et antispasmodique.

Le Lycope, ou *Lycope d'Europe* (*Lycopus Europæus*), est une plante vivace qui croît dans les prairies aquatiques. De sa souche traçante s'élève une tige de 10 à 40 centimètres, portant des feuilles ovales-oblongues, aiguës et dentées, et des fleurs blanches, très-petites, disposées par groupes axillaires très-serrés. — Elle est douée d'une saveur amère, aromatique et astringente, et employée dans les hémorrhagies intestinales et les fièvres intermittentes légères.

La Bugle rampante (*Ajuga reptans*) croît dans les lieux humides et dans les bois ; elle présente au bas de la tige, droite, simple et peu élevée, une touffe de feuilles larges et oblongues et des jets traçants. Ses fleurs bleues, verticillées et formant un épi terminal, s'épanouissent en mai et juin. Cette plante est amère et astringente : on l'a préconisée contre la jaunisse, les crachements de sang et la leucorrhée, et employée comme cicatrisante, ou pour *consolider* les plaies, d'où le surnom de *Petite Consoude* qu'elle a reçu.

La Germandrée Petit-Chêne ou Chamædrys (*Teucrium Chamædrys, Chamædrys officinalis*), vulgairement *Germandrée officinale*, est très-commune dans les bois secs : c'est une plante vivace de 15 à 25 centimètres, à racine rampante, à tiges nombreuses, couchées et étalées vers le bas, puis redressées ; à feuilles oblongues-lancéolées, crénelées, coriaces, luisantes en dessus et un peu velues en dessous ; à fleurs purpurines, verticillées et groupées généralement par quatre, s'épanouissant de juillet en septembre. — On la recueille au mois de juin, et on l'emploie en infusion, à la dose de 10 à 15 grammes par litre d'eau, dans les affections scrofuleuses et scorbutiques ; dans les fièvres intermittentes et les atonies de l'estomac.

Le Scordium (*Teucrium Scordium, Chamædrys Scordium*), nommé aussi *Germandrée aquatique*, croît dans les prés humides et marécageux, au bord des étangs et des fossés. Ses tiges velues, rameuses, hautes de 1 à 3 décimètres, sont garnies de feuilles sessiles, ovales-oblongues, dentées, molles et vertes sur les deux faces ; ses fleurs rougeâtres, placées au nombre de deux à l'aisselle des feuilles, s'ouvrent de juin en octobre. Lorsqu'on froisse cette plante entre les doigts, elle exhale une odeur alliacée très-prononcée. — On la récolte pendant la floraison, et l'on prescrit l'infusion de ses sommités (trois ou quatre pincées par litre d'eau) pour aiguiser l'appétit, aider la digestion, exciter la sécrétion urinaire et faciliter la menstruation.

Le Marum (*Teucrium Marum*), ou *Germandrée maritime*, est une plante vivace et rameuse du Midi de la France, qui a presque le port du Thym vulgaire ; ses tiges dressées et ligneuses, hautes de 10 à 20 centimètres, sont munies de feuilles très-petites, ovales-pointues, blanches en dessous, et supportent des fleurs purpurines, disposées en épis terminaux. — Le Marum est un stimulant qui agit à la manière de la Sauge et du Romarin. — *Infusion* : 10 à 30 grammes par litre d'eau.

La Scorodone (*Teucrium Scorodonia*), vulgairement *Germandrée sauvage, Sauge des bois*, habite les bois, comme son dernier nom l'indique. Elle présente des tiges dressées, velues, hautes de 3 à 6 décimètres, rameuses en haut ; ses feuilles cordiformes sont opposées alternativement en croix. Ses fleurs d'un blanc jaunâtre, solitaires à l'aisselle des feuilles supérieures réduites à l'état de bractées, sont disposées en grappes terminales, et paraissent de juillet en septembre. — Elle se rapproche du Scordium par ses propriétés. Elle a été employée comme antivénérienne et antihydropique.

L'IVETTE ou CHAMÆPITYS (*Teucrium Chamæpitys*, *Ajuga Chamæpitys*), aussi *Germandrée-Ivette*, est partagée, dès sa base, en rameaux étalés, velus, longs de 10 à 20 centimètres, garnis de feuilles velues, allongées, divisées en trois lobes linéaires; les fleurs sont jaunes, verticillées à l'aisselle des feuilles supérieures, et s'ouvrent en mai-juillet. Cette plante annuelle, qui croît dans les champs sablonneux et arides, est douée d'une odeur forte et résineuse; son action stimulante se porte principalement vers la peau. On l'emploie dans les affections goutteuses et rhumatismales chroniques, en infusion, à la dose de 10 à 15 grammes par litre d'eau.

L'IVETTE MUSQUÉE (*Teucrium Iva*, *Ajuga Iva*), qui est vivace, diffère de la précédente par ses tiges plus dures, ses feuilles ovales, dentées, plus velues, ses fleurs rougeâtres et son odeur plus aromatique, qui se rapproche du musc. — Son infusion théiforme se prescrit comme tonique, antispasmodique, apéritive et céphalique.

L'HYSOPE, ou HYSOPE OFFICINALE (*Hyssopus officinalis*), cultivée dans nos jardins, croît naturellement dans le Midi de l'Europe; c'est une plante vivace de 30 à 40 centimètres, à tiges droites, rameuses, ligneuses en bas; à feuilles longues, étroites, pointues et d'un vert foncé; à fleurs bleues, disposées par groupes à l'aisselle des feuilles supérieures, et formant un épi tourné d'un seul côté (juillet-septembre). — Elle jouit de propriétés toniques, stomachiques, expectorantes, diurétiques et sudorifiques. On recommande l'infusion de ses sommités (10 à 15 grammes par litre d'eau) dans les catarrhes bronchiques et pulmonaires, dans l'asthme muqueux ou pituiteux; on l'emploie avec succès pour combattre l'inappétence, les coliques venteuses, la gastralgie, les pâles couleurs, pour activer la sécrétion urinaire, la menstruation et la transpiration. — A l'extérieur, l'Hysope est résolutive et vulnéraire; elle est excellente, employée en lotions et fomentations (30 grammes par litre d'eau en décoction), pour résoudre les ecchymoses ou meurtrissures, particulièrement celles des paupières, et pour cicatriser les plaies. Cette décoction est usitée contre les tintements d'oreilles; on en fait arriver la vapeur très-chaude dans le tuyau de l'oreille, au moyen d'un entonnoir.

Les MENTHES forment un genre de plantes nombreuses eu variétés, qui, toutes, possèdent les mêmes propriétés à un degré plus ou moins élevé. Elles se distinguent des autres Labiées par la régularité presque complète de leurs fleurs. Les suivantes sont usitées :

La Menthe poivrée (*Mentha piperita*), vulgairement *Menthe anglaise*, originaire d'Angleterre, est aujourd'hui cultivée dans tous les jardins. Sa tige droite, rougeâtre, rameuse, légèrement velue, est munie de feuilles d'un vert foncé, ovales-aiguës, dentées en scie ; ses fleurs purpurines, qui s'ouvrent de juillet en septembre, sont verticillées et disposées en épis à l'extrémité des tiges. — La Menthe poivrée, l'espèce la plus employée, est tonique, stimulante, antispasmodique, apéritive, emménagogue, carminative et vermifuge, suivant les cas. Son infusion, à la dose d'une pincée par litre d'eau, détermine une excitation très-vive sur l'appareil digestif et une action très-énergique sur le système nerveux ; elle est donc le remède des gastralgies ou crampes d'estomac, des flatuosités, des vomissements et des tremblements nerveux, des palpitations, des syncopes, de l'hystérie, de la migraine, du hoquet, de l'hypochondrie ; elle convient aux jeunes filles chlorotiques, dans les cas de menstruation difficile avec coliques et spasmes ; enfin, on la prescrit aux enfants tourmentés par les vers. — L'*Essence de Menthe* sert à préparer les *Pastilles de Menthe*.

La Menthe élégante (*Mentha gentilis*), aussi *Menthe commune*, *Baume des Jardins*, croît sur le bord des fossés. Elle possède une odeur très-pénétrante et agréable, et présente une tige rougeâtre, très-rameuse, garnie de feuilles cordiformes, aux aisselles desquelles s'épanouissent, en juillet et août, des fleurs purpurines.

La Menthe sauvage (*Mentha sylvestris*) est une plante cotonneuse, à feuilles presque blanches et à fleurs d'un rouge clair.

La Menthe aquatique (*Mentha aquatica*) se trouve sur le bord des ruisseaux ; sa tige est velue ; ses feuilles, glabres, arrondies à la base et pointues à l'extrémité ; ses fleurs, d'un pourpre pâle, sont disposées en têtes terminales oblongues.

La Menthe a feuilles rondes (*Mentha rotundifolia*), à feuilles arrondies et crépues, cotonneuses en dessous, à fleurs blanches ou d'un rouge très-clair, croît dans les lieux aquatiques.

La Menthe-Pouliot, ou Pouliot vulgaire (*Mentha Pulegium*), offre une tige presque cylindrique, pubescente, très-rameuse, couchée à sa base, longue de 15 à 35 centimètres, garnie de feuilles petites et ovales, et de fleurs purpurines, verticillées, occupant presque toute la longueur des tiges. Elle croît dans les lieux incultes, sur le bord des marais et des étangs.

La Lavande officinale (*Lavandula vera*), appelée aussi

Lavande femelle, est cultivée dans les jardins, où elle sert souvent à former des bordures. On la reconnaît à ses tiges hautes de 30 à 70 centimètres, ligneuses à la base, rameuses par le haut, à ses feuilles linéaires, à ses fleurs bleues ou violettes, verticillées et disposées en épis grêles et interrompus à la base. — On la recommande en infusion, à la dose de 4 à 8 grammes de ses sommités par litre d'eau, dans les affections nerveuses (vapeurs, spasmes, hystérie), scrofuleuses et chlorotiques, l'aménorrhée, les bronchites chroniques, l'asthme humide, les fleurs blanches entretenues par une faiblesse générale; elle est propre à augmenter l'appétit, à favoriser la sueur et à réveiller les idées paresseuses. — Nous ferons remarquer que la Lavande, comme toutes les Labiées en général, ne doit point s'administrer à l'intérieur dans les cas où il y a chaleur de la peau, sécheresse de la bouche, inflammation de l'estomac, fièvre et congestion du cerveau. — L'*Essence de Lavande*, l'*Huile de Millepertuis* et celle *de Camomille*, mélangées ensemble, forment un excellent liniment, que l'on emploie en frictions dans les rhumatismes, la paralysie et les mouvements convulsifs. — L'*Eau-de-Vie de Lavande*, obtenue en mettant infuser au soleil les fleurs de la plante dans l'eau-de-vie, est d'un grand usage dans les campagnes contre les blessures et les contusions.

La LAVANDE SPIC (*Lavandula Spica*), ou *Lavande mâle*, qui croît en Afrique, en Sicile, en Italie et dans le Midi de la France, et dont on extrait l'*Huile de Spic* ou *d'Aspic*; — la LAVANDE STŒCHAS (*Lavandula Stœchas*), qui est très-commune en Provence et aux îles d'Hyères, — s'emploient dans les mêmes cas et aux mêmes doses que la Lavande officinale.

La MÉLISSE OFFICINALE (*Melissa officinalis*), vulgairement *Citronnelle*, est une plante vivace qui pousse naturellement dans la France méridionale, et que l'on cultive dans la plupart des jardins; elle s'élève à la hauteur de 60 à 80 centimètres; fournit des tiges droites, rameuses et cassantes, supportant des feuilles pétiolées, ovales-pointues, dentelées, d'un vert luisant, et donne, de juin en septembre, des fleurs blanches ou jaunâtres, disposées en verticilles axillaires. — La Mélisse, que l'on récolte en juin au moment de la floraison, jouit d'une immense réputation, méritée, du reste, comme tonique-stimulante et antispasmodique. Elle ranime les fonctions de l'estomac, relève les forces abattues et exerce sur le système nerveux une action très-vive; elle est donc propre à dissiper les vertiges, la migraine, la défaillance, les palpitations, les syncopes, les évanouissements, les spasmes qui dépendent d'une cause nerveuse, et à combattre l'hystérie. On en conseille l'usage aux vieillards dont les facultés intellectuelles s'affaiblissent. Elle s'emploie, en infusion théiforme, à la dose de 5 à 10 grammes par littre d'eau. — Tout le monde sait qu'elle est la base de l'*Eau des Carmes*.

La MÉLISSE BATARDE (*Melitis Melissophyllum*), *Mélite* ou *Mélisse des Bois*, possède les propriétés de la précédente, mais à un degré plus faible.

Le CALAMENT (*Calamintha officinalis*, *Melissa Calamintha*), appelé aussi *Mélisse Calament* ou *Calament de Montagne*, croît sur les collines, dans les bois élevés et au bord des champs. Ses tiges redressées, hautes de 25 à 50 centimètres, pubescentes, comme le reste de la plante, sont garnies de feuilles ovales, dentées ; ses fleurs purpurines sont portées sur des pédoncules axillaires, qui se divisent en plusieurs autres ombellés. — Il est usité, comme sudorifique et stomachique, en infusion, à la dose d'une pincée par litre d'eau.

Le THYM VULGAIRE (*Thymus vulgaris*), cultivé dans nos jardins, est très-commun sur les collines sèches et rocailleuses du Midi de la France : c'est une petite plante ligneuse de 15 à 25 centimètres de hauteur, à tiges dressées et rameuses, à feuilles presque linéaires, roulées sur les bords, à fleurs roses ou purpurines, disposées en épis terminaux. — Par son action tonique et excitante, il est bien indiqué pour réveiller les forces digestives, ranimer les organes affaiblis et accélérer la circulation ; on l'emploie alors en infusion, à la dose de 5 à 15 grammes par litre d'eau. On se sert du Thym pour composer des lotions, des fumigations et des bains aromatiques. Ces remèdes extérieurs produisent d'excellents effets sur les enfants débiles et amaigris, auxquels ils rendent souvent, en peu de temps, leur première vigueur. — On combat le lumbago au moyen de fumigations de Thym, dirigées sur la partie douloureuse pendant une demi-heure.

Le THYM SERPOLET, ou SERPOLET (*Thymus Serpyllum*), croît sur les pelouses sèches, le long des chemins et sur les coteaux exposés au soleil. Il diffère du précédent, dont il partage les propriétés, par ses tiges couchées à la base, divisées en rameaux qui se relèvent, à la partie supérieure, à la hauteur de 6 à 10 centimètres, et par ses feuilles ovales ; ses fleurs purpurines sont disposées en épis ou en têtes à l'extrémité des rameaux. Le Serpolet est usité en infusion (sommités fleuries, 5 à 15 grammes par litre d'eau) contre la débilité gastrique et intestinale, dans les bronchites chroniques, les fleurs blanches, la suppression des règles par atonie; il est employé aussi comme sudorifique, diurétique et antispasmodique. — Mêlé à l'Hysope et infusé dans du lait bouillant, il donne un excellent remède contre les rhumes négligés et les toux anciennes.

La Bétoine officinale (*Betonica officinalis*) croît dans les bois, où ses fleurs se montrent tout l'été : c'est une plante vivace de 30 à 60 centimètres, à tige simple, munie de feuilles longuement pétiolées, oblongues, crénelées sur les bords et rudes au toucher, terminée par un épi de fleurs purpurines. — On doit la récolter avant la floraison, qui a lieu de juin en septembre. On a employé ses feuilles en infusion, à la dose de 10 à 20 grammes par litre d'eau, contre les vertiges, les tremblements, les douleurs nerveuses, la jaunisse, la goutte et la faiblesse générale. Contre les catarrhes pulmonaires chroniques, on recommande les fumigations humides de Bétoine, reçues, deux fois par jour, dans les voies aériennes. — On fume la Bétoine comme le tabac, et l'on prise la poudre de ses feuilles et de ses fleurs, pour combattre les maux de tête nerveux.

Le Lamier blanc ou Ortie blanche (*Lamium album*), vulgairement *Ortie morte*, croît dans les haies et dans tous les lieux incultes et humides. Elle se distingue de l'Ortie commune, qui appartient à une autre famille, par sa tige carrée, haute de 20 à 30 centimètres, ses fleurs blanches et ses feuilles qui ne sont pas piquantes. Elle a été préconisée, comme tonique et astringente, en infusion, à la dose de deux ou trois pincées de fleurs ou à une dose double des sommités fleuries par demi-litre d'eau, contre les hémorrhagies, les fleurs blanches et les affections scrofuleuses.

Le Lamier pourpre ou Ortie rouge (*Lamium purpureum*) a les mêmes propriétés.

Le Marrube blanc ou commun (*Marrubium vulgare*) croît dans les lieux incultes et sur le bord des chemins; il est haut de 30 à 35 centimètres, cotonneux, blanchâtre, aromatique, d'une saveur âcre et amère; ses feuilles sont arrondies, ridées, crénelées et velues; ses fleurs sont blanches, petites et ramassées en groupes axillaires. — Le Marrube est tonique, expectorant, sudorifique et emménagogue. On l'emploie en infusion (15 à 30 grammes par litre d'eau) dans les faiblesses générales, les paresses d'estomac, les catarrhes bronchiques et pulmonaires, l'asthme humide, les toux rebelles qui suivent la rougeole des enfants, les affections rhumatismales, la suppression des règles, la leucorrhée, les scrofules, la chlorose, la jaunisse, les dyssenteries chroniques et les fièvres intermittentes et marécageuses. — A l'extérieur, la décoction de Marrube (30 à 60 grammes par litre d'eau) peut être employée, comme antiseptique et détersive, contre les ulcères anciens et la gangrène. — *Vin de Marrube* : 40 grammes de Marrube, infusés à froid, pendant quelques jours, dans un litre de vin blanc. A prendre par demi-verres, le matin à jeun, pour donner de l'appétit, fortifier l'estomac et guérir les pâles couleurs.

La BALLOTE NOIRE OU FÉTIDE (*Ballota nigra*), aussi *Marrube noir* ou *fétide*, croît dans les décombres, le long des haies et des chemins : c'est une plante vivace d'environ 50 centimètres de hauteur, à tiges dressées, rameuses, munies de feuilles ovales, ridées, crénelées, d'un vert sombre. Ses fleurs purpurines sont en verticilles axillaires et opposés. Toute la plante exhale une odeur fétide lorsqu'on la froisse entre les doigts. — On l'a recommandée contre l'hystérie et les diverses affections nerveuses ; et l'on a conseillé, contre la goutte et le rhumatisme, de boire trois à quatre verres par jour d'une infusion préparée avec trois litres d'eau, une poignée de Ballote, associée à une égale quantité de Marrube blanc et de Bétoine.

L'AGRIPAUME OU CARDIAQUE (*Leonurus Cardiáca*) offre des tiges hautes de 6 à 8 décimètres, striées, presque glabres et carrées, garnies de feuilles palmées, larges, divisées en trois ou cinq lobes incisés et dentés, très-marqués à la partie inférieure. Ses fleurs roses, ponctuées de pourpre, sont disposées en verticilles axillaires à la partie supérieure des tiges. On trouve cette plante dans les haies, les lieux incultes et au bord des chemins. — Nous pensons que la Cardiaque a les propriétés excitantes des autres Labiées. On dit qu'elle est propre à calmer les palpitations du cœur, à fortifier l'estomac et à combattre l'hystérie, l'aménorrhée et l'asthme humide. — *Infusion* : une petite poignée, ou 30 à 50 grammes par litre d'eau.

L'ÉPIAIRE OU STACHYS DES BOIS (*Stachys sylvatica*), vulgairement, *Ortie puante*, croît dans les bois touffus. Tige de 50 centimètres à 1 mètre, simple et poilue ; feuilles ovales-pointues, cordées à la base, dentées, ridées et velues ; fleurs purpurines, rapprochées en épi terminal ; odeur désagréable. — Considérée comme antispasmodique et comme propre à exciter les règles et la sécrétion urinaire. Associée au Lierre terrestre dans l'asthme humide et dans les catarrhes pulmonaires chroniques.

L'ÉPIAIRE OU STACHYS DES MARAIS (*Stachys palustris*), aussi,

Ortie rouge ou *morte*, pousse au bord des eaux. Tige de près d'un mètre, rude sur les angles, hérissée de poils raides ; feuilles oblongues-lancéolées et dentées ; fleurs purpurines ou roses, quelquefois d'un jaune blanchâtre, rapprochées en épi terminal. — Considérée comme fébrifuge.

L'Épiaire ou Stachys sidérite (*Stachys sideritis, S. recta*), vulgairement *Crapaudine*, croît dans les pelouses sèches. Ses feuilles inférieures sont velues, ses fleurs sont tachetées de noir sur un fond blanc. — Excitante, astringente et vulnéraire.

Le Clinopode vulgaire (*Clinopodium vulgare*), ou *Pied-de-Lit*, que l'on trouve dans les bois secs, produit des fleurs rouges ou blanches, verticillées et entourées d'une sorte de collerette rameuse. — Tonique.

La Brunelle commune (*Brunella vulgaris*), ou *Bonnette*, est assez commune dans les prés, dans les bois et sur les bords des chemins. Sa tige, longue de 1 à 4 décimètres, simple, couchée, puis dressée, pubescente, supporte des feuilles pétiolées, ovales, velues en dessous et rougeâtres, et se termine par des épis de fleurs bleuâtres ou purpurines, verticillées, qui s'épanouissent en juillet et août. — La Brunelle est astringente et vulnéraire ; sa décoction (30 à 60 grammes par litre d'eau) peut être employée en gargarismes dans les angines ou maux de gorge. On l'a considérée comme puissante dans les hémorrhagies internes, le scorbut et les fièvres hectiques, comme propre à guérir les hémorrhoïdes ; mais nous ne sommes point fixé sur ses propriétés. Les gens de la campagne l'appliquent, après l'avoir pilée, sur les blessures, afin d'arrêter le sang et de réunir les lèvres de la plaie.

Le Lierre terrestre ou Glécome (*Glechoma hederacea*), appelé aussi *Rondotte*, *Herbe de Saint-Jean*, qui croît dans les fossés humides, dans les haies, dans les bois et le long des murs, est une plante vivace à tiges couchées, radicantes, grêles, velues, dressées à leur partie supérieure, munies de feuilles cordiformes ou réniformes arrondies, longuement pétiolées, très-distancées et crénelées, à l'aisselle desquelles sont disposées, au nombre de deux ou trois, des fleurs bleuâtres ou roses, quelquefois blanchâtres. — Le Lierre terrestre se récolte au mois de juin, lorsqu'il est à peine fleuri. C'est un tonique-stimulant, dont l'action se porte particulièrement sur les organes respiratoires ; on l'emploie donc en infusion (10 à 20 grammes par litre d'eau bouillante), simple ou additionnée de lait bien chaud et bien sucré, dans les affections des bronches et de la poitrine, telles que la toux, les vieux rhumes, les catarrhes et l'asthme humide.

La Sarriette des Jardins (*Satureia hortensis*), plante annuelle du Midi, cultivée dans les jardins du Centre et du Nord de la France, a une tige droite, rougeâtre, pourvue de poils rudes, haute de 20 à 30 centimètres, rameuse au sommet surtout, garnie de feuilles linéaires-lancéolées; les fleurs purpurines sont disposées, au nombre de deux ou trois, à l'extrémité de pédoncules axillaires, et s'épanouissent en juillet et août. — La Sarriette, plus employée dans l'art culinaire qu'en médecine, est très-aromatique; elle se rapproche du Thym et du Serpolet par ses propriétés stimulantes. On la dit antispasmodique, expectorante et vermifuge; elle s'administre en infusion, à la dose de 5 à 10 grammes par litre d'eau.

La Sarriette des Montagnes (*Satureia montana*) a des feuilles obovales-allongées et des fleurs blanches; elle peut remplacer la précédente.

La Cataire commune (*Nepeta Cataria*), vulgairement *Herbe-aux-Chats*, s'élève à la hauteur de 60 centimètres environ. Sa tige dressée, pubescente, est garnie de feuilles pétiolées, ovales-cordiformes, crénelées, rugueuses, vertes en dessus, blanches en dessous; ses fleurs, blanches ou purpurines, sont réunies en verticilles rapprochés en épis terminaux. La Cataire croît le long des haies, dans les buissons et sur le bord des chemins. — Elle possède une saveur âcre et amère et une odeur aromatique qui attire les chats; elle est stomachique, excitante, carminative et emménagogue. On l'emploie en infusion (15 à 30 grammes par litre d'eau) pour rappeler les époques supprimées ou pour régulariser les fonctions mensuelles, et pour combattre l'hystérie, les vapeurs, la chlorose, auxquelles l'aménorrhée est souvent liée; la gastralgie et les flatuosités.

L'Origan vulgaire (*Origanum vulgare*) est très-commun dans les bois secs et montueux de la France méridionale. Voici sa physionomie: — Tige droite, rougeâtre, pubescente, rameuse supérieurement, haute de 25 à 50 centimètres, garnie de feuilles ovales, velues en dessous; fleurs purpurines, quelquefois blanches, petites, disposées le long et au sommet des tiges en épis courts, dont l'ensemble forme une sorte de corymbe. — Cette plante aromatique est stimulante, stomachique, expectorante et emménagogue, selon les cas où on la prescrit; elle trouve, par conséquent, son emploi dans la débilité de l'estomac, les affections catarrhales, l'asthme, la toux, la chlorose, l'aménorrhée : — *Infusion* (sommités fleuries), une pincée pour un demi-litre d'eau. — Les habitants de la campagne combattent le rhumatisme chronique, le torticolis, en appliquant chaudement, sur les parties atteintes, de l'Origan nouvellement cueilli, haché menu, échauffé en le remuant à sec dans une poêle sur le feu.

La Marjolaine vulgaire (*Origanum Majorana*) est une plante vivace de 25 à 30 centimètres de hauteur, à tiges grêles, ligneuses, velues et rameuses, garnies de feuilles elliptiques-obtuses, blanchâtres, portant à la partie supérieure, aux aisselles des feuilles, des épis courts et arrondis, réunis trois à trois, lesquels forment corymbe dans leur ensemble. — Fortement aromatique et excitante; employée dans les affections nerveuses et cérébrales, et dans les cas indiqués pour l'Origan. Sa poudre est un puissant sternutatoire, propre à dégager le cerveau.

Le Dictame de Crète (*Origanum Dictamnus*), très-célébré par les anciens pour la guérison des blessures, puisque Virgile raconte, dans l'Énéide, que Vénus en cueillit sur le mont Ida pour panser les blessures de son fils, croît principalement dans l'île de Crète ou de Candie. Plante vivace de 30 centimètres environ, à tiges diffuses, rougeâtres et cotonneuses, garnies de feuilles arrondies, pétiolées en bas, sessiles en haut; à fleurs purpurines, disposées en épis terminaux et accompagnées de bractées rouges. — Les feuilles du Dictame sont usitées en infusion, à la dose d'une ou deux pincées par demi-litre d'eau, pour aider les digestions, stimuler le système circulatoire, provoquer les règles, etc.

Les Basilics, dont les plus communs sont : le Grand Basilic (*Ocymum Basilicum*) et le Petit Basilic (*O. minimum*), sont excitants et employés contre la migraine et les névroses.

Le Patchouly (*Pogostemon Patchouly*), — ainsi appelé du nom corrompu de *patchey elley* ou feuilles de patchey, — est une plante de l'Inde, à odeur aromatique très-forte. Il est usité en parfumerie et employé pour préserver les étoffes et les fourrures de l'attaque des teignes.

VERBÉNACÉES.

La *Verveine*, en latin, *Verbena*, a donné son nom à cette famille, qui présente de grands rapports avec celle des Labiées, et qui se compose d'herbes et d'arbrisseaux à feuilles opposées ou verticillées. Leurs fleurs sont disposées en épis on en grappes terminales ; le calice est monosépale, tubuleux, persistant ; la corolle est monopétale, tubuleuse, irrégulière, souvent bilabiée. Les étamines sont insérées au tube de la corolle, au nombre de quatre ordinairement et didynames, quelquefois réduites à deux. L'ovaire est libre, à deux ou quatre loges ; le style se termine par un stigmate simple ou bifide. Le fruit est une baie ou une drupe à deux ou quatre loges monospermes.

La Verveine officinale (*Verbena officinalis*), appelée aussi *Herbe sacrée*, croît dans les lieux incultes, sur le bord des chemins, où elle fleurit de juin en octobre. C'est une plante herbacée de 35 à 80 centimètres, à tiges effilées, carrées, un peu rameuses, garnies de feuilles ovales-oblongues, incisées profondément ; à fleurs d'un violet pâle, petites, disposées en longs épis à la partie supérieure des tiges et des rameaux. — La Verveine a joué un grand rôle chez les anciens, qui lui attribuaient des propriétés merveilleuses, et qui l'employaient dans leurs pratiques religieuses ou superstitieuses. Elle n'est plus guère usitée aujourd'hui que sous forme de cataplasme contre les douleurs rhumatismales, le lumbago et les points de côté ; à cet effet, on la fait cuire dans du vinaigre, et l'on applique le cataplasme sur les régions douloureuses. La Verveine fraîche, pilée et appliquée sur les épanchements sanguins qui procèdent d'une contusion, les résout promptement. — Cette plante est, croyons-nous, tonique et excitante.

L'Agnus castus ou Gattilier commun (*Vitex Agnus-castus*) est un arbrisseau de l'Italie et du Levant, où il croît dans les lieux humides, et que l'on peut cultiver dans nos jardins. Il pousse des branches très-droites, flexibles et carrées ; des feuilles opposées, digitées, ressemblant à celles du chanvre ; des fleurs violettes, verticillées, en épis terminaux. Ses fruits sont de petites baies sèches, rondes et grosses comme le poivre, dont elles ont un peu la saveur et la couleur brune-noirâtre, lorsqu'elles sont mûres.— Les feuilles et les fruits de cette plante, qui ont une odeur très-aromatique, sont nécessairement stimulants : aussi pensons-nous, — en dépit des anciens qui l'employaient comme antiaphrodisiaque, et qui, pour cette raison, lui avaient donné le nom grec d'*agnos*, chaste, auquel on a joint depuis le mot latin *castus*, ayant la même signification, pour faire celui d'*agnus castus*, — que ce végétal a les propriétés des Labiées aromatiques.

SCROFULARIÉES.

Famille à laquelle appartient le genre *Scrofulaire* qui lui a donné son nom. — Herbes ou arbrisseaux à feuilles opposées, quelquefois alternes, à fleurs disposées en épis ou en grappes terminales; calice monosépale, persistant, à quatre ou cinq divisions inégales; corolle monopétale, irrégulière, bilabiée ou personnée; étamines au nombre de deux, ou quatre didynames; ovaire biloculaire, appliqué sur un disque hypogyne; style simple, terminé par un stigmate bilobé; capsule biloculaire.

Usages. — Les Scrofulariées fournissent à la médecine plusieurs médicaments de propriétés très-différentes : les uns sédatifs, les autres stimulants, ceux-ci émollients, ceux-là purgatifs. Nous allons les examiner tour-à-tour.

La Scrofulaire noueuse (*Scrophularia nodosa*), ou *Grande Scrofulaire*, croît dans les lieux frais, les bois humides, les fossés, et sur le bord des rivières. Elle offre une racine noueuse, une tige quadrangulaire, rameuse, d'un rouge brun, haute de 60 à 90 centimètres, garnie de feuilles opposées, ovales-lancéolées, dentées en scie; ses fleurs, d'un pourpre noirâtre, s'épanouissent en juin-août et forment, au sommet des tiges, des grappes paniculées. — Cette plante, qui est tonique, résolutive et sudorifique, est employée contre les scrofules et les écrouelles; on l'a même préconisée contre la rage. Ses feuilles, que l'on récolte un peu avant la floraison, et ses racines, que l'on arrache au printemps ou à l'automne pour les faire sécher, servent, à la dose de 15 à 30 grammes par litre d'eau, à préparer des tisanes, que l'on obtient par l'infusion des premières et par la décoction des secondes, et qui sont usitées dans les cas précités. On applique les feuilles écrasées en cataplasmes sur les tumeurs scrofuleuses.

La Scrofulaire aquatique (*Scrophularia aquatica*), aussi *Bétoine aquatique*, qui habite les fossés aquatiques, a des tiges de 5 à 10 décimètres, des feuilles crénelées, un peu plus grandes que celles de l'espèce précédente, et des fleurs d'un pourpre noirâtre. Elle a une saveur assez amère et une odeur fétide, comme la Scrofulaire noueuse, dont elle partage les propriétés, mais à un degré plus actif. On dit qu'elle est vulnéraire et, partant, propre à cicatriser les plaies.

Le Muflier des Jardins (*Antirrhinum majus*), vulgairement *Gueule-de-Lion*, *Mufle-de-Veau*, est une plante vivace, à tiges cylindriques, hautes de 4 à 8 décimètres, à feuilles opposées, lancéolées, d'un vert foncé, à fleurs purpurines, quelquefois blanches, disposées en grappes terminales. Le Muflier est cultivé dans les jardins pour la beauté de ses fleurs, mais il croît naturellement sur les vieux murs et dans les terrains pierreux. — Il est stimulant et vulnéraire; on l'a indiqué, employé à l'état frais, en cataplasme, comme propre à résoudre les tumeurs indolentes.

La LINAIRE COMMUNE (*Linaria vulgaris*), appelée aussi *Lin sauvage*, habite les lieux incultes, les décombres et les terrains secs. Plante haute de 30 à 50 centimètres, à feuilles linéaires, sessiles, d'un vert glauque; à fleurs jaunes, en épis terminaux. — Employée pour résoudre les tumeurs hémorrhoïdales, en cataplasmes qui se font avec les feuilles bouillies dans de l'eau ou du lait; en onguent qu'on obtient en faisant cuire la Linaire dans du saindoux, et ajoutant un jaune d'œuf quand on veut s'en servir; ou en fomentations avec la décoction des feuilles (30 à 60 grammes par litre d'eau). — Elle doit participer des propriétés de la Scrofulaire.

La VELVOTE (*Linaria spuria*), ou *Linaire auriculée*, *bâtarde*, est très-commune dans les champs. Tiges nombreuses de 20 à 50 centimètres, couchées, rameuses, poilues; feuilles pétiolées, oblongues, alternes et velues; fleurs jaunes et noirâtres, à corolle éperonnée comme celle de la Linaire. — Saveur amère; propriétés purgatives.

La GRATIOLE OFFICINALE (*Gratiola officinalis*), vulgairement *Herbe à pauvre homme*, croît dans les endroits humides, et atteint une hauteur de 2 à 5 décimètres. C'est une plante vivace, à tiges simples, noueuses, rondes, pourvues de feuilles opposées, sessiles, glabres, lancéolées, dentées; à fleurs solitaires et axillaires, pédonculées, d'un blanc jaunâtre ou rosé. — La Gratiole possède une saveur amère et nauséabonde; c'est un purgatif énergique qui a été vanté contre la goutte, le rhumatisme et l'hydropisie, mais qu'il faut employer avec une extrême prudence : en faisant infuser 8 à 16 grammes de feuilles ou de sommités sèches dans un quart de litre d'eau ou de petit-lait, on obtient une dose purgative que l'on prend en deux fois, à une heure d'intervalle, ou que l'on administre en lavement. — La racine est vomitive. — Donnée à petite dose, la Gratiole est utile dans les affections dartreuses et syphilitiques, les ulcères vénériens, les caries des os et les douleurs ostéocopes.

La DIGITALE POURPRÉE (*Digitalis purpurea*), ou *Gant de Notre-Dame*, est très-commune en France, dans les bois montueux, où elle fleurit au milieu de l'été ; on la cultive dans les parterres pour la beauté de sa fleur. Sa tige est simple, droite, anguleuse, velue, haute de 5 à 9 décimètres, munie de feuilles alternes, oblongues-aiguës, et terminée par un épi de fleurs purpurines, marquées à l'intérieur de taches blanches, penchées d'un même côté, et dont la corolle a la forme d'un doigt de gant. — Administrée à haute dose, la Digitale est purgative et émétique, et peut déterminer la mort ; à faible dose, elle ralentit les mouvements du cœur et favorise la sécrétion urinaire. Comme sédative, elle convient dans les hypertrophies du cœur, les palpitations nerveuses ou dépendantes d'une lésion de cet organe. Comme diurétique, elle est conseillée dans l'anasarque, les hydropisies passives ou actives. On s'en sert aussi dans la folie, l'épilepsie, le rhumatisme, etc. Les feuilles de Digitale s'administrent en poudre, comme sédatives, à la dose de 5 à 50 centigrammes ; — en infusion, comme diurétiques, à celle de 50 centigrammes à 1 gramme par litre d'eau ; — en teinture alcoolique, à la dose de 10 à 40 gouttes dans une potion.

Le BOUILLON BLANC ou MOLÈNE BOUILLON BLANC (*Verbascum Thapsus*), vulgairement *Molène*, *Herbe de Saint-Fiacre*, croît sur les bords des chemins et dans les terrains secs et sablonneux. C'est une plante bisannuelle, à tige simple, cylindrique, cotonneuse, haute d'un mètre et plus ; à feuilles décurrentes, lancéolées, molles, douces au toucher, blanchâtres, tomenteuses ; à fleurs jaunes, fasciculées par deux ou trois, et disposées en un long épi terminal. — Les fleurs de la Molène doivent être récoltées aussitôt leur épanouissement et séchées promptement: elles sont pectorales et adoucissantes, et leur infusion, qu'il faut passer à travers un linge avant de la prendre (10 à 20 grammes par litre d'eau, ou une pincée pour deux ou trois tasses d'eau bouillante), est employée dans les catarrhes pulmonaires, la toux, les irritations de poitrine, le crachement de sang, les inflammations des organes digestifs et des voies urinaires. — La décoction des feuilles (30 à 60 grammes par litre d'eau) est administrée en lavement pour calmer les épreintes dans la dyssenterie et la diarrhée, et usitée en fomentations sur les brûlures et contre les démangeaisons qui accompagnent souvent les affections dartreuses. — On fait avec ses feuilles bouillies dans du lait des cataplasmes émollients et adoucissants, qu'on applique sur les furoncles, les panaris et les hémorrhoïdes douloureuses : dans ce dernier cas, on ajoute au Bouillon blanc quelques feuilles de Jusquiame.

L'Euphraise officinale (*Euphrasia officinalis*) est une petite plante de 10 à 30 centimètres de hauteur, que l'on trouve dans les taillis et sur les pelouses sèches ; sa tige un peu ligneuse, rameuse, est garnie de feuilles ovales, sessiles, dentées ; ses fleurs sont petites, blanches, tachetées de jaune et de violet clair, axillaires et rapprochées en épis à la partie supérieure des tiges et des rameaux. — Elle a une odeur légèrement aromatique et une saveur amère un peu astringente. Ses propriétés sont mal déterminées. Disons cependant que l'Euphraise a été vantée en infusion dans la jaunisse, les vertiges, la migraine, et qu'elle est encore usitée aujourd'hui contre les maladies des yeux (affaiblissement de la vue, larmoiement, ophthalmie), en collyre préparé avec l'eau distillée de la plante, et conjointement en tisane (5 à 10 grammes dans une infusion de Verveine).

Les Véroniques sont des plantes herbacées dont les feuilles sont ordinairement opposées, et les fleurs, disposées en grappes ou en épis ; quelquefois les feuilles sont alternes, et les fleurs axillaires et solitaires. Ce genre renferme un grand nombre d'espèces, parmi lesquelles nous citerons les suivantes :

La Véronique officinale (*Veronica officinalis*), appelée aussi *Véronique mâle*, *Thé d'Europe*, est très-commune en France dans les bois et dans les prés. Plante herbacée, à tiges couchées à la base, redressées supérieurement, longues de 15 à 25 centimètres ; feuilles opposées, ovales, dentées et velues, ainsi que toute la plante ; fleurs d'un bleu tendre, presque sessiles et disposées en grappes (mai-juillet). — Elle possède une saveur amère et aromatique qui la rend légèrement tonique et excitante. On l'administre en infusion (15 à 20 grammes par litre d'eau) dans les catarrhes pulmonaires chroniques, la toux ; on l'a vantée contre les maladies de la peau, les affections scrofuleuses et scorbutiques, les dyspepsies, le crachement et le pissement de sang (hémoptysie et hématurie). — Se récolte pendant ou après la floraison.

Le Beccabunga (*Veronica Beccabunga*), ou *Véronique aquatique*, croît dans les lieux aquatiques ; ses tiges, longues de 2 à 5 décimètres, couchées et rampantes, puis ascendantes, sont molles et rougeâtres ; ses feuilles, elliptiques, épaisses, glabres et dentées ; ses fleurs, d'un bleu pâle, pédicellées, sont disposées en grappes à l'extrémité des rameaux axillaires et s'épanouissent de mai en septembre. — Le Beccabunga possède une saveur âcre, amère et piquante. On l'emploie à l'état frais ordinairement, comme antiscorbutique, dépuratif et diurétique, dans le scorbut, les scrofules, les maladies de la peau, les hydropisies, ainsi que dans la dyspepsie (mauvaises digestions). On prescrit, dans les affections précédentes, le suc exprimé de la plante pilée, à la dose de trois à cinq cuillerées, pris seul ou mêlé au suc de Cresson. — Lorsqu'on veut faire sécher le Beccabunga pour le conserver, on doit le cueillir pendant la floraison.

SOLANÉES.

Cette famille, qui tire son nom du genre *Morelle*, en latin, *Solanum*, comprend des plantes herbacées et des arbrisseaux, à feuilles alternes, simples ou découpées, quelquefois géminées à la partie supérieure des tiges. Leurs fleurs, souvent très-grandes, sont généralement disposées en épis ou en cymes; elles ont un calice monosépale et persistant, à cinq divisions peu profondes; une corolle monopétale, dont le limbe présente cinq divisions, régulière ordinairement, rotacée, campaniforme ou infundibuliforme; cinq étamines libres; un ovaire à deux loges pluriovulées, rarement à un plus grand nombre; un style simple, terminé par un stigmate bilobé. Le fruit est une capsule ou une baie à deux, trois ou quatre loges polyspermes; les graines sont réniformes et à surface chagrinée.

Usages. — Les Solanées renferment un grand nombre d'espèces généralement dangereuses, qui présentent une propriété narcotique très-intense (Tabac, Belladone, Stramoine, etc.); il en est quelques autres qui sont employées comme alimentaires (Pomme de Terre, Aubergine, Tomate, Piment).

Le Tabac ordinaire (*Nicotiana Tabacum*), aussi *Nicotiane*, *Herbe à la Reine*, originaire de l'Amérique, a été importé en Europe, en 1560, par Jean Nicot, auquel il doit son nom de *Nicotiane*. C'est une plante de 1 mètre 30 à 1 mètre 60, glutineuse et couverte, dans toutes ses parties, d'un duvet très-court; à tiges dressées et rameuses, chargées de feuilles alternes, très-amples, demi-embrassantes et d'un vert pâle, terminées par une belle panicule de fleurs jaunâtres-purpurines. — Le *Tabac à fumer* et le *Tabac à priser* sont préparés avec les feuilles du Tabac, qui, en dépit des persécutions dont il a été l'objet lors de son introduction en Europe, et malgré les impôts dont les gouvernements l'ont frappé, est devenu d'un usage universel. — Cette plante, dont la médecine emploie quelquefois la décoction en lavements dans les cas d'asphyxie, de hernie étranglée, et en lotions contre la gale et la teigne, est très-vénéneuse ; il convient donc d'en laisser l'application aux médecins, qui, seuls, peuvent juger de l'opportunité de son administration. — Le Tabac renferme un principe très-délétère, la *Nicotine*, qui, introduite dans la circulation, détermine tous les symptômes de l'empoisonnement, et peut causer la mort très-promptement. La première indication à remplir dans les cas d'empoisonnement par les narcotiques, c'est, en attendant l'arrivée du médecin, d'expulser le poison, s'il est encore dans l'estomac, au moyen de l'émétique.

Le Tabac rustique (*Nicotiana rustica*) a toutes les propriétés du précédent.

La Stramoine (*Datura Stramonium*), vulgairement *Pomme épineuse*, *Pomme du Diable*, *Stramonium*, *Herbe aux Sorciers*, *Endormie*, croît autour des habitations et dans les lieux incultes. Sa tige, grosse comme le doigt, verte, ronde, creuse, très-rameuse, haute d'environ un mètre, supporte des feuilles pétiolées, grandes, anguleuses, sinuées, à dents aiguës, molles, vertes et répandant une odeur nauséabonde et vireuse. Ses fleurs, blanches ou violettes, très-grandes, ont une corolle infundibuliforme. Ses fruits capsulaires, de la grosseur d'un moyen œuf de poule, sont hérissés de piquants. — La Stramoine est fortement narcotique et extrêmement vénéneuse ; son administration, à dose toxique, est caractérisée par les vertiges, la stupeur, le trouble de la vue, la *dilatation énorme des pupilles*, une extrême agitation, le délire, le refroidissement, et enfin la mort. — La médecine emploie les feuilles de cette plante en poudre, en extrait, en teinture, contre les affections cérébrales et convulsives, telles que la folie, l'épilepsie, la chorée, contre les névralgies, les rhumatismes chroniques ; en cigarettes, contre l'asthme, la toux, et en collyre, contre les ophthalmies. — La Stramoine entre dans la composition du *Baume tranquille*, qui est usité en frictions dans les rhumatismes douloureux.

On cultive dans les jardins un grand nombre d'espèces de *Datura*, qu'il faut bien se garder d'introduire dans les appartements.

La Jusquiame noire (*Hyoscyamus niger*), appelée aussi *Hanebane*, est très-commune dans les lieux incultes et sur les bords des chemins. Elle offre une tige de 50 à 60 centimètres, ronde dure, rameuse, couverte de longs poils glanduleux ; des feuilles grandes, ovales-lancéolées, découpées, velues et visqueuses ; des fleurs jaunâtres, purpurines au centre, disposées en grappes unilatérales et roulées en crosse au sommet. Toute la plante répand une odeur forte, vireuse et désagréable; elle contient un suc visqueux, très-vénéneux, dont l'action toxique est analogue à celle du Stramonium. Les médecins emploient la Jusquiame dans les affections nerveuses principalement; ses feuilles entrent dans la confection de l'*Onguent populéum*, sédatif des hémorrhoïdes, et dans celle du *Baume tranquille*.

La Jusquiame blanche (*Hyoscyamus albus*), moins élevée que la précédente, en diffère encore par ses feuilles plus arrondies, obtuses, plus velues, et par ses fleurs d'un blanc jaunâtre, plus petites. Elle a les propriétés narcotiques de la Jusquiame noire.

La Belladone commune ou officinale (*Atropa Belladona*), vulgairement *Belle-Dame*, est une plante que l'on trouve sur les bords des bois montueux, dans les taillis, le long des vieux murs et au milieu des décombres. Sa tige, haute de 70 centimètres à 1 mètre 30, est dressée, rameuse, ronde, un peu velue et d'un vert rougeâtre; ses larges feuilles, vertes et molles, sont terminées en pointe à leurs deux extrémités; ses fleurs, solitaires ou géminées à l'aisselle des feuilles, pédonculées, ont une corolle d'un pourpre violacé, en forme de cloche allongée; ses baies charnues, d'abord vertes, puis rougeâtres, presque noires à maturité, ont le volume d'une cerise; elles sont très-vénéneuses et ont été souvent funestes aux enfants, qu'elles trompent par leur forme et par leur saveur un peu sucrée. Toute la plante, qui est douée d'une odeur vireuse, est très-narcotique; elle agit spécialement sur la pupille, qu'elle dilate et paralyse pendant la durée de son action. C'est particulièrement contre les névralgies, la toux nerveuse, l'asthme, l'épilepsie, la scarlatine, les ophthalmies, que la médecine prescrit, à petites doses, cet agent redoutable. Cette plante entre dans la composition de l'*Onguent populéum* et du *Baume tranquille*.

La Morelle noire ou officinale (*Solanum nigrum*) croît dans les lieux cultivés, au pied des vieux murs et le long des chemins et des haies, où elle fleurit tout l'été. C'est une plante annuelle de 2 à 3 décimètres, dont la tige, rameuse et glabre, porte des feuilles pétiolées, ovales-pointues, molles et d'un vert foncé. Ses petites fleurs blanches sont disposées, au nombre de cinq ou six, en petites ombelles pendantes et pédonculées, dans l'aisselle des feuilles; il leur succède des baies globuleuses, d'abord vertes, puis noires, du volume d'une groseille. — La

Morelle est moins vénéneuse que les espèces précédentes ; elle n'est guère employée qu'à l'extérieur, en décoction (30 à 100 grammes par litre d'eau) pour lotions, injections, fomentations, cataplasmes, dans le traitement des dartres vives et rongeantes, des cancers de matrice, des ulcères douloureux, des tumeurs inflammatoires, des clous, des phlegmons, des panaris, des brûlures, des hémorrhoïdes, etc.

La Morelle Faux-Piment (*Solanum Pseudo-Capsicum*), ou *Pommier d'Amour*, est un arbrisseau de l'île de Madère, que l'on cultive dans l'orangerie, comme plante d'ornement, et qu'on reconnaît à ses feuilles lancéolées, rétrécies en pétiole à la base ; à ses petites fleurs blanches, pédonculées, solitaires ou disposées plusieurs ensemble le long des jeunes rameaux ; à ses baies rondes, d'un rouge vif et de la grosseur d'une petite cerise. — Le Pommier d'Amour passe pour être très-vénéneux.

La Morelle Douce-Amère (*Solanum Dulcamara*), vulgairement *Douce-Amère*, *Vigne de Judée*, *Morelle grimpante*, est une plante ligneuse et grimpante, qui pousse communément dans les haies, les bois humides et au bord des eaux ; sa tige sarmenteuse, longue de 1 à 2 mètres, ne se soutient qu'en s'appuyant sur les végétaux voisins ; ses feuilles sont alternes, pétiolées, ovales-lancéolées, souvent à trois segments à la partie supérieure des tiges ; ses fleurs sont violettes, quelquefois blanches, disposées en grappes pendantes à l'opposition des feuilles ; ses fruits ovoïdes sont rouges à leur maturité.

Les jeunes tiges, que l'on emploie en médecine, ont une odeur assez désagréable et une saveur amère, avec un arrière-goût douceâtre ; on les récolte en mai et juin, en ayant soin de choisir celles d'un an au moins, et de rejeter celles qui sont trop anciennes ; on les coupe ensuite par morceaux pour les faire sécher. — La tisane de Douce-Amère, que l'on prépare par décoction, en faisant bouillir doucement 20 grammes de tiges sèches dans un litre d'eau, jusqu'à réduction d'un tiers, est dépurative et sudorifique. On la conseille dans le traitement des dartres, de la lèpre, des scrofules, des affections syphilitiques constitutionnelles, du rhumatisme et de la goutte chroniques, de la jaunisse et des maladies diverses dues à la suppression d'affections cutanées. L'usage de la Douce-Amère doit être longtemps continué, si l'on veut en obtenir un bon résultat.

Les feuilles de la plante, bouillies avec de la farine de Lin et du saindoux, forment un cataplasme résolutif, qu'on applique sur les tumeurs inflammatoires.

La Pomme de terre ou *Morelle tubéreuse* (*Solanum tuberosum*), originaire de l'Amérique méridionale, est, sans contredit, le plus utile présent que le Nouveau-Monde ait fait à l'ancien. Ce n'est qu'à la fin du XVIᵉ siècle qu'elle fut introduite en Europe, et l'on sait combien de préjugés eut à vaincre Parmentier pour faire admettre sur les tables cet aliment, que les riches, aussi bien que les pauvres, ont définitivement adopté. — La fécule de Pomme de terre sert, en médecine, à préparer des cataplasmes adoucissants dans les maladies de la peau, les éruptions douloureuses, les dartres vives, les gerçures, les excoriations, etc. — La Pomme de terre râpée constitue un topique réfrigérant, très-utile pour les brûlures.

L'Aubergine ou Melongène (*Solanum Melongena*) est une plante des pays chauds, dont le fruit, qui est une grosse baie ordinairement violette, se mange cuit.

La Tomate, ou *Pomme d'Amour* (*Solanum lycopersicum*), est une Solanée originaire des Antilles, que l'on cultive dans nos jardins. On fait avec son fruit des sauces très-estimées.

Le Coqueret Alkékenge (*Physalis Alkekengi*), ou *Alkékenge*, *Coqueret officinal*, qui croît dans les champs cultivés et les vignes, est une plante de 3 à 6 décimètres, dont la tige est dressée, anguleuse, pubescente et un peu rameuse; les feuilles sont géminées, pétiolées et ovales-aiguës; les fleurs sont blanchâtres, solitaires sur des pédoncules axillaires, et s'épanouissent de juin en septembre; le fruit est une baie globuleuse, rouge, aigrelette, de la grosseur d'une petite cerise, enveloppée entièrement par le calice. — Les baies d'Alkékenge sont diurétiques et laxatives; on les administre en décoction (15 à 60 grammes par litre d'eau) dans les maladies des reins et de la vessie, dans la gravelle, dans les hydropisies légères, dans l'ictère; on les a proposées aussi comme préservatives et curatives des accès de goutte. — Les feuilles et les tiges, qui peuvent s'employer comme diurétiques, passent pour être fébrifuges et propres à combattre les fièvres intermittentes: on en prépare un *Vin* (30 grammes de feuilles et tiges, macérées pendant 8 jours dans un litre de vin) qui est diurétique, à la dose de 15 à 30 grammes, et fébrifuge, à celle de 60 à 100 grammes.

Le Piment des Jardins ou *Piment annuel*, *Poivre de Guinée*, *Poivre d'Inde*, *Corail des Jardins* (*Capsicum annuum*), originaire des Indes, est aujourd'hui cultivé dans nos jardins : il offre une tige de 30 à 35 centimètres, dressée et cylindrique; des feuilles alternes, longuement pétiolées, ovales-aiguës; des fleurs blanches, solitaires, latérales ; des fruits ovoïdes, gros et longs comme le pouce, d'un rouge vif lorsqu'ils sont mûrs, et d'une saveur extrêmement forte et piquante. — Le Piment annuel est usité comme assaisonnement. — On l'emploie en médecine, réduit en poudre, pour préparer des cataplasmes rubéfiants que l'on applique dans la pleurésie (Gingembre en poudre, 50 grammes ; Piment en poudre, 50 grammes ; blanc d'œuf, quantité suffisante ; mêler), — et des pilules qui sont très-efficaces contre les hémorrhoïdes (80 centigrammes de poudre en quatre pilules, dont on prend deux le matin et deux le soir). — Il a été prescrit avec succès contre les fièvres intermittentes.

Le Piment frutescent (*Capsicum frutescens*), vulgairement *Piment de Cayenne* ou *Poivre de Cayenne*, *Piment enragé*, est encore plus âcre que le précédent. C'est un stimulant énergique qu'on a utilisé dans le choléra algide. En faisant macérer 2 grammes de Poivre de Cayenne dans 100 grammes d'eau-de-vie de Cognac, et filtrant, on obtient une mixture qu'on administre dans le choléra, après le vomissement, par cuillerées à bouche répétées de dix en dix minutes.

La Mandragore (*Mandragora officinalis*, *Atropa Mandragora*) est une plante vivace du Midi de l'Europe, dont la racine est épaisse, longue, fusiforme et blanchâtre ; les feuilles sont radicales, étalées en rond sur la terre et très-grandes ; les fleurs sont nombreuses et portées sur des hampes radicales ; les baies ressemblent à de petites pommes et ont donné souvent lieu à de funestes méprises. Toute la plante est fortement narcotique. Les anciens, si enclins à la crédulité, lui attribuaient des propriétés merveilleuses et surnaturelles, dont le temps et la science ont fait justice.

Le Pétunia (*Petunia*), que l'on a importé d'Amérique dans les jardins d'Europe, appartient à la famille des Solanées.

BORRAGINÉES.

Famille ainsi appelée du genre *Bourrache*, en latin, *Borrago*. — Plantes herbacées, arbustes ou arbres, à tiges cylindriques ; à feuilles alternes, couvertes, ainsi que les tiges, de poils très-rudes ; à fleurs tantôt solitaires à l'aisselle des feuilles, tantôt disposées en panicules, en corymbes, en épis, ou en grappes terminales roulées en crosse. Calice monosépale, régulier, persistant, à cinq divisions ; corolle monopétale, infundibuliforme, hypocratériforme ou rotacée, à cinq lobes, offrant quelquefois, près de sa gorge, cinq appendices saillants et creux. Etamines au nombre de cinq, insérées au haut du tube de la corolle. Ovaire quadrilobé, porté sur un disque hypogyne, composé de quatre carpelles monospermes, distincts ou soudés, déprimé à son centre, et surmonté d'un style que termine un stigmate bilobé. Fruit : drupe à quatre loges monospermes, ou tétrakène.

La famille des Borraginées diffère des Labiées par sa tige cylindrique, ses feuilles alternes, sa corolle régulière, ses cinq étamines, etc., — et des Scrofulariées, par la structure de son ovaire et de son fruit.

Usages. — Les Borraginées sont, en général, des plantes mucilagineuses, avec une légère vertu astringente, ou sudorifique, ou diurétique, ou amère, suivant les espèces.

La BOURRACHE OFFICINALE (*Borrago officinalis*), vulgairement *Bourrache*, s'élève à la hauteur de 30 à 50 centimètres; sa tige est ronde, rameuse, couverte de poils très-rudes, munie de feuilles alternes, ovales, ridées et très-velues; les fleurs, d'abord purpurines, deviennent d'un très-beau bleu; elles sont longuement pédonculées, penchées d'un même côté, et disposées en panicule au sommet des tiges et des rameaux, où elles se montrent tout l'été.

La Bourrache est remplie d'un suc fade, très-visqueux, abondant en nitrate de potasse, qui, comme chacun sait, est diurétique. On l'emploie en infusion, à la dose de 10 à 20 grammes par litre d'eau, comme béchique et émolliente, dans la toux, le catarrhe, la fluxion et les inflammations de poitrine; — comme sudorifique, dans les fièvres éruptives, la rougeole, la scarlatine, la variole et les affections rhumatismales; — comme diurétique, pour faire couler librement les urines, et pour calmer l'irritation des reins et de la vessie, ainsi que les ardeurs d'urine; — comme tempérante, dans les fièvres ardentes et bilieuses, dans les engorgements du foie. — L'infusion de Bourrache est également recommandée dans les rhumes de cerveau avec pesanteur de tête.

La BUGLOSSE OFFICINALE (*Anchusa officinalis*), ou *Langue-de-Bœuf*, se reconnaît à ses tiges dressées, rondes et rameuses, hautes d'environ 60 centimètres, garnies de feuilles lancéolées, plus ou moins étroites, couvertes de poils assez longs, et à ses fleurs rouges passant au bleu, disposées à la partie supérieure des tiges en épis paniculés et imbriqués; les cinq divisions du calice sont dressées, au lieu d'être étalées comme dans la Bourrache ; celles de la corolle hypocratériforme sont très-obtuses, au lieu d'être aiguës comme dans la corolle rotacée de cette plante.

La Buglosse jouit des mêmes propriétés médicinales que la Bourrache, à laquelle elle est souvent substituée ; elle est donc usitée en tisane contre la toux sèche, la colique néphrétique, la rétention d'urine, la dyssenterie, etc. On l'associe généralement à la Bourrache déjà citée, à la Guimauve, à la Mauve, à la Violette et au Chiendent.

La CONSOUDE OFFICINALE, ou *Grande Consoude* (*Symphytum officinale*), très-commune dans les prairies humides et sur le bord des ruisseaux, s'élève à la hauteur de 40 à 80 centimètres. Ses tiges sont dressées, quadrangulaires, un peu branchues, velues et rudes au toucher, ainsi que les feuilles, qui sont alternes, très-grandes, ovales-aiguës, décurrentes. Ses fleurs blanchâtres, jaunâtres ou rosées, sont disposées en grappes pendantes ; elles s'épanouissent en mai et juin. Sa racine, qui est la seule partie employée, est grosse, succulente, noirâtre à l'extérieur, blanche en dedans, mucilagineuse et légèrement astringente. Elle a joui autrefois d'une immense réputation, comme propre à cicatriser et à *consolider* les plaies. De nos jours, elle n'est plus usitée qu'à titre d'adoucissante, d'émolliente, de béchique et d'astringente, dans l'hémoptysie ou crachement de sang, l'hématurie ou pissement de sang, les catarrhes pulmonaires, les diarrhées chroniques et la dyssenterie. La tisane de Consoude se prépare par décoction, dans un vase en terre, à la dose de 20 à 30 grammes par litre d'eau. On dit avoir soulagé les goutteux en appliquant sur la partie souffrante un cataplasme bien chaud fait avec la racine bouillie. — Pilée et cuite dans du gros vin rouge, la racine de Consoude forme un cataplasme utile contre la chute du rectum.

La CYNOGLOSSE OFFICINALE (*Cynoglossum officinale*), ou *Langue-de-Chien*, croît dans les lieux secs et pierreux : c'est une plante d'environ 60 centimètres, dont la tige herbacée, dressée et velue, est rameuse au sommet, garnie de feuilles alternes, oblongues-lancéolées, grisâtres et couvertes de poils rudes ; les fleurs sont d'un rouge violacé et disposées en grappes lâches, axillaires et terminales, tournées d'un seul côté (mai-juillet). — La racine de Cynoglosse a une saveur fade, et une odeur vireuse qui lui fait supposer une propriété légèrement narcotique. Elle est pectorale, adoucissante et calmante, et s'emploie en décoction (30 à 60 grammes par litre d'eau) dans les irritations de poitrine et d'entrailles, la toux, etc. Elle entre dans la composition des *Pilules de Cynoglosse*, qui sont usitées comme calmantes contre la toux. — On applique les feuilles et les racines fraiches de cette plante en cataplasme ou en décoction sur les brûlures et sur les inflammations superficielles.

La PULMONAIRE OFFICINALE (*Pulmonaria officinalis*) est très-commune dans les bois et dans les prairies, où elle fleurit au printemps. Elle pousse de sa racine des feuilles larges, oblongues-aiguës, pétiolées, marquées de taches blanchâtres, hérissées de poils courts, et des tiges portant des feuilles plus petites et sessiles, terminées par plusieurs grappes de fleurs purpurines ou bleues, quelquefois blanches. — La Pulmonaire est employée en infusion ou en décoction (30 grammes par litre d'eau) dans les inflammations des bronches et des poumons, le crachement de sang, les catarrhes, etc. Verte, la plante est émolliente; sèche, elle est légèrement astringente. En résumé, elle est béchique, expectorante, sudorifique et diurétique.

Le GRÉMIL (*Lithospermum officinale*), ou *Herbe-aux-Perles*, vient dans les lieux incultes. Sa tige, haute de 40 à 60 centimètres, droite, rameuse et rude, est garnie de feuilles alternes, sessiles, lancéolées, couvertes de poils couchés et très-courts; ses fleurs blanches sont solitaires à l'aisselle des feuilles supérieures, et paraissent tout l'été. On attribuait autrefois, bien gratuitement, à ses petites graines osseuses et perlées la propriété de briser la pierre dans la vessie. — La plante est tout bonnement émolliente et légèrement diurétique (30 à 45 grammes par litre d'eau).

La VIPÉRINE COMMUNE (*Echium vulgare*), ou *Herbe-aux-Vipères*, qu'on rencontre dans les bois, les champs et aux bords des routes, a une tige dressée, simple inférieurement, chargée supérieurement des rameaux de l'inflorescence, hérissée de poils raides, blancs, portés sur de petits tubercules noirâtres; des feuilles oblongues-lancéolées, garnies de poils rudes, et des fleurs d'un bleu tendre, disposées en épis recourbés (juin-septembre). — Cette plante, qui est considérée comme émolliente et sudorifique, peut être employée aux mêmes usages que la Bourrache et la Buglosse.

Le SÉBESTIER DOMESTIQUE (*Cordia Myxa*) est un arbre originaire de l'Inde, importé depuis longtemps en Egypte. Ses fruits, connus sous le nom de *Sébestes*, sont ovoïdes et ont l'apparence de petits pruneaux desséchés. La chair de ces drupes est mucilagineuse et un peu sucrée; aussi considère-t-on les Sébestes comme pectoraux, adoucissants et légèrement laxatifs, et les administrait-on autrefois en tisane dans les affections bronchiques et pulmonaires, et contre la diarrhée.

· L'Orcanette, ou Alkanne des Teinturiers (*Alkanna tinctoria*, *Anchusa tinctoria*, *Lithospermum tinctorium*), plante des régions circumméditerranéennes, fournit une racine qui renferme un principe colorant rouge, mis à profit dans la teinturerie; elle passait pour astringente.

A cette famille appartiennent l'Héliotrope (*Heliotropium*) et le Myosotis.

CONVOLVULACÉES.

Cette famille, ainsi appelée du genre *Liseron*, en latin, *Convolvulus* (qui s'enroule), comprend des herbes et des arbrisseaux, dont la tige est souvent volubile et grimpante. Leurs feuilles sont alternes, cordiformes, entières ou lobées. Leurs fleurs sont axillaires ou terminales; le calice est monosépale, persistant et à cinq divisions; la corolle est monopétale, campanulée, infundibuliforme ou hypocratériforme, et à cinq lobes plissés; les cinq étamines sont insérées au tube de la corolle. L'ovaire est libre, à deux, trois ou quatre loges uniovulées ou biovulées; le style est simple ou double, et terminé par un stigmate simple ou bilobé. Le fruit est une capsule recouverte par le calice, et s'ouvrant le plus souvent par des valves.

Usages. — Les Convolvulacées présentent un grand nombre de plantes qui renferment un suc gommo-résineux purgatif, très-abondant dans le *Jalap*, la *Scammonée*, le *Turbith* et les *Liserons* indigènes. — Il en est quelques-unes, comme la *Patate*, dont la racine est alimentaire.

Le *Jalap officinal*, qui tire son nom de *Xalapa*, ville du Mexique, près de laquelle il est assez commun, est la racine d'un Liseron de 5 à 7 mètres de hauteur, l'Exogone officinal ou tubéreux (*Exogonium officinale*, *Convolvulus officinalis*, *Ipomœa purga*, *Exogonium purga*), vulgairement, au Mexique, *Tolonpall*. Cette racine, tubéreuse, arrondie, noirâtre extérieurement et blanchâtre à l'intérieur, est remplie d'un suc lactescent et résineux. Le Jalap est un purgatif sûr et énergique, qu'on administre, en poudre, à la dose de 1 à 2 grammes délayés dans un bouillon aux herbes ou dans un demi-verre d'eau fraîche. — On en extrait une *Résine* qui est très-usitée, comme purgative, à la dose de 3 décigrammes à 1 gramme. — Le Jalap fait partie de l'*Eau-de-Vie allemande* (dose, 20 à 30 grammes), de l'*Elixir antiglaireux de Guillé* (dose, 1 à 2 cuillerées), et du *Remède Leroy*, employé comme vomi-purgatif, à la dose de 1 à 4 cuillerées.

Le TURBITH (*Ipomœa Turpethum, Convolvulus Turpethum*) est un Liseron des Indes, qui fournit une racine dont on obtient une poudre et une résine très-purgatives, prescrites aux mêmes doses que le Jalap.

La racine du MÉCHOACAN (*Convolvulus Mechoacanna*), Liseron du Mexique, est employée aussi comme purgative.

Le LISERON SCAMMONÉE (*Convolvulus Scammonia*) croît en Syrie et dans l'Asie-Mineure. Ses racines fournissent une gomme-résine connue sous le nom de *Scammonée d'Alep* ou *de Smyrne*, suivant les provenances; c'est un purgatif drastique hydragogue, provoquant d'abondantes et faciles évacuations alvines séreuses, usité, ainsi que le Jalap, dans les cas de constipation opiniâtre, d'anasarque ou d'autres hydropisies passives. Son action, comme celle des purgatifs précédents, se porte sur l'intestin grêle. La dose purgative, pour un adulte, est de 5 à 10 décigrammes.

Le LISERON SOLDANELLE (*Convolvulus Soldanella, C. maritimus, Calystegia Soldanella*), ou *Soldanelle, Chou marin, Liseron maritime*, est une plante commune dans les sables, sur les bords de l'Océan et de la Méditerranée. Ses tiges rameuses, étalées sur la terre, longues de 25 centimètres, sont garnies de feuilles réniformes et épaisses, et portent des fleurs roses, rayées de blanc, solitaires sur de longs pédoncules axillaires. — Sa racine pulvérisée purge bien à la dose de 3 à 4 grammes; la résine, à celle de 1 gramme à 1 gramme 5. — La décoction de ses feuilles sèches (15 à 30 grammes par demi-litre d'eau) constitue un purgatif dont les effets sont peu constants.

Le LISERON DES HAIES, ou GRAND LISERON (*Convolvulus sepium, Calystegia sepium*), est bien reconnaissable à ses tiges grêles et volubiles, longues de plusieurs mètres; à ses feuilles pétiolées, alternes, sagittées; et à ses fleurs blanches, très-grandes, portées sur des pédoncules axillaires. — Sa racine est purgative et peut fournir une résine également purgative, utile dans l'hydropisie. — Le *suc épaissi* s'emploie à la dose de 1 à 2 grammes.

Le LISERON DES CHAMPS, ou PETIT LISERON (*Convolvulus arvensis*), croît dans les blés et dans les jardins; il se distingue du précédent, dont il partage les propriétés, par ses proportions moindres et par ses fleurs d'un blanc rosé.

La PATATE COMESTIBLE (*Batatas edulis, Convolvulus Batatas*), dont les racines produisent des tubercules semblables à ceux de la Pomme de terre, féculents et nourrissants, entre dans l'alimentation des peuples de l'Amérique méridionale, où elle est cultivée.

La Cuscute (*Cuscula*), qui cause de si grands ravages dans les cultures de chanvre, de luzerne, etc., — et les Volubilis (*Pharbilis*) appartiennent aux Convolvulacées.

GENTIANÉES.

Plantes herbacées, rarement arbrisseaux, à feuilles opposées ou verticillées, entières, glabres; à fleurs terminales ou axillaires, solitaires ou réunies en épis simples; calice monosépale, souvent persistant, à cinq divisions; corolle monopétale, infundibuliforme, rotacée ou campanulée, à cinq divisions régulières; cinq étamines, alternes avec les divisions de la corolle; ovaire à une ou deux loges polyspermes; style simple ou biparti, à un ou deux stigmates; fruit capsulaire à une loge, s'ouvrant en deux valves.

Usages. — Les Gentianées sont caractérisées par une forte amertume, qui les fait employer comme toniques, fébrifuges et antiscrofuleuses.

La Gentiane jaune (*Gentiana lutea*), vulgairement *Grande Gentiane, Gentiane*, croît en France, dans les prairies élevées des Alpes, des Pyrénées, de l'Auvergne, des Cévennes et des Vosges. Elle pousse de sa racine, qui est vivace, une tige haute d'un mètre à un mètre et demi, droite et cylindrique, portant des feuilles opposées, larges, ovales, aiguës, embrassantes, plissées longitudinalement, et des fleurs jaunes, nombreuses, disposées en faisceaux à l'aisselle des feuilles supérieures, et comme verticillées. Sa racine, que l'on récolte vers la deuxième année au plus tôt, après la chute des feuilles, a une couleur jaune, une odeur forte et une saveur très-amère. Elle est considérée, avec juste raison, comme l'un de nos meilleurs toniques indigènes. Elle était très-usitée, comme antipériodique, avant la découverte du Quinquina. On la prescrit, sous différentes formes, pour stimuler l'appétit, pour combattre la dyspepsie, les flatuosités, les diarrhées atoniques, les affections scrofuleuses et scorbutiques, les fièvres intermittentes, le rhumatisme, la goutte, la jaunisse, pour ranimer les forces dans l'anémie et la chlorose. La racine de Gentiane, mêlée avec celle de Bistorte, avec l'écorce de Chêne et celle d'Aune, à parties égales, et administrée, soit en poudre, soit en décoction, agit plus efficacement, comme fébrifuge, que si on l'emploie seule. — *Préparations et*

Doses : — *Macération*, 10 à 25 grammes par litre d'eau. — *Décoction*, 5 à 10 grammes incisés et infusés pendant deux heures dans un litre d'eau bouillante. — *Poudre*, 50 centigrammes à 1 gramme dans une cuillerée de potage, comme tonique, stomachique; 8 à 16 grammes, comme fébrifuge. — *Vin de Gentiane* (30 grammes de Gentiane infusés à froid dans un litre de vin rouge), deux à trois cuillerées.

La GENTIANE PURPURINE (*Gentiana purpurea*) et la GENTIANE PONCTUÉE (*G. punctata*), qui produisent des racines encore plus amères que la précédente, sont usitées en Allemagne et dans le Nord de l'Europe.

Sont doués aussi de propriétés toniques et fébrifuges :

La GENTIANE CROISETTE ou GRANDE CROISETTE (*Gentiana cruciata*), dont les feuilles sont disposées en croix; — la GENTIANE ACAULE (*Gentiana acaulis*), qui est très-petite, à fleurs bleues très-grandes; — la GENTIANELLE (*Gentiana amarella*), à fleurs d'un bleu lilas, qui pousse sur les coteaux des bois; — et le TACHI DE LA GUYANE (*Tachia Guianensis*), très-employé au Brésil.

L'ÉRYTHRÉE ou CHIRONIE, PETITE CENTAURÉE (*Erythræa Centaurium*, *Chironia Centaurium*, *Gentiana Centaurium*), vulgairement *Petite Centaurée*, *Herbe à Chiron*, *Herbe au Centaure*, *Herbe à la fièvre*, est une petite plante herbacée d'environ 30 centimètres de hauteur, très-commune dans les bois et dans les prairies, où elle fleurit aux mois de juillet et d'août. Elle offre une tige anguleuse, rameuse supérieurement, munie de feuilles opposées, oblongues ou ovales-aiguës, les radicales formant rosette. Ses petites fleurs roses sont disposées en corymbes ou en cymes, à la partie supérieure des ramifications. — La Petite Centaurée est un des meilleurs succédanés du Quinquina dans le traitement des fièvres intermittentes; elle est d'un usage très-répandu dans les campagnes pour prévenir ou faire cesser les accès de fièvre simple, et pour en empêcher le retour lorsqu'on s'en est débarrassé par un autre fébrifuge; pour fortifier les convalescents, dissiper les engorgements scrofuleux dus à l'influence paludéenne, et y soustraire les personnes en bonne santé. — On l'emploie, comme tonique-amère, dans les mêmes cas que la Gentiane, c'est-à-dire dans la dyspepsie, les diarrhées séreuses atoniques, les affections scrofuleuses, les fièvres muqueuses, les pâles couleurs, etc. — On prescrit ses sommités en infusion, à la dose de 10 à 25 grammes par litre d'eau, ou en poudre, à celle de 2 à 4 grammes et plus dans du vin. — Le suc exprimé s'administre à la dose de 30 à 60 grammes. — Les tiges et les racines ont les mêmes propriétés que les sommités.

La CHIRONIE OU SABBATIE ANGULAIRE (*Chironia angularis*, *Sabbatia angularis*), vulgairement *Petite Centaurée de l'Amérique septentrionale*, qui ressemble à notre Petite Centaurée, mais qui est beaucoup plus grande dans toutes ses parties, est employée aux mêmes usages.

L'ÉRYTHRÉE OU CHIRONIE DU CHILI (*Erythræa Chilensis*, *Chironia Chilensis*), appelée aussi *Cachan-lahuen* ou *Conchalagua*, espèce du Chili et du Pérou, y jouit d'une grande célébrité comme fébrifuge, emménagogue et résolutive.

Le MÉNYANTHE TRIFOLIÉ (*Menyanthes trifoliata*), ou *Ményanthe*, *Trèfle d'eau*, *Trèfle des marais*, *Trèfle des castors*, est une plante vivace, herbacée, sans tige, qui croît dans les lieux marécageux. Il est pourvu d'une souche horizontale, rameuse, noueuse, écailleuse, donnant naissance à des feuilles trifoliées, ovales-arrondies, portées sur de longs pétioles engaînants. Les fleurs sont blanches et forment une belle grappe pluriflore ou un épi presque globuleux, à l'extrémité d'une hampe de 15 à 25 centimètres (mai-juin). — Le Ményanthe est très-amer, tonique, fébrifuge et antiscorbutique : on le conseille en infusion ou en décoction, à la dose de 15 grammes par litre d'eau, dans le scorbut, les scrofules, le rachitisme, les maladies de la peau, les maux de tête habituels, la suppression des règles par faiblesse, la jaunisse, les pâles couleurs, la goutte, les fièvres intermittentes et la débilité des organes digestifs. — Il a l'inconvénient de provoquer quelquefois des nausées, ce qui n'a pas lieu d'étonner, puisqu'à haute dose il est vomitif et purgatif. Il ne faut pas oublier que son emploi est interdit lorsque l'estomac et les intestins sont irrités ou enflammés.

LOGANIACÉES.

Cette petite famille, qui tire son nom du genre *Loganie* (*Logania*), renferme des végétaux doués de propriétés toxiques des plus énergiques, dues à la *Strychnine* et à la *Brucine* ou à la *Curarine*, etc. qu'elles contiennent : tels sont, dans la tribu des Strychnées, le VOMIQUIER AMER (*Ignatia amara*, *Strychnos Ignatia*, *Ignatia Philippina*), qui croît aux îles Philippines et qui produit la *Fève de Saint-Ignace* ou *Noix Igasur*, semence très-amère, purgative, mais extrêmement vénéneuse; — et le

Vomiquier officinal (*Strychnos Nux vomica*), arbre des Indes, dont la semence, connue sous le nom de *Noix vomique*, est un poison violent.

Telles sont également d'autres Strychnées : le Vomiquier tieuté (*Strychnos tieuté*), que l'on trouve à Java, et de l'écorce duquel les habitants de ce pays extraient l'*Upas tieuté*, poison d'une horrible énergie; — ainsi que le Vomiquier vénéneux (*Strychnos toxifera*), espèce de la Guyane et des bords de l'O-rénoque, dont on obtient le *Curare*. Les naturels de ces con-trées se servent de ces deux poisons pour empoisonner leurs flèches.

La médecine emploie la Strychnine, la Brucine, la Noix vomi-que et la Fève de Saint-Ignace dans certaines paralysies, dans l'épilepsie, la chorée, l'amaurose, les vomissements nerveux, les gastralgies chroniques, les coliques saturnines, la constipa-tion, etc.

Le Curare et la Curarine sont employés contre le tétanos.

ASCLÉPIADÉES.

Nous ne mentionnons cette famille que pour signaler :

L'Asclépiade Dompte-Venin, ou *Dompte-Venin officinal*, *Dompte-Venin*, *Asclépiade blanche*, *Asclépiade* (*Asclepias Vincetoxicum*, *A. alba*, *Vincetoxicum officinale*), petite plante de 4 à 6 décimè-tres de hauteur, que l'on trouve dans les bois, où elle fleurit depuis mai jusqu'en août. Elle offre des tiges dressées, simples, flexibles, pubescentes sur deux côtés, munies de feuilles oppo-sées, entières, ovales-lancéolées, et des fleurs blanchâtres, petites, disposées en ombelles, ou en cymes axillaires ou ter-minales, ayant un calice à cinq divisions lancéolées, une corolle rotacée à cinq lobes obtus, et cinq étamines alternes, dont les filets sont soudés en un tube qui entoure l'ovaire, et dont les anthères sont terminées par une membrane. — La racine d'As-clépiade passe pour être sudorifique et diurétique, à la dose de 15 à 30 grammes par litre d'eau. Son emploi serait donc indiqué dans l'anasarque ou hydropisie générale, les dartres, les scrofules et la syphilis. — Quant à ses feuilles, disons que les gens de la campagne s'en servent en cataplasmes résolutifs dans les engorgements lymphatiques et glanduleux.

La Cynanque aigue (*Cynanchum acutum*), ou *Cynanque de Montpellier*, *Scammonée de Montpellier*, qui croît dans le Midi de la France, et particulièrement aux environs de Montpellier, de Narbonne et de Cette. C'est une plante dont la racine fusiforme, longue, blanche et traçante, émet des tiges sarmenteuses, grêles, longues, rameuses, à feuilles larges, arrondies, et à petites fleurs d'un blanc verdâtre. Elle produit un suc laiteux, qui, épaissi, est purgatif à la dose de 1 gramme à 1 gramme 50. Elle a été proposée comme un succédané de la Scammonée d'Alep, qu'elle peut parfaitement remplacer, et sur laquelle elle a un immense avantage : celui d'être moins chère.

APOCYNÉES.

Ainsi nommée du genre *Apocyn* (*Apocynum*), cette famille comprend des végétaux herbacés ou ligneux, souvent lactescents, à feuilles simples, opposées et entières ; à fleurs axillaires ou terminales, disposées en cymes ou en grappes, présentant un calice monosépale, à cinq divisions ; une corolle monopétale régulière, à cinq lobes, souvent munis d'appendices pétaloïdes, qui naissent à la gorge de la corolle ; cinq étamines, insérées à la base du tube, libres ou réunies par les filets et par les anthères ; un pollen granuleux ; un ovaire généralement double, surmonté d'un ou deux styles. Le fruit est un follicule simple ou double ; les graines sont nues ou couronnées par une aigrette soyeuse.

Usages. — La plupart des Apocynées renferment un suc laiteux, souvent âcre et amer, auquel elles doivent d'être purgatives ou vomitives. Il en est cependant chez lesquelles ce suc, dépourvu d'âcreté, peut servir à la nourriture de l'homme : tel est le TABERNÉMONTANA UTILE (*Tabernœmontana utilis*), de la Guyane. D'autres produisent des fruits éminemment vénéneux ; et enfin quelques-unes fournissent des écorces amères, astringentes ou aromatiques.

Nous n'indiquerons que les plus importantes.

Les PERVENCHES comprennent deux espèces principales : la GRANDE PERVENCHE (*Vinca major*), qui croît particulièrement dans le Midi de la France, mais que l'on cultive dans tous les jardins, et que l'on reconnaît à ses tiges couchées, puis dressées, garnies de feuilles larges, cordiformes, vertes, lisses, un peu ciliées sur les bords ; à ses fleurs assez grandes, d'un bleu d'azur, portées sur des pédoncules solitaires, plus courts que les feuilles ; — et la PETITE PERVENCHE (*Vinca minor*), que l'on trouve dans les bois, les lieux humides et ombragés, et qui se distingue par ses tiges grêles, sarmenteuses, munies de rameaux axillaires redressés; par ses feuilles ovales-lancéolées, vertes, lisses, fermes et coriaces; par ses fleurs d'un bleu clair, solitaires, portées sur un pédoncule long et axillaire. — Les feuilles de Pervenche sont amères, astringentes, et employées en infusion (60 grammes de plante verte ou 30 grammes de plante sèche par litre d'eau) dans le crachement de sang, le catarrhe pulmonaire, les flueurs blanches; en gargarisme dans l'esquinancie; en cataplasmes résolutifs contre les engorgements laiteux du sein et les ecchymoses. Les femmes du peuple lui attribuent la propriété de supprimer le lait, et ne manquent pas de faire usage de la tisane de Pervenche quand elles veulent sevrer leurs enfants.

L'*Écorce de Pao Pereira*, éminemment tonique et fébrifuge, est produite par la VALLÈSE INÉDITE? (*Vallesia inedita?*), arbre des forêts du Brésil.

L'ALYXIE AROMATIQUE (*Alyxia stellata*, *A. aromatica*, *Gynopogon stellatum*) est un arbrisseau des îles de la Malaisie, où son écorce aromatique est employée avec succès contre les fièvres pernicieuses qui désolent le pays.

L'OPHIOSE MANGOUSTE, ou *Mangouste* (*Ophioxylum serpentinum*), qui croît aux Indes, fournit une racine très-usitée en Chine, aux îles de Ceylan, de la Sonde et des Moluques, ainsi que dans l'Inde, contre les morsures des animaux venimeux, contre l'anxiété, la fièvre, les coliques et les vomissements.

Le LAURIER-ROSE (*Nerium Oleander*) croît spontanément dans le Midi de l'Europe. Il est reconnaissable à ses feuilles vertes, longues, épaisses et persistantes; à ses fleurs odorantes, rouges ou blanches, et disposées en rose. Il est très-vénéneux, et sa présence dans une chambre à coucher peut donner lieu, par suite des émanations qu'il exhale, à des accidents très-graves. — On dit que la décoction de ses feuilles dans l'huile est antidartreuse.

JASMINÉES.

Petite famille se composant d'arbrisseaux à feuilles opposées, rarement alternes, simples ou pinnées; à fleurs hermaphrodites et régulières, généralement paniculées, dont le calice monosépale est à cinq dents, la corolle gamopétale, hypocratériforme, ordinairement à cinq divisions, les étamines au nombre de deux, l'ovaire biloculaire, et le style simple, terminé par un stigmate bilobé. Le fruit est une baie ou une capsule à deux loges.

. Les Jasmins sont des arbrisseaux originaires des pays chauds, dont les rameaux nombreux, grêles, volubiles et grimpants, se soutiennent en buisson, ou s'attachent aux corps environnants, et dont les fleurs jaunes, blanches ou rosées, paniculées, exhalent une odeur très-suave.

Les principales espèces sont : le Jasmin Sambac ou Jasmin d'Arabie (*Jasminum Sambac, Nyctanthes Sambac, Mogorium Sambac*), le Jasmin Jonquille (*J. odoratissimum*), le Jasmin officinal ou Jasmin blanc, commun (*J. officinale*), et le Jasmin a grandes fleurs ou Jasmin d'Espagne (*J. grandiflorum*), dont les fleurs sont usitées en infusion, comme antispasmodiques; l'*Essence* qu'on en obtient est cordiale, céphalique, stimulante, et peut être employée en frictions sur les membres paralysés et dans les maladies nerveuses.

OLÉACÉES OU OLÉINÉES.

Famille tirant son nom du genre *Olivier*, en latin, *Olea*, et comprenant des arbres ou des arbustes à feuilles opposées, simples ou pinnées; à fleurs hermaphrodites ou polygames, disposées en grappes ou en corymbes. Le calice est monosépale, turbiné, à quatre divisions; la corolle est monopétale, à quatre lobes, nulle, ainsi que le calice, dans le Frêne commun; deux étamines; ovaire à deux loges biovulées; style simple, terminé par un stigmate bilobé; le fruit est une samare, une capsule, une drupe ou une baie.

L'Olivier, ou Olivier d'Europe (*Olea Europaea*), originaire d'Asie et naturalisé dans les contrées méridionales de l'Europe, est un arbre de 8 à 12 mètres de hauteur. Il est pourvu de feuilles opposées, persistantes, oblongues, vertes en dessus, blanchâtres en dessous; ses petites fleurs blanches sont disposées en petites grappes axillaires; ses fruits, connus sous le nom d'*Olives*, sont ovales-oblongs et de la grosseur d'un gland. — On obtient de ces Olives une *huile* très-usitée dans l'art culinaire, et employée en médecine, comme adoucissante, émolliente et laxative, en onctions, injections ou lavements, pour relâcher les tissus dans les cas de vives inflammations, érysipèle, furoncles, inflammation d'oreilles, irritations intestinales, etc. — Les feuilles et l'écorce d'Olivier, qui sont amères, astringentes et toniques, s'emploient en tisane (15 à 60 grammes par litre d'eau) dans les fièvres intermittentes.

Le Lilas commun (*Syringa vulgaris*) nous vient de la Perse, d'où il a été importé en Europe, en 1562. Ses capsules, douées d'une très-forte amertume, ont été prescrites, avec succès, en infusion contre les fièvres intermittentes. Nous pensons que son écorce et ses feuilles possèdent les propriétés des fruits.

Le Frêne commun, ou Frêne élevé (*Fraxinus excelsior*), est un arbre des forêts de l'Europe, qui fleurit en avril, un peu avant le développement de ses feuilles. Son écorce, que l'on considère comme tonique et fébrifuge, est employée contre les fièvres intermittentes et paludéennes, soit en poudre, à la dose de 10 à 25 grammes, délayée dans du vin et répétée trois ou quatre fois par jour, dans l'intervalle des accès, pendant plusieurs jours de suite ; — soit en décoction, à la dose de 30 à 60 grammes par litre d'eau. On recommande aussi la tisane d'écorce de Frêne dans les hémorrhagies passives, les diarrhées chroniques, la syphilis secondaire et tertiaire, le scorbut, les scrofules, les pâles couleurs et la goutte. — Les feuilles de cet arbre, qui sont résolutives, diurétiques et purgatives, sont indiquées contre les obstructions, la constipation, le rhumatisme et la goutte ; on en prépare une tisane, que l'on obtient en faisant bouillir 32 grammes de feuilles de Frêne, pendant une demi-heure, dans un litre d'eau, et qu'on prend par tasses, matin et soir. — Les feuilles se récoltent de mai en juin.

Le Frêne a feuilles rondes (*Fraxinus rotundifolia*, *Ornus rotundifolia*), et l'Orne commun ou Frêne a fleurs (*Ornus Europæa*, *Fraxinus Ornus*, *Fr. florifera*, *Fr. paniculata*), que l'on cultive dans la Sicile et dans la Calabre, fournissent une matière concrète et sucrée, d'un blanc jaunâtre, qui suinte des incisions pratiquées sur leurs troncs, et que la médecine emploie sous le nom de *Manne*. La Manne varie de nom et de qualité, suivant l'époque de la récolte. Celle que l'on obtient de juillet en août est la plus pure : on la nomme *Manne en larmes*. Celle des mois de septembre et d'octobre est mélangée de parties molles et noirâtres : c'est la *Manne en sortes*. Au bout d'un certain temps, la Manne jaunit, fermente et se convertit en *Manne grasse*.

La *Manne* est un purgatif doux, dont l'action se fait sentir assez tard, mais se prolonge longtemps. Elle ne détermine aucune irritation et n'a pas l'inconvénient de laisser après elle de la constipation ; mais son emploi est souvent suivi d'inappétence. Elle est très-utile pour les enfants, pour les personnes délicates et pour les convalescents. On administre la *Manne en larmes*, comme purgative, à la dose de 50 grammes dans cinq cuillerées environ d'eau, de café ou de petit-lait. — A dose plus faible, elle est adoucissante et bonne contre la toux, les rhumes et les bronchites chroniques.

On extrait de la Manne un principe particulier, désigné sous le nom de *Mannite*, qui purge comme la Manne, et qui a l'avantage de ne pas présenter de saveur nauséeuse. On la prescrit à la dose de 15 grammes dans cinq à six cuillerées d'eau sucrée et aromatisée avec du jus de citron. La Mannite convient aux femmes délicates.

SAPOTÉES.

Cette famille, à laquelle donne son nom le *Sapotillier*, en latin, *Sapota*, comprend des arbres et des arbrisseaux des contrées intertropicales, à suc laiteux, à feuilles alternes, entières, coriaces, penninervées, courtement pétiolées et à fleurs axillaires. Calice infère, monosépale, divisé supérieurement en cinq, quatre ou huit lobes imbriqués et persistants. Corolle hypogyne, gamopétale, régulière, divisée en autant de lobes que le calice. Étamines à filets distincts, insérées au tube de la corolle, tantôt en nombre double des lobes, tantôt en nombre égal. Ovaire supère, à plusieurs loges uniovulées. Drupe ou baie à loges monospermes.

Le SAPOTILLIER COMMUN (*Achras Sapota*, *Sapota Achras*) est un arbre des Antilles, dont le fruit globuleux et charnu, appelé *Sapotille*, est assez estimé par les naturels du pays. Ses semences lenticulaires-elliptiques, polies, brillantes, de couleur marron foncé, ont une saveur très-amère et passent pour être diurétiques.

Le CHRYSOPHYLLE GLYCYPHLÉE (*Chrysophyllum glycyphlæum*) est un arbre du Brésil, dont l'écorce brune, astringente et amère, est connue sous les noms d'*Écorce de Monésia*, *Mohica*, *Buranhem* ou *Guaranhem*. On en obtient un *extrait* qui est indiqué dans tous les cas où les astringents sont utiles : l'hémoptysie, les flux muqueux ou sanguins, notamment les diarrhées. On peut employer le Monésia, à l'extérieur, contre les ulcères cutanés, les fissures à l'anus, les hémorrhoïdes, les ophthalmies purulentes et les stomatites.

L'ISONANDRE GUTTA (*Isonandra Gutta*), dont découle la *Gutta-Percha*, croît à Bornéo, dans les îles de la Malaisie et dans les environs de Singapour. C'est un arbre de 13 à 14 mètres, à feuilles alternes, obovées, entières, brièvement acuminées, longuement pétiolées, vertes en dessus, dorées en dessous, à fleurs axillaires et fasciculées.

La *Gutta-Percha*, qui, à froid, a une consistance très-ferme, très-dure et très-tenace, se ramollit facilement dans l'eau chaude. Son extrême plasticité la rend alors susceptible de subir toutes les formes qu'on veut lui donner et qu'elle conserve en se refroidissant. Cette précieuse propriété permet de l'utiliser en une foule de circonstances : la chirurgie sait en tirer parti, et l'industrie n'en néglige pas l'application. On sait que la *Gutta-Percha* est la matière isolante qui enveloppe les fils électriques sous-marins.

STYRACINÉES.

Petite famille tirant son nom du genre *Styrax* et renfermant des arbres ou des arbrisseaux à feuilles alternes, sans stipules ; à fleurs axillaires ou terminales, complètes et régulières, dont le calice, libre, ou adhérent avec l'ovaire infère, présente quatre ou cinq divisions. Corolle monopétale, généralement divisée en cinq parties. Etamines, dont le nombre varié de six à seize, libres ou monadelphes par la base. Ovaire libre ou soudé, à plusieurs loges ; style simple, terminé par un stigmate crénelé ou lobé. Drupe légèrement charnue.

L'ALIBOUFIER OFFICINAL ou ALIGOUFIER, STYRAX OFFICINAL (*Styrax officinalis*), arbre du Midi de l'Europe et du Levant, atteint une hauteur de 5 à 9 pieds. Ses feuilles sont alternes, pétiolées, ovales, entières, molles, pubescentes sur les deux faces ; ses fleurs blanches, réunies par trois ou quatre à l'extrémité des rameaux, forment des grappes simples, plus courtes que les feuilles et ressemblant à celles de l'Oranger. — Au moyen d'incisions pratiquées sur le tronc de cet arbre, on obtient une matière qui en découle et qui acquiert à la longue une consistance demi-solide, de couleur rouge brunâtre, d'une odeur forte et suave, d'une saveur douce, aromatique, un peu amère. Cette substance, désignée sous les noms de *Baume Storax*, *Storax*, *Styrax calamite*, *Styrax solide*, est stimulante : on l'emploie à l'extérieur, soit comme topique sur les tumeurs indolentes, soit en fumigations dirigées sur les parties affectées de douleurs rhumatismales.

L'ALIBOUFIER BENZOIN (*Styrax Benzoin*) croît dans la presqu'île de Malacca et dans les îles de la Sonde. Cet arbre diffère du précédent par ses feuilles oblongues et non ovales, par ses grappes composées et non simples, plus longues que les feuilles, et non plus courtes. D'incisions faites à l'écorce de ce végétal, il découle un baume qui se solidifie au contact de l'air et qui revêt un aspect rougeâtre : c'est le *Benjoin*, qui unit une odeur suave à une saveur aromatique. Nécessairement, il a des propriétés excitantes : aussi s'en sert-on, à l'extérieur, en teinture ou en fumigations, dans les tumeurs indolentes, dans les maladies chroniques de l'appareil respiratoire, dans les affections goutteuses et rhumatismales.

Le Benjoin entre dans la composition du *Baume du Commandeur*, usité en applications résolutives sur les contusions.

La *Teinture de Benjoin* (Benjoin en poudre, 100 ; alcool à 80°, 500 ; laisser macérer pendant quinze jours, puis filtrer) est la base du *Lait virginal*, cosmétique agréable et légèrement astringent, que l'on obtient en ajoutant 10 grammes de Teinture à 400 grammes d'Eau de Rose ou de Mélilot.

VIme Classe. — Caliciflores.

Cette classe va nous offrir les familles suivantes : les *Ericacées*, les *Lobéliacées*, les *Synanthérées* ou *Composées*, les *Dipsacées*, les *Valérianées*, les *Rubiacées*, les *Caprifoliacées*, les *Loranthacées*, les *Héléracées*, les *Ombellifères*, les *Saxifragées*, les *Grossulariées* ou *Ribésiées.*, les *Crassulacées*, les *Portulacées*, les *Cucurbitacées*, les *Myrtacées*, les *Rosacées*, les *Légumineuses*, les *Térébinthacées*, les *Rhamnées* et les *Ilicinées* ou *Aquifoliacées*.

ÉRICACÉES.

C'est au genre *Bruyère*, en latin, *Erica*, que doit son nom cette famille, qui se compose d'arbustes et d'arbrisseaux d'un port élégant, à feuilles simples, alternes, rarement opposées ou verticillées, persistantes. Les fleurs, disposées en épis ou en grappes, sont régulières et pourvues d'un calice monosépale, à quatre ou cinq divisions, libre ou adhérent à l'ovaire ; d'une corolle monopétale, à quatre ou cinq lobes ; les étamines, qui sont en général en nombre double de ces divisions, de huit ou dix par conséquent, ont leurs filets libres et quelquefois plus ou moins soudés, et leurs anthères biloculaires. L'ovaire est pluriloculaire; le style et le stigmate sont simples. Le fruit est une baie ou une capsule.

Usages. — La thérapeutique trouve parmi les Éricacées des médicaments astringents, rafraîchissants et diurétiques.

La PYROLE A FEUILLES RONDES (*Pyrola rotundifolia*) croît dans les bois montueux de la France, de l'Allemagne, du Nord de l'Europe et de l'Amérique. C'est une plante herbacée de 2 à 4 décimètres, dont les tiges simples, munies à la base de feuilles arrondies, longuement pétiolées, persistantes, sont nues sur leur longueur et terminées par une grappe de fleurs blanches, ou d'un blanc rosé, qui paraissent en juin-juillet, et auxquelles succèdent des fruits capsulaires à cinq côtes arrondies. — Elle est considérée comme vulnéraire, tonique et astringente, et conseillée en infusion (une pincée par tasse d'eau) dans les catarrhes chroniques, la diarrhée, les flueurs blanches, les hémorrhagies et le crachement de sang.

La PYROLE OMBELLÉE (*Pyrola umbellata, Chimaphila umbellata*), qui est très-commune dans l'Amérique septentrionale, et que l'on trouve aussi en Europe, se reconnaît à ses tiges rougeâtres, ramifiées, hautes de 8 à 11 centimètres, garnies de feuilles oblongues-lancéolées, dentées en scie, verticillées, et à ses fleurs rougeâtres, disposées en corymbe ou en ombelle à l'extrémité d'un pédoncule terminal. — Les feuilles de la Pyrole ombellée, que l'on désigne en Amérique par le nom de *Wintergreen*, sont astringentes et diurétiques : on les prend surtout en infusion contre l'hydropisie.

La BUSSEROLE (*Arbutus Uva-ursi, Arctostaphylos Uva-ursi*), vulgairement *Uva-ursi, Raisin d'Ours,* ou *Arbousier rampant,* est un arbuste qui croît dans le Midi de l'Europe, et dont les tiges sont rondes, rougeâtres, couchées et longues de 25 à 35 centimètres; les feuilles, ovales, épaisses, coriaces, persistantes, luisantes comme celles du Buis, auxquelles elles ressemblent fort; les fleurs, blanches, disposées en petites grappes inclinées. — Les feuilles d'Uva-ursi, qui sont astringentes et diurétiques, servent à préparer une tisane (15 à 30 grammes par litre d'eau que l'on fait réduire du quart) utile particulièrement dans les maladies des reins et des voies urinaires, telles que la cystite ou inflammation de la vessie, la blennorrhagie, la gravelle, les calculs, et aussi dans la diarrhée atonique, la leucorrhée et l'aménorrhée.

Les BRUYÈRES (*Erica*), dont on connaît plus de quatre cents espèces, sont des plantes très-rameuses, de 1 décimètre à 1 ou 2 mètres de hauteur, à feuilles opposées, linéaires, persistantes et imbriquées sur quatre rangs, à fleurs d'un rose purpurin. Elles sont très-communes dans les bois stériles et dans les landes. — On a employé les infusions de Bruyères (30 grammes par litre d'eau) contre la gravelle, les coliques, l'anasarque et l'albuminurie. On prétend que leurs fleurs en fomentation apaisent la goutte, et qu'un bain de vapeur avec la Bruyère est utile contre cette même affection. Quoi qu'il en soit, disons que ces plantes sont en général astringentes, quelquefois résineuses et aromatiques.

Le Rosage ferrugineux (*Rhododendron ferrugineum*), ou *Laurier-Rose des Alpes*, appartient au genre des *Rhododendrons*, qui font l'ornement des jardins par la beauté de leurs fleurs. Comme tous ses congénères, le Rosage ferrugineux est un très-joli arbrisseau des montagnes alpines et pyrénéennes, de 30 à 60 centimètres de hauteur, toujours vert, à grandes fleurs rouges, formant des bouquets terminaux et s'épanouissant de juin en juillet. — Ses feuilles et ses fleurs pourraient être employées comme sudorifiques, en infusion, à la dose de 4 à 8 grammes par litre d'eau, dans les rhumatismes chroniques, les dartres anciennes et la syphilis. — On prépare en Piémont, avec ses bourgeons, une *huile* par infusion, usitée contre les douleurs articulaires.

L'Airelle-Myrtille (*Vaccinium Myrtillus*), vulgairement *Myrtille*, est un arbrisseau de 40 à 60 centimètres, qui croît dans les bois, en France, en Allemagne et en Angleterre, et qui présente une tige courte, à nombreux rameaux verts et anguleux, des feuilles ovales, glabres et dentées, des fleurs blanches ou rosées, solitaires et pendantes à l'aisselle des feuilles, paraissant en avril, auxquelles succèdent des baies d'un bleu noirâtre, de la grosseur d'un pois, très-acides, rafraîchissantes, astringentes et préconisées pour combattre la diarrhée, la dyssenterie, le scorbut, les maladies bilieuses, l'hémoptysie et les affections catarrhales. C'est surtout dans les dévoiements opiniâtres qu'elles ont prouvé leur efficacité. On les administre en infusion, à la dose de 30 à 60 grammes par litre d'eau ; ou en teinture, obtenue en faisant macérer, pendant quinze jours, 100 grammes de baies récentes dans un litre d'eau-de-vie, et donnée par petits verres à liqueur.

L'Airelle ponctuée (*Vaccinium Vitis Idæa*) est un petit arbrisseau très-commun dans les Vosges, qui a les fleurs en grappes penchées, terminales, et qui produit des baies d'un beau rouge, conseillées en cataplasme avec le sel commun pour résoudre les engorgements des seins.

L'AIRELLE-CANNEBERGE (*Vaccinium Oxycoccos, Oxycoccus palustris*), vulgairement *Canneberge*, rampe dans les marécages; elle donne des fleurs rouges et des baies rouges aussi, qui jouissent des mêmes propriétés que celles de l'Airelle-Myrtille.

LOBÉLIACÉES.

Cette famille, qui renferme des plantes herbacées et des arbrisseaux, offre les caractères suivants : — Tiges remplies d'un suc laiteux, âcre et vénéneux; feuilles alternes; fleurs disposées en grappes ou en épis, formées d'un calice monosépale, à cinq divisions irrégulières, soudé avec l'ovaire, et d'une corolle gamopétale, insérée sur le calice, à cinq lobes inégaux, quelquefois comme bilabiée; cinq étamines insérées sur le calice; filets souvent séparés par le bas, mais toujours soudés par le haut, de même que les anthères, en un tube qui entoure le style; ovaire infère ou demi-supère, surmonté d'un disque glanduleux, d'où s'élève un style simple terminé par deux stigmates; fruit capsulaire et déhiscent, ou charnu et indéhiscent.

Les Lobéliacées comprennent un grand nombre de jolies plantes qui appartiennent, en général, à l'Amérique septentrionale, à la Nouvelle-Hollande, à l'Afrique, à l'Asie, et dont quelques espèces ont été introduites en Europe, où on les cultive dans les jardins et dans les serres; telles sont : la LOBÉLIE CARDINALE (*Lobelia cardinalis*), la LOBÉLIE A LONGUES FLEURS (*L. longiflora*), la LOBÉLIE DU CHILI (*L. Tupa*), la LOBÉLIE DE SURINAM (*L. Surinamensis*).

La médecine revendique les deux espèces suivantes :

La LOBÉLIE ENFLÉE (*Lobelia inflata*), — plante annuelle des États-Unis, dont la tige, rameuse supérieurement, est garnie de feuilles un peu velues, irrégulièrement dentées, et dont les petites fleurs, d'un bleu pâle, sont disposées en grappes, — s'emploie contre l'asthme, l'irritation nerveuse et la dyspnée ou suffocation, en infusion, à la dose de 5 grammes par litre d'eau.

La LOBÉLIE SYPHILITIQUE (*Lobelia syphilitica*), vulgairement *Cardinale bleue*, s'élève à la hauteur de 50 à 65 centimètres. Sa tige simple est munie de feuilles ovées, pointues des deux côtés, dentées irrégulièrement, à l'aisselle desquelles paraissent de jolies fleurs bleues. Sa racine, grosse comme le petit doigt, est très-usitée aux Etats-Unis, comme antisyphilitique et anti-dartreuse, en infusion sudorifique, à la dose de 25 grammes pour un litre d'eau qu'on fait réduire d'un tiers.

SYNANTHÉRÉES OU COMPOSÉES.

Cette nombreuse famille, qui embrasse la onzième ou la douzième partie de tous les végétaux connus, comprend des plantes herbacées, des arbustes et des arbrisseaux à feuilles simples, alternes, rarement opposées, souvent décomposées. Leurs fleurs, très-petites, sessiles et réunies en grand nombre sur un réceptacle commun, épais, quelquefois charnu, convexe ou concave, entouré d'un involucre écailleux, forment des *capitules* hémisphériques, globuleux ou plus ou moins allongés, nommés communément *fleurs composées*. Les fleurs qui forment les capitules sont de deux sortes : les unes offrent une corolle monopétale, régulière, infundibuliforme, à cinq lobes réguliers : on leur donne le nom de *fleurons*; les autres ont une corolle irrégulière, déjetée d'un seul côté en forme de languette, à cinq dents : on les nomme *demi-fleurons*. Tantôt, les capitules se composent uniquement de fleurons, et alors les plantes prennent le nom de *Flosculeuses*; tantôt, ils ne contiennent que des demi-fleurons, et les plantes sont dites *Semi-Flosculeuses*; tantôt enfin, les capitules présentent des fleurons au centre ou sur le *disque*, et des demi-fleurons à la circonférence ou sur le *rayon*: on donne à ces plantes le nom de *Radiées*. Parfois les fleurs du capitule sont toutes de même couleur, mais souvent aussi celles du centre présentent une couleur différente. Elles sont ordinaire-ment hermaphrodites au centre et unisexuées ou neutres à la circonférence. Chaque fleur est généralement accompagnée de petites écailles ou de poils, que l'on trouve à sa base et que l'on considère comme des bractées. Elle offre l'organisation suivante : un calice adhérent avec l'ovaire, terminé supérieurement par un limbe court et entier, ou par des écailles ou des lanières en forme de *poils*; une corolle gamopétale, régulière ou irrégulière; cinq étamines à filets distincts, mais dont les anthères, rappro-chées et soudées (d'où le nom de *Synanthérées*, donné à la famille), forment un tube traversé par un style simple et grêle que termine un stigmate bifide; un ovaire adhérent au calice et infère, à une loge et un ovule. Le fruit est un akène, tantôt nu à son sommet, tantôt couronné d'une aigrette soyeuse ou plumeuse.

Les Synanthérées avaient été divisées par Tournefort en trois grandes tribus : les *Semi-Flosculeuses*, les *Flosculeuses* et les *Radiées*. Jussieu et Vaillant les ont partagées, plus tard, en *Chicoracées*, *Cynarocéphales* ou *Carduacées* et *Corymbifères*; les premières correspondant aux Semi-Flosculeuses, les secondes ne comprenant qu'une partie des Flosculeuses, et les troisièmes contenant le reste des Flosculeuses et les Radiées.

Usages. — Les Synanthérées offrent une grande analogie de caractères botaniques et de propriétés médicales. Elles comprennent des plantes en général stimulantes et toniques, qui doivent leurs vertus à un principe amer et à une huile volatile qu'elles contiennent, et dont l'action stimulante ou tonique prédomine selon la nature du principe en excès : on peut établir que les Corymbifères sont stimulantes, et les Carduacées, toniques; quant aux Chicoracées, elles renferment un suc laiteux ordinairement amer, quelquefois narcotique.

TRIBU DES CHICORACÉES.

(Semi-Flosculeuses.)

La LAITUE COMMUNE OU CULTIVÉE (*Lactuca sativa*) présente un grand nombre de variétés, dont les principales sont : la *Romaine*, la *Frisée* et la *Pommée*, que l'on mange en salade. C'est une plante annuelle assez connue de tout le monde pour que nous nous dispensions de la décrire. Elle est rafraîchissante, émolliente, laxative et calmante. La décoction de Laitue (30 à 60 grammes par litre d'eau) est utile contre la constipation, les douleurs d'entrailles, les irritations intestinales, les inflammations des voies urinaires, les affections calculeuses. Ses feuilles cuites sont appliquées en cataplasmes sur le ventre dans les douleurs aiguës d'entrailles, sur les abcès inflammatoires et les furoncules, sur les brûlures, etc.

On obtient, au moyen d'incisions faites à la tige de la Laitue, à l'époque de la floraison, un suc laiteux qui en découle et qui finit par se coaguler : c'est le *Lactucarium*, qui a les propriétés calmantes de l'Opium, sans en avoir les inconvénients; il tempère la circulation et produit le repos. On en compose un sirop, connu sous le nom de *Sirop d'Aubergier* ou *de Lactucarium*, d'une innocuité complète et d'une grande efficacité dans les bronchites, la grippe, la toux, et dans les autres affections de l'appareil respiratoire, dans lesquelles la diminution de la douleur et de l'irritation peut contribuer à rendre un sommeil calme.

Le suc exprimé et évaporé des tiges pilées constitue la *Thridace*, qui a beaucoup moins d'action que le Lactucarium, et qui n'est plus guère employée.

La LAITUE VIREUSE (*Lactuca virosa*) est une plante de 80 centimètres à 1 mètre 50, à tige dressée, glabre et glauque; à feuilles embrassantes, les inférieures très-grandes, ovales-allongées, obtuses au sommet, denticulées, garnies en dessous d'épines sur la nervure médiane, les supérieures plus petites, aiguës, pinnatifides; à fleurs jaunes en panicules rameuses à l'extrémité des branches, s'épanouissant en juin et juillet. On la trouve dans les lieux incultes et pierreux. — Elle fournit un suc laiteux, âcre, amer et narcotique, qui, amené par l'évaporation en consistance d'extrait, a été vanté dans l'hydropisie ascite, la jaunisse, les engorgements viscéraux et les affections de poitrine. On n'est pas bien fixé sur les doses auxquelles il convient de l'employer. — *Suc* : 20 centigrammes à 10 grammes. — *Extrait aqueux*, 10 centigrammes à 5 grammes.

L'ÉPERVIÈRE PILOSELLE (*Hieracium Pilosella*), vulgairement *Piloselle*, *Oreille-de-Souris*, pousse de sa racine une petite tige, munie à sa base de rejets rampants et velus. Ses feuilles sont ovales-oblongues, entières, tomenteuses en dessous, vertes et poilues en dessus; ses fleurs jaunes forment des capitules assez gros et solitaires à l'extrémité de hampes grêles, velues, de 10 à 20 centimètres (mai-septembre). Croît dans les pelouses sèches et sur les coteaux arides. — S'emploie en infusion (une petite poignée par litre d'eau) contre la gravelle et l'hydropisie.

Le PISSENLIT, ou DENT-DE-LION (*Taraxacum Dens leonis*, *T. officinale*, *Leontodon Taraxacum*, *L. vulgare*), est une petite plante sans tige, très-commune dans les prairies et les lieux herbeux, à feuilles radicales, longues, découpées, du milieu desquelles s'élève une hampe simple, fistuleuse, terminée par un capitule jaune. — Le Pissenlit est diurétique, apéritif, légèrement tonique et dépuratif. On emploie la décoction de ses feuilles ou de sa racine (30 à 50 grammes par litre d'eau) dans l'hydropisie, les obstructions du foie, la jaunisse, les maladies de la peau, le scorbut, les débilités de l'estomac, l'inappétence, la goutte, le rhumatisme, les ardeurs d'urine, la colique néphrétique et la gravelle. — Le suc exprimé des feuilles s'administre à la dose de 50 à 150 grammes. — Le jus de Pissenlit, mêlé avec celui de Saponaire et de Trèfle d'eau, est un puissant remède contre les dartres invétérées et les affections syphilitiques constitutionnelles.

Le Salsifis sauvage (*Tragopogon pratensis*) et la Scorzonère d'Espagne ou Salsifis noir d'Espagne (*Scorzonera Hispanica*), qui ont été usités autrefois en médecine, sont aujourd'hui relégués à l'office.

La Chicorée sauvage (*Cichorium Intybus*) croît sur le bord des chemins et dans les champs, où elle est très-commune. C'est une plante vivace, haute de 40 à 60 centimètres, dont la tige est dressée, rameuse, striée, glabre; les feuilles, peu nombreuses, découpées, et les fleurs, bleues, quelquefois roses ou blanches, disposées en capitules axillaires, sessiles ou pédonculés. — La Chicorée a une saveur amère très-prononcée, et passe avec raison pour tonique, dépurative, fondante, apéritive et rafraîchissante. Ses feuilles, que l'on peut récolter en juin, s'emploient en infusion (10 à 15 grammes par litre d'eau), et ses racines, que l'on arrache en septembre, s'administrent en décoction (20 à 30 grammes par litre d'eau) pour exciter l'appétit, aider la digestion, ranimer les forces digestives à la suite des fièvres, combattre les fièvres intermittentes d'automne, les dartres, les éruptions, les rougeurs, les obstructions du foie, la jaunisse, purifier le sang et faciliter la transpiration.

Le *Sirop de Chicorée*, qui n'est autre que le Sirop de Rhubarbe composé, est très-usité pour purger les enfants, auxquels on le donne à la dose de deux à quatre cuillerées à café, en deux ou trois fois, le matin à jeun.

TRIBU DES CARDUACÉES OU CYNAROCÉPHALES.

(Partie des Flosculeuses.)

La Bardane officinale (*Lappa major, L. officinalis, Arctium majus, A. Lappa*), ou *Glouteron, Herbe aux Teigneux*, croît sur les chemins, dans les terrains incultes, dans les villages et au milieu des décombres, où elle fleurit une grande partie de l'été. De sa racine pivotante et charnue s'élève une tige rameuse, striée et cotonneuse, munie de feuilles pétiolées, cordiformes ou ovales, vertes-brunes en dessus, blanchâtres-tomenteuses en dessous; ses fleurs rougeâtres, qui sont disposées en grappes à l'extrémité des rameaux, forment des capitules dont l'involucre globuleux, armé de crochets, s'attache aux vêtements des passants. — La racine de Bardane, qui se recueille au mois d'octobre, est sudorifique et dépurative : aussi est-elle employée avec succès en décoction, à la dose de 20 à 30 grammes par litre d'eau, dans les maladies chroniques de la peau, dans les affections syphilitiques, rhumatismales et goutteuses, et dans l'ictère ou jaunisse. — Les feuilles de cette plante sont résolutives et cicatrisantes à l'extérieur; elles détergent les ulcères et modifient avantageusement les plaies de la teigne. On les applique en cataplasme sur les engorgements arthritiques de la goutte et du rhumatisme. — Les semences de Bardane sont diurétiques : infusées à froid dans du vin blanc, à la dose de 8 à 10 grammes par litre, elles peuvent être utiles dans l'anasarque.

L'ARTICHAUT (*Cynara Scolymus*) est une plante vivace, dont les capitules non épanouis sont servis sur les tables. Ses racines, aussi bien que les feuilles et la tige, sont amères, toniques, diurétiques et fébrifuges. On emploie la décoction de racine ou de feuilles d'Artichaut dans le vin blanc contre l'hydropisie, la jaunisse et les engorgements abdominaux dérivant des fièvres intermittentes. On conseille, dans les mêmes affections, le suc des feuilles, à la dose de 120 à 200 grammes par jour, pris le matin, à jeun.

Le CHARDON-MARIE (*Silybum Marianum*, *Carduus Marianus*), que l'on trouve dans les lieux incultes, le long des chemins et aux abords des vieux châteaux, est une plante de 6 à 10 décimètres de hauteur, dont la tige rameuse et pubescente porte des feuilles grandes, larges, sinuées, épineuses et tachetées de blanc. Les capitules sont terminaux, purpurins et entourés d'un involucre ventru, dont les folioles extérieures sont terminées par une longue pointe. — *Dose et emploi* : 15 grammes de semences pour une décoction de 250 grammes, dont on donnera une cuillerée à bouche toutes les demi-heures contre les hémorrhagies utérines.

Le CHARDON BÉNIT, ou CENTAURÉE BÉNITE (*Cnicus benedictus*, *Centaurea benedicta*), croît naturellement dans le Midi de l'Europe. Plante de 50 centimètres, à tiges rameuses, rougeâtres, garnies de feuilles oblongues, dentelées et épineuses; capitules terminaux, dont l'involucre est ové et composé d'écailles terminées par une épine pinnatifide. — Les feuilles et les sommités de la plante, que l'on récolte avant l'épanouissement des fleurs, sont usitées contre les fièvres intermittentes et l'atonie du canal digestif, en infusion, à la dose de 15 à 60 grammes par litre d'eau.

La CHAUSSE-TRAPE, ou CENTAURÉE CHAUSSE-TRAPE (*Centaurea*

Calcitrapa, *Calcitrapa stellata*, vulgairement *Chardon étoilé*, *Centaurée étoilée*, *Pignerolle*, croît abondamment sur le bord des chemins et des fossés. Tige anguleuse, très-rameuse, diffuse, munie de feuilles sessiles, pubescentes, incisées ou pinnatifides ; capitules épineux, composés de fleurons purpurins, ayant un involucre formé d'écailles terminées par une longue épine ouverte. — Les sommités fleuries de cette plante, que l'on recueille avant l'épanouissement de la fleur, sont amères, fébrifuges, et employées en décoction ou en infusion (10 à 20 grammes par litre d'eau) dans les mêmes cas que le Chardon bénit. — En faisant macérer 8 à 10 grammes des semences dans un litre de vin blanc, on obtient un *Vin diurétique*, dont l'usage est indiqué, comme celui de la racine, dans la néphrite calculeuse et dans les autres maladies des voies urinaires.

La GRANDE CENTAURÉE, ou CENTAURÉE COMMUNE (*Centaurea Centaurium*), est une plante vivace des montagnes des Alpes et de l'Italie, haute de 1 mètre à 1 mètre 50. Tige dressée, rameuse, glabre ; feuilles grandes, alternes, embrassantes, pinnées, à folioles lancéolées et finement dentées en scie ; fleurs purpurines, en capitules globuleux disposés en corymbe, et entourés d'un involucre à écailles ovales-obtuses. — Considérée comme tonique et sudorifique. La racine seule est employée en décoction, à la dose de 60 grammes (fraîche) ou 80 grammes (sèche) par litre d'eau, dans le catarrhe pulmonaire chronique, les hémorrhagies passives, les affections cachectiques.

Le BLUET, ou CENTAURÉE-BLUET (*Centaurea Cyanus*), vulgairement *Barbeau*, *Casse-Lunette*, croît abondamment dans les moissons. C'est une plante herbacée de 3 à 6 décimètres, à tige dressée, grêle, striée, rameuse et cotonneuse ; à feuilles alternes, pinnatifides à la base, entières, étroites et lancéolées supérieurement ; à fleurs en capitules solitaires, d'un bleu céleste, quelquefois blanches ou rouges, qui ont joui autrefois d'une immense réputation contre les affections des yeux.

La CARLINE A FEUILLES D'ACANTHE, ou *Carline*, *Caméléon blanc*, *Chardousse* (*Carlina acanthifolia*, *C. acaulis*), est une plante des montagnes du Midi de la France. Elle pousse de sa racine des feuilles grandes, longues, larges, élégamment découpées, épineuses, blanchâtres, cotonneuses et étalées en rosace à la surface du sol. De leur centre naît un capitule fort large, formé de fleurons jaunâtres. — La racine de la Carline est tonique, sudorifique et diurétique ; on a prétendu qu'elle était propre à prévenir et à guérir les maladies pestilentielles. — *Infusion* : 15 à 25 grammes par litre d'eau, contre l'aménorrhée, les affections dartreuses et rhumatismales.

L'ONOPORDE (*Onopordon Acanthium*), vulgairement *Chardon aux ânes*, *Chardon à feuilles d'Acanthe*, *Pet-d'Ane*, est une plante bisannuelle à tige élevée, grosse, épineuse, garnie de feuilles larges, également épineuses ; à fleurs purpurines, en capitules globuleux et généralement solitaires. — Le suc de l'Onoporde a été vanté dans le traitement des ulcères cancéreux de la face. La racine passe pour être spécifique dans les blennorrhagies commençantes.

TRIBU DES CORYMBIFÈRES.

(Partie des Flosculeuses et Radiées.)

Le SOUCI OFFICINAL ou SOUCI DES JARDINS (*Calendula officinalis*), qui pousse naturellement dans les champs de l'Europe méridionale, est cultivé dans les jardins, où ses fleurs d'un jaune foncé et radiées lui ont assuré une place ; il est annuel, haut de 30 à 45 centimètres ; il a une tige dressée, anguleuse, velue et rameuse, munie de feuilles sessiles, pubescentes, entières et spatulées inférieurement, lancéolées, amplexicaules et dentées supérieurement ; ses capitules sont solitaires, terminaux et longuement pédonculés. — Les habitants des campagnes attribuent à cette plante de nombreuses propriétés. L'infusion de Souci (20 à 30 grammes de plante fraîche ou 30 à 60 grammes de plante sèche par litre d'eau) est considérée comme propre à favoriser la transpiration, la sécrétion des urines, l'écoulement menstruel, à guérir les scrofules, la jaunisse et les pâles couleurs. Le Souci est, en effet, stimulant : c'est à ce titre qu'on le prescrit, comme emménagogue, dans les cas d'atonie générale ou partielle chez les femmes, soit en infusion ou en fumigations locales ; comme antispasmodique, dans l'hystérie et les affections nerveuses qui en dépendent. On le conseille également comme fondant dans la jaunisse et les scrofules : dans ce dernier cas, on lui associe généralement le Houblon. Contre les ophthalmies chroniques, on prétend avoir employé avec succès la décoction de Souci. — Pilé et appliqué sur les tumeurs scrofuleuses, il les modifie souvent avantageusement ; le même usage extérieur en est recommandé contre les verrues et les cors aux pieds.

Le SOUCI DES CHAMPS (*Calendula arvensis*) diffère du précédent en ce qu'il est plus petit dans toutes ses parties. — Mêmes propriétés.

L'Arnica ou Arnique de montagne (*Arnica montana*), vulgairement *Tabac des Vosges*, *Tabac des Savoyards*, *Bétoine des montagnes*, croît dans les pâturages montagneux des Vosges, des
Alpes, des Cévennes, etc. C'est une plante vivace, poussant de
sa racine plusieurs feuilles ovales-allongées, à cinq nervures,
étalées en rosette, du milieu desquelles s'élève une tige de
40 centimètres de hauteur, arrondie et velue, qui supporte une
ou deux paires de feuilles opposées, plus petites, lancéolées,
et qui se termine par une fleur jaune radiée, accompagnée
généralement d'une ou deux fleurs latérales, portées sur de
longs pédoncules axillaires. — L'Arnica est un excitant énergique, dont l'action première se porte sur l'appareil digestif,
puis sur le système nerveux; c'est, en même temps, un
antiseptique et un résolutif. Ses fleurs sont employées en
infusion dans les commotions du cerveau, à la suite des coups
ou des chutes; dans les rhumatismes chroniques, dans la paralysie, l'amaurose, dans les rétentions d'urine par faiblesse para-
lytique de la vessie, chez les vieillards; dans les fièvres intermittentes, adynamiques et putrides, dans la dyssenterie, la
chlorose, l'ictère et l'œdème. Cette infusion est très-usitée pour
provoquer la transpiration. — Les feuilles de cette plante sont
employées en poudre comme sternutatoires. — Sa racine a été
vantée contre la résorption purulente. — On récolte les fleurs en
juillet et les racines en septembre. — Tout le monde connaît
l'emploi vulnéraire qu'on fait de la *Teinture d'Arnica*, appliquée
en lotions et en compresses sur les contusions, en même
temps qu'on l'administre en potion à l'intérieur. — *Préparations
et Doses : Infusion* (fleurs), 5 à 20 grammes par litre d'eau;
(feuilles), 15 à 30 grammes par litre d'eau. — *Décoction* (racine),
5 à 15 grammes par litre d'eau. — *Teinture d'Arnica :* fleurs,
20 grammes; alcool à 20° Cartier, 100 grammes; laisser
macérer pendant quelques jours et filtrer; dose, 1 à 10 grammes.

Le Pied-de-Chat, ou *Gnaphale dioïque* (*Antennaria dioica,
Gnaphalium dioicum*), est une petite plante des collines de la
Suisse, des Vosges et de la France méridionale, à tiges simples,
dressées, hautes de 25 à 30 centimètres; à feuilles sessiles,
étroites, lancéolées, les radicales étalées en rosette et spatulées; à capitules blancs ou rouges, disposés en corymbes. —
Les fleurs se récoltent en mai, et s'emploient en infusion (quelques pincées par litre d'eau) dans les affections catarrhales
bronchiques, surtout contre la toux.

La Tanaisie commune (*Tanacetum vulgare*), nommée aussi *Herbe aux vers*, *Herbe de Saint-Marc*, habite les prés, les berges des rivières et les lieux incultes, humides et pierreux; elle s'élève à une hauteur de 60 centimètres à 1 mètre; ses tiges dressées, robustes et rameuses, sont pourvues de feuilles profondément divisées et presque bipinnées, glabres ou un peu velues, d'un vert jaunâtre. Ses fleurs d'un beau jaune sont en capitules hémisphériques, nombreux et disposés en corymbes. — Toute la plante est douée d'une odeur forte et pénétrante, d'une saveur amère et aromatique. Elle est tonique, stimulante, fébrifuge, emménagogue, antispasmodique et vermifuge. Ses feuilles et ses fleurs, qu'on récolte en août, sont employées en infusion (5 à 15 grammes par litre d'eau.) dans les affections atoniques, les pâles couleurs, la suppression des règles, les flueurs blanches, les fièvres intermittentes, les coliques nerveuses, la gastralgie et autres affections nerveuses. C'est particulièrement contre les maladies vermineuses que la Tanaisie est prescrite en infusion (5 à 15 grammes par 125 grammes d'eau ou de lait), en lavements vermifuges, en cataplasme sur le bas-ventre. Les lotions et les fomentations de Tanaisie sont recommandées contre les contusions et les ulcères.

La Balsamite, ou Balsamite odorante (*Tanacetum Balsamita*, *Balsamita suaveolens*, *Pyrethrum Tanacetum*), vulgairement *Menthe-Coq*, *Baume-Coq*, *Coq des jardins*, *Grand-Baume*, *Pyrèthre à feuilles de Tanaisie*, est une plante à tiges dressées, rameuses, blanchâtres, hautes de 60 à 90 centimètres; à feuilles ovales-allongées, dentées, d'un vert clair, pulvérulentes, les radicales pétiolées, les caulinaires sessiles; à fleurs en capitules formant un corymbe terminal. — Odeur forte, saveur chaude et amère. Propriétés toniques, excitantes, antispasmodiques, vermifuges, vulnéraires, antihystériques et antimélancoliques. Utile, dans les pays marécageux, en infusion, à la dose de 10 à 15 grammes par litre d'eau. — On trouve la Balsamite dans les terrains incultes du Midi de la France, et on la cultive dans les jardins.

L'Armoise commune (*Artemisia vulgaris*), ou *Herbe de Saint-Jean*, croît dans tous les lieux incultes de l'Europe. C'est une plante vivace, herbacée, dont les tiges dressées, cannelées, rameuses, rougeâtres et hautes de 1 à 2 mètres, sont munies de feuilles alternes, pinnatifides, dentées, larges inférieurement, vertes en dessus, blanches et cotonneuses en dessous; les fleurs jaunâtres sont en capitules ovoïdes, sessiles, et forment des épis paniculés à la partie supérieure des tiges. — L'Armoise est un stimulant très-usité en infusion (10 à 20 grammes par litre d'eau bouillante ou dans un litre de vin blanc) pour relever les forces digestives dans les dyspepsies, la chlorose, les fièvres intermittentes; pour combattre les spasmes, l'hystérie, les névralgies, les vomissements nerveux chroniques, et surtout pour rappeler les règles supprimées, dont la disparition ou le retard dépend d'une cause atonique ou nerveuse. On peut, dans ce dernier cas, aider à son action par des fumigations préparées avec 60 à 100 grammes d'Armoise par litre d'eau bouillante, dont on dirige la vapeur sur les organes. — La racine de la plante a été vantée contre l'épilepsie : 2 à 4 grammes dans du miel, pris le soir; un verre de bière par-dessus.

L'Armoise Auronne (*Artemisia Abrotanum*), ou *Aurone-Citronnelle*, *Aurone mâle*, *Citronnelle*, *Aurone des jardins*, est un sous-arbrisseau du Midi de la France et de l'Europe, qui est cultivé dans les jardins. Sa tige est nue par le bas, ramifiée par le haut, élevée de 6 à 10 décimètres; ses feuilles sont pétiolées, découpées en segments linéaires, verdâtres, douées d'une odeur citronnée et camphrée; ses fleurs, en capitules jaunâtres et hémisphériques, sont disposées en grappes terminales. — Elle partage les propriétés de l'Armoise et de l'Absinthe. On la prescrit en infusion (15 à 30 grammes de plante sèche ou 30 à 60 grammes de plante fraîche par litre d'eau). comme stomachique, carminative (contre les vents), anthelminthique et emménagogue. Recommandée à l'intérieur, contre les fièvres intermittentes et putrides; à l'extérieur, contre la gangrène, les ulcères de mauvaise nature et l'œdème.

La Santoline (*Santolina Chamæcyparissus*), ou *Aurone femelle*, *Petit Cyprès*, *Petite Citronnelle*, est un arbuste d'environ 50 centimètres de hauteur, à tiges très-ramifiées, pourvues de feuilles linéaires, cotonneuses, blanchâtres, persistantes et dentées aux bords sur quatre rangs; à fleurs jaunes, disposées en capitules solitaires au sommet de longs pédoncules terminaux. — Ses feuilles sont employées en infusion (8 à 15 grammes par demi-litre d'eau) contre les affections vermineuses des enfants, contre la débilité de l'estomac et les fleurs blanches, et enfin contre l'hystérie.

L'Absinthe officinale (*Artemisia Absinthium*, *Absinthium vulgare*), ou *Absinthe commune*, *Grande Absinthe*, *Aluine*, croît dans les terrains incultes et pierreux; on la cultive dans les jardins. C'est une plante d'environ 60 centimètres de hauteur, à tiges dressées, cannelées, rameuses et d'un gris cendré; à feuilles molles, blanchâtres, cotonneuses, assez grandes inférieurement et trois fois divisées, diminuant de grandeur et en divisions à mesure qu'elles s'élèvent sur les rameaux, et finissant par devenir entières et linéaires; à capitules globuleux, petits, jaunes, disposés en panicules le long des rameaux supérieurs.— Elle est douée d'une odeur forte, d'une saveur amère et aromatique, et considérée comme tonique, stomachique, apéritive, fébrifuge, anthelminthique, emménagogue, diurétique et antiseptique. On l'emploie donc pour exciter l'appétit, faciliter les digestions, combattre les dyspepsies nerveuses, les leucorrhées et les diarrhées chroniques, les fièvres intermittentes, les scrofules, le scorbut, l'hydropisie, l'œdème ou l'anasarque, l'atonie générale, les affections vermineuses des enfants, et pour favoriser le flux menstruel chez les femmes dont le système utérin languit, ou qui sont anémiques.— A l'extérieur, la décoction d'Absinthe est employée, comme détersive et antiseptique, en lotions sur les ulcères atoniques et les plaies suppurantes. La vapeur de cette décoction, introduite dans l'oreille, donne quelquefois du soulagement dans l'otalgie. — On récolte l'Absinthe en juillet.

Préparations et Doses : — *Infusion aqueuse :* 4 à 8 grammes par litre d'eau, comme tonique, fébrifuge et vermifuge. — *Infusion vineuse :* 60 à 120 grammes par litre de vin blanc; prendre par cuillerée à bouche, contre les fièvres intermittentes et paludéennes, l'œdème et l'hydropisie. — *Cataplasme vermifuge :* Absinthe bouillie dans du lait avec quelques gousses d'Ail, et appliquée sur le bas-ventre. — *Lavement vermifuge :* faire bouillir pendant quelques minutes, dans l'eau nécessaire pour un lavement, feuilles d'Absinthe, de Rue et de Sabine, de chacune 5 grammes; passer et ajouter 20 grammes d'Huile de Ricin. — *Fumigation stimulante :* Absinthe, Armoise, de chacune 20 grammes, bouillies dans un litre d'eau; diriger la vapeur sur les parties sexuelles, pour ramener les règles ou faciliter leur écoulement. — *Fomentation contre l'enflure des jambes :* prendre une poignée de chacune des plantes suivantes: Absinthe, Lavande, Origan, Thym, Sauge, Romarin, Hysope, verser sur le tout deux litres d'eau bouillante; laisser infuser pendant deux heures; ajouter un litre de vin rouge, et bassiner chaudement.

L'Absinthe Pontique (*Artemisia Pontica*), ou *Absinthe romaine*, *Petite Absinthe*, qui croît naturellement sur les bords de la mer Noire, en Roumanie, en Italie, etc., est cultivée dans les jardins. Elle est moins élevée que la précédente; ses tiges nombreuses et très-rameuses sont garnies de feuilles fort petites, finément découpées, et ses fleurs en capitules globuleux sont disposées en grappes le long des rameaux supérieurs. — Propriétés de la Grande Absinthe.

L'ABSINTHE MARITIME (*Artemisia maritima*) croît sur les côtes maritimes de la France, de l'Angleterre, de la Suède et du Danemark; elle est moins amère, mais plus blanche et plus cotonneuse que la Grande Absinthe, dont elle a les propriétés.

Les GÉNIPIS, — GÉNIPI VRAI (*Artemisia glacialis*), GÉNIPI BLANC (*Artemisia mutellina*), GÉNIPI NOIR (*Artemisia spicata, A. eriantha, A. bocconei*), GÉNIPI MUSQUÉ ou IVA (*Ptarmica moschata, Achillea moschata*), GÉNIPI BATARD (*Ptarmica nana, Achillea nana*), — sont de petites plantes alpines que l'on trouve dans les contrées qui avoisinent les Alpes, telles que la Savoie, la Suisse et le Tyrol, et qui s'élèvent à une hauteur de 10 à 20 centimètres. Leurs feuilles sont rassemblées en une touffe presque radicale, longuement pétiolées, profondément découpées et recouvertes d'un duvet très-fin; leurs tiges, au nombre de deux ou trois, sortent du milieu des feuilles et en supportent quelques-unes très-espacées et petites; leurs capitules, généralement jaunes, sont globuleux ou allongés, axillaires, pédonculés et formant épi ou grappe, ou terminaux, serrés et rassemblés en tête. — Les Génipis, quoique très-aromatiques, sont peu employés; ils partagent cependant les propriétés générales des Absinthes.

L'ESTRAGON (*Artemisia Dracunculus*), qui est cultivé dans tous les jardins potagers, s'élève à la hauteur de 6 à 10 décimètres; ses tiges sont grêles et rameuses, munies de feuilles entières, linéaires-lancéolées, vertes et glabres; ses fleurs sont petites, jaunâtres et placées au sommet des tiges et des rameaux. — Saveur aromatique. — Stomachique, apéritif, emménagogue et antiscorbutique.

Le *Semen-Contra*, regardé longtemps comme une semence, d'où son nom, qui est l'abrégé du latin *semen contra vermes* (semence contre les vers), est un assemblage de fleurs que fournissent deux plantes du genre Armoise : l'ARMOISE VERMIFUGE (*Artemisia contra, A. Sieberi*), et l'ARMOISE AGGLOMÉRÉE (*A. glomerata*), croissant toutes deux dans la Palestine, le royaume de Boutan et la Caramanie. Le Semen-Contra tient le premier rang parmi les anthelminthiques, et s'emploie principalement contre les lombrics et les ascarides vermiculaires. — *Dose* : 1 à 6 grammes, mélangés avec du miel ou délayés dans un verre de lait, le matin à jeun; continuer pendant trois jours.

La Matricaire officinale, ou Espargouté, Matricaire (*Pyrethrum Parthenium, Matricaria Parthenium, M. odorata*), est une plante de 3 à 6 décimètres de hauteur. Ses tiges, dressées, fermes, cannelées et rameuses, supportent des feuilles pétiolées, larges, pinnatiséquées, à segments oblongs et dentés, et se terminent par des capitules nombreux disposés en un large corymbe, dont les fleurs du disque sont jaunes, et celles de la circonférence blanches. — La Matricaire possède une odeur forte et désagréable, et une saveur amère-piquante. Elle est considérée comme stimulante, antispasmodique, fébrifuge, emménagogue et carminative, et, par conséquent, employée en infusion (5 à 15 grammes par litre d'eau) contre l'aménorrhée, l'hystérie, la migraine, l'hypocondrie, les spasmes, et généralement toutes les névroses. — On la récolte à l'époque de la floraison. Elle croît dans les champs, dans les décombres et le long des murailles; on la cultive dans les jardins.

La Matricaire Camomille, ou Camomille ordinaire (*Matricaria Chamomilla*), pousse dans les moissons et sur le bord des chemins. Plante de 50 centimètres, à tige menue, dressée et rameuse; à feuilles bipinnati-partites; à fleurs en capitules nombreux, solitaires au sommet des rameaux; fleurons jaunes au centre du réceptacle, demi-fleurons à la circonférence. — — L'infusion de ses fleurs est recommandée comme stomachique, antispasmodique, fébrifuge et anthelminthique.

La Camomille romaine, ou Camomille noble, odorante (*Anthemis nobilis*), croît naturellement dans les prés et dans les champs sablonneux de la France, de l'Espagne et de l'Italie; mais on la cultive dans les jardins. C'est une plante vivace, très-touffue, à tiges ascendantes ou couchées, anguleuses, faibles et velues, à feuilles pinnatiséquées, c'est-à-dire composées de découpures linéaires, courtes et pointues. Ses fleurs sont blanches, disposées en capitules solitaires sur de longs pédoncules, pourvues d'une odeur aromatique et d'une saveur amère; elles sont toniques, stimulantes, antispasmodiques, fébrifuges, vermifuges et emménagogues. On les emploie en infusion (10 à 20 capitules par litre d'eau) contre l'atonie des organes; les langueurs d'estomac, les digestions difficiles, l'inappétence, l'aménorrhée, la chlorose, les spasmes, l'hystérie, les étouffements, les névroses, les coliques nerveuses et venteuses, et surtout les fièvres intermittentes printanières. Dans ce dernier cas, on prescrit généralement la poudre des fleurs, à la dose de 2 à 4 grammes. L'infusion de Camomille favorise l'action des

vomitifs et des purgatifs. — Les fomentations et les cataplasmes
faits avec cette plante sont utiles dans la goutte et la sciatique.
— Les lavements de Camomille (5 grammes de Camomille,
5 grammes de Mélilot, 5 grammes d'Anis, dans un demi-litre
d'eau bouillante) constituent un excellent remède contre les
coliques venteuses. — L'*Huile de Camomille*, que l'on prépare en
faisant digérer pendant quelques heures, au bain-marie, une
partie de fleurs sèches dans huit parties d'Huile d'Olive, est
usitée en frictions dans les rhumatismes et la goutte.

La CAMOMILLE PUANTE, ou MAROUTE (*Anthemis Cotula*, *A. fœtida*,
Maruta Cotula), croît le long des chemins et des ruisseaux, dans
les moissons et dans les terrains incultes. Tige de 20 à 50 centimètres de hauteur, dressée, rameuse, glabre; feuilles très-
découpées en lobes linéaires; fleurs en capitules solitaires, jaunes
au disque, blanches à la circonférence. Odeur très-désagréable,
saveur amère. — Mêmes propriétés que la précédente, mais à un
degré moindre.

Le PYRÈTHRE ou ANACYCLE PYRÈTHRE (*Anthemis Pyrethrum*,
Anacyclus Pyrethrum) croît en Turquie, en Syrie et en Arabie;
il ressemble beaucoup à la Camomille romaine, dont il diffère
par ses capitules, qui ont les demi-fleurons blancs en dessus, un
peu rougeâtres en dessous et sur les bords. — La racine a une
odeur aromatique et irritante, une saveur âcre et piquante.
Mise dans la bouche, elle détermine une abondante salivation.
Employée pour stimuler la sécrétion de la salive, pour combattre
les maux de dents et la paralysie de la langue. — La poudre de
cette racine est insecticide.

Le CRESSON DE PARA (*Spilanthes oleracea*), originaire du Brésil
et cultivé en France dans quelques jardins, est une plante
annuelle, dont les tiges, hautes d'environ 30 centimètres, sont
rondes, rameuses; et portent des feuilles opposées, pétiolées,
cordiformes et dentelées. Ses fleurs jaunes sont disposées en
capitules coniques, solitaires et longuement pédonculés; elles
ont une saveur très-piquante, et elles excitent fortement la salivation. On les emploie contre les maux de dents et le scorbut.

L'AUNÉE OFFICINALE, ou AUNÉE (*Inula Helenium*), nommée
aussi *Inule Hélénière*, *Enule campane*, *OEil-de-Cheval*, se plaît
dans les lieux humides et ombragés, dans les prairies et le long
des ruisseaux. Sa tige est droite, peu rameuse, velue, haute d'un
mètre à un mètre et demi; ses feuilles sont alternes, molles,
cotonneuses et crénelées, les radicales très-grandes, ovales-
allongées et atténuées en pétiole, les caulinaires plus petites,

ovales-aiguës et sessiles; ses capitules jaunes sont assez gros et solitaires au sommet des tiges et des rameaux (juillet-septembre). — La racine d'Aunée, qui est très-aromatique, est employée comme tonique, diaphorétique ou sudorifique, diurétique, expectorante et emménagogue, suivant les cas : atonie des organes digestifs, scrofules, chlorose, leucorrhée, diarrhées rebelles, hydropisies passives, catarrhes bronchiques, pulmonaires et muqueux, règles supprimées par faiblesse locale ou générale. Dans les cas précités, on prescrit la racine d'Aunée en infusion, à la dose de 20 grammes par litre d'eau; ou on administre, le matin à jeun, une à deux cuillerées de *Vin d'Aunée* (macération de 70 grammes de racine dans un litre de vin blanc). — La décoction d'Aunée (40 à 60 grammes par litre d'eau) est employée en lotions pour apaiser les démangéaisons dartreuses et pour en obtenir la guérison; on s'en est servi avec succès contre la gale et les ulcères scrofuleux.

L'Aunée odorante (*Inula odorata*), que l'on trouve dans le Midi de l'Europe, possède les propriétés de l'Aunée officinale.

L'Aunée dyssentérique (*Intila dyssenterica*), vulgairement *Aunée des Prés*, *Herbe de Saint-Roch*, habite les lieux humides, le bord des eaux; elle a des feuilles ovales-lancéolées, élargies à la base, amplexicaules et blanchâtres en dessous; des capitules globuleux terminaux, dont les fleurs jaunes s'épanouissent de juillet en septembre. — La décoction de sa racine et de ses fleurs (30 grammes par litre d'eau) est vantée comme astringente dans la diarrhée et les hémorrhagies.

Le Tussilage commun (*Tussilago Farfara*), ou *Pas-d'Ane*, *Taconnet*, aime les lieux humides, incultes et argileux. De ses racines traçantes naissent plusieurs hampes fistuleuses, cotonneuses, couvertes de bractées rougeâtres et pointues, supportant chacune un capitule jaune qui s'épanouit en mars-avril, avant que les feuilles paraissent. Les feuilles sont radicales, pétiolées, très-larges, échancrées en cœur, anguleuses-denticulées, vertes en dessus, cotonneuses et blanchâtres en dessous. — Les capitules sont doués d'une odeur forte et agréable, d'une saveur douce et aromatique; ils sont toniques-stimulants, béchiques et employés en infusion (10 à 20 grammes par litre d'eau) contre la toux (de là, le nom de *Tussilage*), contre les catarrhes chroniques des bronches et des poumons, les rhumes négligés et les irritations légères de poitrine. — La tisane de feuilles de Tussilage a été fort vantée contre les scrofules : suivant les uns, elle en est le meilleur remède; suivant les autres, elle n'a aucune efficacité dans ce genre d'affection. — On fait avec ses feuilles pilées, crues ou cuites, des cataplasmes émollients et résolutifs. Sèches, elles se fument comme du tabac pour combattre la toux et l'asthme. — On récolte les fleurs au printemps, et les feuilles pendant l'été.

Le Tussilage Pétasite, ou Pétasite (*Tussilago Petasites*), appelé aussi *Herbe aux Teigneux*, est une plante vivace qui croît dans les lieux humides, à tiges herbacées, cotonneuses, garnies d'écailles membraneuses ; à feuilles radicales, pétiolées, très-amples, ne paraissant qu'après la floraison ; à fleurs rougeâtres, en capitules disposés en grappe oblongue. — Les racines de Pétasite, amères et âcres, passent pour vermifuges, sudorifiques et astringentes : on les a conseillées en infusion dans les fièvres éruptives et les catarrhes, et en cataplasmes résolutifs sur les tumeurs. — Ses fleurs sont pectorales.

L'Eupatoire Chanvrin (*Eupatorium cannabinum*), appelé vulgairement *Eupatoire*, *Eupatoire d'Avicenne*, *Chanvrin*, *Herbe de Sainte-Cunégonde*, se plaît dans les lieux humides : c'est une belle plante de 8 à 15 décimètres de hauteur, à tige un peu quadrangulaire, velue, souvent rougeâtre, rameuse ; à feuilles opposées, sessiles, pubescentes, divisées en trois ou cinq folioles lancéolées et dentées, ressemblant assez aux feuilles de Chanvre ; à capitules terminaux, cylindriques-oblongs, disposés en corymbes et formés de cinq ou six fleurs purpurines, remarquables par leurs styles très-saillants. — Saveur amère. — Les feuilles de l'Eupatoire sont toniques, stimulantes, apéritives et vulnéraires. On les emploie en infusion (30 à 60 grammes par litre d'eau) dans la chlorose, l'hydropisie, les engorgements abdominaux, etc. — La racine, blanchâtre et fibreuse, se récolte au printemps ; elle paraît être purgative, et l'on prescrit, à ce titre, une infusion à froid de 30 grammes de racine fraîche, divisée, dans 125 grammes de vin ou d'eau.

L'Eupatoire Aya-pana, ou simplement *Aya-pana* (*Eupatorium Aya-pana*), est une plante du Brésil, que l'on a transportée à l'Ile-de-France. Ses feuilles, longues de 5 à 8 centimètres, étroites, lancéolées, entières, d'un vert jaunâtre, marquées de trois nervures principales qui se réunissent à l'extrémité du limbe, ont une saveur astringente, amère et parfumée, et une odeur agréable ; elles passent pour sudorifiques. On les emploie, ainsi que les sommités, en infusion théiforme (5 grammes pour une tasse d'eau bouillante) contre la morsure des serpents, la rage ; contre les indigestions, les bronchites, la grippe et les rhumatismes.

L'Eupatoire perfolié (*Eupatorium perfoliatum*), ou *Bœneset*, a les propriétés de l'Aya-pana.

Le Guaco, ou *Mikanie Guaco* (*Mikania Guaco*), croît dans la Colombie, sur les bords du fleuve de la Madeleine. Tige grimpante, longue et rameuse ; feuilles pétiolées, opposées, ovales-aiguës, dentelées, hérissées en dessous ; capitules à quatre fleurons. — Sudorifique préconisé en infusion, à la même dose que l'Aya-pana, contre les morsures des serpents venimeux, contre le choléra asiatique qu'il guérit, assure-t-on, et contre les plaies, les ulcères syphilitiques et autres, dans le traitement desquels il s'est montré efficace.

La Verge d'or (*Solidago Virga aurea*) n'est pas rare sur les lisières et dans les clairières des bois. Plante herbacée de 6 à 8 décimètres d'élévation. Tige dressée, anguleuse et rameuse supérieurement ; feuilles ovales-oblongues, dentées, les inférieures un peu pétiolées, les supérieures sessiles ; fleurs jaunes en longs épis (juillet-septembre). — Employée en infusion (15 à 50 grammes par litre d'eau), comme diurétique dans l'hydropisie, la gravelle et les obstructions ; comme astringente dans les flux muqueux et sanguins.

Le Séneçon commun (*Senecio vulgaris*) est une plante très-commune dans les terrains cultivés, haute d'environ 30 centimètres, à tiges rameuses, tendres, striées, fistuleuses ; à feuilles alternes, embrassantes, pubescentes en dessous, molles et épaisses ; à fleurs jaunâtres, solitaires, disposées en corymbe. — On l'emploie, comme émollient et résolutif, en cataplasmes sur les tumeurs inflammatoires, sur les hémorrhoïdes douloureuses, contre l'engorgement des seins, et en décoction pour lotions et injections.

La Jacobée (*Senecio Jacobœa*), ou *Herbe de Saint-Jacques*, est une espèce de Séneçon de 6 à 9 décimètres, habitant les bois et les pâturages, à tiges rondes, striées, pubescentes ou rougeâtres ; à feuilles alternes, pétiolées, pinnatifides ; à fleurs jaunes plus grandes que celles du précédent, disposées en corymbe, paraissant de juin en juillet. — Employée en décoction pour gargarismes et cataplasmes. — Légèrement astringente.

La Paquerette ou Petite-Marguerite (*Bellis perennis*) croît dans les prés, où elle fleurit en avril et mai : c'est une plante herbacée de 5 à 20 centimètres, à tiges courtes en touffes ; à feuilles radicales, disposées en rosette ; à fleurs terminales, blanchés ou rosées à la circonférence, jaunes au disque. — Légèrement astringente. A été prônée contre la goutte et les scrofules.

La MILLEFEUILLE, ou ACHILLÉE MILLEFEUILLE (*Achillea mille-folium*), vulgairement *Herbe aux Coupures*, *Herbe aux Charpentiers*, *Sourcils de Vénus*, abonde dans les lieux incultes, les champs et les prés secs, où elle fleurit tout l'été. C'est une plante vivace qui s'élève à la hauteur de 30 à 60 centimètres, dont les tiges dressées, cannelées et ramifiées vers le sommet, sont garnies de feuilles longues et étroites, molles, pubescentes, bipinnatiséquées, à segments très-nombreux; dont les fleurs blanches ou purpurines, disposées en capitules très-petits, sont rapprochées en un corymbe terminal. — Les sommités fleuries de la plante s'emploient en infusion (15 à 30 grammes par litre d'eau) contre certaines affections nerveuses, accompagnées de l'inertie de l'estomac et de l'intestin, ou d'une débilité générale; contre les tumeurs hémorrhoïdales, sur lesquelles la Millefeuille a une action puissante, contre les flux hémorrhoïdaires, les hémorrhagies et la dyssenterie; dans ce dernier cas, aux infusions on ajoute des lavements préparés par décoction de la plante. La Millefeuille est également recommandée dans la faiblesse générale, les fièvres intermittentes, la leucorrhée et la suppression des règles. — Les feuilles pilées sont appliquées sur les plaies et les coupures pour les cicatriser.

Pour nous résumer, nous dirons que cette plante est tonique, stimulante, antispasmodique, astringente, emménagogue et vulnéraire.

La PTARMIQUE, ou ACHILLÉE PTARMIQUE (*Ptarmica vulgaris*, *Achillea Ptarmica*), communément *Herbe à éternuer*, habite les lieux humides. Tiges de 4 à 8 décimètres, dressées, se ramifiant par le haut, mais chaque rameau ne se divisant qu'en un petit nombre de pédoncules, qui ne portent chacun qu'un seul capitule; feuilles sessiles, linéaires, lancéolées, finement dentées, fleurs blanches, en capitules globuleux disposés en un corymbe peu fourni. — Plante douée d'une odeur aromatique, d'une saveur âcre et piquante. La poudre des feuilles est employée comme sternutatoire, les racines mâchées provoquent la salivation.

L'ECPATOIRE DE MÉSUÉ ou ACHILLÉE VISQUEUSE (*Achillea agera-tum*), haute de 65 centimètres environ, a des feuilles obtuses, dentées, blanchâtres, visqueuses et rassemblées par paquets sur la tige, qui est droite, peu rameuse et cotonneuse. Les corymbes terminaux sont composés de capitules nombreux, petits, à fleurs jaunes. — Très-aromatique et vantée autrefois dans les obstructions du ventre et les affections vermineuses. — *Infusion des sommités* : une petite poignée pour un demi-litre d'eau, comme vermifuge. — L'*huile* dans laquelle cette plante a infusé a été conseillée en frictions sur le nombril, pour faire périr les vers chez les enfants.

Le BIDENT OU BIDENS (*Bidens tripartita*), vulgairement *Chanvre aquatique*, *Chanvre des Marais*, *Cornuet*, habite les marais et les bords des fossés aquatiques. Tige presque quadrangulaire, munie de feuilles à trois ou cinq lobes oblongs-lancéolés, aigus et dentés ; fleurs jaunes (juillet-août) ; involucre à deux rangs de folioles, dont l'extérieur est étalé. — C'est une plante âcre, dont les propriétés sialagogues sont mises à profit pour exciter la sécrétion de la salive ; elle est, en outre, détersive, et employée en lotions sur les ulcères sordides et gangréneux.

Nous ne quitterons pas cette famille sans nommer les principales plantes d'agrément qu'elle renferme ; tels sont : l'IMMORTELLE ANNUELLE (*Xeranthemum annuum*), le DAHLIA (*Dahlia variabilis*), l'OEILLET D'INDE (*Tagetes*), la REINE-MARGUERITE (*Aster Sinensis*), le DORONIC (*Doronicum*), le GRAND SOLEIL (*Helianthus annuus*), la CINÉRAIRE (*Cineraria*), la CHRYSANTHÈME (*Chrysanthemum*). — Le TOPINAMBOUR (*Helianthus tuberosus*), dont les tubercules servent d'aliments, appartient à la famille des Synanthérées.

DIPSACÉES.

Petite famille tirant son nom du genre *Cardère*, en latin, *Dipsacus*, et comprenant quelques plantes herbacées, à feuilles opposées, sans stipules ; à fleurs réunies en capitules hémisphériques ou globuleux, accompagnés à la base d'un involucre commun composé de plusieurs folioles ; de plus, chaque fleur est entourée d'un involucre propre, caliciforme, mais différent du calice, qui est adhérent avec l'ovaire et terminé supérieurement par un limbe entier ou divisé. La corolle est gamopétale, tubuleuse, à quatre ou cinq divisions inégales ; les étamines sont au nombre de quatre, à anthères libres et biloculaires. L'ovaire est infère, uniloculaire, monosperme ; le style et le stigmate sont simples ; le fruit est un akène recouvert par le calice.

Usages. — Les Dipsacées sont toniques, dépuratives et sudorifiques : l'usage va en être indiqué ci-après.

La CARDÈRE CULTIVÉE, ou *Chardon à foulon*, *Chardon à carder* (*Dipsacus fullonum*), que ses capitules cylindriques, pourvus de nombreuses paillettes serrées, dures et terminées en crochet, rendent propre à peigner les tissus de laine ou de coton, a été très-vantée autrefois, à cause de sa racine qu'on employait comme diurétique et sudorifique.

La SCABIEUSE OFFICINALE OU SCABIEUSE SUCCISE (*Scabiosa Succisa*), communément *Succise*, *Mors-du-Diable*, croit dans les clairières des bois et dans les pâturages un peu humides. Sa tige, haute de 6 décimètres à 1 mètre, cylindrique, pubescente, est garnie de feuilles velues, dont les inférieures sont pétiolées, oblongues, entières, et les supérieures sessiles, lancéolées et souvent dentées. Sa racine est très-courte, entourée de radicules descendantes : elle présente, dans le milieu, une échancrure qui la fait paraître comme mordue, d'où le nom de *Mors-du-Diable*. Ses fleurs bleuâtres, réunies en capitules, s'épanouissent en juillet-octobre. — Toutes les parties de la plante sont usitées et prescrites en infusion pour les feuilles et les fleurs, en décoction pour les racines, à la dose de 20 à 30 grammes par litre d'eau. La Scabieuse est sudorifique, dépurative et préconisée contre les affections de la peau, en particulier contre les dartres et la gale (*scabies*), dont elle a pris son nom.

La SCABIEUSE DES CHAMPS (*Scabiosa arvensis*) se rencontre dans les champs, les prés et le long des chemins. Elle produit une tige droite, velue, rameuse, haute de 3 à 5 décimètres, garnie de feuilles pinnatifides. Ses fleurs, bleues ou d'un rose lilas, sont disposées en capitules solitaires sur de longs pédoncules. — Se récolte en juin et juillet. Jouit des mêmes propriétés que la précédente, mais à un plus faible degré.

VALÉRIANÉES.

Plantes herbacées, à feuilles opposées, simples ou plus ou moins profondément incisées ; à fleurs disposées en grappes denses ou en cymes terminales. Calice adhérent à l'ovaire, ayant un limbe denté, ou roulé en dedans et formant un rebord entier, quelquefois se déroulant en lanières plumeuses. Corolle monopétale, tubuleuse, plus ou moins irrégulière, quelquefois éperonnée à sa base, et à cinq lobes. Étamines variant d'une à cinq, alternes et insérées au tube de la corolle. Ovaire infère, à trois loges, dont deux sont stériles; un seul ovule. Style simple, terminé par un stigmate souvent trifide. Akène couronné par les dents du calice ou par une aigrette plumeuse.

Usages. — Les racines des Valérianées, diversement aromatiques, sont toniques, stimulantes, antispasmodiques, sudorifiques et vermifuges.

La Valériane officinale (*Valeriana officinalis*), ou *Valériane sauvage*, *Herbe aux Chats*, croît dans les bois ombragés, dans les lieux un peu humides. Elle produit une tige droite, élevée de 5 à 10 décimètres, fistuleuse, légèrement pubescente, munie de feuilles opposées, profondément pinnatifides, velues en dessous, pétiolées inférieurement, sessiles à la partie supérieure. Les fleurs sont d'un blanc rosé, petites, nombreuses, disposées en cymes, d'une odeur agréable. — La racine, assez petite, a une saveur amère et une odeur nauséabonde qui se développe par la dessiccation. On la récolte au printemps, avant la pousse des tiges, et on la choisit grosse et bien nourrie, ayant deux ou trois ans d'âge. Elle est stimulante, antispasmodique, emménagogue, sudorifique, fébrifuge et vermifuge. On l'emploie en infusion, à la dose de 10 à 30 grammes par litre d'eau, et surtout en poudre, à celle de 4 à 30 grammes, dans toutes les maladies qui ont leur siége dans le système nerveux : la chorée ou danse de Saint-Gui, l'hystérie, les vapeurs, les spasmes, et la série indéterminable des accidents qui naissent sous l'empire de ces affections, tels qu'étouffements, palpitations, migraines, bruits dans la tête, bouffées de chaleur au visage, frissons partiels, hoquet, aphonie, crispations, impatiences, borborygmes, flatuosités, brûlements d'entrailles, etc. On l'administre également contre l'épilepsie, l'éclampsie ou convulsions épileptiformes qui surviennent chez les enfants et chez les femmes en couches. Il résulte de plusieurs observations que la racine de Valériane n'est pas sans action contre les fièvres intermittentes, les affections vermineuses, l'amaurose; elle est utile à la suite des longues convalescences, chez les sujets débiles et nerveux.

La Grande Valériane ou Valériane Phu (*Valeriana Phu, V. hortensis*), a une tige d'environ un mètre de haut; ses feuilles radicales sont entières, très-allongées, et sa racine, grosse comme le doigt, est nue en dessus, garnie en dessous de radicules grêles. Elle jouit, dans un moindre degré, des propriétés de la Valériane officinale.

La Valériane dioïque (*Valeriana dioica*), ou *Valériane aqua-*

tique, *Petite Valériane*, que l'on trouve dans les terrains humides ; — la VALÉRIANE CELTIQUE (*Valeriana Celtica*), ou *Nard Celtique*, qui croît sur les montagnes de la Suisse et du Tyrol ; — et la VALÉRIANE JATAMANSI (*Valeriana Jatamansi*), ou *Nard indien*, *Spica-Nard*, qui habite les Indes, — ont été désignées comme des succédanées des espèces précédentes.

La MACHE (*Valerianella olitoria*), ou *Valérianelle*, *Doucette*, se mange en salade.

RUBIACÉES.

Les Rubiacées, qui prennent leur nom du genre *Garance*, en latin, *Rubia*, renferment des arbres, des arbustes et des arbrisseaux à feuilles simples, entières, opposées et stipulées, ou verticillées et sans stipules. Les fleurs sont axillaires ou terminales, quelquefois réunies en tête. Le calice, adhérent à l'ovaire, présente un limbe entier ou partagé en quatre ou cinq lobes. La corolle est monopétale, régulière, épigyne, à quatre ou cinq lobes. Les étamines sont au nombre de quatre ou cinq, alternes. L'ovaire est infère, surmonté d'un style simple ou bifide, et d'un stigmate qui offre autant de lobes qu'il y a de loges à l'ovaire. Le fruit est un akène, une nuculaine, une capsule ou une mélonide.

Usages. — La famille des Rubiacées, une des plus importantes du règne végétal, fournit à la thérapeutique un grand nombre de substances actives dont nous résumerons les propriétés, en disant que les *racines* qui les produisent sont généralement âcres, émétiques, purgatives ou diurétiques ; que les *écorces* qui les représentent sont presque toujours amères, astringentes, toniques et éminemment fébrifuges, et que les *fruits* auxquels elles répondent sont toniques et excitants.

L'ASPÉRULE ODORANTE (*Asperula odorata*), connue aussi sous les noms de *Muguet des Bois*, *Hépatique étoilée*, *Reine des Bois*, est une plante de 15 à 25 centimètres de hauteur, à tiges dressées, simples, presque carrées, noueuses, glabres, munies de feuilles verticillées par sept ou huit, ovales, lisses ; à petites fleurs blanches, terminales, pédonculées, s'épanouissant en mai, juin et juillet. On la trouve dans les bois ombragés. — Odeur agréable, saveur amère. Stimulante, antispasmodique, sudorifique et diurétique. Employée en infusion (10 à 40 grammes par litre d'eau) pour favoriser la transpiration et la sécrétion urinaire, calmer l'excitation nerveuse, dissiper la migraine, les

vapeurs et les vertiges, combattre la dyspepsie, l'ictère, la gravelle, l'hydropisie et l'œdème des membres inférieurs.

L'Aspérule esquinancique (*Asperula cynanchica*), vulgairement *Herbe à l'esquinancie*, se trouve dans les pelouses sèches,
où elle fleurit en juillet. Verticilles inférieurs de quatre feuilles ;
fleurs blanches. — Propriétés analogues à celles de l'Aspérule
odorante.

L'Aspérule tinctoriale ou Petite Garance (*Asperula tinctoria*),
dont les verticilles inférieurs sont de six feuilles, est plus
grande que la précédente ; elle croît dans les lieux montueux.
— Mêmes vertus.

La Garance, ou Garance des Teinturiers (*Rubia tinctorum*),
croît naturellement en Orient et dans l'Europe méridionale ; on
la cultive dans les environs d'Avignon, en Alsace, en Zélande,
pour sa racine qui contient un principe colorant rouge, usité
dans la teinturerie. De cette racine, grosse comme une plume
à écrire, longue, rampante, rougeâtre, s'élèvent des tiges
longues, carrées, noueuses, garnies sur les angles de poils
rudes, munies de feuilles verticillées par quatre ou six, hérissées
aussi de poils rudes ; les fleurs sont très-petites et d'un jaune
verdâtre ; les fruits sont noirs. La Garance a une saveur amère
et styptique. Sa racine passait pour apéritive. On l'a recommandée dans le rachitisme, la jaunisse, la chlorose, les dartres et la
toux chronique, en décoction (15 à 30 grammes par litre d'eau)
et en poudre, à la dose de 1 à 4 grammes.

Le Caille-Lait jaune (*Galium verum*, *G. luteum*), ou *Galiet
jaune*, *Petit-Muguet*, est commun en Europe, dans les prés secs,
sur le bord des bois et des chemins. Il a des tiges faibles, à
demi couchées, quadrangulaires, rameuses, hautes de 30 à
50 centimètres ; des feuilles linéaires, à bords roulés en dessous,
verticillées par six ou huit, blanchâtres et pubescentes à la face
inférieure, rudes et luisantes à la face supérieure ; des fleurs
jaunes, petites, nombreuses, légèrement odorantes, disposées
par petits bouquets à la partie supérieure des tiges. — Les sommités du Caille-Lait, qu'on recueille lorsqu'il est en fleur, sont
réputées antispasmodiques, sudorifiques, diurétiques, antilai-
teuses et recommandées en infusion (10 à 30 grammes par litre
d'eau) contre l'épilepsie, la chorée et autres affections convulsives, les irritations nerveuses, la gastralgie et les scrofules. On
peut appliquer extérieurement la plante pilée sur les engorgements et les ulcères scrofuleux.

Le Caille-Lait blanc (*Galium mollugo*), ou *Galiet blanc*, a des feuilles moins linéaires, des fleurs blanches, des rameaux plus étalés, des tiges plus élevées. — Employé aux mêmes usages que la plante précédente.

Le GRATERON, ou *Gaillet-Aparine* (*Galium Aparine*), croît dans les haies; il présente une tige grimpante et rameuse, des feuilles verticillées par huit, hérissées, crochues, et des fleurs blanches ou d'un jaune verdâtre. On l'emploie aux mêmes usages que le Caille-Lait jaune, et notamment contre les hydropisies, en décoction, à la dose d'une à deux poignées de plante fraîche ou de 30 à 60 grammes de plante sèche par litre d'eau.

La CROISETTE (*Vaillantia cruciata*), appelée aussi *Croisette velue*, *Caille-Lait Croisette*, *Vaillantie*, a des tiges presque couchées, simples ou peu rameuses, velues, longues de 3 à 6 décimètres; des feuilles verticillées par quatre et disposées en croix, sessiles, ovales-obtuses, très-velues; de petites fleurs d'un jaune verdâtre, réunies en bouquets sur un pédoncule axillaire muni de deux bractées, se montrant tout l'été. — On la trouve aux bords des chemins et des haies, dans les bois découverts et le long des fossés. — Elle a une saveur amère et acerbe, et elle passe pour vulnéraire, désobstruante et astringente.

L'*Ipécacuanha* est la racine de différents arbrisseaux du Pérou et du Brésil. On en distingue généralement trois espèces:

1° L'*Ipécacuanha annelé ou officinal*, qui présente trois variétés principales de couleur: l'*annelé brun*, l'*annelé gris* et l'*annelé rouge*, et qui provient de la CÉPHÉLIDE IPÉCACUANHA (*Cephælis Ipecacuanha*, *Callicocca Ipecacuanha*), plante des forêts ombragées du Brésil. Tige simple et ligneuse, haute d'environ 3 décimètres, munie de feuilles opposées, brièvement pétiolées, ovales-oblongues, rudes en dessus, pubescentes en dessous, stipulées; fleurs petites, blanches et disposées en un petit capitule terminal; racine fibreuse, de la grosseur d'une plume à écrire, contournée ou coudée, et formée de petits anneaux saillants très-rapprochés.

2° L'*Ipécacuanha strié*, produit par la PSYCHOTRIE ÉMÉTIQUE (*Psychotria emetica*, *Cephælis emetica*), qui croît au Pérou et sur les bords de la Madeleine, dans la Nouvelle-Grenade. Petit arbrisseau ligneux, dont la tige, haute de 30 à 45 centimètres, simple, velue, porte des feuilles opposées, lancéolées-aiguës, ciliées, pubescentes en dessus et stipulées. Les fleurs sont petites et disposées en grappes axillaires bifurquées. Racine peu contournée, et offrant d'espace en espace des espèces d'étranglements circulaires et profonds.

3° L'*Ipécacuanha ondulé*, provenant de la RICHARDSONIE SCABRE (*Richardsonia scabra*, *R. Brasiliensis*, *Richardia scabra*, *R. pilosa*, *Spermacoce hexandra*), qui croît dans les prés aux environs de Rio-Janeiro. Cette plante est couchée, velue, pourvue de feuilles ovales-lancéolées, rudes sur les bords, accompagnées de stipules en forme de gaîne divisée par le haut. Les fleurs sont disposées en capitules terminaux, entourés d'un involucre composé de quatre bractées étalées. La racine est très-sinueuse ; mais elle n'offre pas les anneaux nombreux et serrés qui caractérisent la première racine, ni les stries longitudinales de la seconde espèce.

L'*Ipécacuanha*, apporté en Europe vers 1672 par Legras et préconisé par Helvétius, médecin de Reims, qui guérit le Dauphin au moyen de cette substance, ne tarda pas, grâce à l'appui éclairé de Louis XIV, à occuper dans la thérapeutique la place importante qu'il mérite à si juste titre. L'Ipécacuanha est un médicament des plus recommandables, non-seulement comme vomitif ou émétique, mais encore comme expectorant, en variant, bien entendu, les doses et le mode d'administration. S'il procure moins sûrement le vomissement que le tartre stibié, il est aussi moins sujet à déterminer des accidents, et son action est plus durable. A titre de vomitif, on l'emploie en poudre, à la dose de 1 gramme 50 centigrammes qu'on prend en trois fois, dans de l'eau sucrée, à un quart-d'heure d'intervalle, facilitant l'effet par l'absorption d'eau tiède ou d'infusion de Camomille ; — en teinture, à la dose de 10 grammes en trois fois ; — en extrait, à celle de 3 décigrammes en pilules ; — en sirop, à la dose de 10 grammes en deux fois, pour un enfant de trois ans, — contre la coqueluche, le croup, les indigestions, les embarras gastriques, certaines angines et esquinancies, les empoisonnements par les champignons, les acides, les alcalis, les sels de mercure, de cuivre, de plomb, etc. L'Ipécacuanha a été particulièrement recommandé dans la péritonite, la suette, le choléra sporadique, les diarrhées et les dyssenteries chroniques. — En associant 15 décigrammes d'Ipécacuanha à 5 centigrammes d'émétique, et divisant en trois paquets, on obtient un excellent vomitif qu'on prend en trois fois, dans de l'eau tiède ou sucrée, à un quart-d'heure d'intervalle.

Le CAFÉIER D'ARABIE, vulgairement *Caféier* (*Coffea Arabica*), est un arbrisseau de l'Arabie, où il croît en abondance dans la province d'Yémen, sur les bords de la mer Rouge et dans les environs de Moka. Il a été acclimaté aux Antilles, à la Martinique, à Cayenne, à Batavia, etc., où il réussit à merveille. Le Caféier est toujours vert, haut de 4 à 5 mètres ; ses feuilles sont opposées, oblongues, pointues, glabres, assez semblables à celles du Laurier ; ses fleurs sont d'un blanc rosé, odorantes, presque sessiles, rassemblées en petites panicules à l'aisselle des feuilles supérieures ; ses fruits bacciformes, ovoïdes, gros comme une merise, sont verts, puis rouges, et enfin noirâtres ; ils sont formés d'une pulpe jaunâtre, entourant deux loges accolées, dont chacune contient une semence convexe d'un côté et plane de l'autre, connue sous le nom de *Café*.

On distingue différentes sortes de Cafés, dont le nom varie suivant les provenances : le *Café Moka*, le *Café Bourbon*, le *Café Martinique*, le *Café Haïti*. — Ce n'est guère que vers la fin du XIIIe siècle que l'usage du Café se répandit en Orient, et de là en Italie vers 1615, en France vers 1669. Le Café est tonique, excitant. Son infusion, que tout le monde sait préparer, facilite la digestion, stimule les sens, dissipe la migraine et dispose merveilleusement aux travaux de l'esprit. On l'emploie quelquefois en médecine ; on l'a recommandé dans la diarrhée chronique, dans certaines aménorrhées, contre les fièvres intermittentes, contre la somnolence qui suit les empoisonnements par les narcotiques. Il est utile dans la glycosurie et l'albuminurie, dans le choléra et contre la coqueluche. — Les personnes nerveuses doivent éviter d'en faire usage.

Le CHIOCOQUE DOMPTE-VENIN (*Chiococca anguifuga*) est un arbrisseau du Brésil, qui s'élève à la hauteur de 2 à 3 mètres ; ses feuilles sont opposées, ovales, pointues, accompagnées de stipules ; ses fleurs sont disposées en grappes paniculées et axillaires. — Sa racine, connue sous le nom de *Caïnca*, *Caïnça*, *Raiz preta* ou *Racine noire*, offre une odeur analogue à celle du Jalap, une saveur amère et âcre. Elle jouit d'une propriété drastique ou purgative très-marquée, et en même temps elle augmente considérablement la sécrétion de l'urine : aussi l'a-t-on employée avec succès dans le traitement des hydropisies. On en prépare une tisane, que l'on obtient en faisant infuser 10 grammes de racine de Caïnca dans un litre d'eau bouillante, et que l'on prend par verres dans la journée. Cette racine est aussi émétique.

Les QUINQUINAS, — parmi lesquels nous citerons : le QUINQUINA LA CONDAMINE (*Cinchona Condaminea*), le QUINQUINA CALISAYA (*C. Calisaya*), le QUINQUINA A PETITES FLEURS (*C. micrantha*), le QUINQUINA OVALE (*C. ovata*), — sont des arbres ou des arbrisseaux du Pérou et de la Bolivie, à feuilles oblongues ou ovales, généralement glabres et luisantes en dessus, ordinairement pubescentes en dessous ; à fleurs disposées en panicules thyrsiformes, blanches, rosées ou rougeâtres ; dont les écorces, douées d'une saveur piquante, amère ou astringente très-marquée, contiennent certains principes (*Quinine et Cinchonine*) qui les rendent précieuses comme toniques, fébrifuges, antipériodiques et antiseptiques.

On distingue trois sortes principales d'*Écorces* : le *Quinquina gris*, qu'on emploie comme tonique et fortifiant, mais dont la propriété fébrifuge est très-faible ; — le *Quinquina jaune*, éminemment fébrifuge, et dont on extrait la *quinine* ; — le *Quinquina rouge*, qui partage les propriétés du précédent.

Le Quinquina et les sels de quinine, en particulier le *Sulfate de quinine*, sont les remèdes les plus certains de la fièvre intermittente, dont ils sont en quelque sorte le spécifique. Lorsqu'on veut agir sûrement et rapidement, dans les cas graves, on recourt au *Sulfate de quinine* préférablement aux préparations de Quinquina. On les emploie dans les fièvres intermittentes pernicieuses, les fièvres larvées, la fièvre puerpérale, contre le rhumatisme articulaire aigu ; on les conseille dans les affections adynamiques et gangréneuses, dans les fièvres typhoïdes avec prostration des forces, dans les affections scrofuleuses ou scorbutiques, contre les névralgies, contre l'alcoolisme. On prescrit, à l'extérieur, les préparations de Quinquina dans les cas d'ulcères sordides atoniques, dans les plaies compliquées de pourriture d'hôpital et de gangrène.

Préparations et Doses. — *Infusion d'écorces de Quinquina gris, jaune ou rouge* : 20 grammes par litre d'eau bouillante ; laisser infuser pendant trois heures, puis décanter. — *Poudre de Quinquina jaune* : comme *fébrifuge*, 4 à 12 grammes par jour, délayés dans du vin vieux ; comme *tonique*, 2 décigrammes à 2 grammes. — *Teinture de Quinquina* : 10 à 30 grammes dans du vin, comme fébrifuge. — *Vin de Quinquina* : Quinquina jaune ou gris, 30 grammes ; alcool à 60°, 60 grammes ; vin rouge, un litre ; 50 à 150 grammes comme tonique. — *Vin de Séguin* : 100 grammes par jour pour empêcher le retour des fièvres intermittentes sujettes à récidives ; 20 grammes avant le repas, comme tonique, pour faciliter la digestion. — *Sirop de Quinquina* : 20 à 100 grammes comme tonique. — *Sirop de Quinquina au vin* : 20 à 50 grammes comme tonique. — *Tablettes de Quinquina* : 5 à 6 par jour, comme toniques. — *Lotions de Quinquina* : Écorce de Quinquina gris, 30 grammes, qu'on fait bouillir, pendant une heure, avec une quantité d'eau suffisante pour obtenir un litre de produit. — *Lavement de Quinquina contre fièvres intermittentes* : Quinquina jaune royal, 20 grammes, qu'on fait bouillir pendant une demi-heure, dans une quantité d'eau suffisante pour obtenir 250 grammes de produit; passer et ajouter 12 gouttes de Laudanum de Sydenham. — *Poudre de Charbon et de Quinquina* : Quinquina gris et Charbon pulvérisé, mélangés par parties égales; pour saupoudrer et panser les plaies gangréneuses. — *Sulfate de quinine* : 10 centigrammes à 2 grammes par jour. Contre les fièvres intermittentes, on prend de 10 à 60 centigrammes à l'heure qui précède l'accès. — *Poudre de Sulfate de quinine* : Sulfate de quinine, 1 gramme; sucre, 4 grammes; diviser en six paquets. Trois par jour contre fièvres intermittentes, dans pain azyme, confiture ou miel. — *Vin de quinine* : Sulfate de quinine, 6 décigrammes; vin de Madère, 1 litre. Par cuillerée toutes les heures.

CAPRIFOLIACÉES.

Petite famille tirant son nom du *Chèvrefeuille* (*Caprifolium*), et se composant d'arbrisseaux à feuilles opposées, simples ou composées, généralement sans stipules; à fleurs axillaires ou disposées en cymes terminales. Le calice est monosépale, à quatre ou cinq dents, soudé avec l'ovaire; la corolle est monopétale, tubuleuse, ou courte et rotacée, à quatre ou cinq divisions. Les étamines sont au nombre de quatre ou cinq. L'ovaire présente deux à cinq loges, contenant chacune un ou plusieurs ovules; le style manque quelquefois, mais alors il y a trois à cinq stigmates sessiles. Le fruit est une baie à une ou plusieurs loges.

Usages. — Les fleurs des Caprifoliacées sont sudorifiques; leur écorce, astringente ou purgative; leurs feuilles, astringentes dans quelques cas, émétiques et purgatives dans d'autres; leurs fruits, diurétiques ou laxatifs.

Le CHÈVREFEUILLE, ou *Chèvrefeuille commun, Chèvrefeuille des Jardins* (*Lonicera Caprifolium, Caprifolium hortense*), est un arbrisseau sarmenteux, dont les feuilles sont ovales, sessiles, opposées, les supérieures réunies par la base en une seule feuille perfoliée. Les fleurs sont disposées à l'extrémité des tiges en un ou deux verticilles. — Ses feuilles en décoction servent à préparer des gargarismes astringents. Ses fleurs, qui possèdent une odeur très-agréable, sont employées en infusion théiforme, comme pectorales et sudorifiques, dans les catarrhes pulmonaires.

Le Sureau noir ou commun (*Sambucus nigra, S. vulgaris*), communément *Grand Sureau*, croît dans les bois et dans les haies. C'est un arbuste de moyenne grandeur, dont le feuillage d'un vert foncé répand une odeur désagréable ; ses feuilles sont pinnatiséquées, à segments dentés ; ses fleurs sont blanches, très-petites, très-nombreuses et disposées en cymes à cinq branches ; ses fruits sont des baies qui noircissent en mûrissant. — Les fleurs de Sureau sont légèrement excitantes, sudorifiques et résolutives. On en prépare une infusion (5 grammes par litre d'eau) qu'on administre au début des rhumes et des inflammations de la gorge causés par un refroidissement, contre les coryzas ou rhumes de cerveau ; pour rappeler la transpiration cutanée, une éruption disparue trop brusquement, telles que celles de la rougeole et de la scarlatine, répercutées sous l'action du froid ; pour combattre les premiers frissons des accès fébriles. — La décoction de ces fleurs (30 à 60 grammes par litre d'eau) est usitée en lotions ou fomentations résolutives sur les érysipèles, les abcès chauds, les inflammations de la peau, l'œdème et les démangeaisons. On ajoute généralement 30 grammes d'Alcool camphré par demi-litre de décoction, dans les cas d'érysipèle. — A l'état frais, les fleurs de Sureau relâchent le ventre, purgent et activent la sécrétion urinaire. — Les baies de Sureau sont sudorifiques à petite dose, et purgatives à dose plus élevée ; on en prépare un *Rob*, qui est purgatif à la dose de 12 à 15 grammes.

Les feuilles, que l'on récolte pendant tout l'été, sont purgatives et diurétiques ; elles pourraient être employées avec succès en décoction ou en infusion dans du petit-lait, de l'eau ou du bouillon (20 à 30 grammes par litre), contre l'hydropisie et la suppression des lochies. Il paraît que ces feuilles, séchées à l'ombre, pulvérisées et infusées à la dose de 1 à 2 grammes, pendant 12 à 15 heures, dans 120 grammes de vin blanc, que l'on administre chaque matin jusqu'à guérison, sont très-efficaces contre les diarrhées et les dyssenteries chroniques. Fraîches et contusées, ou cuites avec du Persil, elles sont appliquées sur les hémorrhoïdes, dont elles calment les douleurs. — La seconde écorce de Sureau, que l'on obtient en râclant légèrement avec un couteau l'épiderme gris, et en enlevant ensuite par lambeaux l'écorce verte qui est au-dessous, est un drastique hydragogue assez précieux dans l'hydropisie; on l'emploie en décoction, à la dose de 30 grammes par litre d'eau; cette décoction peut être remplacée par 30 à 150 grammes de suc. L'écorce de la racine est aussi purgative, et l'on cite plusieurs cas d'hydropisie ascite guéris par son emploi.

Préparations diverses. — *Potion hydragogue* contre l'hydropisie : Suc d'écorce fraîche, 30 grammes; sirop de Violettes, 15 grammes. — *Apozème diurétique* contre l'hydropisie : Écorce moyenne de Sureau, 10 grammes; baies de Genièvre, 32 grammes; faire bouillir dans une quantité suffisante d'eau pour obtenir 400 grammes de colature ou décoction; ajouter ensuite 30 grammes d'extrait de Genièvre. A prendre par cuillerée toutes les heures. — *Topique contre les fraîcheurs, douleurs rhumatismales*, causées par des refroidissements : Prendre une poignée de fleurs de Sureau, *id.* de Son, *id.* d'Avoine, *id.* de Verveine; fricasser le tout dans une poêle avec du vinaigre; mettre dans un sachet, et appliquer bien chaud pendant quelques heures.

L'HIÈBLE (*Sambucus Ebulus*), vulgairement *Petit Sureau*, croît sur le bord des chemins et dans les endroits humides. Tiges herbacées, annuelles, hautes de plus d'un mètre, munies de feuilles pinnées, comme celles du Sureau noir, mais à folioles plus longues et plus aiguës, et stipulées à la base; fleurs blanches, purpurines en dedans, disposées en cymes à trois branches. Odeur vireuse; saveur amère, nauséeuse. — L'Hièble a les propriétés du Sureau. L'infusion de ses fleurs (4 à 8 grammes par par litre d'eau) est employée, comme béchique et expectorante, dans la toux et les catarrhes pulmonaires; comme sudorifique, dans les cas où celles de Sureau sont prescrites. — La racine, l'écorce et les baies agissent comme diurétiques ou purgatives, selon les doses (15 à 30 grammes par litre d'eau ou de vin blanc); elles sont efficaces dans l'anasarque et les autres hydropisies. — Le suc de la racine ou de l'écorce se prescrit à la dose de 10 à 30 grammes, suivant l'effet qu'on veut obtenir. — Les baies s'emploient fraîches. — Les feuilles sont purgatives; mais elles sont usitées surtout à l'extérieur, en cataplasmes sur les engorgements des articulations, les contusions et les entorses, pour les résoudre.

LORANTHACÉES.

Petit groupe de plantes généralement parasites et vivaces, qui doit son nom au genre *Loranthe* (*Loranthus*). Parmi les végétaux de cette famille, nous ne citerons que le *Gui*, qui fut en si grande vénération chez les Gaulois, et dont les usages en médecine remontent à la plus haute antiquité, ce qui n'empêche pas qu'aujourd'hui il soit à peu près abandonné. Mérite-t-il ce complet délaissement? Nous ne le pensons pas.

Le Gui, ou *Gui blanc*, *Gui commun* (*Viscum album*), croît sur le pommier, le poirier, le frêne, le noyer, le peuplier, l'acacia, etc., et plus rarement sur le chêne. Sa tige est ligneuse, cylindrique, divisée dès sa base en rameaux dichotomes, articulés, portant des feuilles sessiles, opposées, entières, oblongues, épaisses, persistantes, d'un vert jaunâtre, ainsi que la tige. Ses fleurs sont petites, d'un jaune verdâtre, sessiles, rassemblées par deux ou trois dans les bifurcations supérieures des rameaux, et dioïques. Le fruit est une petite baie blanche. — Le Gui est un tonique amer et un excitant de l'estomac et des intestins. On a tant parlé de ses propriétés antispasmodiques, antihystériques et antiépileptiques, que ceux-là qui l'ont expérimenté doivent, sans doute, lui avoir reconnu quelques vertus. Quoi qu'il en soit, disons que cette plante a été employée contre l'épilepsie, la chorée ou danse de Saint-Gui, les convulsions de l'enfance, le hoquet, l'asthme convulsif, la coqueluche, les toux rebelles.

Le Gui, que l'on recueille à la fin de l'automne, doit être séché avec soin. On l'administre en décoction, à la dose de 30 à 60 grammes de plante sèche pour un litre d'eau. — L'écorce sèche et pulvérisée est usitée à celle de 2 à 12 grammes.

HÉDÉRACÉES.

Petite famille tirant son nom du genre *Lierre*, en latin, *Hedera*, et comprenant des arbres et des arbrisseaux à tiges cylindriques, souvent grimpantes; à feuilles alternes, quelquefois opposées, non stipulées; à fleurs petites, disposées en cyme, en ombellule ou en ombelle simple. Le calice est adhérent, à quatre ou cinq dents; la corolle est formée de quatre ou cinq pétales distincts; les étamines sont au nombre de quatre ou cinq, et alternes; l'ovaire infère est à deux ou cinq loges uniovulées; le style et le stigmate sont simples. Le fruit est une baie, couronnée par le limbe du calice.

Le LIERRE GRIMPANT OU COMMUN (*Hedera Helix*), vulgairement *Lierre à cautère*, est un arbrisseau sarmenteux, qui s'élève quelquefois très-haut en s'attachant aux arbres ou aux murailles. Feuilles vertes, luisantes, coriaces, pétiolées, persistantes, de forme variable ; fleurs petites, verdâtres, disposées à l'extrémité des rameaux en plusieurs ombelles globuleuses, et paraissant à l'automne ; fruits bacciformes, d'un vert noirâtre, d'une saveur acerbe et amère, et ne mûrissant qu'au printemps. — Les feuilles de Lierre servent pour le pansement des cautères, sur lesquels on les applique fraîches pour y déterminer un peu d'excitation nécessaire à la suppuration. Le bois peut servir à préparer des espèces de pois à cautères. — La décoction des feuilles (10 à 15 grammes par litre d'eau ou de vin) est employée à l'extérieur, en lotion vulnéraire et détersive, sur les ulcères et les plaies atoniques ; elle a également beaucoup d'efficacité contre la teigne, la gale et la vermine de la tête. On dit que les feuilles de Lierre bouillies dans l'eau, appliquées sur les brûlures du premier et du second degré, et recouvertes de compresses trempées dans la décoction tiède et souvent renouvelées, donnent d'excellents résultats. On prétend aussi que les feuilles de cet arbrisseau, coupées en moyenne quantité sur un morceau d'étoffe et appliquées sur les douleurs sciatiques, en constituent un remède efficace ; on les renouvelle quand elles commencent à sécher, et l'on en continue l'emploi jusqu'à guérison. — L'infusion des feuilles (2 à 6 grammes par demi-litre d'eau) a été quelquefois conseillée comme excitante et emménagogue ; on l'a ordonnée aussi contre le rachitisme et l'atrophie des enfants. — Les baies sont purgatives, à la dose de dix à douze. — L'écorce doit être sudorifique.

OMBELLIFÈRES.

Cette nombreuse famille, l'une des plus naturelles du règne végétal, comprend des plantes herbacées, à tige assez ordinairement cannelée ou striée, fistuleuse ou remplie de moelle, et à feuilles alternes, engainantes à leur base, généralement divisées ou décomposées. Les fleurs, toujours fort petites, blanches ou jaunâtres, sont disposées en *ombelles* simples ou composées, rarement en capitules. On trouve souvent à la base de l'ombelle une ou plusieurs folioles ou bractées, qui forment une *collerette* ou un *involucre*; si elles se trouvent au point de départ des ombellules, elles constituent un *involucelle*. Chaque fleur est composée d'un calice adhérent avec l'ovaire, entier ou à cinq dents, et persistant; d'une corolle à cinq pétales distincts; de cinq étamines épigynes, alternes avec les pétales; d'un ovaire à deux loges uniovulées, surmonté de deux styles terminés chacun par un stigmate. Le fruit est un diakène de forme variée, qui se sépare à sa maturité en deux akènes, emportant chacun la moitié du calice.

Usages. — Les Ombellifères ont en général des propriétés actives, dues aux huiles volatiles et aux résines qu'elles renferment, et que l'on trouve répandues dans toutes leurs parties, mais principalement dans leurs racines et dans leurs fruits. Il en est qui sont pourvues d'un principe amer, très-délétère, telles que les *Ciguës*. D'après ces propriétés, on les a rangées en espèces alimentaires, médicinales et toxiques, et, pour résumer leur emploi, nous ajouterons que les Ombellifères produisent des *racines* alimentaires, souvent excitantes; des *fruits* aromatiques, stimulants, carminatifs, et des *sucs* toniques ou narcotiques.

L'ANIS, ou ANIS BOUCAGE (*Pimpinella Anisum*, *Anisum officinale*), connu aussi sous les noms d'*Anis vert*, *Pimpinelle Anis*, *Boucage à fruits suaves*, originaire d'Afrique, est cultivé dans les jardins. C'est une plante annuelle, haute de 30 à 40 centimètres, à tige herbacée, cylindrique, rameuse, pubescente; à feuilles alternes, profondément découpées, glabres; à petites fleurs blanches, en ombelles terminales dépourvues d'involucre et d'involucelles; à semences verdâtres, ovées, striées, pubescentes, très-aromatiques, d'une saveur piquante et sucrée. — Les semences d'Anis sont stimulantes et carminatives ou antiventeuses. On les prescrit en infusion, à la dose de 8 à 15 grammes par litre d'eau ou d'une pincée par tasse d'eau bouillante, ou en poudre, à la dose de 1 à 4 grammes, pure, mêlée avec du sucre, délayée dans de l'eau ou du vin, contre les débilités de l'estomac, les gastralgies, les dyspepsies ou mauvaises digestions, les coliques nerveuses de l'estomac ou des intestins accompagnées de flatuosités, les pituites, les céphalalgies nerveuses, les vertiges et les éblouissements. Elle est propre à augmenter la sécrétion du lait ou des urines et à favoriser l'écoulement des règles. — On associe l'Anis à certains purgatifs, le Séné, par exemple, pour neutraliser les tranchées qu'ils occasionnent. — A l'extérieur, la semence est vantée comme résolutive contre

les engorgements laiteux et les ecchymoses, en fomentations,
lotions et cataplasmes.

Le PETIT BOUCAGE, ou *Petite Saxifrage*, *Pimpinelle Saxifrage*
(*Pimpinella Saxifraga*), à tiges de 30 à 60 centimètres, dont les
feuilles inférieures sont à divisions ovales ou arrondies, et les
feuilles supérieures simples, produit des racines douées d'une
odeur forte et d'une âcreté considérable, qui ont été employées
en infusion (30 à 60 grammes par litre d'eau) contre les coliques
néphrétiques.

Le GRAND BOUCAGE, ou *Grande Saxifrage*, *Grande Pimpinelle*
(*Pimpinella magna*), a des tiges de 1 mètre à 1 mètre 30 ; les
divisions des feuilles sont profondes et étroites ; les feuilles
supérieures sont ailées. Ses racines servent au même usage
que celles de la plante précédente.

Le CARVI OFFICINAL, ou CARVI (*Carum Carvi*), vulgairement
Cumin des Prés, croît sur les montagnes et dans les prairies du
Midi de la France. C'est une plante herbacée, bisannuelle, à
tiges dressées, rameuses, striées, lisses, hautes de 50 centimètres
environ, garnies de feuilles bipinnatifides, dont les folioles
inférieures sont comme verticillées autour du pétiole commun.
Les fleurs sont blanches, petites, disposées au sommet des
rameaux en ombelles terminales, privées d'involucelles. Le fruit
est oblong et fortement aromatique ; la racine est charnue,
blanche, aromatique, grosse comme le pouce. Les semences de
Carvi, qui sont stimulantes, carminatives et digestives, s'emploient dans les mêmes cas que celles de l'Anis, auquel nous
renvoyons afin de ne pas nous répéter inutilement (voir,
page 192). — *Doses : Infusion* (graines), 5 à 10 grammes par
litre d'eau ou une pincée par tasse d'eau bouillante ; — *Poudre*,
5 décigrammes à 1 gramme.

L'OENANTHE PHELLANDRIE, ou PHELLANDRIE, PHELLANDRIE
AQUATIQUE (*OEnanthe Phellandrium*, *Phellandrium aquaticum*,
Ligusticum Phellandrium), aussi *Fenouil d'eau*, *Ciguë aquatique*,
croît le pied dans l'eau, sur le bord des mares, des étangs,
des ruisseaux et dans les fossés. Elle présente une racine pivotante et pourvue d'un grand nombre de fibres verticillées, une
tige cylindrique, striée, creuse, rameuse, munie de feuilles
pétiolées, décomposées, tripinnées ; ses fleurs sont blanches,
très-petites, disposées en ombelles à dix ou douze rayons, sans
involucre, mais pourvues d'involucelles à sept folioles ; les fruits
sont ovoïdes-allongés, striés, un peu luisants et rougeâtres. —

Les semences de Phellandrie s'emploient en infusion, à la dose de 4 à 10 grammes par litre d'eau, ou, ce qui est préférable, en poudre, à la dose de 1 à 2 grammes par jour, pris en deux ou trois fois, matin et soir, habituellement, contre la phthisie pulmonaire, dont elles arrêtent les progrès : sous l'influence de cette médication, la toux se calme, l'expectoration diminue et devient plus facile, la fièvre s'apaise ou disparaît, la diarrhée s'amende, l'appétit et le sommeil reviennent. La Phellandrie est également utile dans les bronchites, l'asthme; elle a été conseillée contre les scrofules, le scorbut, l'hydropisie, les fièvres intermittentes, le squirrhe et le cancer. — Comme cette plante a une action délétère qui se rapproche de celle de la Grande Ciguë, il convient d'en user avec précaution.

L'OENANTHE SAFRANÉE (*OEnanthe crocata*), qui habite les lieux marécageux de l'Ouest de la France, de l'Angleterre et de l'Espagne, est très-vénéneuse; toutes ses parties renferment un suc lactescent, qui prend une couleur safranée au contact de l'air, et qui est un poison violent. Sa racine est composée de tubercules oblongs, serrés les uns contre les autres et enfoncés perpendiculairement dans la terre. Sa tige est cylindrique, cannelée, fistuleuse, d'un vert roussâtre, rameuse, haute d'un mètre environ; ses feuilles sont grandes, deux fois ailées, à folioles sessiles, cunéiformes, incisées au sommet et d'un vert foncé; ses fleurs sont d'un blanc rosé, disposées en ombelles terminales de vingt à trente rayons, pourvues d'un involucre de quatre à six folioles; ses fruits, oblongs et fortement striés, forment des capitules globuleux.

L'OENANTHE FISTULEUSE (*OEnanthe fistulosa*), ou *Persil des Marais*, très-commune sur le bord des marais, est également très-vénéneuse. Racine fibreuse, rampante, pourvue de tubercules fusiformes. Tige grosse, fistuleuse, glabre, de 50 centimètres. Feuilles portées sur des pétioles fistuleux : les inférieures deux fois ailées, à folioles cunéiformes incisées; celles de la tige pinnatisectées, à divisions linéaires. Fleurs en ombelles privées d'involucre, à trois ou quatre rayons, soutenant chacune une ombellule très-serrée, à fleurs rayonnantes, d'un blanc rosé.

La racine de ces deux plantes a souvent donné lieu à des empoisonnements, dont les symptômes se manifestent par une chaleur brûlante dans le gosier, par des nausées, des vomissements, de la cardialgie, des vertiges, du délire, des convulsions, que suit une mort assez prompte, lorsqu'on n'a pas été secouru à temps. On doit, lorsqu'on se trouve en présence de ces terribles accidents, se hâter de procurer d'abord l'évacuation du poison par l'émétique et les laxatifs, ensuite appliquer des cataplasmes émollients sur l'épigastre, administrer des boissons abondantes, acidulées et gazeuses, des potions éthérées, etc.

L'Ache proprement dite, ou Ache odorante (*Apium graveolens*), vulgairement *Paludapium*, *Ache des Marais*, *Céleri des Marais*, *Persil* ou *Céleri odorant*, croît dans les terrains humides et marécageux, au bord des ruisseaux. Tige ronde, sillonnée, fistuleuse, rameuse, haute de 60 à 90 centimètres; feuilles pétiolées, une ou deux fois ailées, à segments larges, incisés, lisses et luisants; fleurs jaunâtres, en ombelles axillaires ou terminales, dépourvues d'involucre et d'involucelles; fruit brunâtre, menu, globuleux, d'une saveur âcre, amère et aromatique. — La racine de cette plante, qui est une des *cinq racines apéritives*, est diurétique, résolutive ou fondante, apéritive et expectorante. On l'emploie en infusion, à la dose de 20 à 40 grammes par litre d'eau, dans les hydropisies, les obstructions, la jaunisse. La décoction de cette racine dans du lait a été recommandée contre les catarrhes pulmonaires et l'asthme humide. Le suc ou jus des racines et des feuilles a été conseillé comme diurétique, à la dose de 60 à 90 grammes; comme fébrifuge, à celle de 125 à 150 grammes, avant l'accès des fièvres intermittentes; comme antiscorbutique et détersif, en gargarisme dans le scorbut pour nettoyer les ulcères de la bouche. — Les feuilles pilées et appliquées sur les contusions les résolvent. — Mélangées par parties égales avec des feuilles de Menthe et cuites dans du saindoux, elles forment une espèce d'onguent qu'on applique sur les seins engorgés, afin de diminuer ou de dissiper le lait des femmes qui ne peuvent pas nourrir leurs enfants.

Le Céleri ordinaire (*Apium dulce*) et le Céleri-Rave (*Apium rapaceum*), usités dans l'art culinaire, ne sont que des variétés de la plante précédente. Le premier passe pour aphrodisiaque.

Le Persil, ou Persil commun (*Petroselinum sativum*, *Apium Petroselinum*, *A. vulgare*), qui croît naturellement dans les lieux stériles du Midi de la France, est cultivé dans tous les jardins comme condiment. Tige fistuleuse, striée, pouvant s'élever à la hauteur de 1 mètre à 1 mètre 30, poussant d'une racine conique, grosse comme le doigt, blanche et aromatique; feuilles décomposées, à folioles profondément incisées, luisantes; fleurs blanchâtres, petites, disposées en ombelles pédonculées de quinze ou seize rayons, pourvues d'un involucre de six à huit folioles, et d'involucelles de huit à dix folioles filiformes; fruits ovoïdes, allongés. — La racine de Persil, qui fait partie des *cinq racines apéritives*, est diurétique, résolutive et sudorifique; elle est conseillée en décoction, à la dose de 20 à 50 grammes par litre d'eau, contre l'hydropisie, les obstructions du foie, de la rate et des reins, la jaunisse? — Les semences sont carminatives et excitantes, et prescrites en infusion, à la dose de 5 à 10 grammes par litre d'eau, contre les fièvres intermittentes; comme emménagogue, cette infusion est utile dans l'aménorrhée ou suppression des règles, et la dysménorrhée ou époques irrégulières. — Les feuilles pilées sont appliquées sur les contusions et sur les engorgements laiteux, pour les résoudre. — Le suc de ces feuilles a été prescrit, comme agent fébrifuge et antipériodique, à la dose de 100 à 120 grammes par jour, dans les fièvres intermittentes; il a été aussi proposé contre l'hydropisie, l'ictère, les engorgements des viscères abdominaux, la syphilis et la blennorrhagie; dans ce dernier cas, on administre une cuillerée de suc matin et soir. Disons encore que le suc de Persil, instillé dans l'œil, a souvent guéri des ophthalmies ou inflammation du globe des yeux. — L'*Huile essentielle de Persil*, à la dose de deux à trois gouttes par jour, a réussi contre les blennorrhagies qui avaient résisté au Copahu et à la Térébenthine.

La Livèche, ou Livèche officinale (*Levisticum officinale, Ligusticum Levisticum*), vulgairement *Ache des Montagnes*, croît dans les montagnes du Midi de la France; mais on la cultive dans les jardins. C'est une plante qui peut s'élever à près de 2 mètres, à tiges dressées, creuses, glabres, peu rameuses; à feuilles très-grandes, deux fois ailées, composées de folioles planes, luisantes, coriaces, d'un vert assez foncé, incisées; à fleurs jaunâtres, en ombelles terminales, avec involucre et involucelles polyphylles; à fruits blanchâtres et aplatis. — La racine de Livèche, qui a une saveur âcre et aromatique, est employée comme stimulante et carminative, en infusion, à la dose de 10 à 15 grammes par litre d'eau; elle a été longtemps en usage contre la jaunisse. — L'infusion ou le suc des feuilles a été vanté comme moyen de rétablir les règles supprimées. — Quant aux semences, elles sont stimulantes, emménagogues, carminatives et prescrites en infusion (6 à 12 grammes par litre d'eau) dans les cas de digestions difficiles, par suite de débilité de l'estomac, contre les flatuosités et contre l'aménorrhée.

Le Fenouil, ou Fenouil commun, officinal (*Fœniculum vulgare, F. officinale, Anethum Fœniculum, Ligusticum Fœniculum*), aussi

appelé *Aneth Fenouil*, *Aneth* ou *Anis doux*, est une plante de
13 à 15 décimètres, qui croît dans les terrains pierreux de l'Italie
et du Midi de la France, et que l'on cultive dans les jardins.
Elle offre des tiges dressées, nombreuses, rameuses, fistuleuses,
lisses et glabres; des feuilles découpées en lanières très-étroites,
à divisions principales opposées, à pétioles très-larges et em-
brassants; de petites fleurs jaunes, en ombelles terminales,
à rayons nombreux et inégaux, dépourvues d'involucre et d'involucelles; des fruits allongés et striés. — La racine de Fenouil,
que l'on récolte en septembre, est une des *cinq racines apéritives*; on l'emploie comme diurétique, en infusion, à la dose
de 30 à 60 grammes par litre d'eau. — Les semences, qui ont une
odeur aromatique et une saveur sucrée un peu âcre, sont stimulantes, carminatives, emménagogues, stomachiques et légèrement diurétiques. L'infusion théiforme de ces semences (15 à
30 grammes par litre d'eau) est propre à augmenter et à rétablir
la sécrétion laiteuse. Les cataplasmes de cette plante sur les tumeurs indolentes et les engorgements atoniques sont conseillés
pour en opérer la résolution. Tout ce que nous avons dit des usages de l'Anis (page 192) peut s'appliquer entièrement au Fenouil.

L'ANETH, OU ANETH ODORANT (*Anethum graveolens*, *Pastinaca
Anethum*), vulgairement *Fenouil puant* ou *bâtard*, croît en
Égypte et dans l'Europe méridionale. Il ressemble beaucoup par
ses feuilles au Fenouil, dont on le distingue cependant par sa
tige, qui ne dépasse guère un demi-mètre de hauteur ; son fruit
a une odeur très-forte et une saveur très-aromatique. Ses propriétés sont celles de l'Anis et du Fenouil. L'infusion de ses
semences est propre à augmenter le lait des nourrices et à
combattre les coliques, les vomissements et le hoquet.

Le CUMIN, OU CUMIN OFFICINAL (*Cuminum*, *Cyminum*), originaire d'Égypte et d'Éthiopie, est cultivé en Sicile, dans l'île de
Malte et dans nos jardins. Il a une grande analogie avec le
Fenouil par ses feuilles multifides. Sa tige, haute de 20 à 25 centimètres, rameuse, glabre, striée, est munie de feuilles découpées en lanières étroites; ses fleurs sont blanches, petites et
disposées en ombelles à quatre ou cinq rayons. Ses semences
ovoïdes, allongées, ont une odeur très-forte et une saveur très-
aromatique, plus ou moins agréable. Leurs propriétés sont celles
de l'Anis et du Fenouil. — *Infusion* (semences) : 5 à 10 grammes
par litre d'eau. Cette infusion a été recommandée en injection
dans le conduit auditif, contre la dureté de l'ouïe.

La BERLE, OU BERLE A FEUILLES ÉTROITES (*Sium angustifolium*), vulgairement *Ache d'eau*, croît au bord des eaux et dans les lieux marécageux. Plante de 40 à 80 centimètres, à tiges fistuleuses, sillonnées, rameuses, glabres; feuilles à segments ovales-aigus, incisés et à lobes dentés; fleurs blanches, en ombelles latérales de huit à douze rayons, courtement pédonculées; involucre et involucelles à folioles lobées et pointues. — Employée contre le scorbut, les obstructions du ventre, la suppression des règles et les rétentions d'urine.

La Berce ou Spondyle (*Heracleum Spondylium*), appelée aussi *Fausse Branc-Ursine*, que l'on trouve dans les prés et dans les bois, présente une tige de 5 à 15 décimètres, robuste, sillonnée, fistuleuse, rameuse, rude, velue; des feuilles pinnatiséquées, à segments velus, lobés et crénelés; des fleurs blanches en ombelles terminales, larges et planes, de quinze à vingt rayons; un involucre d'une ou deux folioles et des involucelles de quatre à sept. Le fruit est elliptique et strié. — Les semences et la racine, dont l'écorce est âcre et rubéfiante, ont été employées en décoction contre la gale; les feuilles et les racines, en cataplasmes sur les engorgements abdominaux, les abcès froids, l'œdème, etc. Le suc de la plante passe pour détruire la vermine. L'infusion des semences est bonne contre l'hystérie. On a proposé, en ces derniers temps, de substituer la semence de cette plante au Cubèbe, et à la même dose que ce dernier (15 grammes par jour en trois fois), dans la blennorrhagie.

La Coriandre, ou Coriandre cultivée (*Coriandrum sativum*), qui croît spontanément en Italie, en Espagne, dans le Midi de la France et dans les environs de Paris, est abondamment cultivée dans la plaine des Vertus, près de cette ville, et dans la Touraine. Elle s'élève à la hauteur de 35 à 60 centimètres; sa tige est dressée, cylindrique, rameuse supérieurement; ses feuilles radicales sont assez semblables à celles du Persil, c'est-à-dire pinnatiséquées, à segments lobulés-dentés, celles de la tige sont divisées en segments très-étroits. Ses fleurs blanches sont disposées en ombelles de trois à cinq rayons, dénuées d'involucre et pourvues d'involucelles à deux ou trois folioles placées d'un seul côté. Le fruit est globuleux et jaunâtre. — Les semences de Coriandre, qui sont stimulantes, carminatives, stomachiques, sont usitées en infusion (8 à 10 grammes par litre d'eau) dans les mêmes cas que celles d'Anis et de Carvi. Elles entrent dans l'*Alcoolat de Mélisse composé*, et on les emploie, dans les potions purgatives de Séné, pour en masquer la saveur désagréable et diminuer les coliques qu'elles occasionnent.

La Cigue officinale (*Conium maculatum*, *Cicuta major*), vulgairement *Grande Ciguë*, *Ciguë maculée*, *Ciguë de Socrate*, pousse dans les lieux incultes, dans les haies et dans les ruelles. Plante de 10 à 13 décimètres de hauteur, à tige cylindrique, fistuleuse, lisse, rameuse supérieurement, marquée de taches brunes ou d'un pourpre violacé, surtout en bas; ses feuilles sont grandes, tripinnées, à folioles pinnatifides, pointues, dentées, d'un vert noirâtre, un peu luisantes en dessus et douces au toucher; ses petites fleurs blanches sont disposées en ombelles terminales très-ouvertes, de dix à douze rayons, pourvues d'un involucre de quatre à cinq bractées réfléchies, et d'involucelles à trois folioles placées du côté extérieur de l'ombelle. Le fruit est ovale et globuleux.

La Ciguë exhale une odeur vireuse désagréable, surtout lorsqu'on la froisse entre les doigts. Elle est narcotique et vénéneuse; et, administrée à haute dose, elle produit des nausées, de la céphalalgie, des vertiges, de la stupeur, du délire, la paralysie des muscles volontaires, puis celle des muscles respiratoires de la poitrine et de l'abdomen, et enfin celle du diaphragme; la respiration, de difficile qu'elle était, devient impossible, la sensibilité s'émousse, la mort arrive enfin par asphyxie. — Il est nécessaire, dans les cas d'empoisonnement par la Ciguë, d'administrer, aussitôt que faire se peut, un éméto-cathartique; on donnera avec succès une potion contenant 15 à 20 centigrammes de tartre stibié et 50 à 60 grammes de sulfate de soude ou de magnésie, dissous dans un litre d'eau; on la fera prendre rapidement par verrées. Mais, comme on n'a pas toujours ces substances sous la main et que les instants sont précieux, on peut administrer une solution de sel marin (50 grammes par litre d'eau), qui agira comme la potion précédente.

La Ciguë était employée en Grèce comme supplice légal; chacun sait que le vertueux Socrate, ainsi que Phocion, condamnés à boire du suc de Ciguë, périrent ainsi victimes de l'envie de leurs concitoyens.

Les préparations de Ciguë sont très-usitées dans la médecine classique; on les prescrit dans les affections cancéreuses et squirrheuses, dans les engorgements lymphatiques, contre les scrofules, la syphilis, la teigne, les dartres, l'ophthalmie scrofuleuse, les névralgies, l'asthme et les toux rebelles. — *L'Emplâtre de Ciguë* est d'un fréquent emploi pour résoudre les tumeurs et les engorgements.

La Cigue vireuse, ou *Cicutaire aquatique*, *Ciguë des Marais*

(*Cicuta virosa*, *Cicutaria aqualica*), qui croît sur le bord des étangs et des ruisseaux, est une plante de 40 à 80 centimètres de hauteur, à tige arrondie, fistuleuse et rameuse; ses feuilles sont deux ou trois fois ailées, à segments lancéolés, étroits et dentés; ses fleurs sont blanches, en ombelles privées d'involucre et pourvues d'involucelles à plusieurs folioles linéaires. — Elle est très-vénéneuse.

La PETITE CIGUE OU ÉTHUSE (*Æthusa Cynapium*), vulgairement *Ache des Chiens*, *Faux Persil*, *Ciguë des Jardins*, se trouve dans les jardins, les lieux cultivés, près des vieux murs. Sa tige, haute de 50 à 60 centimètres au plus, est rameuse, striée, glabre, creusé, rougeâtre par le bas, munie de feuilles trois fois ailées, d'un vert foncé, à folioles étroites, aiguës et incisées. Ses fleurs blanches sont disposées en ombelles planes, très-garnies, de quinze à vingt rayons inégaux, dénuées d'involucre et pourvues d'involucelles de quatre à cinq folioles pendantes du côté extérieur. — Mêmes propriétés que la Grande Ciguë.

L'ANGÉLIQUE, ou *Angélique officinale*, *Angélique des Jardins* (*Angelica Archangelica*, *Archangelica officinalis*), que l'on cultive dans les jardins, croit naturellement dans les Pyrénées, dans les Alpes, sur les montagnes de l'Auvergne, en Suisse, en Bohême, en Norwége, etc. Sa tige, assez grosse, creuse, cannelée, verte, très-odorante, s'élève à la hauteur de 1 mètre à 1 mètre 30; ses feuilles sont grandes, bipinnées, vertes en dessus, blanchâtres en dessous, à segments lobés et finement dentés; le pétiole embrasse la tige. Les fleurs sont d'un blanc verdâtre, disposées en ombelles hémisphériques munies d'un involucre de quelques folioles, et d'involucelles de huit bractées linéaires. Le fruit est elliptique, comprimé et blanchâtre. — L'Angélique est tonique, stimulante, cordiale, stomachique, carminative, emménagogue et sudorifique. L'infusion de sa racine, de ses jeunes tiges (15 à 30 grammes par litre d'eau), ou de ses semences (8 à 15 grammes par litre), est recommandée dans les affections muqueuses, les fièvres catarrhales, les fièvres intermittentes, la paralysie, le tremblement des membres, le scorbut, la chlorose, les scrofules, l'aménorrhée, la leucorrhée, l'hystérie, la débilité de l'estomac, l'anorexie, les dyspepsies, les vomissements spasmodiques, les coliques nerveuses ou venteuses; elle est utile aux convalescents dont les forces sont épuisées.

Préparations. — *Vin d'Angélique* : racine d'Angélique incisée, 35 grammes; Cannelle, 10 grammes; vin rouge, un litre. Faire infuser à froid pendant quelques jours, puis filtrer; prendre deux à trois cuillerées à bouche de ce vin le matin, à midi et le soir. Ce vin ranime les forces digestives et générales. — *Ratafiat d'Angélique* : semences d'Angélique, de Fenouil et d'Anis, de chaque espèce, 15 grammes; eau-de-vie, 2 litres; eau filtrée, 200 grammes. Après huit jours d'infusion à froid, ajouter 500 grammes de sucre; laisser reposer la liqueur et filtrer.

L'Angélique sauvage ou des bois (*Angelica sylvestris*) est assez commune dans les bois et les prairies un peu humides. Elle diffère de la précédente par ses proportions moindres et par ses propriétés plus faibles. Ombelles de vingt-cinq à trente rayons, fleurs blanches.

L'Impératoire, ou Impératoire commune (*Imperatoria Ostruthium, I. major, Selinum Imperatoria, Peucedanum Ostruthium*), vulgairement *Otours. Impératoire de montagne, Benjoin français,* croît dans les pâturages montagneux des Alpes, de la Suisse et de la Savoie. Sa tige est dressée, haute de 3 à 6 décimètres, creuse et glabre; ses feuilles, peu nombreuses, sont portées sur de longs pétioles et divisées en trois parties, composées chacune de trois folioles ovales, trilobées, dentées, d'un vert peu foncé; ses fleurs blanches sont disposées en ombelles terminales planes; l'involucre est nul; les involucelles sont formées d'un petit nombre de folioles étroites et peu longues. — La racine et les semences d'Impératoire, dont la saveur est aromatique, sont toniques et stimulantes. On les emploie en infusion (15 à 30 grammes par litre d'eau) contre l'hystérie, les flatuosités, l'aménorrhée, les fièvres intermittentes. La racine est sialagogue, c'est-à-dire propre à exciter la salivation lorsqu'on la mâche.

Le Méum, ou Méum athamantique (*Meum athamanticum, Athamanta Meum, Æthusa Meum, Seseli Meum, Ligusticum capillaceum, L. Meum*), communément *Méum capillacé, Fenouil des Alpes,* croît dans les Alpes, les Vosges, les Pyrénées et autres montagnes du Midi de l'Europe. C'est une plante haute de 3 à 5 décimètres, à tiges dressées, cannelées, un peu rameuses; à feuilles deux ou trois fois ailées, portées sur des pétioles dilatés et ventrus, à découpures capillaires plus fines que celles du Fenouil. Ses fleurs sont blanches, petites, disposées en ombelles terminales, avec involucre et involucelles de plusieurs folioles linéaires. — Sa racine, grosse comme le petit doigt, est douée d'une odeur aromatique et d'une saveur piquante, un peu âcre; elle passe pour incisive, apéritive et antihystérique. On l'a employée dans les atonies, les flueurs blanches et les fièvres intermittentes.

Le Chardon-Roland ou Panicaut, *Panicaut des champs* (*Eryngium campestre*, *E. vulgare*), aussi appelé *Barbe-de-Chèvre*, *Chardon à cent têtes*, croît dans les champs et le long des chemins; il a tout le port d'un chardon, auquel il ressemble par ses feuilles et ses involucres épineux. Plante de 30 à 50 centimètres de hauteur; tige blanchâtre, se divisant en un grand nombre de rameaux qui se terminent par des capitules placés à une égale distance du centre, ce qui donne à la plante une forme arrondie. Feuilles coriaces, à nervures saillantes, et d'un vert glauque, les radicales amplexicaules, multifides, pinnées-lancéolées, épineuses; celles de la tige auriculées, plus petites, moins incisées. Fleurs blanches, en capitules multiflores, serrés, pourvus d'un involucre de six à sept folioles linéaires, longues et épineuses, disposés en corymbe ou ombelle simple. — Racine grosse comme le pouce, blanche, d'une saveur douceâtre et amère, qui se récolte au printemps et à l'automne, si on veut la faire sécher. Cette racine a été employée comme diurétique, désobstruante et apéritive. On la prescrivait en tisane, qu'on préparait en faisant infuser, pendant trois heures, 20 à 40 grammes de racine dans un litre d'eau bouillante, contre l'hydropisie, la gravelle, l'ictère ou jaunisse, les engorgements des viscères abdominaux.

La Crithme maritime ou Criste marine (*Crithmum maritimum*), vulgairement *Perce-Pierre commun*, *Herbe de Saint-Pierre*, habite les rochers des bords de la mer. Fleurs jaunâtres; involucre et involucelles polyphylles. — Diurétique et antiscorbutique.

La Sanicle, ou Sanicle d'Europe (*Sanicula Europæa*), croît dans les endroits ombragés et montueux, dans les bois; elle pousse de sa racine des feuilles longuement pétiolées, vertes, luisantes, palmées, à trois ou cinq lobes profonds, dentés ou incisés; sa tige, haute de 30 à 35 centimètres, simple, grêle, nue généralement, se termine par une ombelle composée de trois ombellules arrondies, avec involucre et involucelles, à petites fleurs blanches. — Cette plante, douée d'une saveur amère et acerbe, a été beaucoup vantée comme astringente et vulnéraire; on l'employait pour guérir les contusions et les plaies; elle peut être utile dans les diarrhées et les dyssenteries, les flueurs blanches, les hémorrhagies, les ulcérations de la bouche.

Le Cerfeuil commun ou cultivé (*Scandix Cerefolium*, *Chæro-*

phyllum sativum, Anthriscus Cerefolium) est une plante potagère odorante, dont les tiges rameuses, striées, glabres, fistuleuses, atteignent de 30 à 60 centimètres; et dont les feuilles, molles, deux ou trois fois ailées, sont composées de folioles un peu élargies et incisées; ses fleurs sont blanches, petites, disposées en ombelles latérales, presque sessiles, à quatre ou cinq rayons; pas d'involucre; involucelles formés de deux à trois folioles tournées d'un même côté; fruits allongés, presque cylindriques, noirs et lisses. — Le Cerfeuil est doué d'une odeur agréable et d'une saveur parfumée, qui le font employer comme assaisonnement dans les cuisines. La médecine s'en sert avec succès dans diverses maladies : cette plante est, en effet, stimulante, diurétique, apéritive, résolutive et désobstruante. On prescrit le suc de ses feuilles, à la dose de 50 à 100 grammes, pris seul ou dans du petit-lait, ou l'infusion de la plante (30 à 60 grammes par litre d'eau) contre les engorgements laiteux et glanduleux, dans les affections des voies urinaires, contre la jaunisse ou ictère, les engorgements du foie, contre certaines hydropisies, à la guérison desquelles le Cerfeuil contribue en facilitant le cours des urines, contre les dartres. Contre les constipations opiniâtres, on ordonne le bouillon aux herbes fait avec le Cerfeuil, l'Oseille, la Poirée, la Laitue, à la dose d'une poignée de chacune et un peu de beurre. — Cette plante est employée à l'extérieur, soit en cataplasmes (feuilles pilées ou cuites dans de l'eau ou du lait) contre les engorgements laiteux des mamelles, les tumeurs hémorrhoïdales, les tranchées et la rétention d'urine, l'ophthalmie, les contusions, les plaies légères, les coupures; soit en lotions (60 grammes par litre d'eau) contre les érysipèles, les démangeaisons des parties génitales, et celles qui siègent au pourtour de l'anus.

Le CERFEUIL ODORANT (*Scandix odorata, Chœrophyllum odoratum, Myrrhis odorata*), appelé aussi *Cerfeuil musqué, Cerfeuil d'Espagne, Fougère musquée, Cicutaire odorante*, présente une tige fistuleuse, cannelée, un peu velue, haute de 6 à 10 décimètres; des feuilles larges, trois fois ailées, pubescentes, à folioles ovales-aiguës, incisées et dentées; des fleurs blanches disposées en ombelles terminales, à involucre nul, mais à involucelles. Plus aromatique que le précédent, qu'il peut remplacer, pourvu qu'on tienne compte de son activité plus énergique. — Les asthmatiques se soulagent en fumant des feuilles sèches de cette plante.

Le CERFEUIL SAUVAGE (*Chœrophyllum sylvestre, Anthriscus sylvestris*), vulgairement *Persil d'Ane*, croît dans les prés et dans les haies ; c'est une plante à tige fistuleuse, striée, rameuse, velue inférieurement, renflée à chaque nœud, haute de 6 à 10 décimètres ; à feuilles grandes, deux ou trois fois ailées, glabres ou un peu velues ; à fleurs blanches disposées en ombelles de huit à douze rayons, à involucelles de trois à six folioles. Odeur forte et désagréable, saveur âcre et amère. — Vénéneux.

Le CERFEUIL PEIGNE-DE-VÉNUS, ou *Peigne-de-Vénus* (*Scandix Pecten-Veneris*), est très-commun dans les champs ; on le reconnaît à ses fruits terminés par une pointe longue, et dont l'ensemble a été comparé à un peigne.

La CAROTTE SAUVAGE (*Daucus Carota*) croît dans les champs, sur le bord des chemins, etc. Racine grêle, dure, ligneuse, non sucrée, pourvue d'une saveur âcre et aromatique. Tiges hautes de 60 centimètres à 1 mètre, chargées d'aspérités. Feuilles amples, un peu velues, deux ou trois fois ailées, à folioles très-divisées. Ombelles blanches ou légèrement rougeâtres, touffues, munies d'un involucre et d'involucelles pinnatifides. Fruits ovoïdes, hérissés de pointes, d'une saveur amère, âcre et camphrée. — La racine est considérée comme apéritive et diurétique, et les graines, comme incisives, carminatives et emménagogues.

La CAROTTE CULTIVÉE n'est autre que la précédente, transformée par la culture ; sa racine charnue et sucrée, qui sert à la nourriture des hommes et des animaux, et dont on pourrait extraire du sucre, a été conseillée en décoction (30 à 50 grammes par litre d'eau), comme apéritive dans la jaunisse, et comme adoucissante dans la toux opiniâtre, l'asthme, l'extinction de voix. Le jus de Carotte, à la dose d'un verre le matin à jeun, a été préconisé pour faire passer le lait des nourrices et des accouchées. On a vanté sa pulpe fraîche et râpée, appliquée en cataplasmes sur les gerçures du sein, sur les tumeurs ouvertes, sur les brûlures, dans les affections dartreuses et scrofuleuses, et sur les engorgements des mamelles. — Les feuilles passent pour vulnéraires ; les semences, pour stomachiques, carminatives et diurétiques, en infusion, à la dose de 5 grammes par litre d'eau bouillante.

Le PANAIS CULTIVÉ (*Pastinaca sativa*) est une plante de 1 mètre à 1 mètre 30, dont la tige dressée, ferme et cannelée, est garnie de feuilles ailées, à folioles ovales, velues, dentées, un peu lobées et incisées ; ses fleurs jaunes forment une ombelle de vingt ou trente rayons, sans involucre, ni involucelles. Sa racine, qui est un aliment sain et nourrissant, a une saveur aromatique et sucrée. Elle passe pour aphrodisiaque.

Le Chervi ou Girole (*Sium Sisarum*) jouit de la même réputation.

L'Ammi a larges feuilles (*Ammi majus, Apium Ammi*), Ombellifère qui croît dans les champs de la France, à feuilles inférieures bipinnées, composées de folioles ovales-lancéolées ; — et la Ptychote verticillée (*Ptychotis verticillata, Sison Ammi*), plante de 30 centimètres de hauteur, qui croît en Afrique et dans le Midi de l'Europe, à feuilles divisées comme celles de l'Aneth et du Fenouil, à fleurs blanches, — produisent : le premier, les semences d'*Ammi inodore*, le second, les semences d'*Ammi officinal*, qui sont, les unes et les autres, aromatiques, toniques et carminatives.

L'*Assa fœtida* ou *Asa fœtida* est une gomme-résine qu'on retire, par incision, de la racine de la Férule Assa fœtida (*Ferula Assa fœtida*), plante de la Perse, à tige simple, presque nue, haute de 2 à 3 mètres, munie de feuilles radicales extrêmement découpées en lanières oblongues, et terminée par des ombelles nues de dix, quinze ou vingt rayons, supportant chacune cinq ou six fleurs jaunes. — L'Assa fœtida est douée d'une odeur forte, alliacée, fétide, et d'une saveur âcre et amère. C'est un antispasmodique puissant, utile dans toute la série des accidents qui naissent sous l'empire des affections hystériques et vaporeuses, dans les coliques nerveuses avec constipation, et surtout dans les affections nerveuses des organes respiratoires, l'asthme, la coqueluche, certaines angines. On a conseillé cette substance comme résolutive, appliquée sur les tumeurs indolentes. — On l'administre en pilules, en poudre, en teinture, en lavements, en emplâtres, etc.

Le *Sagapénum* ou *Gomme séraphique* est également une gomme-résine, analogue, par son odeur, à l'Assa fœtida. On l'obtient de la Férule persique (*Ferula Persica*), Ombellifère de la Perse, dont la tige est feuillée, les feuilles découpées en lanières linéaires-lancéolées, et les fleurs jaunes. — Le Sagapénum a les propriétés de l'Assa fœtida, mais à un degré moindre.

La *Gomme ammoniaque* est fournie par une plante de l'Arménie et de la Perse, le Dorème Ammoniaque (*Dorema Ammoniacum*). Elle est tonique, excitante, stomachique, expectorante et résolutive, et employée dans les mêmes cas que l'Assa fœtida.

Le *Galbanum* est la gomme-résine qui suinte naturellement, pendant les grandes chaleurs, des diverses parties du Galbanum officinal (*Galbanum officinale*), plante de la Syrie. — Stimulant, tonique et usité dans les cas indiqués pour l'Assa fœtida.

L'*Opopanax* nous vient du Levant, où il est produit par l'Opopanax Panais (*Opopanax chironium*, *Pastinaca Opopanax*, *Laser-
pitium chironium*) ; c'est un remède stimulant qui partage les
propriétés des gommes-résines précédentes.

SAXIFRAGÉES.

Plantes herbacées ou arbrisseaux à feuilles alternes ou opposées, simples ou composées, avec ou sans stipules ; à fleurs
solitaires, en épis ou en grappes. Calice monosépale à quatre
ou cinq divisions profondes ; corolle, rarement nulle, de quatre
ou cinq pétales insérés autour d'un disque hypogyne ; étamines
en nombre souvent double de celui des pétales, quelquefois en
nombre égal. Ovaire libre ou adhérent, à deux, quatre ou cinq
loges, terminé par autant de styles qu'il y a de loges. Fruit capsulaire, à une ou deux loges.

La Saxifrage, *Saxifrage blanche* ou *granulée* (*Saxifraga gra-
nulata*), vulgairement *Casse-Pierre*, *Perce-Pierre*, croît dans les
bois sablonneux. Sa tige, haute de 30 centimètres environ, est
dressée, grêle, pubescente et peu rameuse. Ses feuilles radicales
sont longuement pétiolées, réniformes, velues et disposées en
rosette ; les caulinaires sont plus petites, sessiles et cunéiformes ; les florales sont trilobées ou linéaires. Ses fleurs sont blanches, assez grandes, en corymbe terminal, courtement pédicellées. Sa racine est accompagnée de tubercules granuleux. —
La Saxifrage a une saveur un peu amère et acerbe. On l'a employée comme diurétique et considérée comme utile dans la
gravelle.

La Saxifrage de Sibérie, ou *Saxifrage à feuilles épaisses*
(*Saxifraga crassifolia*, *Megasea crassifolia*), a des feuilles obovales très-amples, épaisses, persistantes, et des fleurs d'un
beau rose. On la cultive dans les parterres. — Ses feuilles peuvent remplacer celles de Lierre ou de Poirée dans le pansement des vésicatoires et des cautères.

GROSSULARIÉES OU RIBÉSIÉES.

Petite famille, composée du genre *Ribes* (*Groseillier*) et comprenant des arbrisseaux buissonneux, peu élevés, pourvus ou
dépourvus d'aiguillons ; à feuilles alternes, lobées et pétiolées.
Leurs fleurs sont disposées en grappes axillaires dans les espèces dépourvues d'aiguillons, ou bien sont solitaires ou réunies

en petit nombre dans les espèces aiguillonnées. Calice monosépale, à cinq divisions; corolle de cinq pétales, quelquefois très-petits. Étamines au nombre de cinq, insérées sur un disque épigyne à la base des divisions calicinales. Ovaire infère, uniloculaire, surmonté d'un style simple et terminé par deux stigmates. Le fruit est une baie globuleuse, uniloculaire, polysperme.

Le Groseillier rouge ou ordinaire (*Ribes rubrum*) croît naturellement dans les haies et dans les bois, mais on le cultive dans tous les jardins. Ses fruits, connus sous le nom de *Groseilles*, sont rafraîchissants et un peu relâchants. Ils sont très-salutaires, et utiles dans les inflammations intestinales chroniques, les maladies du foie, les dartres, le scorbut. On en compose un sirop et une gelée, qui, délayés dans l'eau, forment une boisson très-usitée dans les fièvres inflammatoires et bilieuses.

Le Groseillier noir, ou Cassis (*Ribes nigrum*, *Botrycarpum nigrum*), est, comme le précédent, cultivé dans les jardins. Ses feuilles sont employées en infusion (10 à 40 grammes par litre d'eau) contre l'inappétence et la débilité de l'estomac, contre la diarrhée chronique, la jaunisse, les pâles couleurs, les fièvres tierces et les fièvres quartes. — Ses fruits forment la base d'une liqueur connue sous le nom de *Cassis*, qui est éminemment stomachique et fortifiante. On en fait aussi une gelée qui jouit des mêmes propriétés.

Le Groseillier épineux, ou *Groseillier à maquereau* (*Ribes Grossularia*, *Grossularia vulgaris*, *Ribes Uva-crispa*), n'a pas d'emploi en médecine.

CRASSULACÉES.

Cette famille tire son nom du genre *Crassule* (*Crassula*) et renferme des plantes herbacées ou des arbustes, dont les feuilles sont épaisses, charnues, alternes ou opposées, simples, entières ou pinnatifides et sans stipules. Les fleurs sont disposées en grappes ou en cymes: elles ont un calice tubuleux, libre, à cinq sépales ordinairement, parfois à douze; et une corolle composée d'un même nombre de pétales, libres ou soudés en tube par la partie inférieure. Les étamines sont en nombre égal à celui des pétales, ou en nombre double. L'ovaire est supère, composé de plusieurs carpelles distincts, à une seule loge pluriovulée, terminés chacun par un style et un stigmate simples. Les fruits sont des capsules uniloculaires.

La JOUBARBE COMMUNE, *Grande Joubarbe*, *Joubarbe des toits* (*Sempervivum tectorum*), croît sur les vieux murs, sur les toits de chaume et dans les ruines. Sa racine donne naissance à plusieurs rosettes de feuilles ovales-oblongues, épaisses, charnues, d'un vert glauque, persistantes, du milieu desquelles s'élève une tige cylindrique, grosse, haute de 3 à 5 décimètres environ, rougeâtre, munie de feuilles plus étroites et plus pointues que celles de la rosette, divisée par le haut en plusieurs rameaux, portant des fleurs roses-purpurines, disposées en épis. — Les feuilles de cette plante, pilées et appliquées en cataplasmes, ont été considérées comme propres à combattre les brûlures, les inflammations superficielles, les coupures récentes ; les hémorrhoïdes. Leur suc ou jus, mélangé avec de l'eau et du miel, constitue un bon gargarisme contre les aphthes ou petits ulcères de la bouche et contre le muguet. On l'employait autrefois intérieurement, dans les fièvres bilieuses inflammatoires.

L'ORPIN ou REPRISE, ORPIN-REPRISE (*Sedum Telephium*), vulgairement *Herbe aux charpentiers*, *Joubarbe des Vignes*, croît dans les bois-taillis, les vignes. C'est une plante vivace, de 30 centimètres environ ; à tiges droites, rondes, garnies de feuilles épaisses, charnues, oblongues, dentées, d'un vert pâle ; à fleurs nombreuses, roses-purpurines, disposées en corymbe terminal (juin-août). — Ses feuilles, réduites en pulpe ; sont appliquées sur les coupures et les plaies pour les cicatriser. Macérées dans de l'Huile d'Olive, cuites dans du beurre frais, ou simplement pilées, elles sont recommandées en cataplasmes émollients ou résolutifs sur les brûlures, les hémorrhoïdes enflammées, les tumeurs et les panaris.

Le SEDON ou SEDUM ACRE, ORPIN BRULANT (*Sedum acre*), communément *Vermiculaire brûlante*, *Pain d'oiseau*, *Poivre de muraille*, pousse abondamment dans les lieux arides et pierreux, sur les vieux toits, etc. De sa racine vivace naissent des tiges nombreuses, glabres, rapprochées en touffes, hautes de 8 à 15 centimètres, garnies de feuilles ovales, courtes, sessiles, épaisses, vertes, appliquées contre la tige. Les fleurs sont jaunes, et disposées en petits bouquets au sommet des tiges (juin-juillet). — La Vermiculaire a une saveur piquante, âcre et un peu caustique: elle est vomitive, purgative et résolutive. On a employé la décoction de ses feuilles, à la dose d'une poignée dans un litre de bière réduit à moitié et divisé en plusieurs

tasses, contre les fièvres intermittentes, le scorbut et les scrofules; — le suc, à la dose de 4 à 8 grammes dans du vin ou du
lait, comme diurétique, apéritif, fondant, dans l'hydropisie,
la chlorose, l'ictère, les obstructions du foie et de la rate; — la
poudre de la plante séchée, à celle de 50 à 75 centigrammes,
mêlée avec du sucre, en augmentant progressivement la dose
jusqu'à 2 grammes, contre l'épilepsie et la chorée ou danse de
Saint-Gui. Il faut user de la Vermiculaire avec beaucoup de
circonspection. — A l'extérieur, on l'a conseillée en application
pour guérir les affections cancéreuses, les ulcères, les plaies
gangréneuses, le charbon, la teigne, pour résoudre les engorgements scrofuleux et détruire les cors. — La décoction de
Vermiculaire, additionnée de miel, a été recommandée en gargarisme contre les ulcérations aphtheuses, scorbutiques et cancéreuses de la bouche.

Le SEDON ou SEDUM BLANC (*Sedum album*), appelé aussi *Petite
Joubarbe*, *Trique-Madame*, croît dans les bois arides. Ses tiges
cylindriques, rougeâtres, glabres, étalées sur la terre, puis
redressées, longues de 15 à 30 centimètres, rameuses au sommet, sont garnies de feuilles éparses, cylindriques, obtuses,
grasses, d'un vert un peu rougeâtre. Ses fleurs blanches sont disposées en corymbe. — Le Sedon blanc a les propriétés de l'Orpin
et de la Grande Joubarbe.

PORTULACÉES.

Petite famille prenant son nom du genre *Pourpier*, en latin,
Portulaca, et renfermant des herbes et des arbustes à feuilles
opposées ou alternes, épaisses et charnues, non stipulées. Calice
libre ou demi-adhérent à l'ovaire, formé de deux sépales, rarement de trois ou cinq, plus ou moins soudés. Corolle de quatre à
six pétales, libres ou soudés; étamines au nombre de trois à
douze, à anthères biloculaires ou quadrilobées. Ovaire libre ou
semi-infère, uniloculaire, surmonté d'un style simple et terminé
par trois ou cinq stigmates. Le fruit est une capsule, ou quelquefois une pyxide.

Le POURPIER CULTIVÉ (*Portulaca oleracea*), qui est plus employé comme aliment que comme médicament, est cultivé dans
les jardins. Sa tige charnue, couchée et rameuse, est garnie de
feuilles sessiles, alternes, cunéiformes, obtuses, charnues,
glabres. Ses fleurs jaunes sont réunies plusieurs ensemble aux
aisselles des feuilles supérieures; elles s'épanouissent entre onze

heures et midi, de juillet en août. — Cette plante est rafraîchissante et antiscorbutique : le suc exprimé se prend à la dose de 10 à 20 grammes.

CUCURBITACÉES.

Famille tirant son nom du genre *Courge*, en latin, *Cucurbita*, et comprenant des plantes herbacées, couvertes de poils rudes, souvent volubiles et grimpantes. Leurs feuilles sont alternes, pétiolées, plus ou moins lobées, accompagnées de vrilles qui naissent à côté des pétioles. Leurs fleurs sont axillaires, généralement unisexuées et monoïques, rarement hermaphrodites. Le calice est monosépale, offrant, dans les fleurs femelles, un tube globuleux adhérent avec l'ovaire, et un limbe à cinq lobes imbriqués, soudé avec la corolle dans ses deux tiers inférieurs. La corolle est formée de cinq pétales réunis entre eux au moyen du limbe calicinal, et représentant ainsi une corolle monopétale à cinq lobes. Les fleurs mâles ont cinq étamines, dont les filets sont monadelphes ou triadelphes, c'est-à-dire réunis en un ou trois faisceaux : deux étant formés chacun de deux étamines, et le troisième d'une seule. L'ovaire, dans les fleurs femelles, est infère et renflé supérieurement ; il est surmonté d'un style court, terminé par trois ou cinq stigmates épais. Le fruit est une péponide.

Usages. — La plupart des Cucurbitacées renferment dans leurs racines et dans leurs fruits, outre de la fécule et de la gomme, un principe âcre, amer, quelquefois résineux, auquel elles doivent leur vertu purgative et émétique. Dans d'autres espèces, ce principe fait place à des substances mucilagineuses et sucrées, qui les rendent alimentaires et adoucissantes.

La BRYONE, ou BRYONE DIOÏQUE (*Bryonia dioica*), vulgairement *Bryone blanche*, *Couleuvrée*, *Vigne blanche*, *Navet du Diable*, *Navet galant*, croît dans les haies et dans les buissons. C'est une plante vivace, dont la racine est charnue, fusiforme, grosse, blanche, d'une odeur vireuse et d'une saveur âcre et caustique. Sa tige grêle, grimpante, anguleuse, rude, longue de 2 à 4 mètres, munie de vrilles très-longues, est garnie de feuilles alternes, palmatilobées, à cinq lobes sinués, hérissées de poils courts. Ses fleurs d'un blanc verdâtre, petites et dioïques, s'épanouissent en juin-juillet, et forment des grappes peu fournies, dont les pédoncules axillaires sont assez longs pour les mâles et plus courts pour les femelles. Le fruit est une baie pisiforme et rougeâtre. — Le suc de la racine de Bryone, en contact avec la peau, y détermine des érosions; administré à l'intérieur, il purge violemment. On emploie cette racine, comme purgative, hydragogue et diurétique, aux doses ci-après indiquées. Les maladies dans lesquelles elle a été conseillée, sont : l'hydropisie en particulier, les obstructions du bas-ventre, l'hystérie, l'épilepsie, les paralysies atoniques, le rhumatisme chronique et les fièvres intermittentes. — La pulpe de la racine fraîche, appliquée sur la peau, y produit la rubéfaction et même la vésication : à défaut d'autre rubéfiant, on pourrait donc employer la Bryone.

Préparations et Doses. — *Poudre* (racine sèche): 50 centigrammes à 1 gramme 60 centigrammes contre l'hydropisie. — *Infusion* : 4 à 8 grammes pour 125 grammes d'eau. — *Vin éméto-purgatif*: 15 à 30 grammes de racine sèche, macérés dans deux litres de vin; dose: 30 grammes contre l'hydropisie. — *Vin purgatif*, bon contre l'hydropisie : Faire macérer, pendant quelques jours, 100 grammes de racine fraîche de Bryone râpée dans 100 grammes d'alcool à 21°; exprimer ensuite et filtrer ; puis verser 50 grammes de cette alcoolature de Bryone dans un litre de bon vin blanc. La dose purgative est d'un verre à vin de Bordeaux.

Le CONCOMBRE SAUVAGE, aussi appelé *Concombre d'Ane, Momordique élatéric, Ecballie élatérie, Élatérie, Élatérium* (*Momordica Elaterium, M. aspera, Ecballium Elaterium, E. agreste*), est très-commun dans les lieux stériles et pierreux de la Provence et du Languedoc. De sa racine vivace, grosse, longue et blanchâtre, naissent des tiges couchées, rampantes, longues de 10 à 13 décimètres, couvertes, ainsi que toute la plante, de poils rudes, munies de feuilles pétiolées, cordiformes, crénelées, épaisses. Les fleurs, assez petites, d'un jaune pâle, sont axillaires et monoïques : les mâles, disposées en grappes; les femelles, solitaires. Le fruit est une péponide ovale ou elliptique, hérissée de poils rudes, jaune à la maturité ; à ce moment, elle se détache de son pédoncule au moindre contact, en lançant au dehors, avec force et avec une sorte d'explosion, les graines qu'elle renferme. — Le suc épaissi de ce fruit constitue l'*Élatérium*, substance âcre et amère, fortement purgative, hydragogue et emménagogue ; on l'emploie beaucoup, en Angleterre, contre l'hydropisie et la néphrite albumineuse, à la dose de 2 à 5 centigrammes répétés toutes les heures jusqu'à effet purgatif. — La racine desséchée est purgative, à la dose de 2 à 3 grammes. Autrefois on l'appliquait, cuite dans du vinaigre, sur les tumeurs goutteuses.

La Coloquinte, ou *Concombre-Coloquinte, Cucumère-Coloquinte, Cucumère* (*Cucumis Colocynthis*), est une plante originaire de l'Orient et des îles de l'Archipel. Tige rampante, ou s'élevant sur les végétaux voisins au moyen de ses vrilles, cylindrique, charnue, couverte de poils très-rudes, munie de feuilles longuement pétiolées, à cinq lobes dentés. Fleurs d'un jaune orangé, solitaires, axillaires, monoïques et pédonculées. Fruits globuleux, jaunes, de la grosseur d'une orange, recouverts d'une écorce dure et coriace. — Ces fruits constituent un purgatif drastique des plus violents, dont il ne faut user qu'avec une extrême prudence. On a vanté la Coloquinte dans les hydropisies passives et dans quelques écoulements chroniques opiniâtres, dans l'apoplexie, la manie, la léthargie, la colique saturnine ; on l'a employée comme vermifuge, désobstruante, antigoutteuse et emménagogue. — *Dose purgative :* 20 à 60 centigrammes de poudre, soit seule, soit associée à la Gomme adragante.

Le Concombre cultivé (*Cucumis sativus*) se distingue par ses feuilles pétiolées, cordiformes, grossièrement dentées et à cinq lobes peu marqués, dont le moyen est aigu et plus grand que les autres ; par ses fleurs assez grandes, courtement pétiolées, réunies par deux ou trois dans l'aisselle des feuilles, et par ses fruits allongés, cylindriques, anguleux, qui sont alimentaires. On en prépare une pommade, connue sous le nom de *Pommade de Concombre*, qui est adoucissante et employée contre les gerçures et les excoriations. — Les semences du Concombre sont adoucissantes, rafraîchissantes et calmantes : on les prescrit en décoction ou en émulsion dans la néphrite, dans les inflammations de la vessie et de l'urèthre, dans l'ischurie.

Le Cornichon, dont on mange le fruit confit dans du vinaigre, n'est qu'une variété du Concombre.

Le Melon (*Cucumis Melo*) et la Pastèque ou Melon d'eau (*Cucumis Citrullus, Cucurbita Citrullus*) sont renommés pour la douceur, la succulence et l'arôme de leurs fruits, qui conviennent peu aux tempéraments froids et lymphatiques, mais qui sont assez avantageux aux personnes bilieuses, irritables ou affectées de maladies chroniques, de dartres, de néphrite et de cystite. La pulpe crue peut être appliquée sur les brûlures ; cuite, elle forme un bon cataplasme émollient. — Les semences, dépouillées de leur enveloppe et triturées dans l'eau, servent à préparer des émulsions, utiles dans les inflammations des organes génito-urinaires.

La Courge ou Calebasse (*Lagenaria vulgaris*, *Cucurbita Lagenaria*) produit des fruits qui varient singulièrement de forme : les uns, formés de deux ventres inégaux séparés par un étranglement, ont reçu le nom de *Gourde des Pèlerins*; les autres n'ont qu'un ventre terminé par un col oblong (*Gougourde*), etc. Leurs semences sont rafraîchissantes, tempérantes et employées en décoction ou en émulsion dans les mêmes cas que les précédentes.

Le Potiron (*Cucurbita maxima*) donne des fruits très-gros, sphériques, dont la chair, rafraîchissante et assez savoureuse, lorsqu'elle est cuite, pourrait parfaitement servir à préparer des cataplasmes émollients. Les semences sont employées comme celles du Melon et de la Courge.

Le Giraumon (*Cucurbita Pepo*) a des fruits allongés de la base au sommet, très-variables dans leur volume et leur couleur. — Mêmes propriétés et mêmes emplois.

MYRTACÉES.

Cette famille, qui tire son nom du genre *Myrte*, renferme des arbres et des arbrisseaux généralement aromatiques, d'un port élégant, dont les feuilles sont simples, opposées ou alternes, souvent persistantes, marquées de points translucides. Les fleurs sont axillaires ou terminales, de couleur blanche ou rougeâtre. Leur calice est tubuleux, adhérent à l'ovaire, surmonté d'un limbe à quatre, cinq ou six divisions. La corolle est formée de quatre, cinq ou six pétales insérés sur un disque, à la gorge du calice. Les étamines, très-nombreuses, ont leurs filets libres ou diversement soudés. L'ovaire, qui est infère et adhérent, présente d'une à six loges pluriovulées; le style est simple, et le stigmate lobé. Le fruit est tantôt sec, déhiscent, tantôt indéhiscent ou charnu.

Usages. — Les Myrtacées varient de propriétés, suivant la prédominance du principe astringent ou du principe volatil qu'elles renferment : dans le premier cas, elles sont simplement toniques; dans le second, elles sont, de plus, stimulantes et sudorifiques.

Le Myrte, ou Myrte commun (*Myrtus communis*), qui croît dans le Midi de l'Europe et dans le Levant, est un arbrisseau à tige droite et rameuse, muni de feuilles opposées, presque sessiles, assez petites, ovales-lancéolées, lisses, d'un vert foncé, fermes, persistantes, parsemées de points glanduleux et douées d'une odeur forte et agréable, lorsqu'on les froisse. Ses fleurs blanches sont solitaires et axillaires. Le fruit est une petite baie globuleuse, d'un bleu noirâtre, fortement aromatique. — Les feuilles du Myrte sont toniques-astringentes et stimulantes; on les a employées en infusion contre la diarrhée, la leucorrhée, les hémorrhagies et les faiblesses d'estomac. L'infusion et la teinture des baies étaient conseillées contre le relâchement des organes.

Le Giroflier aromatique (*Caryophyllus aromaticus*), originaire des îles Moluques, est aujourd'hui cultivé dans la Guyane et dans les Antilles. Sa tige, droite, rameuse, est garnie de feuilles opposées, longuement pétiolées, ovales-lancéolées, coriaces, lisses, ponctuées. Ses fleurs roses, d'une odeur très-agréable, sont disposées en cymes ou corymbes terminaux. — Les *Girofles*, qui portent le nom vulgaire de *Clous de Girofle*, ne sont autre chose que les fleurs du Giroflier, cueillies et séchées avant leur épanouissement. Ils ont une odeur aromatique piquante, et une saveur âcre, chaude, un peu amère. On les emploie comme aromates et comme condiments. Ils sont toniques, stomachiques, excitants et administrés, comme médicament, en poudre, à la dose de 5 décigrammes à 5 grammes; — en infusion, à celle de 8 grammes par litre d'eau; — en teinture, à celle de 10 grammes dans une potion.

Les Girofles fournissent à la distillation une huile volatile, d'une odeur pénétrante et d'une saveur caustique : c'est l'*Essence de Girofle*, qui fait partie de diverses compositions pharmaceutiques.

Le *Piment* ou *Poivre de la Jamaïque* est le fruit bacciforme d'un arbre de la Jamaïque, le Myrte Piment ou Eugénie Piment (*Myrtus Pimenta*, *Eugenia Pimenta*), dont sont garnies toutes les promenades de ce pays, et dont toutes les parties sont aromatiques. Le Piment est un excitant général, qu'on emploie aux mêmes doses et dans les mêmes cas que le Girofle, c'est-à-dire toutes les fois qu'il s'agit de stimuler l'organisme, et particulièrement l'appareil digestif.

L'*Essence*, ou plus vulgairement l'*Huile de Cajeput*, s'obtient par la distillation des feuilles fraîches du Mélaleuque nain (*Melaleuca minor*, *M. Cajaputi*), arbre des Moluques, où on le désigne sous le nom de *Caja-puti*, c'est-à-dire *arbre blanc*, à cause de l'écorce blanche dont il est revêtu. Cette Essence, d'une odeur forte, pénétrante et agréable, a des propriétés stimulantes et diaphorétiques, qui la font recommander contre la dyspepsie, les affections rhumatismales chroniques et la cholérine : on l'administre par gouttes sur du sucre et en frictions excitantes. Elle passe aussi pour être efficace contre la carie dentaire et les vers intestinaux.

Le GRENADIER COMMUN ou BALAUSTIER (*Punica Granatum*) est originaire de l'Afrique, d'où il a été introduit dans le Midi de l'Europe, à l'époque des guerres carthaginoises. C'est un arbrisseau de 2 à 3 mètres de hauteur, à feuilles simples, petites, oblongues, lisses, persistantes ; à fleurs d'un beau rouge, rassemblées en petit nombre au sommet des rameaux. Le fruit, nommé *Grenade*, est une baie sphérique, de la grosseur d'une pomme, dont le suc est rafraîchissant, tempérant, et employé, étendu d'eau, en guise de limonade dans les maladies inflammatoires, les états bilieux, la jaunisse. — L'écorce de Grenade, à la dose de 30 à 60 grammes par litre d'eau, est la base d'une décoction fortement astringente.

Les fleurs de cet arbre sont douées des mêmes propriétés astringentes et usitées en tisane, à la dose de 30 grammes par litre d'eau, contre la diarrhée chronique ; en gargarismes, injections, etc., à celle de 60 grammes par litre, contre les maux de gorge, les ulcères de la bouche et les écoulements chroniques.

L'écorce de la racine, d'une saveur astringente et amère, est un puissant anthelminthique ; elle réussit surtout contre le ténia armé. Nous ferons remarquer que le succès est plus assuré avec l'écorce de la racine fraîche qu'avec l'écorce sèche. On prépare un excellent apozème vermifuge en faisant bouillir, sur un feu doux, 60 grammes d'écorce fraîche de racine dans 750 grammes d'eau, jusqu'à réduction de 500 grammes de tisane, qu'on prend en trois doses, de demi-heure en demi-heure. Il est souvent nécessaire de continuer ce remède plusieurs jours de suite. — Si l'on n'a que de l'écorce sèche, on doit, avant de la soumettre à la décoction, la faire macérer pendant douze heures.

ROSACÉES.

Cette grande famille se compose de végétaux herbacés, d'arbustes et d'arbrisseaux qui offrent ce caractère commun, que leurs pétales sont étalés en *rosace*. Leurs feuilles sont alternes, simples ou composées et stipulées. Les fleurs sont régulières, pourvues d'un calice monosépale, à quatre ou cinq divisions, souvent doublé d'un calicule extérieur qui le fait paraître à huit ou dix lobes. La corolle est de quatre ou cinq pétales réguliers, insérés sur le calice. Les étamines sont généralement nombreuses, distinctes, insérées aussi sur le calice. Le pistil est composé d'un nombre variable de carpelles, tantôt distincts, tantôt soudés, ou bien réunis en une sorte de capitule sur un réceptacle central ou gynophore. Le style est latéral ou basilaire, et le stigmate simple. Le fruit est une drupe, une mélonide, ou bien il consiste en de nombreux petits akènes ou drupes réunis sur un réceptacle commun.

Usages. — Les Rosacées, qui comprennent presque tous nos arbres fruitiers, produisent un grand nombre de fruits savoureux et rafraîchissants, que l'on sert sur toutes les tables. Elles donnent, en outre, à la thérapeutique plusieurs parties très-utiles, que nous examinerons à tour de rôle.

La famille des Rosacées se divise en six tribus, que plusieurs botanistes considèrent comme autant de familles distinctes; ce sont : les *Pomacées*, les *Rosées*, les *Sanguisorbées* ou *Agrimoniées*, les *Dryadées* ou *Fragariacées*, les *Spiréacées* et les *Amygdalées*.

TRIBU DES POMACÉES.

Le POMMIER COMMUN (*Malus communis*, *Pyrus Malus*) est un arbre fruitier dont on cultive un grand nombre de variétés. Les *Pommes* vertes sont très-indigestes; elles engendrent des vers et produisent des coliques et de la dyssenterie. Mûres, elles sont alimentaires et saines; cuites et sucrées, elles constituent un aliment léger pour les convalescents. — Les *Pommes de Reinette*, les plus employées en médecine, sont rafraîchissantes et pectorales. On en prépare, par décoction, une tisane adoucissante, utile dans les inflammations gastriques, pulmonaires et rénales. — La gelée, le sirop et le sucre de Pomme sont pectoraux. — On fait, avec la pulpe cuite, des cataplasmes antiophthalmiques.

Le *Cidre* est une boisson très-saine, qui remplace le vin dans les contrées dépourvues de vigne; il convient aux scorbutiques et aux calculeux.

L'écorce du Pommier est tonique et astringente; on pourrait l'employer en décoction contre la fièvre intermittente. — De l'écorce de la racine, on extrait une substance fébrifuge, la *Phloorrhizine*, qu'on administre à la dose de 30 centigrammes à 1 gramme.

Le Poirier commun (*Pyrus communis*) renferme, dans l'écorce de sa racine, le même principe fébrifuge.

Le Coignassier cultivé (*Cydonia vulgaris*, *Pyrus Cydonia*) est un arbre à tige tortueuse, de 4 à 5 mètres de hauteur, dont les feuilles et les jeunes rameaux sont couverts d'un duvet blanchâtre. Ses fleurs, d'un blanc rosé, assez grandes, sont solitaires à l'extrémité des rameaux. Le fruit est une mélonide couverte d'un duvet cotonneux, de la forme d'une poire.

Les fruits du Coignassier, désignés sous le nom de *Coings*, sont très-odorants et pourvus d'une saveur très-âpre et astringente; la décoction, la gelée et le *Sirop de Coing* peuvent s'employer avantageusement dans la diarrhée, la dyssenterie chronique, l'hémoptysie. — Le *Vin de Coing*, obtenu par l'infusion à froid, dans le vin, de ce fruit divisé par tranches, convient dans la faiblesse générale; il est usité en gargarismes contre les affections de la bouche et des gencives, et en injections contre le relâchement du vagin et les chutes de matrice.

Les pepins ou *Semences de Coing* sont mucilagineuses, émollientes et adoucissantes: on les prescrit en décoction (5 grammes pour 150 grammes d'eau) dans les irritations pulmonaires, gastro-intestinales et génito-urinaires.

Le Néflier commun (*Mespilus Germanica*) est un arbre à rameaux tortueux, dont le fruit, appelé *Nèfle*, est très-âpre avant sa maturité, et dont l'écorce est astringente.

Le Sorbier commun ou Cormier (*Sorbus domestica*, *Pyrus Sorbus*), arbre de 13 à 16 mètres de hauteur, dont les fruits, appelés *Sorbes* ou *Cormes*, ressemblent à de très-petites poires d'un jaune rougeâtre; — le Sorbier des oiseaux (*Sorbus aucuparia*, *Pyrus aucuparia*), haut de 7 à 8 mètres, à fruits d'un rouge vif, de la grosseur d'une cerise, si recherchés des merles et des grives; — l'Alizier blanc (*Cratægus Aria*, *Sorbus Aria*, *Pyrus Aria*), arbre de 7 à 10 mètres de hauteur, dont l'*Alize* est assez semblable à une petite pomme rouge; — l'Aubépine ou Épine blanche (*Cratægus oxyacantha*, *Mespilus oxyacantha*), dont les buissons fleuris font, en mai, l'ornement de nos bois et de nos champs, — appartiennent à la tribu des Pomacées.

TRIBU DES ROSÉES.

Le Rosier sauvage, *Églantier sauvage*, *Rosier de Chien*, *Cynorrhodon* ou *Gratte-Cul* (*Rosa canina*), est commun dans les haies et sur la lisière des bois. Ses tiges sont grêles, longues de

3 à 5 mètres, armées de forts aiguillons recourbés et pourvues de feuilles à cinq ou sept folioles ovales-lancéolées et dentées. Ses fleurs sont roses ou blanches. — Ce Rosier doit son nom de *Rosier de Chien* ou *Cynorrhodon* à la prétendue spécificité qu'on supposait à sa racine contre la rage. Hâtons-nous de dire, avec regret, que cette opinion n'est malheureusement basée sur aucun fait positif, et ajoutons que, jusqu'ici, on ne connaît d'autre moyen que la cautérisation de la morsure pour prévenir cette affreuse maladie.

Les fruits de l'Églantier, appelés *Cynorrhodons*, sont astringents ; on en prépare une conserve, qu'on emploie, comme tonique et astringente, à la dose de 10 grammes, dans les diarrhées chroniques et l'affaiblissement intestinal. — Il se forme sur les branches de l'Églantier, à la suite de la piqûre d'un insecte appelé *cynips*, des excroissances chevelues qui ont reçu le nom de *Bédéguars* ou *Galles d'Églantier*, auxquelles on croit des propriétés astringentes, diurétiques, anthelminthiques, etc.

Le Rosier de France ou Rosier de Provins (*Rosa Gallica*) pousse des tiges rameuses, hautes d'un mètre et plus, armées de faibles aiguillons ; ses feuilles sont composées de trois à sept folioles ovales, dentées, d'un vert assez foncé en dessus, un peu pubescentes en dessous. Les fleurs sont d'un beau rouge pourpre et désignées en médecine sous les noms de *Roses rouges*, *Roses de Provins*. — Les pétales de ces fleurs, qu'il importe de faire sécher rapidement, si l'on veut que leur astringence se manifeste davantage, sont toniques, amers et astringents. Leur infusion (8 à 15 grammes par litre d'eau) convient en tisane dans la dyssenterie et la diarrhée chroniques, dans les flux atoniques, dans les débilités de l'estomac dues aux fleurs blanches, dans les hémorrhagies, le vomissement, l'hémoptysie et la phthisie pulmonaire. — A la dose de 15 à 60 grammes pour la même quantité d'eau ou de vin, on obtient une infusion, qu'on emploie en injections contre la leucorrhée et la blennorrhée chroniques, en lavements contre la diarrhée, en collyres contre l'ophthalmie, en gargarismes contre les laryngites légères, en lotions sur les plaies et les ulcères atoniques. — Le *Miel rosat*, préparé avec les pétales de Roses, sert à édulcorer ou à composer des gargarismes astringents.

Le Rosier a cent feuilles (*Rosa centifolia*) forme un buisson de 1 mètre à 1 mètre 20 de hauteur ; ses feuilles ont cinq ou sept folioles ovales, pubescentes en dessous, deux fois dentées ; ses

fleurs sont roses et connues sous les noms de *Roses à cent feuilles*,
Roses pâles.

Elles servent à préparer l'*Eau distillée de Rose*, très-usitée
contre l'inflammation des paupières et contre les écoulements
de l'urèthre. — L'infusion dés pétales (une pincée par tasse
d'eau bouillante) constitue un laxatif léger, qui produit
quelques selles, sans fatigue et sans colique.

Le petit-lait, dans lequel on a fait infuser une pincée de fleurs
pour deux tasses de liquide, qu'on sucre légèrement et qu'on
prend en deux fois, le matin à jeun, pendant plusieurs jours
de suite, convient aux personnes qui éprouvent des contractions spasmodiques viscérales, accompagnées de constipation et
d'étouffements.

Le ROSIER BLANC (*Rosa alba*), le ROSIER JAUNE (*Rosa sulfurea*),
le ROSIER DU BENGALE (*Rosa Bengalensis*), le ROSIER DE DAMAS
OU DES QUATRE-SAISONS (*Rosa Damascena, R. bifera*) et le ROSIER
MUSQUÉ (*Rosa moschata*) jouissent, dans leurs fleurs, de propriétés
astringentes et laxatives, plus ou moins marquées.

Les espèces les plus odorantes des Rosiers précités donnent,
par le moyen de différents procédés auxquels on soumet leurs
fleurs, une huile essentielle, appelée *Essence de Roses*. On la
fabrique particulièrement en Turquie, en Perse, à Tunis et aux
Indes. Elle entre dans la composition de l'*Onguent rosat* et de la
Pommade à la Rose.

TRIBU DES SANGUISORDÉES OU AGRIMONIÉES.

L'AIGREMOINE OFFICINALE OU AIGREMOINE (*Agrimonia Eupatoria*)
est une plante herbacée, vivace, haute de 50 à 60 centimètres,
qui croît le long des chemins, sur la lisière des bois et des prairies. Sa tige est dressée, cylindrique et poilue ; ses feuilles sont
pinnées, molles et velues ; les folioles sont ovales-lancéolées,
dentées, alternativement grandes et très-petites, et augmentant
de grandeur vers le sommet. Les fleurs sont petites, jaunes,
disposées en épis terminaux, accompagnées chacune de trois
bractées. — Les feuilles d'Aigremoine sont légèrement amères
et astringentes. On les emploie en infusion (5 à 15 grammes
par litre d'eau) dans la diarrhée, la dyssenterie ; les crachements de sang, l'hématurie, les hémorrhagies passives, les
affections du foie et des reins, l'incontinence d'urine, les écoulements chroniques, les flueurs blanches. — La décoction d'Aigremoine (30 à 60 grammes par litre d'eau), à laquelle on ajoute

quelquefois du Sirop de Mûres ou du Miel, est usitée en gargarisme contre les inflammations de la gorge et les ulcères de la
bouche.

On conseille, contre le scorbut, le gargarisme suivant : feuilles
d'Aigremoine, une poignée ; feuilles de Souci, même quantité ;
faire bouillir le tout dans un litre d'eau, et ajouter, quelques
instants avant de retirer du feu, une poignée de feuilles de
Cochléaria ; passer avec expression et ajouter 35 grammes de
Miel rosat ; — contre les ulcères de la gorge, le gargarisme que
nous allons indiquer : feuilles d'Aigremoine, de Véronique, de
Sauge, de chacune une poignée ; fleurs de Millepertuis et de
Coquelicot, de chacune une petite pincée ; faire infuser le tout,
pendant une heure, dans un litre d'eau bouillante ; ajouter à la
décoction 65 grammes de Miel rosat. — On prétend qu'un cataplasme préparé avec de l'Aigremoine et du Son, bouillis dans
de la lie de vin, peut s'appliquer avantageusement sur les tumeurs et les engorgements inflammatoires, ainsi que sur les
foulures.

L'ALCHIMILLE VULGAIRE OU ALCHIMILLE (*Alchemilla vulgaris*),
nommée aussi *Pied-de-Lion*, *Manteau-des-Dames*, se plaît dans
les lieux humides, dans les prés montagneux et dans les bois.
Du rhizome vivace et noirâtre dont elle est pourvue, naissent
inférieurement des racines fibreuses, et supérieurement des
feuilles longuement pétiolées, grandes, réniformes, plissées,
à sept ou neuf lobes arrondis et dentés. Ses tiges, hautes de 25 à
35 centimètres, sont garnies de feuilles plus petites, à cinq
lobes seulement. Les fleurs, jaunes-verdâtres et petites, sont
rassemblées en espèces de corymbes terminaux. — Les feuilles
de cette plante sont regardées comme astringentes et vulnéraires, et employées en infusion (30 à 60 grammes par litre d'eau)
contre les hémorrhagies passives, les règles trop abondantes, le
crachement de sang, la diarrhée et la dyssenterie chroniques,
les flueurs blanches. — La décoction d'Alchimille (60 à
120 grammes par litre d'eau) sert en injections contre les écoulements leucorrhéiques et le relâchement des organes, et en
lotions sur les ulcères atoniques.

La PIMPRENELLE (*Poterium Sanguisorba*), vulgairement *Petite
Pimprenelle*, que l'on cultive dans les jardins potagers, croît
naturellement dans les prairies élevées, les lieux incultes et au
bord des chemins. Tige élevée de 30 à 60 centimètres, anguleuse,
garnie de feuilles imparipennées de onze à dix-sept folioles presque
égales, arrondies ou ovales, dentées, d'un vert glauque en

dessous. Fleurs verdâtres mêlées de pourpre, disposées en épis terminaux, courts et arrondis. — Les feuilles de la Pimprenelle ont une saveur styptique, faiblement amère et un peu aromatique. Outre son emploi comme assaisonnement dans les salades, elle a été vantée comme diurétique et astringente.

TRIBU DES DRYADÉES OU FRAGARIACÉES.

Le FRAISIER COMMUN (*Fragaria vesca*) croît naturellement dans les bois, où l'on va récolter sa racine pendant l'hiver, pour la conserver, et pendant toute l'année, pour l'employer fraîche. — Les *Fraises* ont une saveur et un parfum bien appréciés des amateurs; elles sont rafraîchissantes, adoucissantes et tempérantes, mais elles ne conviennent point aux estomacs qui digèrent difficilement; les tempéraments sanguins et bilieux s'en trouvent bien. Linné, et d'autres observateurs après lui, affirment que l'usage des Fraises prévient les attaques de goutte. On en a conseillé l'emploi dans les obstructions du foie, la jaunisse, les affections calculeuses, les bronchites; mais nous ne savons si elles justifient cette recommandation. — Les feuilles et les racines du Fraisier sont considérées comme astringentes et diurétiques, et employées en décoction, à la dose de 30 à 60 grammes par litre d'eau, dans les diarrhées chroniques, les dyssenteries, les affections des voies urinaires, l'hématurie ou pissement de sang, lorsque l'irritation est calmée. — Cette décoction est aussi usitée en gargarisme contre les affections de la bouche et de la gorge.

Le FRAMBOISIER (*Rubus Idœus*) est cultivé dans tous les jardins. Ses feuilles sont toniques et astringentes; on en prescrit l'infusion à titre de tisane stomachique; on l'emploie aussi en gargarisme dans les maux de gorge et les affections des gencives. Les *Framboises* sont très-rafraîchissantes; on en compose un *Sirop* qui convient dans les maladies inflammatoires, et qu'on prépare en faisant dissoudre à une douce chaleur, dans une bassine, 875 grammes de sucre blanc dans 500 grammes de suc de Framboises, laissant bouillir, écumant et passant. — On obtient le *Vinaigre framboisé* en faisant macérer dans une cruche de grès, pendant quinze jours, 1,500 grammes de Framboises récentes, mondées de leurs calices, dans 1,000 grammes de Vinaigre blanc, coulant ensuite sans expression, puis filtrant. — Le *Sirop de Vinaigre framboisé* se prépare avec 1,000 grammes de Vinaigre framboisé pour 1,750 grammes de sucre.

La Ronce, *Ronce des haies*, *Ronce commune* ou *sauvage* (*Rubus fruticosus*), est un arbrisseau très-commun dans les haies, dans les buissons, dans les bois et le long des chemins. On le reconnaît à ses tiges ligneuses, longues, sarmenteuses, anguleuses, rameuses, couchées ou dressées, armées d'aiguillons forts et recourbés ; à ses feuilles aiguillonnées sur le pétiole et sur la nervure médiane, composées de cinq folioles, sauf celles de l'extrémité des rameaux, qui n'en ont que trois ; ces folioles, pétiolées, ovales-aiguës, deux fois dentées, sont vertes en dessus, cotonneuses et blanchâtres en dessous. Les fleurs, ordinairement roses, quelquefois blanches, forment dans leur ensemble une panicule terminale. Les fruits, connus sous le nom de *Mûres sauvages*, se composent de petites baies noirâtres et luisantes. — Les feuilles de Ronce sont toniques, astringentes et détersives. On les emploie en décoction (15 à 30 grammes par litre d'eau), sous forme de tisane, dans la diarrhée chronique, la dyssenterie, les flueurs blanches, et sous forme de gargarismes, auxquels on ajoute un peu de Miel rosat, contre les maux de gorge, les irritations et les ulcérations légères de la bouche, l'engorgement et le ramollissement des gencives. — Les fruits sont tempérants ; on en prépare un *Sirop* (500 grammes de suc de Mûres pour 875 grammes de sucre blanc), utile dans les angines, les maladies inflammatoires, le scorbut, et que les anciens tenaient en grande estime contre l'ardeur des urines.

La Benoîte, ou Benoîte commune (*Geum urbanum*, *Caryophyllata urbana*, *C. vulgaris*), vulgairement *Herbe de Saint-Benoît*, *Herbe bénite*, *Galiote*, que l'on trouve dans les lieux incultes et couverts, dans les bois et les haies, est une plante de 3 à 5 décimètres de hauteur, à tiges grêles, rameuses, un peu velues ; à feuilles alternes, dentées, rudes au toucher, les radicales composées de cinq à neuf folioles, les caulinaires ternées seulement ; à fleurs jaunes, terminales (juin-juillet-août). — Sa racine, appelée *Racine giroflée*, se récolte au printemps ou à l'automne ; elle a une saveur styptique et une odeur de girofle ; elle est tonique, astringente, fébrifuge, stimulante et antispasmodique. On l'emploie dans la faiblesse générale, dans la diarrhée chronique, la dyssenterie, les pertes séminales, la leucorrhée, les hémorrhagies passives utérines, et surtout contre les fièvres intermittentes.

Préparations et Doses. — *Décoction :* 30 grammes de racine sèche, ou 60 grammes de racine fraîche par litre d'eau. Cinq à six tasses par jour. — *Poudre :* 1 à 4 grammes, comme tonique ; — 8 à

16 grammes, comme fébrifuge. — *Vin de Benoîte* : racine dessé-chée, 65 grammes; bon vin rouge, un litre; laisser digérer pendant huit jours, filtrer ensuite. Excellent tonique, conseillé à la dose de deux à trois cuillerées le matin, pour remonter les forces, ou avant le repas, pour exciter l'appétit et faciliter la digestion ; donné comme fébrifuge; recommandé comme vulnéraire, à la suite des chutes.

La QUINTEFEUILLE, ou POTENTILLE RAMPANTE (*Potentilla reptans, Fragaria pentaphyllum*), croît dans les champs et les pâturages, aux bords des fossés et des chemins ; elle ressemble beaucoup au Fraisier. De sa souche épaisse, cylindrique, pivotante, brunâtre au dehors et blanche en dedans, naissent des jets traçants, prenant racine de distance en distance, portant des feuilles pétiolées, composées de cinq ou sept folioles disposées en rosettes, ovales, dentées, un peu velues en dessous. Ses fleurs sont jaunes, axillaires, solitaires et longuement pédonculées. — La racine, qui est la seule partie employée, se récolte en automne, si l'on veut la conserver. Elle est astringente et vulnéraire. Elle convient, sous forme de tisane (50 grammes par litre d'eau), dans la diarrhée et la dyssenterie chroniques, dans les hémorrhagies passives, dans les congestions sanguines. Cette décoction de Quintefeuille est usitée en gargarisme contre les maux de gorge et les ulcérations de la bouche. De tout temps, la Quintefeuille a été employée contre les fièvres intermittentes; on peut, dans ce cas, l'administrer aussi en poudre, à la dose de 5 à 15 grammes par jour.

L'ARGENTINE, ou POTENTILLE ANSÉRINE, *Ansérine, Bec-d'Oie* (*Argentina vulgaris, Potentilla Anserina*), pousse dans les terrains humides et incultes, sur les bords des chemins et des rivières. Ses tiges, rampantes, rameuses, sont garnies de feuilles ailées, composées de quinze à vingt paires de folioles ovales, dentées, couvertes d'un duvet soyeux et argentin. Ses fleurs sont jaunes, solitaires, axillaires et longuement pédonculées. — L'Argentine est astringente : la décoction de ses feuilles (30 à 40 grammes par litre d'eau) se prescrit dans la diarrhée chronique, la dyssenterie, les hémorrhagies passives, les flueurs blanches; mais c'est surtout contre la dyssenterie qu'elle jouit d'une grande efficacité.

La TORMENTILLE, ou POTENTILLE TORMENTILLE, *Potentille officinale, Tormentille droite* (*Potentilla Tormentilla, Tormentilla erecta*), croît dans les bois et les pâturages secs. Ses tiges, hautes d'environ 3 décimètres, dressées, grêles, nombreuses, sont munies de feuilles sessiles à trois ou cinq divisions profondes et palmées, ovales-allongées, dentées, légèrement pubescentes. Ses fleurs sont jaunes, petites, solitaires, portées sur de longs pédoncules axillaires. Sa racine, très-irrégulière, de la grosseur du doigt, brune au dehors, rougeâtre en dedans, est éminemment astringente; on la récolte pendant toute la belle saison, pour la sécher et la conserver. — La décoction de cette racine, à la dose de 15 à 30 grammes par litre d'eau, est employée en tisane, principalement dans les diarrhées et les dyssenteries chroniques, les hémorrhagies, la leucorrhée, le relâchement des organes, l'incontinence d'urine, le pissement de sang. On peut, dans les cas qui précèdent, administrer la Tormentille en poudre, à la dose de 5 à 10 grammes, dans du vin généreux. — A l'extérieur, la décoction de Tormentille (30 à 60 grammes par litre d'eau) est usitée en gargarismes contre les ulcérations de la bouche et de la gorge, le relâchement et le saignement des gencives; en lotions sur les ulcères blafards et atoniques; en injections contre les flueurs blanches, les écoulements chroniques de l'urèthre, les hémorrhagies utérines; en fomentations contre la chute du rectum; en compresses sur les contusions et les ecchymoses.

On a indiqué, contre les panaris, le remède suivant : — Pulvériser la racine de Tormentille bien sèche, la mélanger intimement à un jaune d'œuf, de manière à l'amener en consistance pâteuse; étendre un peu de cette pâte sur un linge et en envelopper la partie malade; recouvrir ensuite le tout d'un cataplasme de farine de Lin, afin de retarder la dessiccation de la pâte.

En mélangeant, par parties égales, les racines de Tormentille et de Bistorte avec l'écorce de Grenade, on obtient les *Espèces astringentes* du Codex, qui se prescrivent, dans les cas où les astringents sont nécessaires, à la dose de 20 à 40 grammes par litre d'eau.

TRIBU DES SPIRÉACÉES.

La Reine-des-Prés, Spirée-Ulmaire ou Ulmaire (*Spiræa Ulmaria*), habite les prés et les bois humides. De sa racine noirâtre, horizontale, grosse et longue comme le doigt, garnie de fibres nombreuses, s'élève une tige droite, anguleuse, rougeâtre, haute de 6 décimètres à 1 mètre, simple, munie de feuilles ailées, composées de sept grandes folioles ovales, inégalement dentées, vertes en dessus, blanchâtres en dessous; la foliole terminale est plus ample, ordinairement trilobée, et il existe entre les autres une petite foliole. Les fleurs sont blanches, petites, odorantes, très-nombreuses et disposées au sommet de la tige et des rameaux en une large panicule corymbiforme. — La Reine-des-Prés est diurétique et astringente : l'infusion de cette plante (10 à 30 grammes par litre d'eau) est prescrite avec succès, à la dose d'un litre par jour, contre les hydropisies liées à une affection du cœur ou des voies digestives. On la conseille également dans les hydarthroses, la goutte, les gastralgies, et aux femmes sur le retour de l'âge.

La FILIPENDULE, ou SPIRÉE-FILIPENDULE (*Spiræa Filipendula*), croît dans les bois sablonneux et dans les pâturages. C'est une plante de 30 à 60 centimètres de hauteur, à tige dressée, peu rameuse, garnie de feuilles stipulées, ailées, dont les folioles sont oblongues, profondément et inégalement dentées, entremêlées d'autres folioles très-petites. Les fleurs sont blanches, nombreuses, odorantes et disposées en corymbes terminaux. La racine de Filipendule est fibreuse, chevelue, présentant de distance en distance des tubercules gros comme des olives, charnus, noirâtres au dehors, blanchâtres en dedans, amers et astringents : on la récolte à la fin de l'automne pour l'usage. C'est généralement la racine que l'on emploie, à titre de diurétique et d'astringente, en décoction (30 à 60 grammes par litre d'eau) dans les hydropisies, la diarrhée et la dyssenterie.

Le COUSSOTIER, ou CUSSOTIER (*Brayera Abyssinica, B. anthelminthica, Bankesia Abyssinica, Hagenia Abyssinica*), est un arbre des montagnes de l'Abyssinie, offrant la physionomie du Noyer, toujours vert, élevé de 20 mètres, à rameaux inclinés, velus à l'extrémité et marqués de cicatrices annulaires, formées par la base des pétioles. Ses feuilles sont amples, imparipennées, composées de six à sept paires de folioles sessiles, lancéolées, aiguës, dentées en scie, longues de 55 centimètres, entremêlées d'autres folioles très-petites et presque rondes. Ses fleurs sont très-petites, rougeâtres, et forment d'amples panicules compactes et pendantes.

Les fleurs de cet arbre, connues sous le nom de *Cousso, Kousso* ou *Cusso*, jouissent de propriétés purgatives, estimées en Éthiopie ; mais c'est surtout à leurs vertus anthelminthiques qu'elles doivent d'être si souvent employées en thérapeutique : elles réussissent très-bien, en effet, à expulser les vers intestinaux, et elles constituent le remède le plus sûr contre le ténia ou ver solitaire. Voici comment on fait usage du Cousso dans ce dernier cas : — Le malade est mis à la diète, la veille du jour destiné à l'administration de ce médicament. Le lendemain matin, on verse 250 grammes d'eau tiède sur 20 grammes de fleurs grossièrement pulvérisées, et on laisse infuser pendant un quart d'heure. Le malade avale ensuite en une fois tout le mélange.

Le Quillai, ou Quillai savonneux (*Quillaja smegmadermos*), dont l'écorce se vend dans le commerce sous le nom de *Bois de Quillai*, croît au Chili. On en prépare une décoction et une teinture qui, outre leur emploi dans le dégraissage des étoffes, sont usitées avec succès en lotions contre les pellicules de la tête.

TRIBU DES AMYGDALÉES.

L'Amandier commun (*Amygdalus communis*) croît naturellement en Afrique; on le cultive en Italie, en Espagne et dans le Midi de la France. C'est un arbre d'environ 8 mètres de hauteur, à feuilles oblongues-lancéolées, finement dentées, et à fleurs blanches ou rosées, solitaires ou géminées, paraissant avant les feuilles. On distingue deux variétés principales d'Amandiers : l'une à fruits doux, l'autre à fruits amers.

Les *Amandes douces* fournissent par expression une huile grasse, adoucissante, — l'*Huile d'Amandes douces*, — très-utile en onctions, injections et lavements, pour relâcher les tissus dans les cas de vives inflammations, érysipèle, furoncles, inflammations d'oreilles, irritations intestinales, et pour prévenir les accidents de desquammation qui accompagnent souvent la scarlatine. Cette Huile entre dans la composition des loochs et des potions huileuses, très-usités dans les phlegmasies, et notamment dans les inflammations de poitrine.

Mais c'est à l'état d'émulsion et de sirop (*Sirop d'Orgeat*) que s'emploient le plus souvent les Amandes. Ces préparations sont essentiellement émollientes, et conviennent dans les inflammations des voies gastro-intestinales, des organes génito-urinaires, dans les irritations de poitrine, dans les fièvres, etc. — On prépare, comme il suit, avec les Amandes douces, une émulsion connue sous le nom de *Lait d'Amandes* : piler 50 grammes d'Amandes douces, dépouillées de leur pellicule, avec une petite quantité d'eau froide dans un mortier de marbre, de manière à les réduire en une pâte très-fine; délayer cette pâte avec 950 grammes d'eau, et y faire dissoudre 50 grammes de sucre; passer ensuite à travers une étamine. Utile dans les phlegma-

sics de l'estomac, des intestins, des reins, de la vessie, etc. —
Le Lait d'Amandes, coupé avec du lait, forme une bonne nourriture à la suite de l'inflammation du tube digestif; on continue
ce régime jusqu'à ce que l'estomac puisse supporter des aliments
plus solides.

Les *Amandes amères* contiennent une petite quantité d'acide
prussique, auquel elles doivent leur propriété calmante; prises à
haute dose, elles ne laisseraient pas que d'être fort nuisibles;
leur émulsion est employée en lotions pour calmer l'irritation
de la peau et les démangeaisons.

Le PÊCHER COMMUN (*Persica vulgaris, Amygdalus Persica*), originaire de la Perse, est aujourd'hui cultivé presque partout. Ses
feuilles et ses fleurs sont usitées, principalement à titre de purgatif, aux doses ci-dessous indiquées. Il faut remarquer que les
feuilles de Pêcher perdent de leur vertu par la dessiccation, et
qu'elles deviendraient presque inertes, si l'on n'avait soin de les
faire sécher promptement et de les enfermer ensuite dans des
boîtes. On les a conseillées encore comme diurétiques et vermifuges. Il paraît que la seconde écorce de pêcher est fébrifuge. —
Préparations et Doses : — Infusion (feuilles) : 30 à 45 grammes pour
deux verres d'eau, comme purgative, anthelminthique; — (fleurs
sèches) : 15 à 30 grammes par demi-litre d'eau. — *Sirop de fleurs
de Pêcher :* faire dissoudre 190 grammes de sucre dans
100 grammes de suc dépuré de fleurs. Purgatif très-doux, employé
chez les enfants, à la dose d'une à deux cuillerées.

Le PRUNIER DOMESTIQUE OU CULTIVÉ (*Prunus domestica*) comprend une foule d'espèces, dont les fruits sont très-recherchés
pour la table. Mais ici nous ne parlerons que des *Prunes de Damas noir* et de *Saint-Julien*, qui, séchées, constituent les *Pruneaux à médecine :* cuits, ils forment un aliment léger, agréable,
qui a l'avantage de tenir le ventre libre. — Le jus de Pruneaux,
purgatif pour certaines personnes, à la dose d'un verre, se prépare en faisant bouillir, pendant une heure, 60 grammes de Pruneaux dans un litre d'eau, et passant ensuite à travers un
linge. En ajoutant 10 à 15 grammes de Séné, enfermé dans un
nouet, on obtient un léger purgatif qui convient aux personnes
irritables, aux enfants, aux femmes, aux vieillards, dans les
irritations gastro-intestinales et dans la constipation.

Le PRUNELLIER, ou PRUNIER ÉPINEUX, ÉPINE NOIRE (*Prunus
spinosa*), donne des fruits acerbes, astringents; son écorce est
tonique, astringente et fébrifuge, mais sans emploi.

Le CERISIER COMMUN OU GRIOTTIER (*Cerasus vulgaris, C. capro-*

niana) est originaire de l'Asie-Mineure, d'où Lucullus l'apporta à Rome. — Les *Cerises* sont rafraîchissantes, tempérantes et diurétiques ; les plus agréables et les plus salubres sont celles de Montmorency : crues et mangées en assez grande quantité, elles ont quelquefois fait disparaître des constipations opiniâtres ; on peut les permettre cuites aux malades qui éprouvent de la chaleur dans les entrailles. — Le *Sirop de Cerises* (500 grammes de suc de Cerises pour 875 grammes de sucre blanc), étendu d'eau, forme une boisson agréable, qu'on donne avantageusement dans les fièvres inflammatoires bilieuses, les embarras gastriques, les obstructions des viscères, les inflammations des intestins, la jaunisse, le scorbut, la constipation, et qui favorise la sécrétion urinaire.

Les Cerises entrent dans la composition du *Sirop des quatre fruits*, qui est employé dans les mêmes cas que le précédent, et que tout le monde peut préparer (500 grammes de suc de Cerises, Groseilles, Fraises et Framboises, mélangées par parties égales, pour 875 grammes de sucre.) — Les *queues* de Cerises sont apéritives ou diurétiques, et recommandées en infusion (30 grammes par litre d'eau) dans la gravelle, les ardeurs d'urine. — L'écorce du Cerisier est amère ; on l'a proposée comme succédanée du Quinquina, mais nous devons dire qu'on n'est aucunement fixé sur ses propriétés.

Le Merisier a grappes ou Putiet (*Cerasus Padus*) est un arbre de 7 à 8 mètres, qui croît spontanément dans les bois montagneux de l'Europe, et notamment dans les Vosges. Ses fleurs blanches sont disposées en grappes pendantes plus longues que les feuilles. Celles-ci ont été proposées contre la phthisie, sans doute à cause de l'acide prussique qu'elles renferment et qui les rend calmantes. Son écorce, amère et astringente, a été conseillée comme fébrifuge dans les fièvres intermittentes.

Le Laurier Cerise ou Laurier-Amandier, *Laurier-Amande, Laurier à lait* (*Cerasus Lauro-Cerasus, Prunus Lauro-Cerasus*), est un arbrisseau toujours vert, dont les feuilles sont courtement pétiolées, ovales-oblongues, épaisses, coriaces, luisantes, denticulées, et dont les fleurs blanches sont disposées en longues grappes axillaires ; ses fruits sont ovales, peu charnus et noirâtres à leur maturité. Toutes les parties de ce végétal renferment de l'acide prussique et une huile volatile, qui sont de violents poisons. — On prépare avec les feuilles récentes du Laurier-Cerise une *Eau distillée*, dont l'emploi doit être réservé aux médecins, qui la prescrivent à l'intérieur contre les toux rebelles, l'asthme, les maladies nerveuses, etc., et à l'extérieur contre certaines affections cutanées accompagnées de vives démangeaisons, contre les brûlures, etc.

L'Abricotier commun (*Armeniaca vulgaris*, *Prunus Armeniaca*) et le Cerisier Mahaleb ou Arbre de Sainte-Lucie (*Cerasus Mahaleb*) font partie de la tribu des Amygdalées.

LÉGUMINEUSES.

Cette grande famille renferme des plantes herbacées, des arbustes et des arbrisseaux, dont les fruits, appelés *Légumes* ou *Gousses*, ont servi à la caractériser. Elle présente des feuilles alternes, stipulées, composées, très-souvent pinnées, quelquefois simples; un calice monosépale, libre, à quatre ou cinq découpures; une corolle régulière ou irrégulière, composée de cinq pétales généralement inégaux. Les étamines sont en nombre double de celui des pétales, quelquefois en nombre moindre, ou bien indéfinies; leurs filets sont souvent diadelphes, rarement monadelphes, ou entièrement libres. L'ovaire est simple, surmonté d'un seul style terminé par un stigmate non divisé. Le fruit est une gousse ou un légume.

Les Légumineuses ont été divisées en trois tribus, dont voici les caractères spéciaux :

1° Les *Papilionacées* ont leurs fleurs irrégulières, un calice tubuleux, denté, une corolle papilionacée, c'est-à-dire composée de cinq pétales inégaux, irréguliers, dont le supérieur, nommé *étendard*, est plus ou moins large et relevé; les deux latéraux, appelés *ailes*, de grandeur moyenne, égaux entre eux, sont rapprochés l'un de l'autre par leur face interne; les deux inférieurs, plus ou moins soudés, forment la *carène*. En somme, la fleur développée a été comparée à un papillon volant. Dix étamines diadelphes, rarement monadelphes ou libres.

2° Les *Cassiées* ont des fleurs plus ou moins régulières, un calice à cinq divisions profondes, une corolle généralement formée de cinq pétales réguliers, dix étamines libres.

3° Les *Mimosées* présentent des fleurs régulières, un calice tubuleux à cinq divisions, une corolle à quatre ou cinq pétales plus ou moins soudés, des étamines très-nombreuses, libres ou monadelphes.

Usages. — La famille des Légumineuses, une des plus importantes du règne végétal par le grand nombre de substances qu'elle fournit à la matière médicale, aussi bien qu'aux arts et à l'économie domestique, renferme des espèces bien différentes sous le rapport de leurs propriétés : les unes sont alimentaires, les autres purgatives, celles-ci toniques ou astringentes, celles-là excitantes, etc.

TRIBU DES PAPILIONACÉES.

Le GENÊT COMMUN ou GENÊT A BALAIS, *Sarothamne à balais* (*Genista scoparia*, *Spartium scoparium*, *Sarothamnus scoparius*), est un arbrisseau de 1 à 2 mètres, à rameaux effilés, flexibles, à feuilles ovales, pubescentes, les inférieures pétiolées et trifoliées, les supérieures simples, très-petites et presque sessiles ; à fleurs grandes, jaunes, pédicellées, axillaires, solitaires, rapprochées en grappes terminales (avril-juin). On le trouve dans les bois et dans les landes. — Les jeunes pousses de Genêt, aussi bien que les fleurs, sont diurétiques et purgatives ; on les conseille dans l'hydropisie comme dans l'albuminurie, et on les administre en décoction, à la dose de 15 à 30 grammes par litre d'eau qu'on fait réduire de moitié par l'ébullition ; on en donne une petite tasse ou deux cuillerées à bouche pour commencer, toutes les heures. — On a préconisé les semences de Genêt, à la dose de 2 à 4 grammes, pulvérisées et infusées, pendant douze heures, dans un verre de vin blanc, administré tous les deux jours, le matin à jeun, comme un remède efficace contre les hydropisies. Ce vin agit comme diurétique ou purgatif, selon la dose employée. — On peut appliquer à l'extérieur les jeunes tiges, les fleurs et les gousses en décoction ou en cataplasme résolutif sur les tumeurs scrofuleuses, les abcès froids, les engorgements lymphatiques et laiteux.

On prépare comme il suit une excellente tisane diurétique : sommités fraîches de Genêt, 20 grammes ; baies de Genièvre, 20 grammes ; racine de Pissenlit, 20 grammes ; eau, un litre. Faire réduire par l'ébullition à deux tiers de litre ; passer et édulcorer. — Le *Vin de cendres de Genêt* (30 à 45 grammes de cendres infusées à froid dans un litre de vin blanc) se donne, comme diurétique, à la dose de trois à cinq cuillerées, deux ou trois fois par jour, dans l'hydropisie, la gravelle, l'albuminurie, les engorgements viscéraux.

Le GENÊT DES TEINTURIERS ou GENESTROLLE (*Genista tinctoria*, *Spartium tinctorium*) est un arbuste de 3 à 6 décimètres, divisé dès sa base en rameaux nombreux, effilés, striés, munis de feuilles simples, lancéolées, éparses et ciliées sur les bords, terminés par des grappes de petites fleurs jaunes. La Genestrolle croît sur les collines, sur la lisière des bois et dans les pâturages secs. Elle est diurétique et purgative; ses fleurs et ses graines sont administrées, comme celles du Genêt à balais, contre l'hydropisie. La décoction de Genestrolle est regardée, en Russie, comme un bon remède contre l'hydrophobie; mais les essais tentés en France n'ont pas donné de résultats favorables.

Le GENÊT PURGATIF ou GENÊT GRIOT (*Genista purgans, Spartium purgans; Sarothamnus purgans*), qui croît dans le Midi, offre des tiges dressées, rameuses, hautes de 50 à 60 centimètres, des feuilles simples, linéaires, lancéolées, pubescentes, des fleurs jaunes, latérales et solitaires; il jouit de propriétés purgatives assez prononcées.

Le GENÊT HERBACÉ (*Genista sagittalis*) et le GENÊT D'ESPAGNE, ou JONCIER (*Genista juncea, G. odorata, Spartium junceum, Spartianthus junceus*), pourraient être employés aux mêmes usages que les précédents.

Le LUPIN BLANC (*Lupinus albus*) est une plante annuelle que l'on cultive dans le Midi de la France, à titre de fourrage pour les bestiaux. La farine de ses graines peut s'appliquer en cataplasmes maturatifs ou résolutifs sur les abcès, les phlegmons, les tumeurs froides.

La BUGRANE ÉPINEUSE, ou BUGRANE (*Ononis spinosa, O. arvensis*), vulgairement *Arrête-Bœuf, Ononis des champs*, croît dans les champs, le long des chemins et dans les terrains incultes. Plante vivace, à tiges hautes de 3 à 6 décimètres, très-ramifiées, couchées-étalées, pliantes, rougeâtres et velues; rameaux se terminant ordinairement par une longue épine; feuilles ternées, simples supérieurement, ovées-lancéolées, dentées, pubescentes et gluantes. Fleurs roses ou purpurines, rarement blanches, axillaires, disposées en grappes feuillées terminales. — La racine de Bugrane est diurétique et apéritive; on l'a conseillée en décoction (30 à 60 grammes et plus par litre d'eau) contre les engorgements du foie, les épanchements séreux, la jaunisse, la chlorose, les hydropisies, la néphrite.

La BUGRANE ÉLEVÉE (*Ononis altissima*), non épineuse, et la BUGRANE RAMPANTE (*O. repens*), peuvent remplacer la première.

L'ANTHYLLIDE, ou ANTHYLLIDE VULNÉRAIRE, *Triolet jaune* (*Anthyllis vulneraria*), croît dans les prés élevés, les terrains argileux, secs et sablonneux. Tige de 10 à 60 centimètres; couchée, velue; feuilles ailées; fleurs jaunes. — On l'emploie en décoction pour prévenir les suites de chutes et les commotions. On l'applique en lotions sur les plaies, pour les cicatriser; en compresses ou en fomentations sur les contusions, pour les résoudre.

Le FENUGREC, ou TRIGONELLE FENUGREC (*Trigonella Fœnum-græcum*), vulgairement *Sénégré*, qui pousse naturellement dans les champs du Midi de la France, et que l'on cultive en Alsace, est une plante annuelle d'environ 30 centimètres, à tige dressée, simple, creuse, munie de feuilles courtement pétiolées, à trois folioles ovales-oblongues, denticulées. Ses fleurs, d'un jaune pâle, presque sessiles, axillaires, solitaires ou géminées, paraissent en juin et juillet. Ses graines sont émollientes et résolutives : on les emploie en décoction (60 grammes par litre d'eau, pour tisane; et 60 à 120 grammes par litre d'eau, pour lotions, lavements, injections, gargarismes) dans la diarrhée, la dyssenterie, la gastro-entérite chronique, les ophthalmies, les aphthes, etc. — On fait, avec la farine de ces graines, des cataplasmes que l'on applique sur les abcès, les phlegmons, les tumeurs inflammatoires.

Le MÉLILOT, ou MÉLILOT OFFICINAL (*Melilotus officinalis, Trifolium Melilotus*), est très-commun dans les champs cultivés, dans les prés, le long des haies et des chemins, où il fleurit tout l'été. Ses tiges, hautes de 40 à 60 centimètres, dressées, rameuses, sont garnies de feuilles pétiolées, ternées, dentées. Ses fleurs sont jaunes, petites, nombreuses, pendantes, disposées en longues grappes axillaires. — Le Mélilot est émollient et adoucissant. L'infusion de ses sommités (15 à 30 grammes par litre d'eau) s'emploie contre la dyssenterie, les irritations intestinales; elle convient en lotions dans les inflammations des yeux. On associe le Mélilot à la Camomille, pour en faire une décoction que l'on administre en lavements contre les coliques venteuses. Le Mélilot cuit s'applique en cataplasme sur les tumeurs inflammatoires.

Le GALÉGA OFFICINAL, ou RUE-DE-CHÈVRE (*Galega officinalis*), est une plante vivace des taillis élevés et des prés. Tiges de 1 mètre à 1 mètre 30, dressées, rameuses; feuilles imparipennées, composées de nombreuses folioles; fleurs d'un bleu pâle, blanches ou rosées, disposées en grappes axillaires longuement pédonculées (juin-juillet). — Le Galéga est, dit-on, sudorifique; comme tel, il a été préconisé en infusion dans la variole et la rougeole. Nous ignorons à quel titre on l'a employé contre l'épilepsie, la chorée et l'hydropisie.

La Réglisse glabre (*Glycyrrhiza glabra*), vulgairement *Réglisse officinale*, *Réglisse*, *Bois doux*, qui croît naturellement dans le Midi de l'Europe, est cultivée dans nos jardins. Ses tiges sont dressées, hautes de 1 mètre à 1 mètre 50, munies de feuilles pétiolées, imparipennées, à treize ou quinze folioles ovales, opposées, glabres et visqueuses. Ses petites fleurs violettes ou purpurines forment des épis axillaires, allongés, lâches. Ses rhizomes sont longs de 1 à 2 mètres, traçants, cylindriques, lisses, de la grosseur du doigt, bruns au dehors, jaunes en dedans, d'une saveur sucrée; ils se récoltent au printemps ou à l'automne, mais pas avant la troisième année. — La Réglisse est rafraîchissante, adoucissante, pectorale et diurétique. On l'emploie, infusée à froid ou à chaud (10 à 50 grammes de racine dépouillée de son écorce et fendue en quatre, par litre d'eau froide ou bouillante), dans les rhumes, la toux, les angines, les maladies inflammatoires, la néphrite, la strangurie (envie fréquente et involontaire d'uriner, sans qu'on puisse le faire, si ce n'est avec douleur, et goutte à goutte); on s'en sert également pour faciliter l'expectoration. Cette infusion est usitée, à titre de boisson rafraîchissante, pendant les chaleurs de l'été.

On prépare avec la Réglisse, le Chiendent et l'Orge, une tisane utile dans les maladies inflammatoires. — Contre le rhume et les catarrhes pulmonaires, on indique le Sirop suivant, dont on prescrit une cuillerée à chaque demi-heure : Prendre 60 grammes de Réglisse, 40 grammes de racine de Guimauve, une pincée de fleurs de Coquelicot et quatre ou cinq Figues grasses; faire bouillir le tout dans un litre d'eau jusqu'à réduction de moitié; passer la liqueur avec expression; ajouter 70 grammes de sucre candi concassé, remuer et faire bouillir quelques instants.

On obtient de la Réglisse un extrait connu sous le nom de *Suc de Réglisse*, qu'on emploie généralement dans les rhumes et dans les catarrhes pulmonaires. — La *Pâte de Réglisse* sert dans les mêmes cas que l'extrait. — Une tisane aromatique, préparée avec du Lierre terrestre, de la Menthe, de l'Hysope, du Serpolet et du Suc de Réglisse, est excellente contre les vieux rhumes et les catarrhes chroniques.

La Réglisse hérissonne ou a gousses épineuses (*Glycyrrhiza echinata*), communément *Réglisse de Russie*, originaire d'Orient, —l'Abrus des chapelets ou Pois a chapelet (*Abrus precatorius*), vulgairement *Réglisse d'Amérique*, *Liane à Réglisse*, de l'Indoustan et des Antilles, — et le Trèfle des Alpes (*Trifolium Alpinum* aussi *Réglisse de montagne*, *Réglisse des Alpes*, — sont employés comme succédanés de la Réglisse officinale.

L'ASTRAGALE A FEUILLES DE RÉGLISSE (*Astragalus glycyphyllos*), aussi nommée *Réglisse bâtarde* ou *sauvage*, *Fausse Réglisse*, croît dans les bois et dans les buissons. Tiges de 5 à 10 décimètres, anguleuses, glabres; feuilles composées de sept à treize folioles ovales-oblongues, entières, stipulées; fleurs d'un jaune verdâtre, disposées en grappes axillaires. — Sa racine est employée, comme celle de la Réglisse, dans toutes les maladies qui exigent des adoucissants, telles que les coliques, la strangurie, etc., et recommandée contre les dartres.

L'ASTRAGALE SANS TIGE (*Astragalus exscapus*), vulgairement *Astragale*, espèce des montagnes Alpines, est une plante herbacée dépourvue de tige, consistant en une touffe de feuilles à long pétiole cylindrique et à une vingtaine de paires de folioles ovales-lancéolées, un peu velues; ses fleurs jaunes forment un épi lâche au sommet d'un pédoncule, né de l'aisselle des feuilles radicales. — On a proposé sa racine, qui est pivotante, brunâtre et d'une saveur amère, comme sudorifique, contre les accidents de la syphilis constitutionnelle, tels qu'ulcères, exostoses, etc., ainsi que contre le rhumatisme et la goutte. A cet effet, on l'emploie en décoction (30 à 35 grammes par litre d'eau bouillante), à la dose de cinq à six verres par jour, pris en trois fois, matin, midi et soir.

L'ASTRAGALE VRAI (*Astragalus verus*), l'ASTRAGALE CRÉTIQUE (*A. Creticus*), l'ASTRAGALE ÉPINEUX (*A. aristatus*, *A. sempervirens*), et l'ASTRAGALE PORTE-GOMME (*A. gummifer*), qui croissent, le premier en Perse, le second en Morée et en Ionie, le troisième dans les Alpes et dans les Pyrénées, le quatrième sur le mont Liban, fournissent, par exsudation, la *Gomme adragante*, qui est émolliente, adoucissante, et qui sert aux mêmes usages que la Gomme arabique, c'est-à-dire dans les inflammations des organes respiratoires, digestifs et génito-urinaires.

Le BAGUENAUDIER ou COLUTIER (*Colutea arborescens*), vulgairement *Faux Séné*, *Séné d'Europe*, *Séné vésiculeux*, *Arbre à vessies*, est un arbrisseau de l'Europe méridionale, cultivé pour l'ornement des jardins. Feuilles imparipennées, à onze ou treize folioles oblongues-arrondies, d'un vert blanchâtre; fleurs jaunes ou veinées de rouge, disposées en grappes axillaires; légume vésiculeux, éclatant avec bruit par la pression. — Les feuilles et les gousses du Baguenaudier sont purgatives; à la dose de 30 à 90 grammes par demi-litre d'eau. On peut ajouter à cette préparation 30 grammes de Réglisse verte, 5 grammes de semences de Fenouil : trois verres le matin à jeun, à une heure d'intervalle.

Le PTÉROCARPE DRAGON (*Pterocarpus Draco*, *Pt. officinalis*) est un arbre de l'Amérique méridionale, qui laisse suinter une résine rouge, connue sous le nom de *Sang-Dragon*, et que l'on emploie depuis un temps immémorial, comme astringente, pour combattre les hémorrhagies et les flux muqueux. *Dose* : en poudre, 1 à 10 grammes.

Le PTÉROCARPE HÉRISSON (*Pterocarpus erinaceus*), le PTÉROCARPE DU COROMANDEL (*Pterocarpus marsupium*), et la BUTÉE FEUILLÉE (*Butea frondosa*), Légumineuses de l'Afrique et de l'Inde, fournissent un suc astringent, nommé *Kino*, que l'on prescrit dans les diarrhées chroniques et dans les blennorrhagies rebelles, en tisane (5 à 10 grammes par litre d'eau) ou en pilules.

La BOWDICHIE VIRGILIOÏDE (*Bowdichia virgilioides*), vulgairement *Alcornoque*, croît dans l'Amérique méridionale, vers l'embouchure de l'Orénoque. Son écorce, désignée sous le nom d'*Écorce d'Alcornoque*, est astringente et amère ; d'abord annoncée comme un spécifique de la phthisie pulmonaire, elle a été proposée ensuite comme succédanée de l'Ipécacuanha.

La GRANDE BOWDICHIE (*Bowdichia major*), ou *Alcornoque du Brésil*, est un arbre comme la précédente ; son écorce est usitée au Brésil contre les douleurs rhumatismales, les tumeurs arthritiques, la syphilis, l'hydropisie.

Le MYROSPERME BAUMIER, MYROSPERME ou MYROXYLE TOLUIFÈRE (*Myrospermum Balsamum*, *M. toluiferum*, *Myroxylon toluiferum*), est un arbre très-vaste qui croît dans les savanes de l'Amérique méridionale, au Pérou et dans la province de Carthagène, aux environs de la ville de Tolu. Au moyen d'incisions pratiquées au tronc de cet arbre, on obtient un baume d'une odeur très-suave et d'une saveur âcre, de consistance plus ou moins épaisse, connu sous le nom de *Baume de Tolu* et désigné vulgairement sous ceux de *Baume de Carthagène*, *Baume d'Amérique*, etc. C'est un médicament stimulant, qu'on prescrit sous forme de pilules, de sirop, de teinture, de tablettes, dans les bronchites et les catarrhes pulmonaires chroniques, les laryngites, les phthisies commençantes, et, en un mot, dans toutes les maladies chroniques de l'appareil respiratoire.

Le MYROSPERME ou MYROXYLE PUBESCENT (*Myrospermum pubescens*, *Myroxylon pubescens*), qui croît près de Carthagène, et le

Myrosperme ou Myroxyle péruifère (*Myrospermum peruiferum, Myroxylon peruiferum, M. pedicellatum*), qui habite le Pérou, la Nouvelle-Grenade, la Colombie et les environs de Mexico, donnent, par incision, le *Baume du Pérou*, dont on connaît deux sortes : le *Baume du Pérou liquide* ou *noir, Baume de San-Salvador*, fourni par le premier, et le *Baume du Pérou sec*, produit par le second. Leurs propriétés sont à peu près les mêmes que celles du Baume de Tolu.

Le Coumarouna odorant (*Coumarouna odorata, Dipteryx odorata*), arbre des forêts de la Guyane, donne la *Fève de Tonka*, qui a une saveur douce, agréable, légèrement aromatique et une odeur analogue à celle du Mélilot; elle est employée principalement pour parfumer le Tabac.

Citons, comme appartenant à cette tribu, l'Ajonc ou Genêt épineux (*Ulex Europæus*), le Cytise des Alpes (*Cytisus Alpinus*), la Luzerne (*Medicago sativa*), le Trèfle commun (*Trifolium pratense*), le Lotier comestible (*Lotus edulis*), l'Indigotier (*Indigofera*), le Robinier Faux-Acacia (*Robinia Pseudo-Acacia*), le Pois cultivé (*Pisum sativum*), la Lentille (*Ervum Lens*), la Fève des marais (*Faba vulgaris*), la Gesse cultivée (*Lathyrus sativus*), le Pois de senteur (*Lathyrus odoratus*), le Sainfoin cultivé (*Onobrychis sativa*), la Glycine ou Wistérie de la Chine (*Wisteria Sinensis*), le Haricot commun (*Phaseolus vulgaris*), etc., etc.

TRIBU DES CASSIÉES.

Le Canéficier (*Cassia fistula*) est un grand et bel arbre du genre Casse, que l'on trouve en Égypte, dans l'Arabie, dans l'Inde et dans l'Amérique méridionale. Ses feuilles sont composées de cinq ou six paires de folioles ovées, aiguës et glabres; ses fleurs, jaunes et pédonculées, sont disposées en longues grappes lâches et pendantes. Ses gousses, qui portent le nom de *Casse*, contiennent, outre leurs graines, une pulpe noire, douce, sucrée et légèrement acidule, qui est laxative : c'est un purgatif doux, utile pour entretenir la liberté du ventre dans le cours des maladies inflammatoires, mais qui a l'inconvénient de déterminer des coliques et des flatuosités. On prépare, avec la Casse, une tisane purgative que l'on obtient en délayant dans un litre d'eau chaude la pulpe retirée de 60 grammes de Casse en gousses, et passant ensuite à travers un blanchet : on prend cette tisane par tasses dans la matinée.

Le Séné appartient au genre *Casse* ; on en distingue plusieurs espèces, dont voici les plus importantes :

1° La Casse Séné à feuilles obovées (*Cassia obovata*, *C. Senna*), vulgairement *Séné d'Italie*, *S. du Sénégal*, *S. de Barbarie*, *S. de la Thébaïde*, petit arbuste de 35 à 50 centimètres d'élévation, à feuilles composées de six rangs de folioles obovales, minces, vertes ; à *follicules* (c'est le nom du fruit) étroites, très-arquées, d'un brun noirâtre : on le trouve en Egypte, en Syrie, en Arabie, dans l'Inde, au Sénégal et en Italie.

2° La Casse Séné à feuilles aiguës (*Cassia acutifolia*, *C. Senna*), communément *Séné d'Alexandrie*, *S. de la Palte*, arbrisseau de l'Égypte et de la Nubie, haut de 6 décimètres à 1 mètre, à feuilles portant cinq à six paires de folioles ovales-lancéolées, aiguës, fermes, raides, d'un vert pâle ; à *follicules* larges, presque droites, presque elliptiques, courtes, noirâtres au centre et vertes sur les bords.

3° La Casse Séné à feuilles lancéolées (*Cassia lanceolata*), vulgairement *Séné de l'Inde*, *S. Moka*, arbuste de l'Arabie, de même taille que le précédent, à folioles étroites-lancéolées, aiguës ; à *follicules* médiocrément larges, presque droites, un peu allongées, noirâtres au centre et verdâtres sur les bords.

4° La Casse Séné éthiopique (*Cassia Æthiopica*, *C. ovata*), vulgairement *Séné de Tripoli*, *S. de Nubie*, arbuste haut de 50 centimètres au plus, à folioles pubescentes, ovales-lancéolées, mais plus petites, moins allongées et moins aiguës que celles du Séné d'Alexandrie ; à *follicules* lisses, non réniformes, arrondies, de couleur blonde ou fauve. Cette espèce croît en Nubie et dans le Fezzan, au sud de Tripoli.

Les feuilles et les follicules de Séné constituent un des purgatifs les plus sûrs et les plus employés, produisant d'abondantes et faciles évacuations ; mais elles causent de fréquentes et vives coliques ; afin d'en diminuer l'intensité, on associe au Séné un peu d'Anis, de Coriandre, de Cardamome, de Gingembre ou de Cannelle. — L'infusion de Séné et de Pensée sauvage, mélangés par parties égales, est souvent ordonnée dans les affections de la peau.

Nous indiquons ci-après les différentes préparations dans lesquelles entre le Séné, et qui forment d'excellents purgatifs. — *Potion purgative* : Séné, 15 à 25 grammes ; Anis, 5 grammes ; eau bouillante, deux à trois verres. A prendre le matin à jeun, en deux fois, à une demi-heure d'intervalle. — *Apozème*, dit

Potion purgative: Séné, 10 grammes; Sulfate de soude, 15 grammes; Rhubarbe, 5 grammes; Manne, 60 grammes; eau, 120 grammes. A prendre en une fois, le matin à jeun. — *Autre*: Séné, 16 grammes; Sulfate de soude, 16 grammes; eau bouillante, deux verres. En une fois, le matin à jeun. — *Potion purgative à la Manne*: Séné, 6 grammes; Sulfate de soude, 16 grammes; Manne, 60 grammes; eau bouillante, 100 grammes. — *Tisane royale*: Séné, 15; Sulfate de soude, 15; Anis, 5; Coriandre, 5; Persil frais, 15; eau froide, 1,000; Citron, quantité suffisante. — *Médecine au Café*: Séné, 10 grammes; Sulfate de magnésie, 15 grammes; Café torréfié, 15 grammes; faire bouillir quelques instants ces trois substances dans: Eau, 120 grammes; passer et sucrer. En une fois. Très-agréable. — *Boisson purgative au Thé*: Séné, 10 grammes; Thé, 10 grammes; Sulfate de magnésie, 15 grammes; eau, 300 grammes; faire bouillir quelques minutes, passer et sucrer. — *Boisson purgative*: Séné, 15 grammes; faire infuser dans un demi-litre de décoction de Pruneaux; passer et ajouter 50 grammes de miel blanc. Par verres dans la matinée. — *Eau laxative de Vienne*: Séné, 25; Manne, 35; eau bouillante, 210. — *Infusion de Séné composée*: Séné, 20; Tartrate de soude, 20; Manne, 30; eau bouillante, 120. — *Café purgatif*: feuilles de Séné, 10 grammes; faire infuser dans 125 grammes d'eau bouillante; passer et préparer avec ce liquide une tasse de café ordinaire, auquel on peut mêler une petite quantité de lait; sucrer. Purgatif que les enfants prennent facilement. — *Sirop de Pommes composé*: 50 à 100 grammes comme purgatif. — *Sirop de Séné*: à la dose de 30 grammes, pour purger les enfants de quatre ans. — *Sirop de Séné au Café*: dose, 30 à 50 grammes. — *Thé purgatif*: feuilles de Séné, 25 grammes; fleurs de Sureau, 15 grammes; semences de Fenouil, 5 grammes; semences d'Anis, 5 grammes; eau bouillante, 200 grammes. En deux fois, le matin. — *Potion purgative*: Séné, 12 grammes; Sulfate de magnésie, 15 grammes; fleurs de Mauve, 5 grammes; Anis vert, 5 grammes; eau bouillante, trois verres. En deux fois, le matin à jeun. — *Espèces purgatives*: feuilles de Séné, 10 grammes; feuilles de Pêcher, 3 grammes; — de Chicorée sauvage, 2 grammes; — de Guimauve, 2 grammes; fleurs de Mauve, 2 grammes; Rhubarbe de France, 1 gramme; Anis vert, 3 grammes; Coriandre, 3 grammes; écorces d'Oranges amères, 2 grammes; Iris de Florence, 2 grammes; Épine-Vinette, 2 grammes; Roses pâles, 2 grammes; Sulfate de magnésie, 15 grammes; eau bouillante, trois verres. En deux fois, à une demi-heure d'intervalle. — *Lavement purgatif*: feuilles de Séné, 15 grammes; Sulfate de soude, 15 grammes; eau bouillante, un demi-litre. Faire infuser le Séné dans l'eau pendant une heure; passer et faire dissoudre le sulfate de soude. — *Lavement purgatif*: Séné, 12 grammes; faire bouillir dans un demi-litre d'eau, et ajouter 120 grammes de miel de Mercuriale. — *Médecine du curé de Deuil*: racine de Guimauve, 15 grammes; — de Patience, 15 grammes; — de Chiendent, 15 grammes; — de Réglisse, 15 grammes; feuilles de Chicorée, 7 grammes; faire bouillir ces cinq substances coupées, pendant dix minutes, dans trois bouteilles d'eau de rivière. Ajouter: follicules de Séné, 20 grammes; Rhubarbe de Chine concassée, 4 grammes; Sulfate de soude, 4 grammes; laisser infuser le tout pendant deux heures, et passer à travers une étamine. A boire, dans la matinée, en deux ou trois jours, selon l'effet. — *Petit-Lait de Weiss*: Séné mondé, 2 grammes; Sulfate de magnésie, 2 grammes; fleurs de Caille-lait, 1 gramme; — de Sureau, 1 gramme; Millepertuis, 1 gramme. Faire infuser, pendant une demi-heure, dans un demi-litre de petit-lait clarifié et bouillant; passer ensuite. Par petites tasses dans la journée, pour combattre les maladies laiteuses.

Le Tamarinier indien (*Tamarindus Indica*) est un arbre originaire des Indes et de l'Égypte, qui a été transporté en Amérique. Tige élevée, écorce brune et gercée, rameaux très-étendus; feuilles alternes, pinnées, de dix à dix-huit paires de folioles; fleurs d'un jaune verdâtre veiné de rouge; gousse longue de 10 à 14 centimètres, épaisse, comprimée, recourbée, remplie d'une pulpe jaunâtre, acide et sucrée, désignée sous le nom de *Tamarin*: c'est un laxatif tempérant. — *Dose*: de 20 à 60 grammes délayés dans un litre d'eau bouillante ou de petit-lait clarifié et chaud; on passe ensuite; on boit par tasses dans la journée.

Le Copayer officinal (*Copaifera officinalis*) est un arbre de l'Amérique, à tige élevée, à feuilles alternes, composées de trois à huit folioles ovales-acuminées, luisantes et un peu coriaces. Ses fleurs, petites et blanchâtres, sont disposées en grappes axillaires, lâches. — En pratiquant de profondes incisions sur le tronc de cet arbre, on obtient un fluide oléo-résineux qui en découle et qu'on désigne improprement sous le nom de *Baume de Copahu*.

Le Copahu a une odeur forte et pénétrante, une saveur âcre et amère. Administrée à faible dose, cette térébenthine active les fonctions de l'estomac; à haute dose, elle détermine des vomissements et des déjections alvines très-abondantes. Elle se recommande surtout par une action spéciale sur l'appareil génito-urinaire ; aussi emploie-t-on avec succès le Copahu, à la dose de 10 à 20 grammes par jour, contre la blennorrhagie. On le prescrit contre les leucorrhées rebelles , à la dose de 3 à 10 grammes. On l'administre également dans les catarrhes de la vessie. Enfin on le conseille dans les bronchites chroniques, les diarrhées , la dyssenterie. A l'extérieur, on l'a recommandé comme détersif dans le pansement des plaies.

Il existe d'autres espèces ou variétés de Copayers, qui donnent également l'*Oléo-Résine de Copahu* : ce liquide varie de consistance, de couleur, de saveur et d'odeur, suivant les provenances. Nous pouvons indiquer, comme produisant ce suc résineux : le COPAYER DE LA GUYANE (*Copaifera Guianensis*), le COPAYER DE LANGSDORFF (*C. Langsdorffii*), le COPAYER DE SELLOW (*C. Sellowii*), le COPAYER DE MARTIUS (*C. Martii*), le COPAYER CORIACE (*C. coriacea*), le COPAYER A FEUILLES EN CŒUR (*C. cordifolia*), et le COPAYER A FEUILLES OBLONGUES (*C. oblongifolia*), qui tous croissent en Amérique, depuis le Mexique jusqu'au Brésil.

Les *Bois de Campêche*, *de Brésil*, *de Palissandre*, l'*Ébène noire*, etc., sont produits par des Légumineuses de la tribu dont nous venons de nous occuper.

TRIBU DES MIMOSÉES.

L'ACACIE VÉRITABLE (*Acacia vera*, *Mimosa Nilotica*), vulgairement *Acacie d'Égypte*, *Gommier rouge*, est un arbre qui croît en Arabie et dans toute l'Afrique, depuis l'Égypte jusqu'au Sénégal. Hauteur de 10 à 15 mètres ; feuilles bipinnées ; fleurs petites, jaunes et disposées en capitules globuleux, axillaires, pédonculés, réunis plusieurs ensemble. Ce végétal produit une gomme, appelée *Gomme arabique*, qui en découle naturellement ou à l'aide d'incisions pratiquées à ses branches. La Gomme arabique est émolliente et adoucissante ; on l'emploie avec efficacité dans les affections inflammatoires des organes de la respiration, dans l'irritation du tube digestif et de l'appareil urinaire. On l'administre en pâte, en potions, en sirop, etc.

L'ACACIE VEREK (*Acacia Verek*, *Mimosa Senegalensis*), communément *Verek*, *Gommier blanc*, — l'ACACIE ARABIQUE (*Acacia Arabica*), l'ACACIE BLANCHATRE (*A. albida*, *A. Senegal*, *A. gyrocarpa*), — l'ACACIE d'ADANSON (*A. Adansonii*), — et l'ACACIE SEYAL (*A. Seyal*), espèces du Sénégal, de l'Abyssinie, de l'Égypte et de l'Inde ; produisent des gommes qui portent différents noms (*Gomme du Sénégal*, *de l'Inde*, *de Gonaké*, etc.), et qui ont les mêmes propriétés que la précédente.

L'ACACIE CACHOU (*Acacia Catechu, Mimosa Catechu*) est un bel arbre des Indes orientales, à feuilles grandes, bipennées, formées de dix à cinquante paires de folioles lancéolées-aiguës, pubescentes ; à fleurs jaunes disposées en épis cylindriques, pédonculés, axillaires, réunis par deux ou trois. On en extrait un produit, le *Cachou*, qui est tonique et astringent : on l'emploie à la dose de 4 à 6 décigrammes dans la dyspepsie, l'inappétence, et à celle de 1 à 10 grammes dans la diarrhée, le scorbut, la leucorrhée, la blennorrhée, les hémorrhagies. On l'administre en poudre, en grains, en teinture et en tisane. — *Tisane de Cachou*: Cachou concassé, 8 grammes; eau bouillante, un litre; faire infuser pendant une heure et passer. Astringent très-employé dans les diarrhées séreuses. — Les granules ou pastilles de *Cachou de Bologne* (médicament composé) corrigent la mauvaise haleine produite par les affections gastriques, la carie des dents, la fumée du tabac : deux ou trois pastilles suffisent pour donner à la bouche une odeur et une fraîcheur agréables.

L'*Écorce de Barbatimão* provient de différents arbres du Brésil appartenant à la tribu des Mimosées, entre autres, l'ACACIE ASTRINGENTE ou INGA BARBATIMAO (*Acacia adstringens, Inga Barbatimão*). Elle est astringente, amère et conseillée dans ce pays pour obtenir la guérison radicale des hernies.

La SENSITIVE PUDIQUE (*Mimosa pudica*) est extrêmement remarquable par la sensibilité particulière qu'elle présente : l'ombre d'un individu, la présence d'un nuage suffisent pour la mettre en mouvement.

TÉRÉBINTHACÉES.

Cette famille, qui doit son nom au *Térébinthe*, comprend des arbres et des arbrisseaux exotiques, souvent résineux, ayant des feuilles alternes, généralement composées, sans stipules ; des fleurs hermaphrodites ou unisexuelles, petites et disposées en grappes. Chacune d'elles présente un calice de trois à cinq sépales, quelquefois soudés à la base, une corolle, qui manque quelquefois, et dont les pétales sont en même nombre que les lobes du calice. Les étamines sont généralement en nombre égal aux pétales, plus rarement double ou quadruple. Le pistil se compose de trois à cinq carpelles libres ou soudés. Le fruit est une drupe, ou bien une capsule indéhiscente.

Usages. — Cette famille fournit des substances résineuses qu'on emploie à titre stimulant et astringent. Quelques espèces sont douées de propriétés vénéneuses, ainsi que nous le ferons remarquer dans la description qui va suivre.

Le Sumac vénéneux (*Rhus toxicodendron*, *Toxicodendron pubescens*), vulgairement *Herbe à la gale*, *Herbe à la puce*, est un arbrisseau dioïque de l'Amérique septentrionale, qui est cultivé dans nos jardins. Ses feuilles sont alternes, longuement pétiolées, trifoliées, à folioles ovales-acuminées, entières, vertes, pubescentes; ses petites fleurs, d'un vert blanchâtre, sont disposées en petites grappes axillaires. —Le suc blanchâtre et résineux que contiennent ses feuilles est tellement âcre, qu'il suffit d'y toucher pour que les mains se couvrent, en peu de temps, de petites vésicules pleines de sérosité; les émanations elles-mêmes qui se dégagent du Sumac vénéneux occasionnent d'assez graves accidents : en effet, elles peuvent causer la tuméfaction et l'inflammation des paupières et du visage, ainsi que déterminer une éruption pustuleuse sur tout le corps des personnes qui s'y trouvent exposées. Le Sumac vénéneux agit à l'intérieur à la manière des poisons âcres : il enflamme la muqueuse de l'estomac ; il exerce aussi une action stupéfiante sur le système nerveux. On a recommandé cette plante vénéneuse contre l'épilepsie, la paralysie et les dartres invétérées. — D'un emploi dangereux.

Le Sumac radicant (*Rhus radicans*, *Toxicodendron vulgare*), que l'on regarde comme une variété du précédent, est originaire du même pays. Il est également vénéneux.

Le Sumac, ou Rouvre des Corroyeurs (*Rhus Coriaria*), du Midi de l'Europe, — et le Sumac de Virginie (*Rhus Typhinum*), originaire de l'Amérique septentrionale, et acclimaté depuis longtemps en Europe, — produisent des fruits d'une saveur très-acide et très-astringente. Leurs feuilles servent au tannage et à la teinture.

Le Pistachier Térébinthe, ou Térébinthe (*Pistacia Terebinthus*), qui croît naturellement en Orient et dans l'île de Chio, se trouve aussi dans la Corse, la Provence et le Languedoc. C'est un arbre assez élevé, dont les feuilles alternes, pétiolées, sont formées de sept à neuf folioles ovales-oblongues, obtuses, vertes, luisantes, et dont les fleurs, petites et dioïques, sont disposées en panicules axillaires. — Des incisions profondes, pratiquées sur le tronc et sur les principales branches, laissent échapper un suc résineux, la *Térébenthine de Chio*, qui offre une saveur parfumée et une odeur agréable, analogue à celle du Fenouil. C'est un excitant dont l'action se porte particulièrement sur les membranes muqueuses des organes génito-urinaires et respiratoires; sous son influence, les sécrétions diminuent. Aussi, est-elle utile dans les catarrhes chroniques de la vessie et de l'urèthre, dans les catarrhes bronchiques et pulmonaires, comme aussi dans certaines diarrhées muqueuses. A l'extérieur, on l'emploie en topiques, pour modifier les plaies et les ulcères de mauvaise nature, et en frictions contre les pleurodynies et les rhumatismes musculaires.

Le PISTACHIER LENTISQUE, ou LENTISQUE (*Pistacia Lentiscus*), est un arbrisseau des régions méditerranéennes de l'Europe et de l'Afrique, haut de 2 à 4 mètres, divisé en rameaux nombreux et étendus, garnis de feuilles ailées sans impaire, composées de huit à douze folioles ovales-lancéolées, obtuses, coriaces, persistantes, d'un vert foncé en dessus, plus pâles en dessous. Les fleurs sont très-petites, purpurines, dioïques et disposées en petites grappes axillaires. — On retire de ses fruits arrondis et rougeâtres, par expression, une *huile* propre à l'éclairage et à l'usage de la table.

Mais c'est surtout pour en obtenir de la résine que l'on cultive le Lentisque; à cet effet, on pratique, dans le courant de l'été, de nombreuses et légères incisions transversales au tronc et aux principales branches de l'arbre. La matière qui en découle se solidifie à l'air: c'est le *Mastic*, ainsi appelé parce qu'on s'en sert en Orient, comme masticatoire, pour se fortifier les gencives, pour se parfumer l'haleine et pour se blanchir les dents. — Le Mastic est légèrement tonique et astringent, stomachique et stimulant. On l'a recommandé dans les catarrhes chroniques, dans la diarrhée et dans l'incontinence d'urine, en pilules ou en teinture, et contre les rhumatismes, en fumigations que l'on dirige sur les parties affectées.

Le PISTACHIER COMMUN (*Pistacia vera*), originaire de la Syrie, où il croît naturellement, est aujourd'hui cultivé dans le Midi de la France, dans la Sicile et dans la Grèce. C'est un arbre de 7 à 10 mètres, à feuilles composées généralement de deux à trois paires de folioles avec impaire, glabres, ovales-lancéolées, coriaces. Ses fruits, nommés *Pistaches*, gros comme des olives, contiennent des amandes qui sont très-nourrissantes; elles donnent de l'huile par l'expression, et servent à faire des loochs adoucissants, utiles dans les catarrhes. Mais elles sont principalement employées par les confiseurs et par les glaciers.

Le Balsamodendron ou Baumier de la Mecque (*Balsamodendron Opobalsamum, Amyris Opobalsamum*), et le Balsamodendron ou Baumier de Giléad (*Balsamodendron Gileadense, Amyris Gileadensis*), croissent dans l'Arabie Heureuse, entre la Mecque et Médine. Leurs fruits, nommés *Carpobalsames*, ont une saveur âcre, amère et aromatique; ils sont donc stimulants. — On obtient, par des incisions faites au tronc et aux branches de ces deux arbustes, une térébenthine, la *Térébenthine de la Mecque*, improprement appelée *Baume de la Mecque, Baume de Giléad, Baume de Judée, Baume du Caire*, etc., dont les propriétés sont celles de la Térébenthine ordinaire (voir, page 80.)

Le Balsamodendron Porte-Myrrhe (*Balsamodendron Myrrha*) est un arbre de l'Arabie et de l'Abyssinie, à rameaux épars, très-ouverts, terminés par une épine; à feuilles petites, presque sessiles, composées de trois folioles obovées. Il en découle une gomme-résine, la *Myrrhe*, qui a une odeur forte et aromatique, une saveur âcre et amère. C'est un aromate et un médicament dont l'usage remonte à la plus haute antiquité. Administrée à l'intérieur, la Myrrhe est tonique et stimulante : elle est usitée en poudre (6 décigrammes à 1 gramme) ou en teinture (1 à 4 grammes) dans la chlorose et l'aménorrhée, dans les catarrhes chroniques, dans le scorbut, dans la première période de la phthisie. A l'extérieur, on peut l'employer au pansement des ulcères et en fumigations aromatiques.

Le Balsamodendron africain (*Balsamodendron Africanum*), et le Balsamodendron de Roxburgh (*B. Roxburghii, Amyris gummiphora*), qui croissent, le premier en Afrique, et le second dans l'Inde, produisent le *Bdellium*, gomme-résine qu'on emploie à l'intérieur comme pectorale, et à l'extérieur comme résolutive.

La Boswellie a dents de scie (*Boswellia serrata, B. thurifera*), arbre du Bengale, et la Plosslée papyracée (*Plosslea papyracea, Pl. floribunda, Boswellia papyrifera, B. floribunda, Amyris papyracea*), arbre de l'Abyssinie et de l'Éthiopie, produisent une gomme-résine d'une couleur jaune roussâtre ou citrine, d'une odeur parfumée, surtout lorsqu'on la brûle, et d'une saveur aromatique : c'est l'*Encens* ou *Oliban*, qu'on employait autrefois à titre de vulnéraire et de détersif, mais auquel on n'a guère recours aujourd'hui que pour des fumigations excitantes contre les douleurs rhumatismales. L'usage en est surtout réservé pour les temples.

RHAMNÉES.

Famille prenant son nom du genre *Nerprun*, en latin, *Rhamnus*, et se composant d'arbres et d'arbustes, à feuilles simples et alternes, rarement opposées, entières, parfois dentées, munies de deux stipules caduques ou persistantes et épineuses. Les fleurs sont petites, hermaphrodites ou unisexuées, solitaires ou réunies en faisceaux, ou formant des grappes rameuses. Le calice est monosépale, tubuleux ou étalé, adhérent plus ou moins avec l'ovaire, à quatre ou cinq divisions. La corolle est formée de quatre ou cinq pétales onguiculés, très-petits, souvent voûtés et concaves. Les étamines sont en même nombre que les pétales, auxquels elles sont opposées. L'ovaire est tantôt libre, tantôt demi-infère, quelquefois complètement adhérent, à deux, trois ou quatre loges uniovulées. Les styles, en nombre égal aux loges de l'ovaire, sont soudés entre eux et terminés par autant de stigmates soudés ou distincts. Le fruit est charnu et indéhiscent, contenant trois nucules, ou sec, déhiscent et trivalve.

Usages. — L'écorce et le bois des Rhamnées sont, en général, amers et astringents; quant aux fruits, ils sont purgatifs, astringents, béchiques, pectoraux ou alimentaires, etc., suivant les espèces qui les produisent.

Le NERPRUN PURGATIF (*Rhamnus catharticus*), ou *Noirprun*, *Bourg-Épine*, croît dans les bois et dans les haies, où il fleurit vers le mois de juin. C'est un arbrisseau de 2 à 3 mètres, à écorce lisse, à tige rameuse, dont les branches sont garnies d'épines terminales. Ses feuilles sont opposées, pétiolées, ovées, assez larges, dentées et glabres. Ses fleurs, d'un jaune verdâtre, sont disposées en fascicules très-courts, au sommet des rameaux latéraux. Ses baies, de la grosseur de celles du Genévrier, sont globuleuses, luisantes, d'abord vertes, puis noires à leur maturité, qui a lieu de septembre en octobre. — Le Nerprun est purgatif et hydragogue; il convient dans les hydropisies essentielles, les dartres chroniques, la colique de plomb, la goutte, le rhumatisme, les maladies longues et opiniâtres. Les habitants des campagnes se purgent en avalant dix à quinze baies mûres de Nerprun, et, par-dessus, un verre de décoction de racine de Guimauve bien miellée, pour prévenir les coliques qu'elles déterminent habituellement. — Le *Sirop de Nerprun*, préparé avec parties égales de sucre et de suc des baies, constitue un purgatif doux, d'un usage très-fréquent, que l'on prescrit à la dose de

20 à 60 grammes.— Le suc est indiqué à la dose de 15 à 30 grammes. — La décoction est également usitée à celle de 4 à 12 grammes de baies pour un quart de litre d'eau.

Le NERPRUN BOURGÈNE, ou BOURGÈNE (*Rhamnus Frangula*), vulgairement *Aune noir*, *Bourdaine*, est un arbrisseau non épineux, très-rameux, à écorce noirâtre tachetée de blanc, à feuilles obovales-elliptiques, non dentées, entières, glabres et lisses, à petites fleurs d'un blanc verdâtre, disposées en fascicules axillaires peu fournis. Le fruit est une baie globuleuse, rouge d'abord, et noire à la maturité : ces baies sont purgatives comme celles du Nerprun, mais à un degré moindre. L'écorce intérieure de la Bourgène, d'une saveur amère, est purgative : elle est usitée en décoction, à la dose de 30 à 40 grammes (écorce sèche du tronc) par litre d'eau, dans l'hydropisie, la goutte et la constipation. — On emploie généralement au même titre purgatif la préparation suivante : Écorce sèche de Bourgène, 45 grammes; écorce d'Orange coupée menu, 15 grammes; semences de Cumin concassées, 10 grammes; eau commune, deux litres; faire bouillir pendant deux heures. On prend trois à quatre cuillerées de cette décoction, le soir en se couchant, pour obtenir deux ou trois évacuations alvines le lendemain matin. Si l'on veut produire plus d'effet, on augmente la dose, qui peut être administrée le matin à jeun.

L'ALATERNE (*Rhamnus Alaternus*) est un arbrisseau toujours vert, que l'on cultive pour l'ornementation des jardins et des parcs, et qui se reconnaît facilement à ses feuilles alternes, épaisses, coriaces, luisantes, souvent panachées, entières ou dentées, épineuses et persistantes, à ses fleurs disposées en panicules très-courtes et axillaires. Ses baies sont purgatives, et ses feuilles astringentes.

Le JUJUBIER OFFICINAL ou CULTIVÉ (*Zizyphus vulgaris*, *Z. sativa*, *Z. Jujuba*, *Rhamnus Zizyphus*) est un arbrisseau très-rameux de 5 à 7 mètres de hauteur, qu'on croit originaire de la Syrie et que l'on cultive dans le Midi de l'Europe. Ses rameaux sont garnis d'aiguillons géminés, dont l'un est droit et l'autre recourbé ; ils sont munis de feuilles alternes, lisses, ovales-allongées, légèrement dentées, marquées de trois nervures longitudinales. Ses petites fleurs jaunâtres sont réunies en paquets dans l'aisselle des feuilles. Le fruit, appelé *Jujube*, est une drupe ovoïde, de la grosseur d'une olive, recouverte d'une peau coriace, lisse, rouge, renfermant une pulpe jaunâtre et mucilagineuse. Les Jujubes sont adoucissantes, béchiques et pectorales : on en prépare, avec la Gomme arabique, la *Pâte de Jujube*, si fréquemment employée dans les rhumes commençants, la bronchite aiguë ; — et une tisane que l'on obtient en faisant bouillir, pendant une heure, 60 grammes de Jujubes dans un litre d'eau.

ILICINÉES OU AQUIFOLIACÉES.

Petite famille tirant son nom du *Houx épineux* (*Ilex aquifolium*). — Arbrisseaux à feuilles alternes ou opposées, coriaces, persistantes, glabres, à dents quelquefois épineuses. Leurs fleurs sont axillaires ; chacune d'elles présente un calice persistant, de quatre à six divisions profondes et imbriquées, une corolle divisée en quatre à six lobes, quatre à six étamines alternes avec les lobes de la corolle et insérées à sa base, un ovaire libre, de deux à six loges monospermes, surmonté d'un stigmate sessile de deux à six lobes. Le fruit charnu contient de deux à six nucules indéhiscentes.

Le Houx commun ou épineux (*Ilex aquifolium*) est un arbrisseau très-commun dans les bois et dans les haies, dont le tronc est droit, très-rameux, recouvert d'une écorce lisse et verte, et dont les feuilles sont alternes, pétiolées, ovales, coriaces, luisantes, vertes, ondulées, dentées et épineuses. Ses fleurs sont petites, blanches, polygames, disposées en bouquets serrés et axillaires. Ses fruits globuleux, de la grosseur d'un grain de groseille, sont d'un rouge éclatant. — Les feuilles de Houx sont toniques-amères, sudorifiques et fébrifuges. On les a conseillées dans la goutte et le rhumatisme. Mais c'est surtout dans le traitement des fièvres intermittentes qu'on les a préconisées ; voici les différentes préparations dans lesquelles elles sont employées : — *Décoction de Houx* : feuilles, 20 grammes pour deux cinquièmes de litre d'eau qu'on fait réduire d'un quart. A prendre en trois fois. — *Poudre* : 10 grammes en une fois, délayés dans du vin blanc. — *Vin de Houx* : feuilles réduites en poudre, 10 grammes, qu'on fait infuser pendant dix à douze heures dans un cinquième de litre de vin blanc ; filtrer ensuite, et prendre en une fois. — *Lavement de Houx* : feuilles, 20 grammes, qu'on fait bouillir pendant dix minutes dans deux cinquièmes de litre d'eau ; passer.

Le Houx apalachine, ou Thé des Apalaches (*Ilex vomitoria*), est un arbrisseau des lieux humides et ombragés de la Floride, de la Virginie et de la Caroline, dont les feuilles sont employées en guise de thé par les indigènes, qui leur attribuent de grandes vertus toniques, sudorifiques et diurétiques. A forte dose, elles sont purgatives.

Le Maté, ou Thé du Paraguay (*Ilex Paraguayensis*), dont on fait un grand usage dans toute l'Amérique méridionale, jouit des mêmes propriétés.

VIIme Classe. — Thalamiflores.

Cette dernière classe nous présente à étudier les familles qui suivent : les *Rutacées*, les *Oxalidées*, les *Géraniacées*, les *Tropæolées*, les *Ampélidées* ou *Vitacées*, ou *Vinifères*, les *Méliacées*, les *Cédrélacées*, les *Sapindacées*, les *Hippocastanées* ou *Æsculacées*, les *Guttifères*, les *Hypéricinées*, les *Aurantiacées* ou *Citracées*, les *Ternstrœmiacées*, les *Tiliacées*, les *Malvacées*, les *Linées*, les *Caryophyllées*, les *Polygalées*, les *Violariées*, les *Capparidées*, les *Crucifères*, les *Fumariacées*, les *Papavéracées*, les *Nymphéacées*, les *Berbéridées*, les *Ménispermacées*, les *Magnoliacées*, les *Sarracéniées* et les *Renonculacées*.

RUTACÉES.

Cette famille, qui doit son nom au genre *Rue*, en latin, *Ruta*, se compose d'arbres, d'arbustes ou de plantes herbacées, ayant des feuilles opposées ou alternes, simples ou pinnées, souvent marquées de points translucides ; des fleurs hermaphrodites ou rarement unisexuées ; un calice de trois à cinq divisions ; une corolle de trois à cinq pétales, libres ou soudés entre eux ; des étamines en nombre égal aux pétales ou en nombre double ; un ovaire libre et supère, composé de trois à cinq carpelles plus qu moins intimement soudées ; autant de styles et de stigmates que de loges ; distincts ou réunis en tout ou en partie. Le fruit est tantôt simple, capsulaire et composé de trois à cinq loges, tantôt formé de trois à cinq petites capsules distinctes.

Usages. — Des plantes que comprend cette famille, les unes sont toniques, amères et fébrifuges ; les autres sont âcres, aromatiques, excitantes ou sudorifiques.

La Rue odorante ou officinale (*Ruta graveolens*), vulgairement *Rue*, *Rue fétide*, *Rue des Jardins*, que l'on cultive dans les jardins, croit naturellement dans les terrains montueux et arides du Midi de la France. C'est un arbuste d'environ 1 mètre de hauteur, à tige rameuse, à feuilles alternes, deux fois ailées, glauques, un peu épaisses et charnues ; à fleurs jaunes disposées en corymbes rameux. Toute la plante a une odeur forte et désagréable qui la caractérise. — La Rue jouit de propriétés stimulantes, emménagogues, sudorifiques, abortives et anthelminthiques. A titre d'emménagogue, on l'emploie en infusion, à la dose de 4 grammes de plante fraîche ou de 2 grammes de plante sèche par litre d'eau, contre l'aménorrhée chlorotique ou par atonie, c'est-à-dire contre la suppression des règles due à une faiblesse générale ou locale ; il faut bien se garder d'en faire usage si l'on soupçonne une grossesse. Du reste, la Rue est un médicament excessivement dangereux, qui peut donner lieu à de graves accidents. — On a préconisé cette plante contre l'hystérie, l'épilepsie et la rage ; mais, à cet égard, il reste à faire des expérimentations dont le résultat seul peut nous fixer sur ses propriétés. Nous avons remarqué qu'elle entre dans la composition de presque tous les remèdes empiriques proposés contre l'hydrophobie. — La décoction de Rue (10 à 30 grammes par litre d'eau) s'administre en lavement contre les ascarides vermiculaires, en injection contre l'ozène (ulcères putrides du nez), en gargarismes contre les ulcères fétides des gencives ; en lotions sur la tête pour détruire les poux, et sur le corps pour faire périr l'insecte de la gale. — On dit s'être servi avec succès du suc de Rue étendu d'eau, introduit dans le conduit auditif, contre les surdités atoniques et nerveuses.

Le DICTAME BLANC OU FRAXINELLE (*Dictamnus albus*) est une plante du Midi de la France et de l'Italie. Ses tiges simples, cylindriques, s'élèvent à la hauteur de 45 à 65 centimètres. Ses feuilles sont alternes, longues, imparipennées, luisantes, vertes, fermes, composées de folioles ovales-aiguës et denticulées. Ses fleurs blanches ou rouges sont disposées en épis à l'extrémité des tiges. — L'écorce du Dictame, qui est tonique-stimulante, a été vantée dans une foule de cas ; on se borne aujourd'hui à l'employer en infusion, à la dose de 10 à 15 grammes par litre d'eau, ou en poudre, à celle de 4 à 8 grammes, contre les dyspepsies atoniques, les scrofules, le scorbut, la chlorose, l'aménorrhée, la leucorrhée, etc.

La CUSPARIE FÉBRIFUGE (*Galipea Cusparia*, *Cusparia febrifuga*) est un arbre des forêts situées sur les bords de l'Orénoque, haut de 20 à 25 mètres. Ses feuilles sont composées d'un pétiole long de 30 centimètres environ, terminé par trois folioles sessiles ;

ovales-lancéolées, aiguës, luisantes, glabres et très-aromatiques. Ses fleurs blanches forment des grappes pédonculées et cylindriques vers l'extrémité des rameaux. — L'écorce de la Cusparie, vulgairement désignée par les noms d'*Angusture*, *Angusture vraie* ou *Cusparé*, est tonique, fébrifuge et antidyssentérique : elle est utile pour relever les forces affaiblies dans l'anémie, les affections scrofuleuses et scorbutiques, pour couper les fièvres intermittentes, pour arrêter les diarrhées entretenues par l'atonie de l'appareil digestif, et pour combattre certains vomissements spasmodiques. On l'administre en poudre, en infusion (20 grammes par litre d'eau bouillante), en teinture, etc.

Le GAYAC ou GAÏAC OFFICINAL (*Guajacum officinale*) croît dans les Antilles, principalement à la Jamaïque, à Saint-Domingue et à Cuba. C'est un arbre très-élevé, à tige tortueuse, dont les feuilles sont opposées, pinnées sans impaire, à deux, trois et même quatre rangs de folioles sessiles, ovales ou obovées, fermes, glabres, d'un vert clair, d'autant plus petites qu'elles sont plus inférieures. Ses fleurs, bleues et pédonculées, sont presque disposées en ombelles au sommet des rameaux. — Le *Bois de Gaïac* est un puissant sudorifique, conseillé dans les maladies de la peau, dans les affections syphilitiques, goutteuses, rhumatismales et scrofuleuses, dans l'asthme. On l'administre soit seul, soit mêlé à d'autres sudorifiques, en tisane, en sirop, en teinture, etc. — On extrait du Gaïac une *Résine* qui a les propriétés du bois et qui s'emploie dans les mêmes cas que ce dernier.

Préparations et Doses. — *Tisane de Gaïac* : bois de Gaïac râpé, 60 grammes, qu'on fait bouillir pendant une heure, dans une quantité d'eau suffisante pour obtenir un litre de tisane ; on passe, on laisse déposer et l'on décante ; on y ajoute ordinairement 10 grammes de Réglisse. On prend par verres dans la journée. — *Tisane sudorifique* : Gaïac râpé, 400 grammes ; eau, un litre et demi ; faire bouillir jusqu'à réduction de moitié ; passer et partager en six doses. Trois par jour : une le matin, une à midi et une le soir. Contre la goutte et le rhumatisme. — *Tisane de Gaïac composée* : Gaïac râpé, 50 grammes ; Raisins secs, 30 grammes ; faire bouillir dans deux litres et demi d'eau ; y faire infuser ensuite : Sassafras râpé, 15 grammes ; racine de Réglisse, 15 grammes ; passer. Un ou deux litres par jour. Contre les affections syphilitiques et arthritiques. — *Tisane sudorifique* : eau bouillante, un litre un quart ; bois de Gaïac râpé,

15 grammes; racine de Réglisse, 15 grammes; fleurs sèches de Sureau, 5 grammes; *id.* de Coquelicot, 5 grammes. Quatre verres par jour. — *Espèces sudorifiques* : bois de Gaïac râpé, 32; racine de Salsepareille fendue et coupée, 32; racine de Squine, 32; Sassafras, 32. Mêler; 30 grammes pour un litre d'eau. — *Autres Espèces sudorifiques* : Salsepareille, 30 grammes; Squine, Réglisse, Gaïac, de chaque, 10 grammes. Mêler; 30 grammes pour un litre d'eau. — *Tisane sudorifique laxative* : Gaïac râpé, 30 grammes; Salsepareille, 15 grammes; Sassafras, 5 grammes; Réglisse, 5 grammes; Séné, 15 grammes; eau, quantité suffisante pour obtenir un demi-litre de tisane. A prendre dans la journée.

Le Gaïac a feuilles de Lentisque ou a fruits tétragones (*Guajacum sanctum*) et le Gayacan (*Guajacum arboreum*) pourraient sans doute remplacer le précédent.

Le Quassier amer (*Quassia amara*) a pris son nom d'un nègre de Surinam, appelé *Quassi*, qui, touché des bons procédés d'un officier hollandais, lui fit connaître les propriétés de la racine de ce végétal, qu'il appliquait depuis longtemps, en secret, à la guérison des fièvres pernicieuses. C'est un arbrisseau de la Guyane, à feuilles alternes, pétiolées, ailées avec impaire, composées de trois à cinq folioles opposées, sessiles, ovales-acuminées, entières et glabres; à fleurs rouges, disposées en grappes allongées, presque unilatérales. — Le bois de la racine du Quassier, désigné en pharmacie sous les noms de *Bois de Quassia* ou *de Quassia amara*, *Bois de Surinam*, est doué d'une saveur franchement amère : c'est un excellent tonique, sans astringence, que l'on emploie dans l'anémie, les scrofules, le scorbut, les fièvres intermittentes, les diarrhées atoniques, les faiblesses d'estomac. La macération de Quassia (10 grammes de copeaux infusés à froid dans une carafe d'eau) et la tisane de Quassia (5 grammes par litre d'eau bouillante) se prennent par verres le matin à jeun. Contre l'atonie des voies digestives, on recommande l'apozème suivant, que l'on prend par petites tasses : Quassia, Absinthe, Petite Centaurée, 5 grammes de chaque substance, en infusion dans un demi-litre d'eau bouillante.

Le Quassier élevé (*Quassia excelsa*) donne un bois d'une amertume au moins aussi prononcée que celle du Quassia amara, auquel il est souvent substitué.

Le Simarouba, ou Simarouba de Cayenne (*Simaruba officinalis, S. amara, S. Guianensis, Quassia Simaruba*), habite les lieux humides et sablonneux de la Guyane, de la Jamaïque et de Saint-Domingue. C'est un arbre qui s'élève à vingt mètres de hauteur et plus, à feuilles alternes, pétiolées, ailées, formées de neuf à seize folioles alternes, presque sessiles, oblongues, terminées par une pointe courte, entières, glabres et coriaces ; à fleurs monoïques, blanchâtres, très-petites, disposées en panicules très-grandes, rameuses et éparses. — L'écorce de sa racine est très-amère, tonique, fébrifuge et antidyssentérique. Elle est conseillée dans les mêmes cas que le Quassia, et indiquée quelquefois contre les flueurs blanches. On l'administre en tisane, à la dose de 20 grammes qu'on fait infuser pendant trois heures dans un litre d'eau bouillante. — Les *Vins de Simarouba* et *de Quassia* se préparent en mettant infuser à froid 30 grammes de ces substances dans 60 grammes d'alcool et un litre de vin rouge. On les recommande, comme toniques-amers, à la dose de deux à cinq cuillerées.

OXALIDÉES.

Petite famille prenant son nom du genre *Oxalide* et renfermant des végétaux à feuilles alternes, pétiolées, trifoliées ou pinnées ; à fleurs régulières, axillaires, pourvues d'un calice à cinq sépales persistants et un peu soudés par la base, d'une corolle à cinq pétales un peu réunis par la base, de dix étamines d'inégale longueur, monadelphes par la base des filets, d'un ovaire libre de cinq carpelles unis entre eux, et portant chacun un style terminé par un stigmate simple. Le fruit est tantôt une capsule pentagone, à cinq valves, tantôt une baie oblongue, à cinq sillons et à cinq loges.

La Surelle (*Oxalis acetosella*), vulgairement *Oxalide*, *Alléluia*, *Pain de Coucou*, pousse le long des haies et dans les bois du Nord de la France, de la Suisse et de l'Allemagne. Racine écailleuse, comme articulée, rampante ; tige nulle ; feuilles radicales, longuement pétiolées, composées de trois folioles en cœur renversé, d'un vert pâle ; fleurs blanches veinées de violet, s'épanouissant en mars et avril, solitaires sur des hampes radicales, longues de 8 à 10 centimètres, garnies vers leur partie moyenne de deux petites bractées opposées. — Cette plante a une saveur acide et assez agréable, due à *l'oxalate de potasse* (*sel d'oseille*) qu'elle contient et qu'on extrait en grand en Allemagne et en Suisse, où l'Alléluia est assez commun. — On administre la décoction de Surelle (60 grammes par litre d'eau

ou de petit-lait), ou le suc exprimé de la plante; à la dose de
deux à quatre cuillerées, comme rafraîchissant, tempérant et
antiscorbutique. Les feuilles fraîches peuvent se manger en salade ou entrer dans la confection des bouillons, à titre d'antiscorbutiques.

L'OXALIDE CORNICULÉE (*Oxalis corniculata*) est assez abondante
dans les champs du Midi, où elle fleurit tout l'été. Tiges nombreuses d'environ 3 décimètres de long; feuilles trifoliées et
velues, avec un pétiole filiforme; petites fleurs jaunes, réunies
par trois à cinq sur un pédoncule axillaire, muni de quelques
petites bractées disposées en collerette. — Mêmes propriétés,
mais moins actives, que celles de l'Alléluia.

L'OXALIDE CRÉNELÉE (*Oxalis crenata*), originaire du Pérou, a
des racines fibreuses qui donnent naissance à des tubercules
féculents, de la grosseur d'une noix, et employés comme aliment. Les feuilles et les sommités des pousses peuvent remplacer
l'Oseille, dont elles ont la saveur.

GÉRANIACÉES.

Ainsi nommée du genre *Geranium*, cette famille comprend
des plantes herbacées ou sous-frutescentes, à tiges noueuses,
à feuilles simples ou composées, opposées ou alternes, munies
de stipules. Les fleurs sont régulières ou irrégulières, complètes
et formées d'un calice à cinq sépales souvent soudés par leur
base; d'une corolle de cinq pétales, égaux ou inégaux, hypogynes, libres ou légèrement soudés à la base, alternes avec les
divisions du calice; de dix étamines ordinairement, plus ou
moins réunies par la base des filets, et portant des anthères à
deux loges, dont un certain nombre sont parfois dépourvues;
d'un ovaire composé de cinq carpelles surmontés de styles distincts à la base, mais soudés à la partie supérieure, et terminés
chacun par un stigmate simple. Le fruit présente cinq coques
uniloculaires et monospermes qui se séparent à maturité.

Usages. — Les Géraniacées sont légèrement toniques, astringentes et diurétiques.

Le GÉRANIUM A ROBERT (*Geranium Robertianum*), appelé
vulgairement *Bec-de-Grue*, *Herbe à Robert*, *Herbe à l'esquinancie*,
est une plante annuelle, haute de 20 à 30 centimètres, à tiges
dressées, rameuses, pubescentes, souvent rougeâtres, munies de
feuilles opposées, pétiolées, à trois ou cinq lobes pinnatifides.
Ses fleurs, rouges, géminées, sont disposées sur de longs pédon-

cules axillaires. L'Herbe à Robert croît dans les décombres, sur les vieux murs et dans les lieux incultes ; elle est douée d'une saveur amère et astringente. On l'emploie en gargarismes (30 à 60 grammes en décoction dans un demi-litre d'eau), dans les angines ; en tisane (30 à 60 grammes par litre d'eau), dans les hémorrhagies, la néphrite, la rétention d'urine, et en cataplasme résolutif, dans les engorgements des mamelles.

Les PELARGONIUM, que l'on cultive dans les jardins pour l'élégance et la beauté de leurs fleurs, sont, pour la plupart, originaires du cap de Bonne-Espérance ; on en extrait une *Essence* dont l'odeur se rapproche beaucoup de celle de la Rose.

TROPÆOLÉES.

Petite famille tirant son nom du genre *Capucine*, en latin, *Tropæolum*, et présentant les caractères suivants : — Feuilles simples, sans stipules. Fleurs axillaires, formées d'un calice à cinq divisions, éperonné à sa base ; de cinq pétales, dont trois ciliés sur les bords ; de huit étamines, à filets distincts, à anthères allongées, entourant l'ovaire et insérées sur le disque qui le supporte ; d'un ovaire libre, trigone, surmonté d'un style persistant, terminé par trois stigmates aigus. Le fruit se compose de trois coques soudées, charnues, se séparant à maturité, mais indéhiscentes et monospermes.

Usages. — Les Tropæolées renferment un principe aromatique et stimulant.

La GRANDE CAPUCINE (*Tropæolum majus*), vulgairement *Capucine, Cresson d'Inde*, est une plante originaire du Pérou et du Mexique, d'où elle a été transportée dans nos jardins. Elle est annuelle, et pousse de sa racine fibreuse des tiges nombreuses, déliées, cylindriques, succulentes, vertes et lisses, pouvant s'élever, au moyen de supports, jusqu'à plus de 2 mètres. Ses feuilles sont alternes, non stipulées, longuement pétiolées, ombiliquées, arrondies, entières, lisses et glauques. Ses fleurs sont axillaires, longuement pédonculées, solitaires, nombreuses, se développant successivement, grandes, d'un jaune ponceau éclatant, pourvues d'un calice coloré divisé en cinq parties, dont la supérieure se prolonge à la base en un cornet creux qui s'ouvre au fond de la fleur.

Toute la plante offre une odeur vive et une saveur chaude, piquante, analogue à celle du Cresson, qui la font regarder comme antiscorbutique et diurétique. Ses propriétés stimulantes

la rendent très-efficace dans le scorbut, les scrofules, etc. On en
fait usage en tisane, à la dose de 15 à 30 grammes par litre
d'eau; ou bien on administre le suc exprimé de la plante, à la
dose d'une à deux cuillerées. — Les fleurs de Capucine se
mangent beaucoup en salade. Ses fruits et les boutons de ses
fleurs, confits dans le vinaigre, servent d'assaisonnement. — Les
fruits de Capucine passent pour purgatifs; on les prescrit en
poudre, à la dose de 50 centigrammes à 1 gramme, dans un
demi-verre d'eau sucrée.

AMPÉLIDÉES OU VITACÉES, OU VINIFÈRES.

Cette famille, à laquelle a donné son nom la *Vigne* (en grec,
Ampelos, et en latin, *Vitis*), comprend des arbustes et des arbrisseaux volubiles, sarmenteux et munis de vrilles rameuses,
en spirale, opposées aux feuilles; celles-ci sont alternes, pétiolées, simples ou digitées, doublement stipulées à leur base. Les
fleurs, petites et verdâtres, sont disposées en grappes opposées
aux feuilles; le calice est court, libre, à quatre ou cinq dents
peu marquées; la corolle est formée de quatre à cinq pétales
libres ou adhérents entre eux par la partie supérieure; les étamines sont au nombre de quatre ou cinq, opposées aux pétales;
l'ovaire, appliqué sur le disque, est généralement à deux loges
biovulées; le style, très-court, est terminé par un stigmate légèrement bilobé. Le fruit est une baie globuleuse, contenant d'une
à quatre graines osseuses.

La Vigne, ou Vigne cultivée (*Vitis vinifera*), est un arbrisseau sarmenteux, originaire de l'Asie, importé en Europe depuis
un temps immémorial, et formant une des principales richesses
de la France. Elle fournit à la médecine sa sève, ses feuilles,
son bois, ses fruits et les produits qui en dérivent.

La *sève* qui s'écoule des rameaux après la taille, est usitée
dans les campagnes contre les maux d'yeux, les ophthalmies
chroniques. — Les feuilles sont astringentes; on les emploie en
décoction dans la dyssenterie et dans la diarrhée chronique.
Séchées à l'ombre, pulvérisées et administrées à la dose de 4 à
8 grammes, elles ont arrêté des hémorrhagies utérines rebelles.
On cite un cas d'hémorrhagie nasale, guéri au moyen de cette
poudre, prisée en guise de tabac. — Le bois, réduit en cendres,
est réputé diurétique.

Les *Raisins verts* donnent, par expression, un suc acide et astringent, appelé *verjus*, qui, étendu d'eau (100 à 200 grammes par litre d'eau), forme une boisson tempérante, utile dans les maladies inflammatoires, les fièvres bilieuses, les irritations gastro-intestinales, les diarrhées légères. On l'emploie aussi en gargarisme contre le ramollissement des gencives, le relâchement de la luette et dans les angines. — Le *Sirop de Verjus* s'obtient en pilant du verjus et le passant à travers un linge, mêlant 500 grammes de miel à 500 grammes de jus obtenu, et faisant cuire sur un feux doux, jusqu'à réduction de moitié; on le prescrit, contre les maux de gorge, à la dose d'une cuillerée dans un verre d'eau, en potion dont on boit une cuillerée tous les quarts-d'heure. On le recommande également contre les aphthes, à la dose d'une cuillerée dans un demi-verre d'eau, en gargarismes fréquemment renouvelés.

Les *Raisins mûrs* sont rafraîchissants, nourrissants et laxatifs; ils conviennent aux personnes d'une constitution sèche et irritable; aux tempéraments sanguins et bilieux. Mangés abondamment, ils peuvent rendre de grands services dans les obstructions viscérales, dans les affections cutanées, dans les hydropisies, l'hypochondrie, le scorbut; pris avec excès, ils peuvent causer des coliques et produire la diarrhée et la dyssenterie. — Le *moût de raisin* ou *vin doux* est adoucissant et laxatif. — Le *marc de raisin* jouit de propriétés stimulantes et aromatiques qu'on met à profit, lorsqu'il présente une température élevée, contre les douleurs rhumatismales, la goutte, la paralysie, la faiblesse des membres : on y plonge la partie malade pendant une heure ou deux.

Les *Raisins secs* sont béchiques et pectoraux; on les prescrit en décoction dans les maladies inflammatoires, dans les catarrhes bronchiques et pulmonaires.

Le *Vin* est le suc exprimé et fermenté du Raisin. Nous n'avons pas à entrer ici dans les détails de sa fabrication, qui, du reste, est bien simple, et qui appartient au domaine de l'économie domestique. Pour être potable, le vin doit avoir au moins un an; les *vins nouveaux*, outre qu'ils sont désagréables au goût, sont d'une digestion pénible et peuvent causer des irritations gastro-intestinales. Autant que possible, il importe donc de ne faire usage que de *vins vieux*, aussi bien dans l'état de santé que dans l'état de maladie. — Les vieux vins de *Bordeaux* et de *Bourgogne* sont, de tous les vins, les meilleurs pour rétablir les forces abattues par une longue maladie. Les vins alcooliques du *Midi* sont aussi très-convenables pour ranimer l'économie épuisée et pour hâter la convalescence; ceux de *Malaga* et de *Bagnols* sont journellement ordonnés. — Les vins du *Midi* sont fortement astringents; aussi servent-ils en injections dans les écoulements blennorrhagiques.

L'*Alcool*, qu'on emploie si fréquemment dans la préparation des médicaments, s'obtient par la distillation du vin ou du marc de raisin; aussi bien que des autres matières végétales sucrées et susceptibles de fermentation. Les vins les plus riches en alcool sont ceux de *Marsala*, de *Madère*, de *Xérès*, du *Roussillon*, de *Malaga*, de *Bordeaux*, de *Bourgogne*, de *Tokaï*, etc.

Le *Vinaigre* est du vin aigri ou acidifié; il se produit sous l'influence de la fermentation acétique; on l'obtient rouge ou blanc, selon le vin employé. Le vinaigre est rafraîchissant et antiseptique.

Il se forme contre la paroi interne des tonneaux dans lesquels on conserve le vin, une croûte saline, rouge ou blanche, selon le vin qui l'a fournie : c'est le *Tartre*; purifié au moyen de certains procédés, il donne la *Crème de Tartre*, purgatif tempérant assez doux, propre à entretenir la liberté du ventre. — *Dose purgative* : 15 à 30 grammes dans du bouillon aux herbes.

MÉLIACÉES.

Famille ainsi nommée du genre *Melia*. — Arbres ou arbrisseaux à feuilles alternes, non stipulées, simples ou composées. Fleurs ayant un calice monosépale, à quatre ou cinq divisions; une corolle à quatre ou cinq pétales valvaires; des étamines en nombre double des pétales, rarement en même nombre ou en nombre plus considérable : ces étamines sont toujours monadelphes, et leurs filets soudés forment un tube qui porte les anthères. Ovaire placé sur un disque annulaire, offrant quatre ou cinq loges généralement biovulées. Style simple, terminé par un stigmate plus ou moins profondément divisé en quatre ou cinq lobes. Fruit tantôt sec, capsulaire, s'ouvrant en quatre ou cinq valves; tantôt charnu et drupacé; et parfois uniloculaire par avortement.

L'*Azédarac* bipinné (*Melia Azedarach*), ou *Faux-Sycomore, Arbre saint, Lilas des Indes, Arbre à chapelet*, grand arbrisseau de Perse et de Syrie, est depuis longtemps naturalisé dans le Midi de l'Europe. Toutes les parties de ce végétal sont amères, anthelminthiques et fortement purgatives; elles seraient vénéneuses à dose trop élevée.

Le Guaré purgatif (*Guarea purgans*) et le Guaré en épi (*Guarea spicæflora*, *G. cernua*), que l'on trouve en Amérique, particulièrement au Brésil, produisent une écorce d'une saveur amère, âcre et astringente, qui jouit de propriétés purgatives et anthelminthiques : on l'emploie surtout contre les ascarides. On s'en sert également dans les tumeurs arthritiques des extrémités. Elle a une action très-vive sur l'utérus, et elle peut provoquer l'avortement.

Le Carapa de la Guyane (*Carapa Guianensis*) donne une écorce amère et fébrifuge. — On extrait de ses graines une *huile* que les naturels du pays emploient comme cosmétique et comme préservatif des chiques et des insectes.

Le Carapa Touloucouna, ou Touloucouna (*Carapa Touloucouna*, *C. Guineensis*), est un grand arbre du Sénégal, dont l'écorce a les propriétés de celle du précédent végétal, et dont les graines fournissent par expression une *huile* amère qui sert, comme celle de Carapa, à la fabrication du savon.

CÉDRÉLACÉES.

Famille tirant son nom du genre *Cédrel*, en latin, *Cedrela*, et comprenant des arbres exotiques, en général très-élevés, dont les écorces sont employées comme fébrifuges, et dont les bois sont recherchés pour l'ébénisterie.

La Soymide fébrifuge (*Soymida febrifuga*), des Indes Orientales, — le Cédrel fébrifuge (*Cedrela febrifuga*), de Java, — le Mahogon fébrifuge (*Swietenia febrifuga*, *Sw. Mahogoni*), des Antilles, — le Khaya du Sénégal (*Khaya Senegalensis*, *Swietenia Senegalensis*), vulgairement Caïl, *Acajou du Sénégal*, *Quinquina du Sénégal*, *Caïl-Cédra*, — donnent une écorce amère, dont la vertu fébrifuge est très-marquée.

SAPINDACÉES.

Prennent leur nom du genre *Sapindus*. — Arbres, arbustes ou plantes herbacées et volubiles, presque tous originaires des régions tropicales, portant des feuilles alternes et ordinairement imparipennées, parfois munis de vrilles. Calice de quatre à cinq sépales, libres ou légèrement soudés. Corolle de quatre à cinq pétales, quelquefois nulle. Étamines libres, en nombre double des pétales. Ovaire à trois loges biovulées, surmonté d'un style simple à sa base, trifide à son sommet, et terminé par trois stigmates. Fruit capsulaire à une, deux ou trois loges monospermes.

La Paullinie-Guarana (*Paullinia sorbilis*) est un arbuste grimpant qu'on trouve au Brésil. Les habitants de ce pays préparent, avec ses graines pulvérisées et de l'eau, une pâte désignée sous le nom de *Guarana*, que l'on emploie délayée dans de l'eau sucrée, ou infusée à la dose de trois grammes dans une tasse d'eau bouillante, contre la dyssenterie, les diarrhées rebelles, les fièvres intermittentes, les névralgies, et particulièrement la migraine.

Le Cururu (*Paullinia Cururu*) croît aux Antilles. On se sert de son fruit vénéneux, en Amérique, pour enivrer les poissons et pour empoisonner les flèches.

La Paullinie ailée (*Paullinia pinnata*) et la Paullinie australe (*P. australis*) ont des propriétés toxiques encore plus actives.

HIPPOCASTANÉES OU ÆSCULACÉES.

Tirent leur nom du *Marronnier d'Inde* (*Æsculus Hippocastanum*). — Arbres ou rarement arbrisseaux, à feuilles opposées, digitées, sans stipules, à fleurs disposées en grappes ou en thyrses. Calice tubuleux à cinq lobes inégaux ; corolle de quatre ou cinq pétales unguiculés ; sept étamines inégales, insérées sur un disque hypogyne ; ovaire libre et supère, arrondi, à trois loges biovulées ; style simple, surmonté d'un stigmate simple. Fruit capsulaire, généralement épineux, à une, deux ou trois loges, et s'ouvrant en deux ou trois valves ; graines recouvertes d'un tégument brun clair, avec un large hile basilaire, de couleur cendrée.

Le Marronnier d'Inde (*Æsculus Hippocastanum*) est un bel arbre originaire de l'Asie tempérée, d'où il a passé en Europe. Feuilles opposées, longuement pétiolées et composées de cinq à sept folioles palmées, dentées et inégales ; fleurs blanches, panachées de rouge, assez grandes, nombreuses et disposées en grappes pyramidales ; fruit capsulaire, charnu, globuleux, hérissé de pointes et connu sous le nom de *Marron*. — L'écorce du Marronnier d'Inde, qu'on doit avoir soin de récolter sur des branches de deux à trois ans, est amère, tonique, astringente et fébrifuge. Il y a donc lieu de l'employer dans les cas où sont indiqués les astringents, aussi bien que les toniques, et, à ce dernier titre, dans l'atonie des organes digestifs et les névroses de l'estomac, soit en décoction (15 à 30 grammes par litre d'eau), soit en poudre (2 à 4 grammes). Elle a été prônée comme fébrifuge et comme l'un des meilleurs succédanés du Quinquina : on la prescrit, contre les fièvres intermittentes, à la dose de 2 à 4 grammes de poudre délayée dans du vin, ou à celle de 2 à 3 cuillerées d'un *Vin* qu'on prépare en mettant infuser à froid 30 à 60 grammes d'écorce concassée dans un litre de vin blanc.

La *Teinture de Marronnier*, qu'on obtient en faisant macérer pendant quinze jours 100 grammes d'écorce dans 400 grammes d'alcool, s'administre avec assez de succès, le matin à jeun, à la dose d'une cuillerée à bouche dans un quart de verre de tisane de Chicorée sauvage, contre les gastralgies par atonie.

L'*Huile de Marrons d'Inde* a été préconisée, en ces derniers temps, en frictions sur les parties affectées de rhumatismes.

GUTTIFÈRES.

Arbres ou arbrisseaux exotiques, quelquefois parasites, et remplis d'un suc résineux ou gommo-résineux, tel que la *Gomme-Gutte*. Feuilles opposées en croix, rarement alternes, pétiolées, articulées sur les rameaux, simples, entières, coriaces, brillantes et persistantes. Fleurs hermaphrodites ou unisexuées par avortement, disposées en grappes axillaires ou en panicules terminales. Calice persistant, coloré, formé de deux à six sépales imbriqués, arrondis et souvent colorés. Corolle composée de quatre à dix pétales. Étamines nombreuses, libres ou réunies en anneaux ou en phalanges, plus rarement en tube. Ovaire libre, sessile, à une, deux, cinq ou un plus grand nombre de loges; style simple, court, souvent presque nul, portant un stigmate pelté et radié, ou à plusieurs lobes. Fruit tantôt capsulaire, tantôt charnu ou drupacé, s'ouvrant quelquefois en plusieurs valves.

Usages. — Les Guttifères fournissent un suc résineux purgatif et des écorces aromatiques-stimulantes. Plusieurs donnent des fruits très-recherchés pour la table.

Le MANGOSTAN OU MANGOUSTAN GUTTIER (*Garcinia Cambogia, Cambogia Gutta, Mangostana Cambogia*) est un arbre élevé des Indes-Orientales, à ramifications nombreuses, à feuilles opposées, pétiolées, ovales-aiguës, entières, glabres, luisantes et coriaces; à fleurs terminales, petites et blanchâtres; à fruits globuleux de la grosseur d'une orange, d'un vert jaunâtre à l'extérieur, remplis d'une pulpe blanche et succulente. — Cet arbre fournit, au moyen d'incisions pratiquées à son écorce, un suc gommo-résineux, d'un jaune orangé ou d'un brun jaunâtre, laissant une forte âcreté à la gorge : c'est la *Gomme-Gutte*, qui constitue un purgatif drastique hydragogue des plus énergiques. On la prescrit toutes les fois qu'il s'agit d'obtenir d'abondantes évacuations séreuses, ou de produire une dérivation sur les intestins, notamment dans l'hydropisie, la paralysie, l'asthme et le catarrhe pulmonaire. C'est aussi un vermifuge assez actif. On l'emploie rarement seule, et on l'associe habituellement à l'Aloès, au Jalap, à la Rhubarbe, etc. On peut l'administrer seule, en pilules, à la dose de 1 à 4 décigrammes. — Elle entre dans la composition des *Pilules écossaises* (2 à 6 comme purgatives), des *Pilules de Bontius* (2 à 6 par jour), des *Pilules de Péter* (1 à 4), et des *Pilules de Morisson*, si universellement répandues.

Le Cannellier blanc, ou Winterane Cannelle (*Winterana Canella, Canella alba*), croît aux Antilles et surtout à la Jamaïque. Arbre de 8 à 10 mètres de hauteur, à feuilles alternes, obovales, luisantes et glabres ; à fleurs en grappes terminales. — Son écorce, connue sous le nom de *Cannelle blanche*, a une saveur amère, aromatique et piquante, une odeur très-agréable rappelant celle du girofle mêlé de muscade. Elle a les propriétés toniques-stimulantes de la Cannelle de Ceylan, à laquelle nous renvoyons pour son emploi et pour son mode d'administration (voir, page 102).

HYPÉRICINÉES.

Famille prenant son nom du genre *Millepertuis*, en latin, *Hypericum*, et se composant d'arbres, d'arbrisseaux et de plantes herbacées, souvent résineux, à feuilles opposées, simples, entières, ordinairement parsemées de glandes transparentes ; à fleurs régulières, généralement jaunes, rarement rouges ou blanches, souvent terminales et disposées en cymes. Calice libre, persistant, à quatre ou cinq divisions profondes et inégales. Corolle de quatre ou cinq pétales, roulés en spirale avant leur évolution, hypogynes, étalés, glanduleux. Étamines très-nombreuses, réunies en trois ou cinq faisceaux par la base des filets, rarement libres ou monadelphes. Ovaire libre, surmonté de plusieurs styles (trois à cinq), quelquefois plus ou moins soudés ; il offre autant de loges pluriovulées que de styles ; stigmates capités. Fruit capsulaire ou bacciforme, à trois ou cinq loges polyspermes.

Usages. — Les plantes de cette famille sont aromatiques et résineuses; plusieurs espèces arborescentes de l'Amérique fournissent, par incision de l'écorce, un suc résineux, jaune, purgatif, assez semblable à la Gomme-Gutte.

Le MILLEPERTUIS OFFICINAL, COMMUN OU PERFORÉ (*Hypericum perforatum*), vulgairement *Herbe de Saint-Jean*, *Herbe aux piqûres*, *Chasse-Diable*, croît dans les endroits secs, sur la lisière des bois et sur les bords des chemins, où il fleurit de juillet en août. Cette plante, haute de 50 à 60 centimètres, présente une tige droite, très-rameuse, légèrement anguleuse, marquée de petits points noirs; des feuilles opposées, sessiles, oblongues, parsemées d'une infinité de petites glandes transparentes, remplies d'huile essentielle, qui ont valu à la plante le nom de *Millepertuis*, et des fleurs très-nombreuses, d'un jaune éclatant, disposées en corymbe au sommet de la tige et des rameaux. — Le Millepertuis est excitant et vulnéraire; il a une action spéciale très-marquée sur le système broncho-pulmonaire et sur l'appareil urinaire; aussi, paraît-il, l'a-t-on employé avec avantage en infusion (sommités fleuries, 15 à 30 grammes par litre d'eau) dans les catarrhes pulmonaires chroniques, dans l'asthme et même dans la phthisie; dans les catarrhes de la vessie, du vagin et de l'urèthre. Nous croyons qu'en vertu de ses propriétés stimulantes, le Millepertuis doit être diurétique, quoi qu'en pensent certains médecins plus sceptiques qu'observateurs. L'infusion de Millepertuis guérit souvent la migraine.

L'huile dans laquelle on a fait digérer au bain-marie les sommités de Millepertuis (50 grammes pour 500 grammes d'Huile d'Olive), passe pour être vulnéraire, et propre à hâter la cicatrisation des plaies et des ulcères; on la connaît sous le nom d'*Huile d'Hypéricum.*

L'ANDROSÈME OFFICINALE OU TOUTE-SAINE (*Androsœmum officinale*, *Hypericum Androsœmum*), plante des bois, était employée autrefois comme vulnéraire, résolutive et vermifuge.

AURANTIACÉES OU CITRACÉES.

Ainsi nommée de l'*Oranger* (*Citrus Aurantium*), cette famille se compose d'arbres et d'arbrisseaux élégants, assez souvent épineux, à feuilles alternes, simples, ou plus habituellement pinnées avec impaire; fermes, glabres, longtemps persistantes, parsemées de petites glandes vésiculeuses transparentes, rem-

plies d'une huile volatile, que l'on retrouve sur toutes les parties
du végétal, et particulièrement sur le calice et le derme du fruit.
Les fleurs sont régulières, blanches ou purpurines, axillaires ou
terminales, très-odorantes; elles offrent un calice monosépale,
très-petit, persistant, à quatre ou cinq divisions plus ou moins
profondes; une corolle de quatre ou cinq pétales, libres ou
légèrement adhérents par la base; des étamines en nombre
double ou multiple de celui des pétales, insérées avec ceux-ci
autour d'un disque hypogyne, libres ou polyadelphes; un ovaire
globuleux, pluriloculaire, surmonté d'un style simple, qui est
terminé par un stigmate capité, indivis ou lobé. Le fruit, généralement charnu, est une hespéride.

Usages. — Les propriétés médicales des Aurantiacées diffèrent
suivant les parties employées des plantes : ainsi, elles fournissent
des médicaments stimulants, antispasmodiques, stomachiques
ou rafraîchissants, comme nous allons l'indiquer dans les articles
suivants.

L'Oranger (*Citrus Aurantium*), originaire de la Chine, est
aujourd'hui cultivé dans le Midi de la France et de l'Italie, dans
l'Espagne et le Portugal, en Afrique, etc. C'est un arbre de
médiocre grandeur, portant une large tête ronde sur un tronc
droit et cylindrique. Ses feuilles sont ovales-oblongues, aiguës,
lisses, luisantes et d'un vert foncé; ses fleurs, grandes et
blanches, d'une odeur suave, sont disposées en bouquets pauci-
flores à l'extrémité des rameaux. — Les feuilles et les fleurs
d'Oranger sont aromatiques, stimulantes et antispasmodiques;
on les emploie en infusion, à la dose de 5 à 15 grammes par litre
d'eau, contre les spasmes, les vapeurs, l'oppression, les coliques
nerveuses, les toux spasmodiques, les palpitations, les migraines,
la débilité de l'estomac, les flatuosités; enfin, elles sont propres
à favoriser la transpiration. — L'*Eau distillée* et le *Sirop de fleurs
d'Oranger* peuvent servir aux mêmes usages.

Les *Oranges* sont tempérantes et rafraîchissantes. On ordonne
les tranches d'Oranges, dans les maladies fébriles et inflammatoires, pour calmer la soif et tromper l'appétit des malades. On
en prépare une limonade agréable, appelée *Orangeade*, utile
dans les mêmes affections. — L'écorce d'Orange est tonique et
stomachique.

Le Citronnier ou Limonier (*Citrus Limonum*) est très-commun dans le Midi de l'Europe, aussi bien qu'en Afrique; il a
des feuilles oblongues, aiguës, dentées, et des fleurs rouges en
dehors, blanches en dedans. — Ses fruits, connus sous le nom

de *Citrons* ou de *Limons*, contiennent un suc acide qui, étendu d'eau, forme une boisson tempérante, très-employée dans les maladies inflammatoires, le scorbut, la jaunisse. Le suc de Citron peut être utile en gargarisme contre les aphthes et les petits ulcères de la bouche; appliqué en lotions, il calme les démangeaisons liées aux affections dartreuses. Il est la base de différentes boissons rafraîchissantes, appelées *Limonades*.

La *Limonade commune* se prépare en exprimant, dans un litre d'eau, le jus de deux Citrons, et édulcorant avec du sucre ou du sirop de Groseilles. — La *Limonade cuite* s'obtient en faisant infuser, pendant une heure, un ou deux Citrons coupés par tranches menues dans un litre d'eau bouillante; on sucre ensuite. — Ces limonades conviennent en boisson dans les fièvres inflammatoires, bilieuses, putrides et typhoïdes, ainsi que contre la jaunisse, le scorbut et les vomissements.

Le BIGARADIER (*Citrus vulgaris*, *C. Bigaradia*) s'élève jusqu'à 8 mètres et porte une tête arrondie; il a des feuilles ovales-lancéolées et crénelées, des fleurs blanches très-odorantes. Ses fruits portent le nom de *Bigarades* ou d'*Oranges amères*; ils sont toniques, stomachiques, et s'emploient en tisane (10 grammes par litre d'eau) ou en sirop contre l'inappétence, les débilités de l'estomac et les affections scrofuleuses. On les associe généralement à la Gentiane et au Quinquina.

Les fruits tombés de l'arbre peu après la floraison, ou recueillis avant qu'ils n'aient atteint le volume d'une cerise, portent, dans le premier cas, le nom de *Petit Grain*, et, dans le second, celui d'*Orangettes*; on en prépare une teinture stomachique, et on en extrait l'*Essence de Néroli*.

A cette famille appartiennent :

Le CÉDRATIER (*Citrus Medica*, *C. Cedra*), qui donne des fruits appelés *Cédrats*, et le LIMETTIER (*Citrus Limetta*), qui produit les *Limettes*.

Il existe une variété de ce dernier, le LIMETTIER BERGAMOTIER, dont les zestes du fruit servent à préparer l'*Essence de Bergamote*, qui est excitante et antispasmodique, aussi bien que les *Essences d'Orange*, *de Citron*, *de Bigarade*, *de Petit Grain*, *de Cédrat* et *de Limette* : elles trouvent leur emploi dans les affections nerveuses atoniques de l'estomac, les coliques accompagnées de météorisme, la dyspepsie, etc.

TERNSTROEMIACÉES.

Cette famille prend son nom du genre *Ternstrœmia*, qui rappelle celui du botaniste scandinave *Ternstrœm*. Elle renferme des arbres et des arbrisseaux à feuilles alternes, sans stipules, souvent coriaces et persistantes; à fleurs quelquefois très-grandes, axillaires et terminales., ayant un calice formé de cinq sépales concaves, inégaux et imbriqués; une corolle de cinq pétales ou plus, quelquefois soudés à la base; des étamines nombreuses, souvent réunies par la base de leurs filets et soudées avec la corolle. L'ovaire est libre, placé sur un disque hypogyne, divisé en deux à cinq loges pluriovulées. Les styles, en nombre égal à celui des loges, sont plus ou moins soudés ensemble, et terminés chacun par un stigmate simple. Le fruit présente de deux à cinq loges; il est tantôt coriace, indéhiscent, un peu charnu intérieurement; d'autres fois il est sec, capsulaire, s'ouvrant en autant de valves qu'il y a de loges.

Le Thé de la Chine (*Thea Sinensis*, *Th. viridis*, *Th. Bohea*) croît en Chine et au Japon, où on le cultive avec beaucoup de soin. C'est un arbrisseau de 2 à 3 mètres de hauteur, rameux, toujours vert, muni de feuilles alternes, pétiolées, ovales-oblongues, pointues; finement dentées, glabres et légèrement coriaces. Ses fleurs sont blanches, pédonculées, solitaires ou réunies par trois ou quatre à l'aisselle des feuilles supérieures. — On ne commence à recueillir les feuilles du Thé qu'après trois ou quatre ans de plantation, et cette récolte a lieu plusieurs fois par an. On fait sécher les feuilles sur de grandes plaques de fer chaudes; elles se crispent et se roulent comme on le voit dans le Thé du commerce. Les feuilles de Thé de choix sont, en outre, roulées une à une dans la main.

Il existe deux sortes de Thés: les *Thés verts* et les *Thés noirs*, qui comprennent eux-mêmes un grand nombre de variétés. Les premiers; parmi lesquels nous citerons: le *Thé perlé* ou *impérial*, le *Thé poudre à canon* et le *Thé Chulan* ou *Schuláng*, ont une teinte verte ou grisâtre, donnent une infusion blonde, et présentent une saveur aromatique un peu âcre. Les seconds, parmi lesquels nous distinguerons le *Thé Peko* ou *Pekao* et le *Thé Souchong*, offrent une teinte plus ou moins brune, donnent une infusion plus foncée, et sont moins aromatiques, mais plus doux. On les mélange souvent afin d'obtenir un arôme plus agréable et pour éviter l'excitation trop grande produite par les premiers. — Le Thé est stimulant ; on l'administre en infusion, à la dose de 4 grammes par litre d'eau bouillante, pour activer la digestion, arrêter les vomissements, ranimer la circulation, favoriser la transpiration, provoquer la sécrétion urinaire, stimuler le système nerveux et les facultés intellectuelles.

Le CAMELLIA DU JAPON (*Camellia Japonica*) n'est d'aucune utilité pour la médecine ; mais l'élégance de son feuillage et la beauté de ses fleurs lui ont valu une vogue immense, en lui marquant une place dans nos serres et dans nos jardins.

TILIACÉES.

Cette famille doit son nom au genre *Tilleul*, en latin, *Tilia* ; elle comprend des arbres, des arbrisseaux et des plantes herbacées, dont les feuilles sont alternes et accompagnées de deux stipules le plus souvent caduques. Leurs fleurs sont axillaires, pédonculées, solitaires ou diversement groupées. Elles sont pourvues d'un calice de quatre à cinq sépales, libres ou plus ou moins soudés ; d'une corolle de quatre à cinq pétales, entiers ou lacérés au sommet, et souvent glanduleux à leur base ; d'étamines nombreuses, libres ou légèrement soudées par la base de leurs filets en un ou plusieurs faisceaux, insérées sur le torus, et ayant leurs anthères biloculaires. L'ovaire présente de deux à dix loges pluriovulées ; le style est simple, terminé par un stigmate lobé. Le fruit est une capsule à plusieurs loges et polysperme, ou une drupe monosperme par avortement.

Le TILLEUL D'EUROPE, TILLEUL A PETITES FEUILLES OU A FEUILLES D'ORME (*Tilia Europæa, T. microphylla, T. sylvestris*), vulgairement *Tilleul, Tillaux*, est un arbre élevé, à feuilles alternes, cordiformes, acuminées, dentées en scie, presque glabres, et dont les fleurs d'un jaune tendre sont disposées en corymbes sur un pédoncule commun qui sort du milieu d'une bractée foliacée, oblongue, linéaire et d'un vert jaunâtre pâle. — Ces fleurs, qu'on récolte en juillet, ont une odeur suave, une saveur douce et mucilagineuse : elles sont antispasmodiques, calmantes et sudorifiques. On les emploie en infusion théiforme, à la dose de huit à dix grammes par litre d'eau bouillante, dans les affections nerveuses, telles que l'hystérie, les spasmes, la migraine, l'hypochondrie, la cardialgie, les vomissements nerveux et les indigestions, dans la diarrhée séreuse, le refroidissement, et au début des fièvres intermittentes. On associe souvent au Tilleul les feuilles d'Oranger et les fleurs de Camomille. — Les feuilles et l'écorce du Tilleul, contenant une forte proportion de mucilage, sont très-propres à préparer par décoction (30 à 60 grammes pour un litre d'eau) des lotions et des fomentations émollientes.

Le TILLEUL A LARGES FEUILLES ou TILLEUL DE HOLLANDE (*Tilia platyphylla*, *T. grandifolia*, *T. cordata*. *T. cordifolia*) est moins élevé que le précédent ; il a des feuilles plus grandes, plus molles, pubescentes à leur face inférieure ; ses fleurs sont plus grandes, solitaires ou réunies par deux ou trois. — Il a les mêmes propriétés que le Tilleul d'Europe.

Le TILLEUL ARGENTÉ (*Tilia argentea*, *T. alba*, *T. rotundifolia*, *T. tomentosa*), remarquable par ses feuilles tomenteuses et blanches en dessous, par ses fleurs d'une odeur de jonquille, s'emploie avec le même avantage que les deux espèces ci-dessus.

Le TILLEUL ROUGE (*Tilia rubra*) a les jeunes branches colorées en rouge. — Mêmes propriétés.

MALVACÉES.

Le genre *Mauve*, en latin ; *Malva*, a donné son nom à cette famille, qui se compose de plantes herbacées, d'arbustes et d'arbres à feuilles alternes, simples, souvent palmatilobées, stipulées. Les fleurs sont axillaires, solitaires ou diversement groupées, et forment des espèces d'épis ou de grappes ; elles sont pourvues d'un calice monosépale de trois à cinq divisions, souvent doublé extérieurement d'un calicule composé de folioles variables en nombre et diversement soudées ; d'une corolle à cinq pétales égaux, contournés en spirale dans la préfloraison, tantôt distincts et hypogynes, tantôt insérés sur une gaîne formée par les étamines, ce qui la fait paraître monopétale ; elle manque quelquefois. Les étamines sont ordinairement très-nombreuses, monadelphes, soudées plus ou moins entièrement, réunies en une espèce de colonne. L'ovaire est composé de plusieurs carpelles, plus ou moins soudés ; les styles sont distincts ou réunis plus ou moins complétement, et portent chacun un stigmate simple. Le fruit est tantôt composé de plusieurs capsules disposées circulairement, monospermes ou polyspermes, ou bien formé d'une seule capsule globuleuse à plusieurs loges.

Les Malvacées ont été divisées par Adrien de Jussieu en quatre familles : les *Malvacées*, les *Bombacées*, les *Sterculiacées* et les

Byttnériacées. Mais nous considérerons ici cette famille telle qu'elle a été établie par Laurent de Jussieu.

Usages. — Presque toutes les Malvacées sont empreintes d'un mucilage qui les rend adoucissantes, émollientes, sédatives et souvent nutritives.

La Guimauve officinale ou ordinaire (*Althæa officinalis*) croît en France dans les champs cultivés, principalement aux environs de Narbonne ; partout on lui réserve une place dans les jardins. C'est une plante vivace, dont les racines longues, cylindriques, rameuses, charnues, mucilagineuses, donnent naissance à des tiges hautes d'un mètre et plus, dressées, cylindriques, velues et munies de feuilles alternes, pétiolées, cordiformes, tomenteuses, blanchâtres, molles, douces au toucher, à trois ou cinq lobes peu marqués et dentés. Ses fleurs blanchâtres ou légèrement rosées sont disposées en panicules axillaires. — La Guimauve contient abondamment dans toutes ses parties, et notamment dans sa racine, un mucilage qui la rend émolliente, pectorale et adoucissante. Elle est très-utile dans toutes les inflammations internes et externes : en tisane (10 à 20 grammes de racines, feuilles ou fleurs par litre d'eau) dans les catarrhes bronchiques, pulmonaires, vésicaux et uréthraux, la toux, les maux de gorge, la rétention d'urine, la néphrite, la gastrite aiguë, les irritations gastro-intestinales ; la diarrhée, la dyssenterie ; en décoction (30 à 60 grammes de racines et feuilles par litre d'eau) pour lavements dans l'inflammation des intestins, la constipation ; pour injections dans les cavités génito-urinaires irritées ou enflammées ; pour fomentations sur les yeux dans l'ophthalmie ; pour gargarismes contre les douleurs des gencives, les aphthes, l'esquinancie ; pour fomentations et cataplasmes sur les tumeurs inflammatoires, les phlegmons, les dartres vives, les ulcères enflammés, les plaies douloureuses, les brûlures, les panaris et autres affections locales, accompagnées de chaleur, de tension et de douleur. — On recommande contre le ténesme (épreintes douloureuses au fondement) le lavement suivant : feuilles de Guimauve et de Bouillon blanc, de chaque plante, une poignée ; graine de Lin, une demi-poignée ; une tête de Pavot ; faire bouillir le tout dans trois quarts de litre d'eau qu'on laisse réduire à un demi-litre ; ajouter ensuite 60 grammes d'Huile d'Olive.

La Guimauve entre dans la composition des *Espèces pectorales,* qui s'obtiennent par le mélange, à parties égales, de fleurs de Mauve, de Pied-de-Chat, de Pas-d'Ane, de Bouillon blanc, de

Guimauve, de Violettes et de pétales de Coquelicot. — Les *Espèces émollientes* se préparent en mélangeant de même des feuilles de Mauve, de Guimauve, de Bouillon blanc, de Sèneçon et de Pariétaire.

La Rose trémière ou Passe-Rose, Alcée (*Althæa rosea, Alcæa rosea*), qui croît naturellement dans les forêts et sur les montagnes de la Provence, est cultivée dans les jardins. Cette plante bisannuelle présente des tiges élevées de 2 mètres à 2 mètres 60, droites, velues, garnies de larges feuilles rugueuses, cordiformes-arrondies, à cinq ou sept lobes crénelés. Ses fleurs sont grandes et de couleurs variées (blanches, roses, pourpres, jaunes, panachées); elles forment des épis lâches et allongés. On peut l'employer aux mêmes usages que la Guimauve.

La Mauve sauvage ou Grande Mauve (*Malva sylvestris*) pousse le long des haies et dans les décombres. Sa racine vivace, pivotante et blanchâtre produit des tiges nombreuses, hautes de 3 décimètres à 1 mètre, dressées, rameuses, cylindriques, pubescentes, garnies de feuilles alternes, longuement pétiolées, réniformes-arrondies, découpées en cinq ou sept lobes peu profonds; ses fleurs purpurines sont disposées par trois à cinq en fascicules axillaires, et portées sur des pédoncules inégaux. — Les feuilles et les fleurs de la Mauve sont émollientes, adoucissantes, béchiques : on les administre dans les mêmes cas que la Guimauve. Ses fleurs surtout sont usitées en infusion (10 à 15 grammes par litre d'eau) dans les catarrhes pulmonaires, les bronchites, les laryngites, les angines, la rougeole, la petite vérole, et, en général, dans toutes les maladies inflammatoires aiguës. La décoction de ses feuilles sert à préparer des cataplasmes émollients, des lotions, des fomentations, des injections et des lavements adoucissants : ces derniers sont très-utiles contre la constipation et contre les coliques intestinales. — La tisane de fleurs de Mauve associées à la Violette et au Bouillon blanc est utile contre le rhume de cerveau. — On prépare avec les feuilles de Mauve, de Pariétaire et de Bette, les fleurs de Sureau et de Violette, bouillies dans un litre d'eau jusqu'à réduction de moitié, avec addition de 60 grammes de miel, des lavements émollients et rafraîchissants. — On obtient un lavement calmant en faisant bouillir dans un demi-litre d'eau, pendant quelques minutes, une poignée de fleurs de Mauve avec deux têtes de Pavot blanc cassées et une pincée de Poirée.

La Mauve à feuilles rondes ou Petite Mauve (*Malva rotundifolia*) est moins élevée que la précédente; elle a les tiges couchées, les feuilles arrondies, velues, à cinq lobes peu marqués, les fleurs petites et d'un rose pâle. On la trouve sur les bords des chemins. — Elle a toutes les propriétés de la Grande Mauve.

Les Cotonniers, — dont les principales espèces sont : le Cotonnier arborescent (*Gossypium arboreum*), arbrisseau de l'Egypte, de l'Arabie et des Indes, et le Cotonnier herbacé (*Gossypium herbaceum*), plante annuelle qui croît à Candie, à Chypre et aussi dans les Indes, — produisent un duvet floconneux, le *Coton*, que l'on trouve fixé à leurs graines et qu'on recueille avec soin à la maturité des fruits, c'est-à-dire lorsque les capsules se sont ouvertes et que les flocons laineux débordent de toutes parts. — Le Coton s'applique sur les brûlures et sert à préparer des *Moxas*, petits cônes ou cylindres qu'on enflamme et qu'on laisse brûler sur la peau, à titre de révulsifs, dans le rachitisme, la carie des vertèbres, les abcès par congestion, les maladies des reins, du foie, les tumeurs blanches, les névralgies, etc.

Le Baobab (*Adansonia digitata*) est un arbre monstrueux du Sénégal et des contrées environnantes. Il ne dépasse guère 7 à 8 mètres de hauteur, mais son tronc peut acquérir jusqu'à 25 mètres de circonférence, c'est-à-dire 7 à 8 mètres de diamètre. Ses feuilles ressemblent, pour la forme et la grandeur, à celles du Marronnier d'Inde. Quant à ses fleurs, elles répondent par leurs dimensions à celles de l'arbre qui les porte; elles sont blanches, larges de 16 centimètres, solitaires et pendantes à l'extrémité d'un pédoncule long de plus de 30 centimètres. — Les feuilles et les fleurs du Baobab sont émollientes et sudorifiques; les nègres du Sénégal en préparent une tisane dont ils font usage contre les diarrhées, les ardeurs d'urine et les fièvres inflammatoires. — L'écorce de cet arbre passe pour fébrifuge.

Le Cacaoyer ordinaire (*Theobroma Cacao*) est un arbre de l'Amérique, atteignant jusqu'à 10 mètres de hauteur, dont les branches grêles et allongées portent des feuilles alternes, brièvement pétiolées, obovales ou elliptiques, acuminées, entières, glabres et lisses, et dont les fleurs blanchâtres, inodores, réunies par groupes de cinq à sept, forment de petits faisceaux placés un peu au-dessus de l'aisselle des feuilles. Les fruits, appelés *Cabasses*, sont ovoïdes-allongés, jaunes, longs de 14 à 18 centimètres, épais de 9 à 10 centimètres, marqués de cinq à dix côtes longitudinales, renfermant de quinze à quarante graines ovoïdes, plus ou moins semblables à de grosses fèves, lisses, d'un brun violacé, charnues, qui, en se desséchant, deviennent d'un rouge brun : c'est avec ces graines, connues sous le nom de *Cacao*, qu'on prépare le *Chocolat*, dont l'usage est répandu aujourd'hui dans le monde entier. On le mange cru ou délayé soit dans l'eau, soit dans le lait, à titre d'aliment fortifiant : il convient surtout aux personnes épuisées par les excès.

Le Cacao torréfié, mêlé à la farine de Riz et à la fécule de Pomme de Terre, sucré et aromatisé avec de la Vanille, constitue le *Racahout des Arabes*, qui est usité à titre d'analeptique.

L'ABELMOSCH COMMUN (*Abelmoschus communis*, *Hibiscus Abelmoschus*) est originaire de l'Inde, d'où il a sans doute été transporté en Egypte et aux Antilles. Il produit des semences d'une odeur de musc fortement prononcée, très-employées par les parfumeurs ; on les connaît sous les noms de *Semences d'Abelmosch* ou de *Graines d'Ambrette*.

LINÉES.

Le genre *Lin* (*Linum*) donne son nom à cette petite famille, qui comprend des plantes herbacées, annuelles ou vivaces, à feuilles linéaires, entières, sans stipules. Fleurs complètes, régulières, terminales, souvent paniculées ; calice persistant de quatre à cinq sépales ; corolle de quatre à cinq pétales onguiculés, contournés, quelquefois un peu soudés par la base avec l'anneau formé par les étamines ; étamines au nombre de quatre ou cinq, monadelphes par la base, alternes avec les pétales et quelquefois avec une seconde rangée d'étamines stériles ; ovaire globuleux, ordinairement à cinq loges, rarement moins ; styles en nombre égal à celui des loges, libres, terminés chacun par un stigmate simple. Capsule globuleuse, à plusieurs loges monospermes.

Usages. — Les différentes espèces des Linées, sauf le *Lin cathartique*, qui est purgatif, produisent des graines oléagineuses, émollientes et adoucissantes.

Le LIN CULTIVÉ OU USUEL (*Linum usitatissimum*), dont la culture se fait dans toute la France, est une plante annuelle, dont la tige, haute de 4 à 7 décimètres, est simple, dressée, glabre, ronde, munie de feuilles nombreuses, éparses, sessiles, étroites, aiguës et glauques. Ses fleurs d'un bleu pâle sont disposées en corymbes paniculés terminaux. — Les *Graines de Lin* sont émollientes et adoucissantes : on les emploie en infusion (8 à 10 grammes par litre d'eau bouillante) pour combattre les inflammations des intestins, des reins, de la vessie et de l'urèthre, la cystite, la dysurie, la strangurie, la blennorrhagie, la dyssenterie, la gastrite, la fluxion de poitrine. — La décoction de graines de Lin (15 à 60 grammes par litre d'eau) est usitée en lavements contre les irritations intestinales et la constipation, en lotions sur les phlegmons et les plaies douloureuses, en collyre contre les inflammations des yeux, en gargarismes contre l'esquinancie et les aphthes, en injections dans le canal de l'urèthre et dans le vagin. — La *Farine de Lin*, qu'on obtient en réduisant les graines en poudre à l'aide d'un moulin, est fréquemment usitée en cataplasmes, délayée soit dans l'eau bouillante, soit dans une décoction de racine de Guimauve, sur les tumeurs, les engorgements et les abcès inflammatoires, pour en favoriser la résolution ou en hâter la suppuration. — *Cataplasme suppuratif*: Oseille cuite, Axonge, farine de Lin, mélangées intimement par parties égales.

Les *Farines émollientes* se préparent avec parties égales de farines de Lin, de Seigle et d'Orge: elles servent à la confection de cataplasmes de même nature.

L'*Huile de Lin* est laxative: elle est très-salutaire dans la constipation, administrée en lavements, soit seule, soit associée à l'Huile de Navette.

Le LIN CATHARTIQUE OU SAUVAGE (*Linum catharticum*), vulgairement *Linet*, croît dans les bois et sur les pelouses. Plante annuelle de 15 à 30 centimètres, à tige grêle, ronde, glabre, deux ou trois fois divisée au sommet, à feuilles opposées et ovales, à fleurs blanches, assez petites, longuement pédicellées. Il est purgatif: on emploie ses tiges et ses sommités en infusion, à la dose de 8 à 15 grammes par litre d'eau ou de petit-lait, contre l'hydropisie et dans les affections qui demandent des évacuations.

CARYOPHYLLÉES.

L'*OEillet des Jardins* (*Dianthus Caryophyllus*) a donné son nom à cette famille, qui se compose de plantes herbacées, à tiges noueuses et articulées, à feuilles simples, opposées ou verticillées, privées de stipules. Leurs fleurs, axillaires ou terminales, sont solitaires ou disposées en épis, en bouquets terminaux. Le calice est à quatre ou cinq sépales distincts ou soudés entre eux, et formant alors un long tube denté à son limbe; la corolle est ordinairement à cinq pétales onguiculés,

quelquefois à quatre ; les étamines sont en nombre égal à celui des pétales, ou double ; elles sont insérées sur un disque hypogyne qui porte l'ovaire. Celui-ci présente de deux à cinq loges surmontées d'autant de styles libres, qui se terminent chacun par un stigmate subulé. Le fruit est une capsule (très-rarement une baie), le plus souvent uniloculaire, s'ouvrant, soit par le sommet, au moyen de petites dents qui s'écartent les unes des autres, soit par des valves.

Usages. — Nous les indiquerons spécialement aux articles consacrés à chaque plante.

L'OEILLET ROUGE (*Dianthus Caryophyllus*), vulgairement *OEillet des Jardins*, *OEillet à Ratafia*, que l'on cultive pour l'ornement des jardins, croît naturellement dans les endroits secs du Midi de la France, en Italie et en Espagne. Ses tiges, couchées inférieurement, ensuite redressées, cylindriques, noueuses, sont munies de feuilles opposées, linéaires, lancéolées, très-aiguës au sommet. Ses fleurs, solitaires ou réunies par deux ou trois, ont une couleur pourpre foncée et une odeur suave. Les pétales de ces fleurs sont légèrement excitants, sudorifiques, cordiaux et administrés en infusion ou en sirop (*Sirop d'OEillet*).

La SAPONAIRE OFFICINALE OU SAVONNIÈRE (*Saponaria officinalis*) croît en France près des haies et des ruisseaux, dans les champs, les bois et les vignes ; on la cultive dans les jardins. C'est une plante d'environ 60 centimètres, dont les tiges dressées, noueuses, arrondies, sont garnies de feuilles ovales-lancéolées, glabres, marquées de trois nervures longitudinales. Ses fleurs, blanches ou rougeâtres, sont disposées en faisceaux corymbiformes à la partie supérieure de la tige et s'épanouissent en juillet-août. Ses racines sont longues, menues, noueuses comme la tige, d'un gris brunâtre au dehors et jaunâtre en dedans. — La Saponaire est tonique, apéritive, fondante, dépurative, sudorifique et diurétique. Toutes les parties de la plante sont administrées en tisane (20 à 50 grammes par litre d'eau) dans la débilité des organes digestifs, la chlorose, l'ictère ou jaunisse, les obstructions du foie et de la rate, les maladies de la peau, les dartres anciennes, les rhumatismes, la goutte, et surtout la syphilis constitutionnelle. — Nous recommanderons contre les maladies cutanées la tisane suivante : racine de Bardane, — de Patience, — de Saponaire, écorce d'Orme pyramidal, tiges de Douce-Amère, Séné, Fumeterre, de chaque plante 5 grammes ; faire bouillir dans un litre d'eau jusqu'à réduction d'un cinquième. — *Tisane dépurative :* racine de Saponaire, 8 grammes ; — de Câprier, 4 grammes ; — de Squine, 4 grammes ; feuilles d'Arnica, 8 grammes ; — de Trèfle d'eau, 8 grammes ; — de Fumeterre, 8 grammes ; baies de Genièvre, 4 grammes ; fleurs de Sureau, 4 grammes ; bois de Gaïac, 4 grammes ; — de Sassafras, 4 grammes ; Pied-de-Veau, 2 grammes ; eau, un litre. Contre les scrofules.

La Morgeline ou Mouron des oiseaux (*Alsine media*) pousse au pied des murs et dans les lieux arides ; on l'administre en infusion contre les crachements de sang, et on l'applique en cataplasmes résolutifs sur les hémorrhoïdes.

Le Compagnon blanc (*Lychnis dioica*), la Lychnide de Chalcédoine ou Croix de Jérusalem (*Lychnis Chalcedonica*), le Silène a fleurs roses (*Silene bipartita*), etc., ornent tous les jardins.

POLYGALÉES.

Cette famille, ainsi appelée du genre *Polygala*, renferme des plantes herbacées et des arbustes à feuilles alternes, simples, entières, sans stipules, à fleurs solitaires et axillaires ou en épis terminaux. Le calice est quelquefois à trois ou quatre sépales, ordinairement à cinq, dont trois extérieurs petits et égaux, et deux intérieurs latéraux, plus grands et souvent colorés, mais persistants. La corolle est à trois ou cinq pétales libres ou soudés par la base avec le tube des étamines : deux pétales postérieurs sont rapprochés ; le pétale opposé ou l'antérieur, plus grand, concave, contient les organes sexuels ; les deux latéraux sont très-petits, squammiformes ou tout-à-fait nuls. Les étamines sont généralement au nombre de huit, divisées en deux groupes égaux, et portées sur un tube fendu, formé par la soudure des filets ; chaque partie du tube présente donc quatre anthères droites et unilocu-laires ; quelquefois les étamines ne sont qu'au nombre de deux à quatre, et libres. L'ovaire est libre, biloculaire, surmonté d'un style terminé par un stigmate creux, irrégulier. Le fruit est une capsule biloculaire.

Usages. — Les espèces du genre *Polygala* sont des plantes à suc laiteux, très-actives, que recommandent leurs propriétés excitantes, expectorantes ou vomitives selon les doses, diurétiques et sudorifiques ; celles du genre *Kraméric* sont astringentes.

Le Polygala Sénéga ou de Virginie (*Polygala Senega*) croît dans l'Amérique septentrionale. Sa racine, vivace, contournée, produit des tiges un peu couchées à la base, puis dressées, hautes de 2 à 3 décimètres, garnies de feuilles alternes, assez grandes, lancéolées et glabres. Ses petites fleurs blanchâtres, tachetées de rouge, sont disposées en épis lâches à l'extrémité des rameaux. — La racine de Polygala a une saveur d'abord fade et mucilagineuse, puis âcre et amère; elle excite la toux et la salivation. C'est un stimulant énergique, qui, à faible dose (poudre, 1 décigramme à 1 gramme; tisane, 5 à 10 grammes par litre d'eau), est tonique, expectorant, sudorifique et diurétique, mais qui, à dose plus élevée (8 à 16 grammes), est émétique et purgatif. On a recommandé cette racine contre la pneumonie et d'autres affections du poumon, mais surtout dans la dernière période des bronchites, dans l'hydrothorax, dans le croup, l'asthme, les rhumatismes, les hydropisies, l'aménorrhée, et dans le traitement des ophthalmies purulentes. — La racine récente est préconisée en Amérique contre la morsure des serpents venimeux.

Le Polygala glanduleux (*Polygala glandulosa*), du Pérou, et le Polygala Poaya (*P. Poaya*), du Brésil, ont des racines dont les propriétés sont analogues à celles du Sénéga.

Le Polygala vulgaire (*Polygala vulgaris*), communément *Laitier*, *Herbe-au-Lait*, est commun en France dans les bois montueux. Ses tiges sont grêles, simples, rampantes à leur base, puis redressées, longues de 10 à 30 centimètres, garnies de feuilles alternes, étroites, lancéolées et sessiles. Ses fleurs, ordinairement bleues, quelquefois blanches ou rougeâtres, forment un épi terminal. — Ses racines ont une saveur faiblement aromatique, un peu âcre, et jouissent de propriétés analogues à celles du Polygala de Virginie, mais à un degré beaucoup plus faible. — Cette plante a été indiquée comme pectorale, expectorante, sudorifique et émétique; on l'a beaucoup vantée dans le traitement de la phthisie pulmonaire : on administrait ses sommités en infusion, à la dose de 30 à 60 grammes par litre d'eau.

Le Polygala amer (*Polygala amara*) diffère du précédent par ses proportions moindres, et aussi parce que ses feuilles inférieures sont obovées et plus grandes que les supérieures, qui sont lancéolées. Il a une saveur plus amère et des propriétés plus marquées. C'est un médicament tonique, dont l'action se porte principalement sur les organes respiratoires, et qu'on a conseillé dans la pneumonie, la pleurésie, la phthisie pulmonaire, le crachement de sang. A dose un peu élevée, il provoque la purgation, ce qui le rend utile dans certaines hydropisies. — On emploie sa racine en décoction, à la dose de 30 grammes par litre d'eau, et en poudre, à titre purgatif, à celle de 50 centigrammes à 2 grammes.

Le Polygala d'Autriche (*Polygala Austriaca*) peut remplacer les espèces indigènes précédentes.

Le Kramer triandre ou a trois étamines (*Krameria triandra*) est un arbuste du Pérou, à tige dressée, rameuse, blanchâtre ; à feuilles alternes, petites, ovales-oblongues, aiguës et coriaces ; à fleurs axillaires, brièvement pédonculées. Sa racine, connue sous le nom de *Ratanhia* ou *Ratania*, est ligneuse, rameuse, cylindrique, de la grosseur du petit doigt ou d'une plume à écrire, rougeâtre extérieurement, d'un rouge pâle et jaunâtre intérieurement, d'une saveur extrêmement astringente. On emploie cette racine, comme tonique et astringente, en extrait, en poudre, en sirop ou en décoction, à la dose de 20 grammes par litre d'eau, contre les hémorrhagies, les diarrhées chroniques, la leucorrhée, la blennorrhée, la chute du rectum, les ophthalmies, etc. Cette décoction s'administre en tisane, en injections, en lavements ou en fomentations.

VIOLARIÉES.

Tirent leur nom du genre *Violette*, en latin, *Viola*. — Plantes herbacées ou arbustes à feuilles alternes, très-rarement opposées, doublement stipulées. Fleurs axillaires, pédonculées, régulières ou irrégulières ; calice à cinq sépales libres ou légèrement soudés ; corolle à cinq pétales irréguliers ou réguliers, dont l'inférieur se prolonge à sa base, dans le premier cas, en un éperon plus ou moins allongé. Les étamines, au nombre de cinq, sont presque sessiles, à anthères biloculaires ; les deux qui correspondent au pétale inférieur offrent un prolongement qui s'enfonce dans l'éperon. L'ovaire est globuleux, uniloculaire, pluriovulé ; le style est simple, coudé à sa base, renflé à sa partie supérieure, qui se termine par un stigmate renflé et offrant une petite fossette semi-circulaire. Le fruit est une capsule uniloculaire, s'ouvrant en trois valves.

Usages. — Les Violariées ont des fleurs adoucissantes, pectorales, et des racines plus ou moins vomitives. — La *Pensée sauvage* passe pour dépurative.

La Violette odorante (*Viola odorata*) croît dans les lieux ombragés, le long des haies et dans les jardins. Sa racine, cylindrique, horizontale, munie de fibres menues, donne naissance à des jets traçants, garnis à leur extrémité de feuilles semblables aux feuilles radicales, qui sont pétiolées, cordiformes, crénelées, glabres. Ses fleurs sont d'une belle couleur violette ou d'un bleu rougeâtre; elles sont solitaires et portées sur des pédoncules axillaires, qui partent du collet de la racine au milieu des feuilles. — Les fleurs de Violette sont émollientes, béchiques et légèrement sudorifiques. Elles sont très-utiles, employées en infusion, à la dose de 8 à 10 grammes par litre d'eau, dans les inflammations des organes respiratoires et digestifs, des reins et de la vessie. On l'associe à l'Hysope et à la Mauve contre le rhume. — Les feuilles fraîches sont émollientes; on les emploie en fomentations et en cataplasmes sur les parties enflammées. — Ses racines sont émétiques et purgatives; elles sont administrées, soit en poudre, à la dose de 2 à 4 grammes selon les uns, de 4 à 8 grammes selon les autres; soit en décoction, à celle de 8 grammes pour 150 grammes d'eau réduite du tiers par l'ébullition.

La VIOLETTE DE CHIEN OU DES BOIS (*Viola canina, V. sylvestris*) et la VIOLETTE A LONG ÉPERON (*Viola calcarata*) sont souvent substituées à la précédente.

L'IONIDION IPÉCACUANHA (*Ionidium Ipecacuanha, Viola Itoubou, Pombalia Ipecacuanha*), de Cayenne; — l'IONIDION POAYA (*Ionidium Poaya*), du Brésil; — l'IONIDION PARVIFLORE (*Ionidium parviflorum, Viola parviflora*), de Santa-Fé-de-Bogota, — et l'IONIDION BRÉVICAULE (*Ionidium brevicaule*), du Brésil, — fournissent des racines qui sont usitées dans ces pays, à cause de leurs propriétés émétiques, au même titre que l'Ipécacuanha, et qui sont désignées sous le nom de *Faux Ipécacuanha*. (Voir p. 183.)

La PENSÉE (*Viola tricolor*), vulgairement *Violette tricolore* ou *Herbe de la Trinité*, croît dans les champs, les jardins et les prés montueux de l'Europe, de la Sibérie et de l'Amérique septentrionale; on la cultive dans les jardins. Sa tige est longue de 15 à 25 centimètres, plus ou moins redressée, rameuse, glabre; ses feuilles sont ovales-oblongues et crénelées; ses fleurs sont axillaires, solitaires, mélangées de jaune et de blanc ou bien de violet pâle et de blanc jaunâtre, et longuement pédonculées.

On en distingue deux variétés principales : la PENSÉE SAUVAGE (*Viola tricolor arvensis*), à pétales dépassant à peine le calice, de couleur jaunâtre, rarement tachés de violet, et la PENSÉE CULTIVÉE (*Viola tricolor hortensis*), à pétales beaucoup plus longs que le calice, les deux supérieurs d'un violet foncé et velouté, ou maculés de violet au moins dans leur moitié terminale; les latéraux et l'inférieur d'un jaune vif, striés de violet à la base, tachés de la même couleur à l'extrémité.

On se sert surtout de la Pensée sauvage, dont toutes les parties ont une saveur amère et mucilagineuse, et qu'on emploie comme tonique, dépurative et antiscrofuleuse. On l'administre en tisane, à la dose de 10 à 20 grammes par litre d'eau bouillante ou de lait, ou on en prescrit le suc exprimé, à celle de 50 à 100 grammes, dans les maladies de la peau en particulier, telles que dartres, eczéma, teigne, etc., contre les scrofules, les croûtes de lait ou gourmes des enfants, etc. On l'associe souvent au Séné dans les cas ci-dessus. — La racine de cette plante est vomitive, comme celle de la Violette.

CAPPARIDÉES.

Ainsi nommées du genre *Câprier*, en latin, *Capparis*. — Plantes herbacées ou arbrisseaux portant des feuilles alternes, simples ou digitées, accompagnées à leur base de deux stipules foliacées ou tranformées en aiguillons. Fleurs axillaires et solitaires, ou terminales et disposées en grappes; calice à quatre sépales caducs; corolle ordinairement à quatre pétales; étamines souvent au nombre de six ou de huit, rarement quatre, quelquefois en nombre indéfini, dont les filets sont grêles, allongés et libres; ovaire uniloculaire et pluriovulé, généralement élevé sur un support assez long; style très-court; terminé par un stigmate obtus ou aigu. Le fruit est une baie charnue ou une silique bivalve.

Le CAPRIER COMMUN OU ÉPINEUX (*Capparis spinosa*) est cultivé dans tous les pays qui entourent la Méditerranée. C'est un arbuste sarmenteux, à feuilles alternes, pétiolées, articulées, ovales-arrondies, entières, lisses et épaisses; à fleurs blanchâtres, très-grandes, solitaires et longuement pédonculées dans l'aisselle des feuilles. Récoltées lorsqu'elles sont encore en boutons fermés et confites dans du vinaigre, ces fleurs prennent le nom de *Câpres* et servent comme condiment et assaisonnement; elles passent pour stimulantes, antiscorbutiques et apéritives. — L'écorce de la racine du Câprier a été usitée comme tonique, apéritive et désobstruante, en décoction, à la dose de 15 à 30 grammes par litre d'eau.

CRUCIFÈRES.

Cette famille, l'une des plus grandes et des plus naturelles du règne végétal, se compose de plantes herbacées dont la plupart croissent en Europe. Leurs feuilles sont alternes, simples, entières ou plus ou moins profondément découpées. Leurs fleurs sont disposées en épis ou en grappes simples ou paniculées. Le calice est formé de quatre sépales caducs. La corolle se compose de quatre pétales onguiculés, opposés en *croix*, ce qui a fait donner aux fleurs le nom de *cruciformes*, et aux plantes qui les portent celui de *Crucifères*. Les étamines, au nombre de six, sont tétradynames, c'est-à-dire qu'il y en a quatre plus grandes que les deux autres; ces quatre étamines sont disposées par paires. L'ovaire est composé de deux carpelles soudés, le rendant biloculaire; le style est simple, surmonté d'un stigmate bilobé. Le fruit est une silique ou une silicule ordinairement déhiscente, biloculaire et bivalve, mais quelquefois indéhiscente.

Usages. — Presque toutes les Crucifères sont pourvues d'un principe sulfuré, âcre et stimulant, qui les fait employer comme antiscorbutiques. Ce principe disparaît par la cuisson, et elles deviennent alors alimentaires. Un grand nombre contiennent dans leurs graines une huile grasse, utile à la médecine ou à l'économie domestique.

Le CRESSON DE FONTAINE (*Nasturtium officinale, Sisymbrium Nasturtium, Cardamine fontana, Cardaminum Nasturtium*) croît dans les lieux humides, au bord des ruisseaux et des fontaines. Il pousse des tiges hautes de 15 à 30 centimètres, rameuses, creuses, vertes ou rougeâtres. Ses feuilles, ailées avec impaire, sont composées de folioles ovales ou elliptiques, lisses et succulentes. Ses fleurs sont blanches, petites et disposées en grappes. — Le Cresson a une saveur piquante et amère; comme toutes les plantes d'eau douce, il renferme de l'iode. Il est stimulant, antiscorbutique, diurétique et expectorant. Il est très-utile dans la plupart des maladies chroniques accompagnées de débilité, pour relever l'organisme et exciter l'appétit, et particulièrement dans les divers accidents qui dénotent ou accompagnent l'état scrofuleux et scorbutique, contre certaines maladies de la peau et dans quelques cas d'hydropisie; enfin, il convient aux sujets lymphatiques. Il favorise l'expectoration dans les catarrhes pulmonaires. Le Cresson pilé est appliqué en cataplasme sur les ulcères scorbutiques et scrofuleux, pour les déterger et en amener la cicatrisation. — On mange le Cresson en salade, ou préparé comme le potage à l'Oseille, comme les Épinards. Mais le meilleur mode d'emploi consiste dans l'administration de son suc exprimé, à la dose de 50 à 100 grammes, comme antiscorbutique, et de 30 à 60 grammes, mêlé dans du lait, comme expectorant. — Les

Sucs antiscorbutiques se préparent avec le Raifort, le Cochléaria, le Cresson et le Trèfle d'eau, mélangés par parties égales et pilés dans un mortier; on en exprime le suc, on le filtre au papier, et on le prescrit à la dose de deux à cinq cuillerées à soupe.

Le Cresson sauvage (*Nasturtium sylvestre, Eruca sylvestris*), que l'on trouve sur le bord des ruisseaux et des rivières, est quelquefois substitué au précédent.

La Cardamine des Prés (*Cardamine pratensis*), ou *Cresson des Prés, Cresson élégant*, croît dans les prés humides et au bord des ruisseaux, dans toute l'Europe. Tige herbacée, simple, d'environ 3 décimètres de hauteur; feuilles radicales composées de folioles arrondies et anguleuses; feuilles caulinaires imparipennées, à segments linéaires ou lancéolés; fleurs d'un blanc rosé ou lilas, disposées en grappes terminales. — Elle a les propriétés du Cresson de fontaine, et elle se prescrit aux mêmes doses.

Le Cresson alénois (*Lepidium sativum, Thlaspi sativum*), vulgairement *Cresson des Jardins, Passerage Cresson, Nasitort*, est cultivé dans tous les jardins. Tige dressée, rameuse, haute de 30 à 60 centimètres; feuilles radicales étalées en rosette, pétiolées, pinnatipartites, les supérieures linéaires, sessiles et indivises. — Employé comme le Cresson de fontaine.

La Barbarée (*Erysimum Barbarea, Barbarea officinalis*), ou *Herbe de Sainte-Barbe, Herbe au charpentier, Rondotte*, se trouve dans les lieux humides, dans les bois, le long des ruisseaux. Tige haute de 30 centimètres, dressée, striée, glabre, rameuse en haut, garnie de feuilles pétiolées ou sessiles, pinnatifides, lyrées, irrégulièrement dentées; fleurs d'un jaune d'or, petites, disposées en grappes serrées à l'extrémité de la tige et des rameaux. — Cette plante est antiscorbutique, diurétique et détersive; on la prescrit dans les mêmes cas que le Cresson.

Le Cochléaria officinal (*Cochlearia officinalis*), vulgairement *Herbe aux cuillers, Cranson officinal*, croît dans les lieux humides, sur les bords de la mer et près des ruisseaux, dans les montagnes. Ses tiges, hautes de 2 à 3 décimètres, sont un peu couchées, cylindriques, rameuses, faibles, tendres et vertes. Ses feuilles radicales sont nombreuses, longuement pétiolées, cordiformes-arrondies, entières, lisses, vertes, épaisses, charnues, un peu concaves ou creusées en cuiller; les caulinaires sont sessiles, oblongues, sinuées et anguleuses; les supérieures sont embrassantes. Les fleurs sont blanches, pédonculées et disposées en épis corymbiformes. — Le Cochléaria présente une saveur très-âcre, piquante et amère; c'est, après le Raifort, l'antiscor-

butique le plus puissant. On l'emploie seul ou simultanément
avec ce dernier, et aux mêmes doses que le Cresson, dans les
cachexies, les affections scrofuleuses et scorbutiques, les hydropisies partielles ou générales qui succèdent aux fièvres intermittentes, les dartres, les catarrhes pulmonaires avec sécrétion
abondante des bronches, l'asthme, le rhumatisme chronique et
les affections calculeuses. — Le suc de Cochléaria étendu d'eau
est très-efficace, en gargarisme, contre les maladies des gencives.
— Les feuilles pilées sont utiles, appliquées en cataplasme, sur
les ulcères scorbutiques. — On prépare, comme il suit, la *Bière
antiscorbutique* ou *Sapinette* : Raifort récent, 60 grammes;
Cochléaria, 30 grammes; bourgeons de Sapins, 30 grammes;
bière nouvelle, 2 litres; faire macérer le tout pendant quatre ou
cinq jours, puis filtrer.

Le Raifort sauvage ou Grand Raifort (*Cochlearia Armoracia*),
aussi *Cochléaria de Bretagne, Cran de Bretagne, Moutarde des
Capucins, Rave sauvage*, est une plante vivace qui croît dans les
lieux humides et montueux, aux bords des ruisseaux, principalement en Bretagne. Sa racine est longue de 35 à 70 centimètres, grosse comme le pouce, cylindrique, blanche, d'une
saveur âcre et brûlante. Sa tige, haute de 7 décimètres à
1 mètre, est droite, ferme, cannelée, creuse et ramifiée par le
haut. Ses feuilles radicales sont très-grandes, longuement
pétiolées, ovales-lancéolées et crénelées sur les bords; celles de
la tige sont oblongues, lancéolées, dentées en scie; à mesure
qu'elles se rapprochent de la partie supérieure, elles deviennent
plus petites, sessiles, plus lancéolées et incisées. Ses fleurs sont
blanches, nombreuses, disposées en panicules terminales. — La
racine de Raifort est un de nos plus puissants excitants et de
nos meilleurs antiscorbutiques. On l'emploie, comme antiscorbutique et antiscrofuleuse, dans le scorbut, les scrofules et le
rachitisme; comme diurétique puissant, dans les hydropisies et les
collections séreuses consécutives aux fièvres intermittentes, dans
la néphrite albumineuse chronique; comme expectorante, dans les
catarrhes chroniques des bronches, l'asthme pituiteux, l'engorgement des voies respiratoires; comme stimulante, dans l'aménorrhée ou suppression des règles, et enfin, à différents titres, dans
la leucorrhée, le rhumatisme, la goutte, l'extinction de voix, l'enrouement, etc. — A l'extérieur, la racine de Raifort peut être
employée en guise de sinapisme.

Nous indiquons ci-après différentes préparations dont le Raifort
est la base. — *Tisane de Raifort* : 20 à 50 grammes de racine

coupée par fragments, pour un litre d'eau. — *Bière ou Vin diurétique* : 30 grammes de racine coupée, mise à digérer pendant quelques jours dans un litre de bière ou de vin blanc; deux à cinq cuillerées par jour. — *Suc de Raifort* : 15 à 30 grammes dans du vin, comme antiscorbutique. — *Vin antiscorbutique* : racines de Raifort sauvage, 30 grammes; feuilles récentes de Cochléaria, 15 grammes; Cresson de fontaine, 15 grammes; Trèfle d'eau, 15 grammes; semences de Moutarde noire, 15 grammes; racines de Bardane, 10 grammes; racines d'Aunée, 8 grammes; vin blanc généreux, un litre. Laisser macérer le tout pendant quelques jours, puis filtrer. Dose : un petit verre le matin, et autant le soir. — *Sinapisme* : racines et feuilles fraîches pilées et appliquées à nu sur la peau.

Le VÉLAR ou SISYMBRE OFFICINAL (*Sisymbrium officinale, Erysimum officinale*), vulgairement *Érysimum, Herbe aux Chantres, Tortelle, Moutarde des Haies,* est très-commun dans les endroits secs et stériles, le long des murs et sur le bord des chemins, dans toute l'Europe. C'est une plante annuelle, de 3 à 6 décimètres de hauteur, à tiges dressées, cylindriques, dures, velues, rameuses supérieurement et étalées; à feuilles alternes, pétiolées, rudes, pubescentes, les radicales et les inférieures presque lyrées ou roncinées-pinnatifides, les supérieures hastées, à lobes étroits. Ses fleurs sont jaunes, très-petites et disposées en longs épis terminaux. — L'Érysimum n'est ni aussi âcre ni aussi piquant que la plupart des Crucifères; ses feuilles sont plutôt acerbes et astringentes. On les emploie en infusion théiforme, comme toniques-expectorantes, à la dose de 30 à 60 grammes par litre d'eau, dans l'enrouement, le catarrhe pulmonaire chronique, la toux invétérée et l'extinction de voix.

L'ALLIAIRE (*Alliaria officinalis, Erysimum Alliaria, Hesperis Alliaria*), aussi *Herbe aux Aulx,* croît le long des haies et dans les bois ombragés. Tige dressée, haute de 5 à 6 décimètres, simple, ferme, garnie de feuilles alternes, pétiolées, cordiformes, crénelées, répandant une odeur alliacée lorsqu'on les écrase; fleurs blanches, petites, disposées en grappe lâche terminale. — Cette plante est stimulante, diurétique et antiscorbutique, et s'emploie dans les cas indiqués pour le Cresson. — *Infusion,* 30 à 60 grammes par litre d'eau.

Le SISYMBRE SOPHIE (*Sisymbrium Sophia*), vulgairement *Sophie* ou *Sagesse des chirurgiens, Thalictron,* est une plante de 3 à 9 décimètres, à tige dressée, rameuse supérieurement, munie de feuilles bi-tripinnatiséquées, à segments linéaires, entiers ou incisés et velus; ses fleurs sont jaunes. On trouve le Thalictron dans les décombres, sur les vieux murs et le long des chemins. — On l'a employé en infusion (15 à 30 grammes par litre d'eau) contre la diarrhée, la leucorrhée et le crachement de sang. On appliquait ses feuilles contusées sur les plaies et les ulcères, pour les cicatriser.

La CAMELINE CULTIVÉE (*Camelina sativa*, *Myagrum sativum*, *Alyssum sativum*, *Mœnchia sativa*), vulgairement *Calamine*, est cultivée en grand pour l'huile que fournissent ses graines. Plante annuelle de 30 centimètres, à tige dressée, ramifiée, garnie de feuilles amplexicaules, oblongues ou lancéolées-sagittées, entières ou denticulées, molles et un peu velues; fleurs jaunes, disposées en grappes terminales paniculées. — On retire des graines de la Cameline une huile, — l'*Huile de Cameline*, — qui peut être utile en lavements, contre la constipation et l'irritation intestinale.

Le THLASPI BOURSE-A-PASTEUR, ou BOURSE-A-PASTEUR (*Thlaspi Bursa-pastoris*, *Capsella Bursa-pastoris*), vulgairement *Thlaspi*, *Boursette*, *Molette-à-Berger*, *Tabouret*, croît dans les lieux cultivés et incultes, dans les décombres, sur les bords des chemins. Tiges dressées, pubescentes; feuilles radicales disposées en rosette, pinnatifides, à lobes triangulaires; feuilles supérieures entières, amplexicaules, sagittées; fleurs blanches, petites, en corymbe terminal. — Cette plante, qui a une saveur acerbe, est astringente et antiscorbutique. On administre sa décoction (30 à 60 grammes de la plante verte par litre d'eau) dans la diarrhée, la dyssenterie, les hémorrhagies, l'hématurie ou pissement de sang, l'hémoptysie, le scorbut, l'asthme humide, l'hydropisie. Elle provoque les règles, dit-on, si leur retard ou leur suppression est liée à une inertie de l'utérus. On a conseillé la Bourse-à-Pasteur pilée, en topique sur les hémorrhoïdes.

Le PASTEL DES TEINTURIERS (*Isatis tinctoria*), vulgairement *Guède* ou *Vouède*, est une plante bisannuelle des contrées méridionales et tempérées de l'Europe. Sa tige, haute de 6 à 10 décimètres, est simple inférieurement, rameuse par le haut, garnie de feuilles ordinairement velues, dont les plus inférieures sont lancéolées et atténuées en pétiole à la base, tandis que celles de la tige sont sagittées et embrassantes. Les fleurs sont petites, jaunes et disposées en grappes terminales très-garnies. — Les feuilles du Pastel, douées d'une saveur âcre et piquante, sont considérées comme antiscorbutiques. — On extrait de cette plante une belle couleur bleue analogue à l'Indigo.

La PASSERAGE A LARGES FEUILLES (*Lepidium latifolium*, *L. gra-*

mineum), communément *Grande Passerage*, *Moutarde des Anglais*, croît dans les lieux ombragés et incultes, aux bords des rivières. Plante vivace, haute d'environ un mètre, à tige dressée, simple et arrondie en bas, anguleuse et rameuse en haut, munie de feuilles éparses, ovales-oblongues, d'un vert glauque, dont les inférieures sont plus grandes, pétiolées, dentées en scie, et les supérieures plus petites, sessiles et entières. Fleurs blanches, petites, en grappes denses et terminales. — La Grande Passerage a une saveur âcre et pénétrante, surtout très-marquée dans les feuilles; elle est fortement stimulante et antiscorbutique; elle pourrait très-bien remplacer le Cochléaria, si sa trop grande activité n'avait parfois de graves inconvénients. On a constaté ses bons effets dans la bronchite, l'asthme, l'hydropisie, et surtout l'hypertrophie du cœur; elle modère la violence des pulsations du cœur, mais elle n'en diminue par le nombre, comme le fait la Digitale. — Pilée et mise en contact avec la peau, la Grande Passerage y produit de la rubéfaction; cette propriété a été mise à profit dans la sciatique, les névralgies, le rhumatisme chronique, contre lesquelles des applications externes de cette plante, contusée et mêlée avec du beurre, ont été prescrites avec succès.

La Passerage Ibéride (*Lepidium Iberis*), vulgairement *Petite Passerage*, *Chasserage*, est commune dans les lieux arides, sur le bord des chemins. Tiges droites, arrondies, rameuses, glabres; feuilles sessiles, petites, linéaires, entières, surtout au haut de la tige, les radicales pétiolées, découpées, en rosette; fleurs blanches, petites, en panicules lâches. — Cette plante est antiscorbutique et diurétique; elle a surtout été préconisée dans l'hydropisie.

La Passerage sauvage (*Thlaspi ruderale*, *T. tenuifolium*, *Lepidium ruderale*, *Iberis ruderalis*, *Nasturtium ruderale*), aussi appelée *Cresson* ou *Tabouret des décombres*, pousse dans les lieux stériles et dans les décombres. Tige élevée de 1 à 3 décimètres, dressée; rameaux étalés; feuilles radicales et inférieures pétiolées et pinnatisectées, les supérieures sessiles, linéaires. — Antiscorbutique.

La Moutarde noire ou Sénevé (*Brassica nigra*, *Sinapis nigra*) croît dans les lieux pierreux et dans les champs un peu humides de toute l'Europe, mais on la cultive sur une grande échelle dans plusieurs contrées. Sa tige est dressée, rameuse, haute d'environ un mètre, cylindrique et à peine velue; ses feuilles inférieures sont lyrées-pinnatifides, les supérieures sont lancéolées et entières. Ses fleurs, pédonculées, petites et jaunes, forment de longs épis terminaux. Ses graines sont très-petites, globuleuses, d'un rouge brun, d'une saveur piquante, chaude et amère. — La semence de Moutarde noire est tonique, stimulante, antiscorbutique et purgative, mais son emploi est presque restreint aux usages externes, à titre de rubéfiante. On l'emploie à l'intérieur dans les affections scorbutiques et scrofuleuses, le manque d'appétit, la dyspepsie, les pâles couleurs, la cachexie, l'hypochondrie, la paralysie, l'hydropisie, les catarrhes chroniques du poumon, les engorgements atoniques, les fièvres intermittentes et putrides. — La farine de cette graine forme la base du condiment désigné sous le nom de *Moutarde*.

On fait avec cette farine délayée dans l'eau des cataplasmes appelés *Sinapismes* (du latin *sinapis*, *moutarde*), auxquels on a recours, soit pour produire une excitation générale, soit pour opérer une dérivation. On les applique à nu ou entre deux linges, aux mollets, à la partie interne des cuisses, à la plante des pieds, en les y laissant d'une demi-heure à deux heures, dans la congestion cérébrale, l'apoplexie, dans la dernière période des maladies pour ranimer les malades, dans l'engourdissement comateux des fièvres graves. On les applique également sur les régions douloureuses dans la goutte, le rhumatisme, les névralgies chroniques et la sciatique. On les promène sur la surface du corps pour réchauffer les malades atteints de choléra, dans la période algide, pour soulager les asthmatiques et pour aider à la guérison de la paralysie.

Préparations et Doses. — *Graines entières* : 10 à 15 grammes comme excitantes et stomachiques. — *Tisane de Moutarde* : 50 grammes de graines qu'on fait bouillir pendant une minute dans un litre de petit-lait. A prendre par verres dans la journée contre l'ascite consécutive aux fièvres intermittentes. — *Bière sinapisée* : 32 grammes de semences concassées dans un litre de bière ; cinq à huit cuillerées par jour, comme antiscorbutique. — *Sinapisme* : On délaie 200 grammes de farine de Moutarde dans une quantité suffisante d'*eau tiède* pour obtenir une pâte d'une consistance convenable. Il est important que cette préparation soit faite avec de l'eau tiède, et non bouillante, il faut aussi n'y pas faire entrer de vinaigre. — *Pédiluve sinapisé* : Délayer 150 grammes de farine de Moutarde dans quelques litres d'eau tiède, couvrir le vase, et après quelque temps de contact, réchauffer le pédiluve avec une quantité suffisante d'eau chaude. Bain utile dans les cas de congestion au cerveau, dans la suppression des règles par atonie, etc.

La Moutarde blanche (*Sinapis alba*) diffère de la *noire* par ses feuilles toutes lyrées-pinnatifides et par ses graines plus grosses et d'un blanc jaunâtre. Elle est très-commune dans les terrains pierreux et humides. — La graine de Moutarde blanche est tonique, stimulante, antiscorbutique et laxative. On l'emploie, à la dose d'une à deux cuillerées par jour, pour exciter l'appétit, faciliter la digestion, provoquer la sécrétion urinaire et surtout combattre la constipation. Elle est également utile dans le scorbut, l'hypochondrie, les pâles couleurs, les affections dartreuses, les rhumatismes, et dans toutes les maladies accompagnées de débilité.

La Moutarde sauvage ou Sanve (*Sinapis arvensis*), si abondante dans les champs qu'elle couvre quelquefois entièrement d'un magnifique tapis de fleurs jaunes, a des propriétés moins actives que les deux précédentes.

Le Chou rouge (*Brassica oleracea capitata*), comme toutes les autres variétés de *Choux*, est légèrement stimulant, antiscorbutique et pectoral. On le joint aux bouillons adoucissants que l'on donne contre l'enrouement et les catarrhes chroniques. Les habitants des campagnes appliquent les feuilles de Chou, après les avoir fait chauffer un peu, sur les points de côté et sur les douleurs de tête. Elles sont détersives et vulnéraires dans le pansement des plaies.

Les Radis, dont les principales variétés sont : le Radis cultivé (*Raphanus sativus*), le Radis noir (*Raphanus sativus niger*) et la Petite Rave (*Raphanus sativus oblongus*), produisent des racines d'une saveur plus ou moins piquante, très-employées dans l'alimentation, et considérées, surtout celles du Radis noir, comme stimulantes et antiscorbutiques.

Le Navet (*Brassica Napus esculenta*) est cultivé pour sa racine qui est très-usitée, à titre d'aliment pour l'homme et pour les bestiaux, et quelquefois aussi comme médicament. Elle est émolliente, adoucissante, et employée en tisane, en sirop, dans les maladies inflammatoires, contre la toux, l'enrouement, le catarrhe bronchique et pulmonaire, la coqueluche, l'angine, l'irritation de l'appareil urinaire.

La Roquette cultivée (*Eruca sativa, Brassica Eruca*) croît naturellement dans le Midi de la France, en Suisse, en Italie, en Espagne, dans les champs incultes et dans les décombres. Plante annuelle, à tige dressée, haute de 4 à 8 décimètres, simple, rameuse, rude et velue inférieurement; à feuilles lyrées, vertes, presque glabres ; à fleurs d'un blanc bleuâtre ou jaunâtre, striées par des veines brunes, formant des grappes terminales assez lâches. — La Roquette a une odeur forte, une saveur âcre et piquante, qui la font regarder comme très-stimulante et antiscorbutique. Les Italiens l'emploient à titre d'assaisonnement dans leurs salades.

La ROQUETTE SAUVAGE (*Brassica Erucastrum*) pousse dans les champs et dans les vignes. Tiges grêles, rameuses, glabres, hautes de 6 décimètres environ; feuilles longues, pinnatifides, à lobes inégalement dentés; fleurs jaunes en grappes terminales allongées. — Conseillée comme diurétique dans l'hydropisie, comme expectorante dans les catarrhes, etc.; en résumé, stimulante et antiscorbutique.

FUMARIACÉES.

Ainsi nommée du genre *Fumeterre*, en latin, *Fumaria*, cette famille comprend des plantes herbacées, à feuilles alternes et décomposées en un grand nombre de segments étroits, à fleurs disposées en épis terminaux. Le calice est formé de deux sépales très-petits, opposés et caducs. La corolle est irrégulière, composée de quatre pétales inégaux, quelquefois légèrement soudés entre eux à la base : le supérieur, qui est le plus grand, est prolongé en éperon à sa partie inférieure. Les étamines, au nombre de six, sont diadelphes. L'ovaire est uniloculaire, uniovulé ou pluriovulé. Le style est court, surmonté d'un stigmate bilobé. — Le fruit est une capsule indéhiscente et généralement monosperme, ou une silique bivalve et polysperme.

La FUMETERRE OFFICINALE (*Fumaria officinalis*), vulgairement *Fiel-de-Terre*, est une plante annuelle très-commune dans les jardins, dans les champs et dans les vignes. Ses tiges sont rameuses, dressées ou couchées, longues de 30 à 60 centimètres, anguleuses; ses feuilles sont alternes, pétiolées, bi-tripinnatiséquées, à segments multifides, découpés en lobes étroits et acuminés, glabres, d'un vert glauque. Ses fleurs sont petites, nombreuses, d'un rose foncé mêlé de noir, disposées en grappes terminales assez lâches et s'épanouissant depuis mai jusqu'en octobre. — La Fumeterre est douée d'une saveur très-amère et de propriétés toniques, dépuratives, apéritives et diurétiques. On l'administre en infusion, à la dose de 20 grammes par litre d'eau, ou bien l'on prescrit le suc de la plante, à celle de deux à six cuillerées par jour, dans la débilité des voies digestives, la jaunisse, les obstructions, l'hypochondrie, la goutte, les rhumatismes, les scrofules, le scorbut, les affections syphilitiques constitutionnelles, les dartres et autres maladies de la peau. On associe souvent la Fumeterre au Cresson, à la Chicorée et au Pissenlit, dans le traitement des affections cutanées et rhumatismales.

La Fumeterre grimpante (*Fumaria capreolata*), que l'on trouve dans le Midi de la France et de l'Europe, et dont la tige rameuse, haute de 6 à 10 décimètres, est susceptible de s'attacher aux corps environnants ; — la Fumeterre moyenne (*Fumaria media*), plus élevée que la précédente, à tiges droites, rameuses, moins diffuses, grimpantes, à feuilles et à fleurs plus grandes ; — la Fumeterre a petites fleurs (*Fumaria parviflora*), — et la Fumeterre en épi (*Fumaria spicata*), — peuvent remplacer la Fumeterre officinale, dont elles partagent les propriétés.

A cette famille appartiennent la Corydale bulbeuse ou Fumeterre bulbeuse (*Corydalis bulbosa, Fumaria bulbosa*), et le Diclytra ou Dielytra a belles fleurs (*Diclytra* ou *Dielytra formosa*), qui ornent nos parterres.

PAPAVÉRACÉES.

Famille à laquelle le *Pavot*, en latin, *Papaver*, a donné son nom, et qui se compose de plantes herbacées, rarement de sous-arbrisseaux, à feuilles alternes, entières ou plus ou moins profondément découpées. Les fleurs sont solitaires, axillaires ou terminales : elles ont un calice à deux sépales, rarement trois, concaves et très-caducs ; une corolle à quatre pétales, rarement six, plissés et comme chiffonnés avant leur épanouissement ; des étamines très-nombreuses et libres. L'ovaire est libre, ovoïde ou linéaire, uniloculaire, pluriovulé ; le style est très-court ou nul ; les stigmates, en nombre égal à celui des trophospermes, sont soudés entre eux, ce qui leur donne l'aspect d'un stigmate rayonné ou lobé. Le fruit est une capsule ovoïde ou linéaire.

Usages. — Les Papavéracées sont pourvues d'un suc laiteux, âcre, amer, d'une odeur vireuse, blanc et narcotique dans les *Pavots*, jaune, caustique et rubéfiant dans les *Chélidoines*, rouge, émétique et purgatif dans la *Sanguinaire*. Leurs graines fournissent une huile comestible, non délétère.

Le Pavot somnifère (*Papaver somniferum*), qui est originaire de l'Orient et qu'on cultive aujourd'hui en Europe, présente deux variétés : le Pavot blanc (*Papaver album*) et le Pavot noir (*Papaver nigrum*). — Le premier, haut de 1 à 2 mètres, a une tige ronde, lisse, glabre, ramifiée supérieurement et munie de feuilles alternes, semi-amplexicaules, oblongues, ondulées, à lobes irréguliers, obtusément dentés; ses fleurs sont blanches, solitaires à l'extrémité de la tige et des rameaux; ses capsules, désignées sous le nom de *Têtes de Pavot*, sont ovoïdes, et renferment un nombre considérable de graines d'un blanc jaunâtre. — Le second est plus petit que le premier (1 mètre à 1 mètre 20); ses feuilles sont plus vertes, ses fleurs sont d'un rouge violacé pâle; ses capsules ou têtes sont arrondies, plus petites, plus nombreuses, et contiennent des semences d'un brun noirâtre.

Les *Têtes de Pavot* sont calmantes; on les emploie en infusion, à la dose de 2 à 6 grammes pour un demi-litre d'eau, dans les toux nerveuses, les rhumes, les douleurs d'estomac, les coliques, les irritations d'intestins, la diarrhée, les vomissements nerveux; mais il faut user de circonspection dans leur emploi. — Elles servent à faire des décoctions adoucissantes et calmantes (une ou deux têtes brisées et privées de leurs graines pour un litre d'eau), qu'on emploie en lotions sur toutes les parties enflammées; — en lavements dans la dyssenterie, les coliques; — en injections dans le vagin pour calmer les coliques utérines et les douleurs du cancer de la matrice; dans ce dernier cas, on ajoute généralement à la décoction quelques grammes de Morelle noire.

On obtient, au moyen d'incisions pratiquées sur les capsules du Pavot somnifère, un suc blanc qui brunit en s'épaississant et qui constitue l'*Opium*. C'est un médicament précieux, dont l'emploi doit être réservé au médecin. A faible dose, il est sédatif du système nerveux, il apaise la douleur, calme l'excitation et provoque le sommeil. A dose plus élevée, il agit d'abord comme stimulant en exaltant les fonctions intellectuelles, puis il détermine un sommeil profond et agité. A forte dose, il cause la mort. — On l'emploie utilement contre l'aliénation mentale, les névralgies, les gastralgies, les vomissements nerveux, la diarrhée, l'hystérie, l'éclampsie, les convulsions, la chorée, le delirium tremens, le tétanos, et dans tous les cas où l'élément douleur prédomine. — L'Opium donne lieu à un grand nombre d'empoisonnements, contre lesquels on se hâte d'administrer l'émétique, puis les neutralisants, et enfin une forte décoction de Café, tant en boisson qu'en lavements. — L'Opium est la base du *Sirop diacode*, des *Laudanums de Sydenham* et *de Rousseau*; on en extrait la *Morphine* et la *Codéine*, avec lesquelles on prépare les *Sirops* de même nom.

19

Les semences du Pavot somnifère donnent par expression une huile d'une saveur douce, connue sous le nom d'*Huile d'OEillette* ou *Huile blanche*, très-usitée dans les arts et dans l'économie domestique : elle est laxative et peut s'employer en lavements dans la constipation et les irritations intestinales.

Le PAVOT ROUGE ou COQUELICOT (*Papaver Rhœas*) croît dans les champs de toute l'Europe. C'est une plante annuelle, à tige droite, haute de 3 à 6 décimètres, mince, hérissée de poils raides; à feuilles d'un vert foncé, rudes, profondément pinnatifides, à lobes oblongs, lancéolés et dentés; à fleurs d'un rouge vif, grandes, terminales, solitaires et portées sur de longs pédoncules. — Les pétales de Coquelicot sont mucilagineux, béchiques, adoucissants, sudorifiques et légèrement calmants. On les recommande en infusion, à la dose de 5 à 10 grammes par litre d'eau, dans la coqueluche, les rhumes, les toux sèches et quinteuses, la pleurésie et autres affections pulmonaires aiguës, les irritations intestinales; cette infusion est propre à faciliter l'expectoration, à provoquer la transpiration et à procurer du sommeil.

La CHÉLIDOINE (*Chelidonium majus*), vulgairement *Grande Chélidoine*, *Éclaire*, pousse dans les haies, au pied des murs, dans les décombres. Sa racine fibreuse donne naissance à plusieurs tiges rameuses, hautes de 3 à 6 décimètres, cylindriques, rougeâtres, munies de feuilles pétiolées, pinnatisectées, à segments arrondis et dentés. Ses fleurs sont jaunes, réunies en nombre variable et comme ombellées à la partie supérieure de la ramification des tiges. Toutes les parties de la Chélidoine renferment un suc jaunâtre, amer, âcre et caustique qui en découle à la moindre blessure, et qu'on applique sur les verrues, les poireaux et les durillons pour les détruire. Administrée à doses modérées (15 à 20 grammes de feuilles en infusion, et 10 à 15 grammes de la racine en décoction dans un litre d'eau), cette plante agit comme excitante, diurétique ou purgative. On l'a beaucoup employée dans la jaunisse, l'hydropisie, les obstructions, les fièvres intermittentes, les scrofules, les dartres, la goutte, la syphilis. — On applique les feuilles pilées sur les panaris.

Le PAVOT CORNU ou GLAUCIER JAUNE (*Glaucium flavum*, *Chelidonium Glaucium*) croît dans les lieux caillouteux et sablonneux des bords de la mer, des lacs et des fleuves, dans l'Europe moyenne et méridionale. Il ressemble au Pavot par sa couleur glauque et par la forme de ses feuilles supérieures; mais il s'en distingue par ses pétales jaunes et par son fruit qui est une silique linéaire, longue de 15 à 25 centimètres, rude, courbée en forme de corne. — Propriétés de la Grande Chélidoine.

Le GLAUCIER FAUVE (*Glaucium fulvum*), à pétales d'un rouge pâle, — et le GLAUCIER CORNICULÉ (*Glaucium corniculatum*), à fleurs d'un rouge écarlate et à siliques couvertes de poils, — végètent dans les mêmes endroits que le précédent, dont ils ont toutes les propriétés.

La SANGUINAIRE DU CANADA (*Sanguinaria Canadensis*) est très-commune dans les bois de l'Amérique méridionale. Sa racine, grosse comme le doigt, est d'un rouge sanguin; il en naît une feuille, quelquefois deux, longuement pétiolées, arrondies, échancrées en cœur du côté du pétiole, incisées sur leur contour, vertes en dessus, d'un blanc bleuâtre veiné de rouge en dessous. Ses fleurs sont blanches, solitaires et portées sur des hampes assez longues. — La racine de Sanguinaire est pourvue d'un suc rouge, âcre et brûlant; elle agit comme émétique, étant desséchée et pulvérisée, à la dose de 65 centigrammes à 1 gramme 30.

NYMPHÉACÉES.

Le genre *Nénuphar*, en latin, *Nymphæa*, a donné son nom à cette famille, qui se compose de grandes et belles plantes d'eau douce, dont la tige forme une souche souterraine de forme variée. Leurs feuilles sont alternes, entières, très-amples, peltées, portées sur de longs pétioles afin de pouvoir s'étaler à la surface des eaux. Leurs fleurs sont très-grandes, solitaires et pourvues d'un long pédoncule. Leur périanthe est composé d'un grand nombre de parties disposées sur plusieurs rangs : les plus extérieures, au nombre de quatre ou cinq, sont de la nature des sépales, vertes et consistantes; les intérieures sont pétaloïdes et diversement colorées. Les étamines sont très-nombreuses et disposées sur plusieurs rangs. L'ovaire est globuleux, pluriloculaire, libre ou soudé avec le calice; il est surmonté d'un disque sessile à stigmates rayonnants. Le fruit est globuleux, charnu intérieurement, indéhiscent, à plusieurs loges polyspermes.

Usages. — Les Nymphéacées sont, pour la plupart, considérées comme antiaphrodisiaques.

Le NÉNUPHAR BLANC (*Nymphæa alba*), vulgairement nommé *Lis d'eau*, *Lis des étangs*, *Baratte*, croît dans les étangs et dans les eaux tranquilles. Plante vivace à rhizome cylindrique, charnu, jaune intérieurement, d'où naissent de longs pétioles supportant des feuilles très-grandes, cordiformes-arrondies, flottantes à la surface de l'eau; fleurs blanches, larges de 8 à 10 centimètres, s'épanouissant sur l'eau. — On attribue à ses rhizomes et à ses fleurs une action antiaphrodisiaque; mais, hâtons-nous de le dire, leurs propriétés sont loin d'être bien déterminées. Quelques-uns croient le Nénuphar béchique et rafraîchissant.

Le NÉNUPHAR JAUNE (*Nuphar luteum*, *Nymphæa lutea*) habite les eaux courantes; il est plus petit que le précédent, et produit des fleurs jaunes qui partagent, avec les rhizomes, les vertus antiaphrodisiaques du Nénuphar blanc.

Le LOTOS (*Nymphæa Lotus*), à fleurs d'un blanc rosé, croît dans les eaux du Nil. Les Egyptiens mangent le rhizome de ce végétal, après l'avoir fait cuire, et font une sorte de pain avec ses graines.

L'EURYALE FÉROCE (*Euryala ferox*) habite les lacs du Népaul; son rhizome est comestible et ses graines rafraîchissantes.

La VICTORIA ROYALE (*Victoria regia*), qui habite les bords du fleuve des Amazones, est remarquable par les dimensions extraordinaires de ses feuilles et de ses fleurs : les fleurs atteignent un mètre de circonférence, les feuilles ont de 4 à 6 mètres.

BERBÉRIDÉES.

Cette famille, qui a reçu son nom du genre *Vinettier*, en latin *Berberis*, renferme des herbes et des arbrisseaux à feuilles alternes, accompagnées de stipules souvent persistantes et épineuses. Leurs fleurs, généralement jaunes, sont disposées en épis ou en grappes. Elles ont un calice de quatre à six sépales, accompagné extérieurement de plusieurs écailles; des pétales en nombre égal, et opposés aux sépales; des étamines en même nombre, également opposées aux pétales; des anthères à deux loges, dont chacune s'ouvre de la base au sommet par une sorte de valve. L'ovaire est uniloculaire et pluriovulé; le style est court ou nul; le stigmate est ordinairement concave. Le fruit est une baie ou une capsule uniloculaire et indéhiscente.

L'ÉPINE-VINETTE, ou BERBÉRIS, VINETTIER (*Berberis vulgaris*), est un arbrisseau de 2 à 3 mètres, qu'on trouve dans les haies et dans les bois; il est divisé en branches rameuses et épineuses. Ses feuilles sont assez petites, ovales-obtuses, rétrécies en pétiole à la base, glabres, bordées de dents très-aiguës, formant d'abord des espèces de petites rosettes. Ses fleurs sont jaunes, petites, pédonculées et disposées en grappes pendantes. Ses fruits ont la forme d'une baie allongée, d'un beau rouge, d'une saveur aigrelette et agréable. — Les feuilles d'Épine-Vinette ont une saveur analogue à celle de l'Oseille, ce qui les a fait employer en décoction dans le scorbut. — Sa racine est amère et fébrifuge; la seconde écorce de cette racine, comme celle de de la tige, est fondante et purgative : on l'emploie en décoction, à la dose de 8 à 10 grammes par litre d'eau, contre l'hydropisie et la jaunisse. — On prépare avec les baies des boissons, des gelées, des sirops, qui sont rafraîchissants et tempérants, et qu'on administre avec avantage dans les fièvres inflammatoires, bilieuses et typhoïdes, dans les irritations intestinales, etc.

MÉNISPERMACÉES.

Famille tirant son nom du genre *Ménisperme*, et se composant d'arbustes sarmenteux et grimpants des pays chauds, dont les feuilles sont alternes, et les fleurs unisexuées, le plus souvent dioïques. Le calice se compose de plusieurs sépales (trois, six ou douze), disposés par séries de trois ou quatre; il en est de même de la corolle, qui manque quelquefois. Les étamines sont libres ou monadelphes, en même nombre que les pétales, ou en nombre double ou triple, quelquefois indéterminé. Les carpelles sont peu nombreux, libres ou soudés. Le fruit est une baie ou une drupe monosperme.

Usages. — Les Ménispermacées fournissent des racines amères, toniques, astringentes, et des graines souvent narcotiques.

Le COCCULUS PALMÉ (*Cocculus palmatus*) croît dans l'île de Madagascar et sur la côte orientale de l'Afrique. C'est une plante vivace, à tige grimpante, munie de feuilles cordées à la base, à cinq lobes palmés, profondément divisés, acuminés, très-entiers et velus. — Sa racine, connue sous le nom de *Colombo*, a une saveur très-amère; elle est tonique, stomachique, et employée en tisane (10 à 20 grammes par litre d'eau), en vin ou en poudre, dans l'anémie, les affections scrofuleuses et scorbutiques, les fièvres intermittentes, la dyspepsie, les indigestions, les coliques, les vomissements nerveux, la dyssenterie, etc.

Le COCCULUS A LARGES-FEUILLES (*Cocculus platyphylla, C. rufescens*) est une plante sarmenteuse du Brésil, dont les tiges, en s'enroulant autour du tronc des arbres avoisinants, finissent par en atteindre le sommet, si élevé qu'il soit. Sa racine, connue sous les noms de *Butua* et de *Pareira brava* (en français, *vigne sauvage*), est très-amère et fortement diurétique : on la prescrit en tisane, à la dose de 15 grammes par litre d'eau, contre la rétention d'urine, les coliques néphrétiques, les affections calculeuses et la morsure des animaux venimeux.

Le MÉNISPERME SUBÉREUX (*Cocculus suberosus, Menispermum Cocculus*) est un arbre des Indes orientales, dont le fruit, désigné sous le nom de *Coque du Levant*, un peu plus gros qu'un pois, arrondi et réniforme, a été conseillé contre les vers et l'épilepsie, et indiqué pour détruire les poux. La Coque du Levant est placée parmi les poisons narcotico-âcres. Elle est usitée dans l'Inde pour la pêche du poisson, qui, après avoir avalé l'appât contenant cette substance, vient tournoyer et mourir à la surface de l'eau ; il faut avoir soin de prendre et de vider le poisson dès qu'il paraît sur l'eau, car alors la chair devient vénéneuse et agit sur les individus comme la Coque du Levant elle-même.

MAGNOLIACÉES.

Cette famille prend son nom du genre *Magnolier*, en latin, *Magnolia*, qui lui-même a reçu le sien du botaniste provençal *Magnol*. Elle se compose de grands et beaux arbres ou d'arbrisseaux élégants, dont les feuilles alternes, souvent coriaces et persistantes, sont stipulées. Leurs fleurs, très-grandes et d'une odeur suave, sont pourvues d'un calice caduc de trois à six sépales, d'une corolle de six à vingt-sept pétales disposés par verticilles ternaires, et d'étamines très-nombreuses, libres, rangées en spirale sur le réceptacle qui porte les pétales. Les pistils sont nombreux, verticillés sur une seule rangée, ou disposés en capitules allongés : ils se composent chacun d'un ovaire uniloculaire, surmonté d'un style peu distinct et d'un stigmate simple. Le fruit est composé de carpelles distincts ou soudés, déhiscents ou indéhiscents.

Usages. — Les Magnoliacées sont amères, toniques, stimulantes, aromatiques et fébrifuges.

Le TULIPIER, ou TULIPIER DE VIRGINIE (*Liriodendron tulipifera*), est un arbre de la Virginie, qui commence à se répandre dans les jardins de l'Europe, où son beau port l'a fait admettre. Il peut atteindre jusqu'à trente mètres d'élévation dans son pays natal ; il présente une tige droite, des rameaux largement étalés, des feuilles longuement pétiolées, tronquées au sommet, à quatre lobes aigus, des fleurs terminales, grandes, en forme de tulipe , et d'un jaune verdâtre. — Son écorce jaunâtre a une saveur amère et faiblement aromatique ; elle a acquis en Amérique une grande réputation comme fébrifuge , et elle est quelquefois employée en France pour combattre les fièvres intermittentes. On l'administre en poudre , à la dose de 4 à 6 grammes par jour ; en extrait alcoolique , à celle d'un gramme , et surtout en vin. — Le *Vin de Tulipier*, qu'on prescrit à la dose d'un verre le matin à jeun, se prépare comme il suit: écorce fraîche de Tulipier concassée, 100 grammes; ajouter : alcool rectifié, 100 grammes; vin blanc généreux , un litre ; laisser macérer huit jours et filtrer.

Les Magnoliers, dont on cultive quelques espèces dans nos jardins, entre autres , le Magnolier a grandes fleurs (*Magnolia grandiflora*), le Magnolier glauque (*M. glauca*), le Magnolier acuminé (*M. acuminata*), font l'ornement des forêts de l'Amérique septentrionale par leur beau feuillage, leurs superbes fleurs , et leurs semences pendantes hors des capsules, à l'extrémité d'un long funicule. Leur écorce est douée d'une saveur amère et aromatique qui la rend excitante, emménagogue et fébrifuge.

Le Badian anisé (*Illicium anisatum*) croît en Chine et au Japon. Arbrisseau toujours vert , haut de 4 mètres environ ; à feuilles alternes ou rapprochées en rosette à la partie supérieure des rameaux, elliptiques, aiguës et munies de deux stipules ; à fleurs pourpres, longuement pédonculées, solitaires, naissant dans l'aisselle des feuilles supérieures. Le fruit, désigné sous le nom d'*Anis étoilé* ou de *Badiane*, présente, sous la forme d'une étoile, la réunion de six à douze capsules ovoïdes, brunâtres, ligneuses , épaisses, monospermes. — L'Anis étoilé exhale une odeur douce et suave ; sa saveur est aromatique, sucrée, analogue à celle de l'Anis. Il est stimulant, stomachique et carminatif: on l'emploie en infusion , à la dose de 8 à 10 grammes par litre d'eau, contre les douleurs nerveuses de l'estomac et des intestins, accompagnées de flatuosités. — La Badiane entre dans la composition de l'*Anisette de Bordeaux* et de différentes liqueurs stomachiques, propres à favoriser les fonctions digestives.

Le Badian a petites fleurs (*Illicium parviflorum*) et le Badian de la Floride (*Illicium Floridanum*), à fleurs jaunâtres, qu'on trouve dans l'Amérique septentrionale, produisent des fruits qui peuvent être substitués à l'Anis étoilé. — L'écorce des Badians, qui est aromatique, doit être stimulante.

Le Drimys de Winter (*Drimys Winteri*, *Winterana aromatica*, *Wintera aromatica*) croît dans les vallées qui bordent le détroit de Magellan. C'est un arbre atteignant jusqu'à 14 mètres de hauteur, à feuilles alternes, simples, pétiolées, oblongues, obtuses, glabres, vertes en dessus, glauques en dessous, épaisses, coriaces et persistantes ; à fleurs tantôt solitaires, tantôt réunies au nombre de trois ou quatre, au sommet d'un pédoncule commun, terminé par autant de pédicelles. — Son écorce, connue sous le nom d'*Écorce de Winter*, a une saveur aromatique, un peu âcre et poivrée ; elle est tonique, stomachique, stimulante, diurétique, et employée en poudre, à la dose de 5 décigrammes à 5 grammes, ou en infusion, à celle de 8 grammes par litre d'eau, contre la faiblesse générale, les gastralgies indolentes, le scorbut et les scrofules. — Elle entre dans la composition d'un *Vin tonique cordial* que nous recommandons particulièrement dans toutes les affections qui exigent des toniques, et dont voici la formule : Quinquina jaune royal, 30 grammes; Quinquina gris, 15 grammes; Gentiane, 10 grammes; zestes d'Oranges amères, 10 grammes ; écorce de Winter, 5 grammes; Cannelle de Chine, 5 grammes ; racine d'Aunée, 5 grammes ; Rhubarbe, 5 grammes ; eau-de-vie, trois petits verres ; Vin rouge, deux litres. Introduire les espèces médicamenteuses dans une carafe, verser dessus l'eau-de-vie, et le lendemain ajouter le vin. Laisser macérer pendant huit jours, puis filtrer. Un verre à bordeaux le matin ou avant le repas. Utile contre les fièvres paludéennes.

SARRACÉNIÉES.

Famille prenant son nom du genre *Sarracénie*, et se composant de plantes herbacées qui croissent dans les terrains marécageux de l'Amérique, à feuilles radicales, remarquables par leur conformation particulière. En effet, comme on le voit dans les *Sarracénies*, celles-ci sont allongées, portées sur un pétiole creusé en forme d'outre ou *ascidie*, garni de poils dirigés de haut en bas, sécrétant un liquide sucré et visqueux, qui s'amasse au fond de la cavité où il attire les insectes, pourvu en avant d'une lame saillante, longitudinale et lui formant une aile, enfin se terminant par le limbe dilaté qui continue le cornet, après avoir souvent présenté, à la base, un rétrécissement prononcé qui lui donne l'aspect d'un couvercle ou *opercule*. Fleurs régulières, hermaphrodites. Calice de quatre à cinq sépales, nu ou entouré d'un involucre triphyllc, très-petit; Corolle de quatre à cinq pétales insérés sur le réceptacle, quelquefois nulle. Étamines en nombre indéfini. Ovaire libre, de trois à cinq loges; style très-court, terminé par une sorte de parasol à cinq angles, sous lequel se trouvent les stigmates. Fruit capsulaire, de trois à cinq loges polyspermes.

La SARRACÉNIE POURPRE (*Sarracenia purpurea*), du Canada, et la SARRACÉNIE VARIOLÉE (*Sarracenia variolaris*), de l'Amérique du Sud, sont des plantes vivaces dont la racine est employée efficacement en infusion, par les Indiens, pour obtenir la guérison de la variole. — Nous ne pouvons résister au désir de rapporter, à ce sujet, les observations intéressantes de M. le docteur Morris : « Quelque alarmante et nombreuse que soit l'éruption, quelque confluente et terrible qu'elle puisse être, dit ce médecin, l'action particulière du médicament est telle, que très-rarement il reste une cicatrice pour porter le témoignage de la maladie..... La Sarracenia guérit la variole comme aucun agent médicamenteux ne le fait, non en excitant une réaction fonctionnelle, mais par son contact avec le virus dans le sang, en rendant ce virus inerte, inoffensif; et cette interprétation de son mode d'action est démontrée par ce fait que, si l'on humecte du vaccin ou de la matière variolique avec la décoction de Sarracenia, ces virus se trouvent dépossédés de leurs propriétés contagieuses. »

RENONCULACÉES.

Cette famille, qui a reçu son nom du genre *Renoncule*, renferme des plantes herbacées et des sous-arbrisseaux, dont les tiges sont simples ou rameuses, souvent nulles, et dont les feuilles sont alternes, quelquefois opposées, embrassantes à la base, généralement divisées en un grand nombre de segments. Les fleurs sont radicales ou caulinaires, régulières ou irrégulières, quelquefois privées de corolle. Le calice est polysépale, souvent coloré et pétaloïde, lorsque le périanthe est simple; la corolle est polypétale, parfois nulle; les étamines sont nombreuses, libres, hypogynes, à anthères terminales, biloculaires. Les ovaires sont plus ou moins nombreux, isolés ou soudés, surmontés chacun d'un style et d'un stigmate simple. Les fruits sont de petits akènes comprimés, disposés en capitules, ou des capsules agrégées, distinctes ou soudées, uniloculaires et polyspermes.

Les Renonculacées peuvent être divisées en cinq tribus : 1° les *Renonculées*, qui comprennent les genres *Renoncule* et *Ficaire* ; — 2° les *Anémonées*, où l'on trouve les genres *Adonide*, *Anémone*, *Ratoncule*, *Pigamon* et *Hépatique* ; — 3° les *Clématidées*, qui ne renferment que le genre *Clématite* ; — 4° les *Elléborées*, qui se composent des genres *Ellébore*, *Nigelle*, *Dauphinelle*, *Ancolie*, *Aconit*, *Populage* ; — 5° les *Pæoniées*, où l'on rencontre les genres *Pivoine* et *Actée*.

Usages. — Les Renonculacées sont des plantes généralement dangereuses, dont un grand nombre sont des poisons très-actifs, mais qui n'en ont pas moins été préconisées contre certaines maladies rebelles.

La Renoncule acre ou Bouton d'or (*Ranunculus acris*), vulgairement *Bassinet*, *Grenouillette*, croît dans les prés, les pâturages et les terrains humides. C'est une plante vivace à racines fibreuses, à tige droite, fistuleuse, rameuse, pubescente, munie de feuilles velues, à divisions palmées, à lobes incisés-dentés, aigus, celles du sommet linéaires ; les fleurs sont d'un beau jaune doré, portées sur des pédoncules minces, à l'extrémité des rameaux. — La Renoncule exerce une action rubéfiante sur les parties avec lesquelles on la met en contact, et elle est plus ou moins vénéneuse à l'intérieur, ce qui n'a pas empêché de l'employer dans les névralgies. Comme elle est d'un usage dangereux, on a dû renoncer à s'en servir.

La Renoncule bulbeuse (*Ranunculus bulbosus*), vulgairement *Bassinet des Jardins*, *Rave de Saint-Antoine*, *Grenouillette*, qui pousse dans les prés, le long des haies et dans les jardins, est une plante vivace à racine bulbeuse, donnant naissance à une ou plusieurs tiges dressées, rameuses, striées, velues, munies de feuilles pubescentes, dont les radicales sont pétiolées, triséquées, à lobes trifides et incisés-dentés, les caulinaires subsessiles, les supérieures divisées en segments linéaires entiers. Ses fleurs sont jaunes et solitaires. — Elle possède, comme toutes les Renoncules, les propriétés vénéneuses de la précédente.

La Renoncule scélérate (*Ranunculus sceleratus*), ou *Renoncule des Marais*, *Herbe sardonique*, etc., se trouve dans les marais ; elle présente une tige dressée, fistuleuse, rameuse, épaisse, striée, munie de feuilles glabres, dont les radicales sont pétiolées, à segments trilobés et incisés, les caulinaires sessiles, tripartites, à lobes oblongs-linéaires, les supérieures entières ; ses fleurs jaunes sont nombreuses, formant une sorte de panicule foliacée et lâche. — Très-vénéneuse.

La Renoncule flammule (*Ranunculus flammula*), vulgairement nommée *Flammette, Petite Douve, Petite Flammie*, habite les prés humides, les bords des mares et des ruisseaux. Racine fibreuse; tige déclinée, fistuleuse et rameuse; feuilles glabres, linéaires-lancéolées et denticulées; fleurs jaunes, solitaires et terminales. — Vénéneuse.

La Grande Douve (*Ranunculus lingua*) habite le bord des fossés et des étangs, au milieu des roseaux. Tige droite, glabre; feuilles entières, lancéolées, sous-dentées, sessiles, embrassantes; fleurs jaunes; racine fibreuse et vivace.

La Ficaire ou Petite Chélidoine (*Ficaria ranunculoides, Ranunculus Ficaria*) croît dans les lieux humides ou ombragés. Tige de 10 à 20 centimètres; feuilles épaisses, luisantes, crénelées, cordiformes; fleurs jaunes à pédoncules allongés. — Très-vénéneuse.

L'Anémone Pulsatille (*Anemone Pulsatilla, Pulsatilla vulgaris*), communément *Pulsatille, Coquelourde, Teigne-OEuf, Herbe-au-Vent*, fleurit au printemps dans les terrains secs et montagneux. Plante vivace à tige de 10 à 40 centimètres, cylindrique, velue, uniflore; feuilles radicales, pétiolées, composées de folioles plusieurs fois pinnatifides, à segments étroits et aigus; trois caulinaires formant un involucre éloigné de la fleur; fleurs d'un bleu violet, grandes et un peu penchées. — Cette plante est très-âcre, vésicante et vénéneuse : on l'a employée dans la goutte sereine et les dartres. — La *Teinture de Pulsatille*, à dose faible, est utile contre les migraines, qu'elle guérit habituellement.

L'Anémone des Bois, ou Sylvie (*Anemone nemorosa*), est très-abondante dans les bois couverts, que ses fleurs ornent au printemps. Plante vivace de 10 à 30 centimètres; feuilles radicales, pétiolées, dressées, à trois folioles incisées; fleurs blanches, rosées en dehors, solitaires et portées sur un pédoncule radical, muni de trois feuilles verticillées. — Rubéfiante et corrosive. D'un usage dangereux.

L'Anémone des Prés (*Anemone pratensis, Pulsatilla pratensis*) a été préconisée contre les dartres, les ulcères opiniâtres, la paralysie, l'amaurose. — Dangereuse.

Le Pigamon jaune (*Thalictrum flavum*), ou *Rue des Prés, Rhubarbe des pauvres, Pied-de-Milan*, habite les prés marécageux, les endroits humides et ombragés. Tige dressée, haute de 6 à 10 décimètres et plus; feuilles alternes bi-tripinnatiséquées, à deux ou trois lobes; fleurs jaunâtres, en bouquets serrés et terminaux. — Ses feuilles sont laxatives; sa racine est apéritive diurétique et purgative : on l'emploie, à ce dernier titre, à la dose de 20 à 25 grammes en décoction dans un demi-litre d'eau.

La Clématite blanche ou des Haies, Vigne blanche (*Clematis Vitalba*), vulgairement *Herbe-aux-Gueux*, *Viorne*, est très-commune dans les haies ; elle pousse des tiges sarmenteuses, nombreuses, anguleuses, grimpantes, longues de 2 mètres et plus. Ses feuilles sont opposées, pétiolées, imparipennées, composées de cinq folioles ovales-aiguës, plus ou moins dentées. Ses fleurs, d'un blanc sale, sont disposées en une sorte de panicule formée par des pédoncules axillaires, plusieurs fois trifides. — Toute la plante est douée d'une saveur âcre et brûlante ; ses feuilles pilées et appliquées sur la peau l'enflamment et y produisent des plaies superficielles. On a employé la Clématite comme rubéfiante dans le rhumatisme et la goutte chronique. L'infusion de ses feuilles et de ses fleurs, à la dose de 5 à 10 grammes par litre d'eau, a été conseillée dans l'hydropisie, la syphilis, les scrofules, les dartres, etc.

La Clématite droite (*Clematis recta*, *C. erecta*) diffère de la précédente par ses tiges cylindriques, hautes de 1 à 2 mètres, par ses feuilles de cinq à neuf folioles et par ses fleurs blanches, disposées en panicules terminales ombellées. — Mêmes propriétés.

L'Ellébore noir (*Helleborus niger*), vulgairement *Rose de Noël*, croît dans les lieux rudes et montagneux d'une partie de l'Europe. Il pousse de sa racine des feuilles longuement pétiolées, divisées en huit ou neuf digitations ovales-oblongues, dentées, fermes, luisantes et d'un vert très-foncé. Ses fleurs, d'un blanc rosé, s'épanouissent dès la fin de décembre ; elles sont portées au nombre d'une ou deux sur une hampe de 15 à 20 centimètres. — L'Ellébore est vénéneux à dose moyenne ; néanmoins on a vanté et employé sa racine, à titre de purgatif drastique, dans l'hydropisie, les dartres rebelles, la lèpre, la goutte, la chorée, l'épilepsie, l'hypochondrie et l'aliénation mentale. On administre sa racine en poudre, à la dose de 20 à 30 centigrammes comme diurétique, altérante ; à celle de 30 centigrammes à 1 gramme comme purgative ; — en infusion ou décoction, à la dose de 2 à 8 grammes par litre d'eau.

L'Ellébore vert ou a fleurs vertes (*Helleborus viridis*) produit des tiges de 2 à 3 décimètres, dressées, un peu rameuses supérieurement ; ses feuilles radicales sont longuement pétiolées, celles des rameaux sessiles, palmées-divisées ; ses fleurs sont vertes et s'épanouissent de mars en avril. — Plus actif que le précédent.

L'ELLÉBORE FÉTIDE ou PIED-DE-GRIFFON (*Helleborus fœtidus*)
croît dans les pâturages, sur la lisière des bois, où il fleurit de
février en mai. Tige droite, haute de 3 à 5 décimètres et rameuse; feuilles inférieures pétiolées, coriaces, d'un vert noirâtre,
partagées jusqu'à leur base en huit ou dix digitations pédalées,
aiguës, dentées en scie; feuilles supérieures d'un vert pâle et
jaunâtre, exiguës; fleurs verdâtres, bordées de rouge, en panicules terminales. — Ses feuilles passent pour vermifuges; on
les prescrit fraîches, en infusion, à la dose de 4 grammes pour
un ou deux verres d'eau; — sèches, en poudre, à celle de 60 à
75 centigrammes.

La NIGELLE DES CHAMPS (*Nigella arvensis*), dont la tige est
droite, haute de 2 à 3 décimètres, glabre, simple ou rameuse,
munie de feuilles bipinnatifides, à lobes linéaires, et dont les
fleurs d'un bleu clair, quelquefois blanches, sont dépourvues de
collerette; — la NIGELLE CULTIVÉE (*Nigella sativa*), ou *Nielle,
Nigelle romaine, Cumin noir*, qui présente une tige dressée, pubescente, haute de 30 centimètres, ramifiée, garnie de feuilles
sessiles, deux fois pinnatifides, à folioles linéaires, aiguës, et
des fleurs bleues ou blanches, aussi dépourvues de collerette,
solitaires à l'extrémité des rameaux; — et la NIGELLE DE DAMAS
(*Nigella Damascena*), ou *Cheveux-de-Vénus, Patte-d'Araignée,
Toute-Épice*, qui diffère de la précédente par ses fleurs d'un bleu
clair et cendré, entourées d'une collerette, — croissent dans les
moissons ou sont cultivées dans les jardins. — Leurs graines,
qui ont une saveur âcre et piquante, sont réputées toniques,
stimulantes, carminatives, emménagogues, diurétiques et sternutatoires. On les emploie en infusion vineuse, à la dose de
15 grammes par litre, dans les affections catarrhales, les coliques
venteuses, les vertiges, la céphalalgie, l'aménorrhée, etc. — Les
semences des Nigelles, réduites en poudre, forment un puissant
sternutatoire.

Le PIED-D'ALOUETTE DES CHAMPS ou DAUPHINELLE-CONSOUDE
(*Delphinium Consolida*) croît dans les moissons. Sa tige est
droite, rameuse, haute de 30 à 50 centimètres, garnie de feuilles
à trois divisions principales, découpées elles-mêmes en plusieurs
lanières étroites. Ses fleurs, dont le calice est ordinairement
d'un beau bleu, sont disposées en grappes lâches à l'extrémité
des rameaux : les pétales sont légèrement soudés et forment une
corolle monopétale, blanchâtre, prolongée à sa base en un
éperon renfermé dans celui du calice. — Ses semences sont
employées à l'extérieur pour détruire la vermine de la tête.

Le Pied-d'Alouette des Jardins ou Dauphinelle d'Ajax (*Delphinium Ajacis*) est une plante plus élevée que la précédente, mais moins ramifiée ; ses feuilles sont plus rapprochées, plus grandes et plus divisées ; ses fleurs, plus nombreuses, plus grandes et disposées en épi serré, sont formées d'un calice naturellement bleu, pouvant devenir blanc ou rose, et d'une corolle blanche, marquée, vers le haut, de quelques lignes d'un pourpre foncé. — Il est vénéneux comme le Pied-d'Alouette des champs.

La Dauphinelle-Staphisaigre, ou Staphisaigre (*Delphinium Staphisagria*), vulgairement *Herbe aux Poux*, est une plante de 3 à 6 décimètres, à tige dressée, cylindrique, peu rameuse, velue, munie de feuilles alternes, pétiolées, palmées, découpées en cinq ou sept lobes. Ses fleurs bleues, éperonnées, à pédoncules velus, sont disposées en grappes terminales. — La Staphisaigre, que l'on cultive dans les jardins comme plante d'agrément, croît naturellement dans les lieux ombragés de la France méridionale et de l'Italie. — Ses semences sont un poison très-actif ; elles enivrent le poisson, comme le fait la Coque du Levant. On les a employées en poudre, à la dose de 50 centigrammes à 1 gramme à l'intérieur, contre les vers et les affections nerveuses. La décoction de cette poudre (32 grammes pour 1,500 grammes d'eau) a été conseillée à l'extérieur pour détruire les poux ou pour guérir la gale et quelques affections dartreuses. Ajoutons que son usage, tant interne qu'externe, n'est pas exempt de dangers.

L'Ancolie vulgaire (*Aquilegia vulgaris*), nommée aussi *Aiglantine*, *Gant de Notre-Dame*, se trouve dans les prés, les buissons et les bois un peu humides ; sa tige, haute d'environ 50 centimètres, est garnie de feuilles presque glabres, ressemblant à celles de la Grande Chélidoine ; ses fleurs, ordinairement bleues, presque toujours éperonnées ou en forme de cornet, varient beaucoup de couleur par la culture. — Les feuilles de l'Ancolie ont été usitées comme diurétiques et apéritives ; ses semences ont été recommandées en poudre dans du vin blanc contre la jaunisse, et en émulsion pour faciliter la sortie des pustules varioliques, l'éruption de la rougeole et de la scarlatine.

L'Aconit Napel (*Aconitum Napellus*), aussi *Napel*, *Coqueluchon*, que l'on cultive dans les jardins pour la beauté de ses fleurs, croît dans les lieux ombragés et humides des Alpes, des Vosges, du Jura et des Pyrénées. C'est une plante vivace, à racines pivotantes, allongées, napiformes et recouvertes d'une écorce noirâtre; à tige dressée, haute de 8 à 12 décimètres, glabre, cylindrique, munie de feuilles alternes, pétiolées et divisées en cinq ou sept lobes allongés, découpés en deux ou trois lanières étroites, aiguës, luisantes; d'une belle couleur verte. Ses fleurs sont bleues, grandes, irrégulières, en forme de casque ou de capuchon, et disposées en grappes terminales et allongées. — L'Aconit est une plante extrêmement vénéneuse, dont il ne faut user qu'avec beaucoup de circonspection. On emploie ses feuilles en teinture et ses racines en alcoolature, à titre de diurétique, de diaphorétique, de calmant, etc., jusqu'à la dose de 1 gramme en potion, dans l'hydropisie, la syphilis, les dartres, le rhumatisme, la goutte, l'amaurose, le cancer, les névralgies récentes, les céphalalgies nerveuses, l'épilepsie, les convulsions, la paralysie, l'angine, la bronchite, la coqueluche, la grippe, la fièvre puerpérale, les fièvres éruptives (rougeole, variole, scarlatine, miliaire, urticaire, érysipèle), etc.

L'Aconit Tue-Loup (*Aconitum Lycoctonum*), haut de 6 à 10 décimètres, est pourvu de feuilles pubescentes profondément divisées en trois ou cinq lobes trifides et incisés; ses fleurs sont d'un blanc jaunâtre, à casque conique, obtus et pubescent. — Vénéneux; propriétés de l'Aconit Napel, partagées par les espèces suivantes.

L'Aconit Anthore (*Aconitum Anthora*) croît dans les pays montagneux de l'Europe. Tige anguleuse, velue, haute de 5 décimètres; feuilles nombreuses, à divisions palmées, partagées en lobes linéaires; fleurs d'un jaune pâle, pourvues d'un casque en forme de bonnet phrygien.

L'Aconit féroce (*Aconitum ferox*) existe dans le Népaul, sur les montagnes de l'Hymalaya. Il ressemble beaucoup à l'Aconit Napel.

La Pivoine mâle ou coralline (*Pæonia corallina*), plante herbacée de 6 à 10 décimètres de hauteur, à feuilles découpées en segments ovés, vertes et luisantes en dessus, blanchâtres en dessous et portées sur des pédoncules rougeâtres; à fleurs purpurines ou incarnates, solitaires à l'extrémité des rameaux; — et surtout la Pivoine femelle ou officinale (*Pæonia officinalis*), à tige dressée, haute de 60 à 90 centimètres, verte et ramifiée, pourvue de feuilles grandes, découpées en segments deux fois ternés, glabres et oblongs; à fleurs d'un rouge violacé, très-grandes, solitaires et terminales; — qui croissent naturellement dans les prairies et les bois montueux des contrées méridionales de l'Europe, dans l'Asie, et que l'on cultive dans les jardins pour la beauté de leurs fleurs, ont été fort prônées en médecine. — Leurs racines sont sédatives et antispasmodiques : on les emploie en infusion, à la dose de 15 à 30 grammes par litre d'eau ; en poudre, à celle de 2 à 4 grammes ; et surtout en alcoolature, dans certaines maladies nerveuses, la chorée, l'éclampsie, l'épilepsie, les tremblements, la migraine, etc.

L'ACTÉE EN ÉPI (*Actæa spicata*), ou *Herbe de Saint-Christophe*, est une plante vivace qui croît dans les bois touffus et montueux. Tige dressée, souvent simple, nue inférieurement, portant une à trois feuilles supérieurement ; feuilles longuement pétiolées, deux ou trois fois ailées, à segments ovales, incisés, dentés, d'un vert foncé en dessus, blanchâtres en dessous ; fleurs blanches, petites, régulières, disposées en grappes compactes. — A l'état frais, cette plante est très-vénéneuse. Sa racine a été employée en infusion, à la dose de 2 grammes par demi-litre d'eau, contre l'asthme, les scrofules, contre la toux des phthisiques, qu'elle calme ; — et en décoction (30 à 60 grammes par litre d'eau) pour lotions contre la gale et la vermine de la tête.

MÉMORIAL THÉRAPEUTIQUE

ou

TABLE ALPHABÉTIQUE DES MALADIES

CITÉES DANS L'OUVRAGE

Avec renvoi aux Plantes qui leur sont applicables,

ET

CLASSIFICATION DES PRINCIPALES PLANTES MÉDICINALES

SUIVANT LEURS PROPRIÉTÉS.

A

Abaissement de matrice. — Les Astringents et les Toniques (V. *Astringents* et *Toniques*).

Abcès aigus ou inflammatoires, Phlegmons. — Aigremoine, 219 ; Amandier (Huile d'Amandes douces), 226 ; Bouillon blanc, 133 ; Carotte cultivée, 204 ; Douce-Amère, 138 ; les Émollients (V. *Émollients*) ; Fenugrec, 232 ; Guimauve, 268 ; Hièble, 189 ; Laitue commune, 161 ; Lin, 271 ; Lis blanc, 67 ; Lupin blanc, 231 ; Mauves, 269 ; Mélilot, 232 ; Morelle noire, 137 ; Olivier (Huile d'Olive), 152 ; Orpin, 208 ; Oseille, 107 ; Pétasite, 175 ; Poireau, 68 ; les Purgatifs (V. *Purgatifs*) ; les Résolutifs (V. *Résolutifs*) ; Rose trémière, 269 ; Sedon blanc, 209 ; Séneçon, 176 ; Sureau, 188 ; les Tempérants (V. *Tempérants*).

Abcès chroniques. — V. *Scrofules.*

Abcès par congestion. — Les Amers (V. *Amers*) ; Cotonniers (Moxas), 270. — V. *Tumeurs froides, Rachitisme, Scrofules, Carie vertébrale.*

Abcès froids ou strumeux. — V. *Tumeurs froides.*

Abcès laiteux. — V. *Engorgements laiteux des seins.*

Abcès phlegmoneux. — V. *Abcès aigus.*

Abcès scrofuleux. — V. *Tumeurs froides.*

Accouchements laborieux. — Seigle ergoté, 50.

Acidités. — V. *Aigreurs d'estomac.*

Adénites (État morbide des glandes). — V. *Abcès*, *Bubon*, *Engorgements lymphatiques et glanduleux*.

Adoucissants. — V. *Émollients*.

Affaiblissement des facultés intellectuelles. — Caféier (Café), 184; Lavande officinale, 122; — Spic, 123; — Stœchas, 123; Mélisse bâtarde, 124; — officinale, 123; Thé de la Chine, 265.

Affaiblissement de la vue. — V. *Amaurose*.

Affections atoniques. — V. *Atonies*.

Affections de la bouche, des gencives et de la gorge. — V. *Aphthes*, *Stomatite*, *Angine*, *Scorbut*.

Affections bronchiques. — V. *Bronchites*.

Affections cachectiques. — V. *Cachexie*.

Affections calculeuses. — V. *Calculs*.

Affections cancéreuses et squirrheuses. — V. *Cancer*.

Affections catarrhales. — V. *Catarrhes*.

Affections cérébrales ou mentales. — V. *Aliénation mentale*.

Affections chlorotiques. — V. *Chlorose*.

Affections du cœur. — V. *Hypertrophie du cœur*, *Palpitations*.

Affections cutanées. — V. *Maladies de la peau*.

Affections dartreuses. — V. *Dartres*.

Affections du foie. — V. *Hépatite*, *Ictère*.

Affections gangréneuses. — V. *Gangrène*.

Affections goutteuses. — V. *Goutte*.

Affections hystériques. — V. *Hystérie*.

Affections lymphatiques. — V. *Scrofules*, *Engorgements lymphatiques et glanduleux*.

Affections nerveuses. — V. *Névroses*.

Affections des organes respiratoires. — V. *Bronchites*, *Pneumonie*, *Pleurésie*, *Phthisie*, *Asthme*.

Affections pulmonaires, Affections de poitrine. — V. *Pneumonie*, *Pleurésie*, *Phthisie*.

Affections de la rate. — V. *Engorgements de la rate*.

Affections rhumatismales. — V. *Rhumatismes*.

Affections scorbutiques. — V. *Scorbut*.

Affections scrofuleuses. — V. *Scrofules*.

Affections syphilitiques, vénériennes. — V. *Syphilis.*

Affections vermineuses. — V. *Vers intestinaux.*

Affections des voies urinaires. — V. *Blennorrhagie*, *Dysurie*, *Gravelle*, *Cystite*, *Néphrite.*

Affections des yeux. — V. *Amaurose, Ophthalmies.*

Age critique. — Les Antispasmodiques (V. *Antispasmodiques*); les Purgatifs (V. *Purgatifs*); Reine-des-Prés, 224.

Aigreurs d'estomac, Acidités. — V. *Gastralgie*, *Gastrite*, *Dyspepsie.*

Albuminurie. — Bruyères, 157; Caféier (Café), 184; Concombre sauvage (Élatérium), 211; Croton cathartique (Huile de Croton), 97; les Diurétiques (V. *Diurétiques*); les Drastiques (V. *Drastiques*); Épurge (Huile d'Épurge), 94; Genêts, 230-231; Raifort, 281. — V. *Hydropisies.*

Alcoolisme. — V. *Delirium tremens.*

Aliénation mentale, Démence, Folie, Manie, Monomanie. — Coloquinte, 212; Digitale, 132; les Drastiques (V. *Drastiques*); Ellébore noir, 300; — vert, 300; Marjolaine, 179; Mouron bleu, 115; — rouge, 115; Parisette, 71; Pavot somnifère (Opium), 288; les Révulsifs (V. *Révulsifs*); Stramoine, 136.

Alopécie, Chute des cheveux. — Noyer, 83. — V. *Dartres, Teigne, Syphilis.*

Amaurose, Goutte sereine (Affaiblissement ou perte de la vue, par suite de la paralysie de la rétine, et souvent aussi du nerf optique). — Aconits, 302-303; Anémone des prés, 299; — Pulsatille, 299; Arnica, 167; Euphraise, 134; les Purgatifs (V. *Purgatifs*); les Révulsifs (V. *Révulsifs*); Valérianes, 180-181; Vomiquiers (Noix vomique, Fève de Saint-Ignace, Strychnine, Brucine), 148-149. — Si elle a pour cause la syphilis, V. *Syphilis.*

Amblyopie (Obscurcissement ou affaiblissement de la vue des vieillards). — V. *Amaurose.*

Aménorrhée, Dysménorrhée (Suppression, diminution ou écoulement difficile des règles, tenant à une mauvaise constitution, à une faiblesse générale de l'organisme, à la pauvreté du sang, ou ayant pour cause, soit un refroidissement subit, soit une grande frayeur, soit un chagrin éprouvé au moment même de la menstruation). — Absinthes, 169-171; Agripaume, 126; Angéliques, 200-201; Anis; 192; Aristoloche Clématite, 98; —

longue, 98; — (Petite), 98; — ronde, 98; Armoise - Aurone, 169; — commune, 168; Aunée odorante, 174; — officinale, 173; Balsamodendron porte - myrrhe (Myrrhe), 244; Berle, 197; Botrys, 110; Bourse-à-Pasteur, 283; Busserole, 157; Caféier (Café), 184; Camomille puante, 173; — romaine, 172; Carline, 165; Carvi, 193; Cataire, 128; Chanvre, 92; Coriandre, 198; Cumin, 197; Dictame blanc, 249: — de Crète, 129: les Emménagogues (V. *Emménagogues*); Épiaire des bois, 126; Fenouil, 196; Génipis, 171; Hysope, 121; Impératoire, 201; Lavande officinale, 122; — Spic, 123; — Stœchas, 123; Livèche, 196; Marjolaine, 129; Marrube blanc, 125; Marum, 120; Matricaire officinale, 172; Menthes, 122; Ményanthe, 148; Millefeuille, 177; Moutarde noire, 284; Muscadiers (Muscades et Macis), 103-104; Nigelles, 301; Origan, 128; Persil, 195; Polygalas, 274-276; Prêles, 57-58; Raifort, 281; Romarin, 117; Rue, 248; Sabine, 79; Safran, 74; Sauges, 118 - 119; Scordium, 120; Scorodone, 120; Serpolet, 124; Souci des champs, 166; — officinal, 166; les Stimulants (V. *Stimulants*); Tanaisie, 168. — V. *Chlorose.*

Amers (Caractérisés par une forte amertume et exerçant sur l'appareil gastro - intestinal une action stimulante qui tend à augmenter l'appétit et à favoriser la digestion). — Absinthes, 169-171; Acacie astringente (Barbatimão), 241; Aigremoine, 219; Alcornoque, 235; Artichaut, 164; Bigaradier (Oranges amères), 264; Bugle rampante, 119; Carapa de la Guyane, 258; — Touloucouna, 258; Cédrel fébrifuge, 258; Cerisier, 227; Chardon bénit, 164; Chausse-Trape, 164; Chêne (Glands), 82; Chicorée sauvage, 163; Chironie angulaire, 148; — du Chili, 148; Chrysophylle glycyphlée (Guaranhem), 154; Cocculus à larges feuilles (Pareira brava), 293; — palmé (Colombo), 293; Croton Cascarille (Cascarille), 97; Cusparie fébrifuge (Angusture), 249; Épine-Vinette, 292; Eupatoire chanvrin, 175; Fumeterres, 287-288; Génipis, 171; Gentianelle, 147; Gentianes, 146-147; Géranium à Robert, 253; Germandrée Petit-Chêne, 120; Gui, 190; Houblon, 92; Houx commun, 247; Khaya du Sénégal, 258; Lichen d'Islande, 51; — pulmonaire, 52; Lilas, 153; Lycope, 119; Magnoliers, 293; Mahogon fébrifuge, 258; Marronnier, 259; Ményanthe, 148; Merisier, 228; Olivier, 152; Osier blanc, 87; Petit-Houx, 71; Petite Centaurée, 147; Peuplier blanc, 87; Polygalas, 274-276; Quassier amer et Quassier élevé (Quassia), 251; Quinquinas, 185; Rosier de Provins, 218;

Sapotillier commun, 154; Saule blanc, 86; — Marceau, 87; — pleureur, 87; — précoce, 87; Simarouba, 251; Soymide fébrifuge, 258; Tachi de la Guyane, 147; Tremble, 88; Tulipier, 293; Véronique officinale, 134.

Amygdalite (Affection des amygdales). — V. *Angine, Croup, Aphonie, Aphthes.*

Analeptiques (Essentiellement reconstituants et propres, par conséquent, à rétablir les forces, étant absorbés, et modifiant heureusement le sang et les solides). — Cacaoyer (Chocolat), 270; Curcuma à feuilles étroites et Galanga à feuilles de Balisier (Arrow-Root), 75; Manioc ordinaire (Manioc, Couaque, Cassave, Moussache, Tapioka), 97; Ophrys et Orchis (Salep), 76; Racahout des Arabes, 271. A titre d'adjuvants des Analeptiques, on prescrit les Amers (V. *Amers*).

Anaphrodisie, Impuissance. — Céleri, 195; Chervi, 205; Panais cultivé, 204; Souchet comestible, 61; Truffe, 50.

Anasarque (Hydropisie du tissu cellulaire de tout le corps). — V. *Hydropisies.*

Anémie (Affection caractérisée par une altération dans la composition du sang et par un état de faiblesse générale). — V. *Chlorose.*

Anévrisme (Dilatation d'une artère ou du cœur : affection caractérisée par de fréquentes et violentes palpitations de cet organe, par un teint pâle, par une respiration courte, par l'essoufflement lorsqu'on marche vite ou qu'on monte un escalier, et par l'enflure des chevilles lorsqu'on est resté longtemps debout ou qu'on s'est fatigué). — V. *Hypertrophie du cœur.*

Angines (Inflammation de la gorge, accompagnée de la difficulté d'avaler et de respirer). — A. *Période d'irritation :* Aconits, 302-303; les Émollients (V. *Émollients*); Figuier (Figues), 90; Guimauve, 268; Hièble, 189; Ionidions, 277; Ipécacuanha, 183-184; Lin, 271; Mauves, 269; Navet, 286; Réglisses, 233-234; Rose trémière, 269; Sureau, 188. — B. *Période de déclin et état chronique :* Aigremoine, 219; les Astringents (V. *Astringents*); Aune, 84; Bistorte, 105; Bouleau, 84; Brunelle, 127; Chêne, 82; Dorème Ammoniaque (Gomme ammoniaque), 205; Férule Assa fœtida (Assa fœtida), 205; — persique (Sagapénum), 205; Fraisier, 221; Framboisier, 221; Galbanum officinal (Galbanum), 205; Géranium à Robert, 253; Grenadier, 215; Houblon, 92; Mûrier noir (Mûres), 89; Noyer

(Brou de Noix), 83; Opopanax Panais (Opopanax), 206; Pervenches, 150; Quintefeuille, 223; Ronce, 222; Trainasse, 105; Vigne (Verjus), 255.

Angine couenneuse. — V. *Croup.*

Angine gangréneuse ou maligne. — Poivrier aromatique (Poivre noir), 88; — long (Poivre long), 89.

Angine de poitrine. — Les Calmants et les Émollients (*V. Calmants et Émollients*).

Ankylose (Diminution ou impossibilité absolue des mouvements d'une articulation naturellement mobile). — Les Émollients (V. *Émollients*); les Résolutifs (V. *Résolutifs*); les Stimulants (V. *Stimulants*).

Anorexie (Dégoût des aliments, défaut d'appétit). — V. *Inappétence.*

Anthelminthiques (Propres à détruire les vers). — V. *Vermifuges.*

Anthrax. — V. *Abcès aigus, Charbon.*

Antiaphrodisiaques (Contre les désirs amoureux). — Nénuphar blanc, 291; — jaune, 292.

Antidartreux. — V. les plantes indiquées à l'article *Dartres.*

Antigoutteux. — V. les plantes indiquées à l'article *Goutte.*

Antihydropiques. — V. les plantes indiquées à l'article *Hydropisies.*

Antihystériques. — V. les plantes indiquées à l'article *Hystérie.*

Antilaiteux (Diminuant la sécrétion du lait). — Ache, 195; Caille-lait blanc, 182; — jaune, 182; Canne de Provence, 63; Carotte cultivée, 204; Cerfeuil commun, 202; — odorant, 203; Genêts, 230-231; Grateron, 183; Persil, 195; Pervenches, 150; Petit-Lait de Weiss, 239; Polytric, 53.

Antipériodiques, Antifébriles. — V. *Fébrifuges.*

Antipurulents. — V. *Antiseptiques.*

Antiscorbutiques. — V. les plantes indiquées à l'article *Scorbut.*

Antiscrofuleux. — V. les plantes indiquées à l'article *Scrofules.*

Antiseptiques (Propres à assainir les plaies). — Absinthes, 169-171; Ail, 68; Aloès, 69; Arnica, 167; les Astringents (V. *Astringents*); Balsamodendron de la Mecque (Térébenthine de la Mecque), 244; Camphrier (Camphre), 102; Croton Cascarille (Cascarille), 97; Génipis, 171; Goudron, 81; Marrube blanc, 125; Noyer, 83; Quinquinas, 185; Térébenthine, 80; Vinaigre, 257.

Antispasmodiques (Propres à calmer et à guérir les spasmes, les mouvements convulsifs des muscles). — Ambroisie, 109; Armoise commune, 168; — Aurone, 169; Aspérules, 181-182; Ballote noire, 126; Balsamite, 168; Benoîte, 222; Caille-lait blanc, 182; — jaune, 182; Camomille ordinaire, 172; — puante, 173; — romaine, 172; Camphrier (Camphre), 102; Cataire, 128; Dorème Ammoniaque (Gomme ammoniaque), 205; Épiaire des bois, 126; Essences de Bergamote, de Bigarade, de Citron, etc., 264; Férule Assa fœtida (Assa fœtida), 205; — persique (Sagapénum), 205; Galbanum officinal (Galbanum), 205; Grateron, 183; Gui, 190; Ivette musquée, 121; Jasmins, 152; les Labiées, 117; Lavande officinale, 122; — Spic, 123; — Stœchas, 123; Matricaire officinale, 172; Mélisse bâtarde, 124; — officinale, 123; Menthes, 122; Millefeuille, 177; Muguet, 70; Narcisse des Prés, 73; Opopanax Panais (Opopanax), 206; Oranger, 263; Oreille d'Ours, 115; Peuplier noir, 87; Pivoines, 303; Primevère commune, 115; Romarin, 117; Safran, 74; Sarriette des jardins, 128; — des montagnes, 128; Sauge des prés, 119; — Hormin, 119; — officinale, 118; — Sclarée, 119; Serpolet, 124; Soucis, 166; Tanaisie, 168; Tilleuls, 266-267; Valérianes, 180-181; Vulvaire, 109.

Antisyphilitiques, Antivénériens. — V. les plantes indiquées à l'article *Syphilis*.

Apéritifs (Propres à rétablir la liberté des voies digestives, biliaires et urinaires). — Absinthes, 169-171; Ache, 195; Ail, 68; Ancolie, 302; Asperge, 71; Bugranes, 231; Butome, 59; Capillaire du Canada, 55; — du Mexique, 55; — noir, 56; Câprier, 278; Carotte cultivée, 204; — sauvage, 204; Cerfeuil commun, 202; — odorant, 203; Cerisier (queues de Cerises), 227; Chanvre, 92; Chardon-Roland, 202; Chicorée sauvage, 163; Chiendent, 62; Croisette, 183; Estragon, 171; Eupatoire, 175; Fenouil, 196; Fumeterres, 287-288; Garance, 182; Génipis, 171; Hépatique, 52; Ivette musquée, 121; les Labiées, 117; Menthes, 122; Méum, 201; Oignon, 68; Oseille, 107; Persil, 195; Petit-Houx, 71; Pigamon jaune, 299; Pissenlit, 162; Polypode de Chêne, 55; Polytric, 53; — des officines, 56; Saponaire, 273; Sauve-Vie, 56; Sedon âcre, 208; Trocart, 59.

Aphonie, Extinction de voix. — Les Antispasmodiques (V. *Antispasmodiques*); Carotte cultivée, 204; Raifort, 281; Valérianes, 180-181; Vélar, 282. — V. *Angine, Hystérie*.

Aphrodisiaques (Propres à exciter aux plaisirs de l'amour).— V. les plantes indiquées à l'article *Anaphrodisie*.

Aphthes (Petites ulcérations blanchâtres, superficielles, se développant sur la langue et sur les autres muqueuses de la bouche). — A. *Avec irritation :* Les Émollients (V. *Émollients*); Fenugrec, 232 ; Guimauve, 268 ; Joubarbe commune, 208 ; Lin, 271 ; Mauves, 269 ; Rose trémière, 269. — B. *Atoniques :* Les Astringents (V. *Astringents*); Bistorte, 105 ; Citronnier (Citrons), 263 ; Coignassier (Coings), 217 ; Fraisier, 221 ; Sedon âcre, 208 ; — blanc, 209 ; Traînasse, 105. — V. *Stomatite, Angine*.

Aphthes malins. — V. *Muguet*.

Apoplexie, Congestion ou Hémorrhagie cérébrale (Affection du cerveau, caractérisée par un épanchement de sang dans cet organe, et par la perte plus ou moins complète de la connaissance, du sentiment et du mouvement). — Coloquinte, 212 ; Moutarde noire (Sinapismes), 284 ; les Purgatifs (V. *Purgatifs*); les Rubéfiants (V. *Rubéfiants*); les Stimulants (V. *Stimulants*); les Vésicants (V. *Vésicants*). — V. *Commotion cérébrale*.

Appauvrissement du sang. — V. *Chlorose*.

Appétit (Manque d'). — V. *Inappétence*.

Ardeurs d'urine (Cuisson se faisant sentir dans le canal uréthral et accompagnant l'émission de l'urine). — V. *Blennorrhagie, Dysurie*.

Arthrite (Inflammation, gonflement des articulations). — Bardane, 163 ; Hièble, 189. — V. *Goutte, Rhumatismes, Tumeurs blanches articulaires, Hydarthroses*.

Ascarides vermiculaires. — V. *Vers intestinaux*.

Ascite (Hydropisie du ventre). — V. *Hydropisies*.

Asphyxie (Suspension des phénomènes respiratoires, et, par suite, celle des fonctions cérébrales, de la circulation, etc., due généralement à la strangulation, à la submersion, à des gaz délétères ou non respirables, et déterminant celle des phénomènes vitaux). — Tabac ordinaire, 135 ; — rustique, 136.

Asthénie, Cachexie, Consomption (Privation de forces, faiblesse générale). — Absinthes, 169 - 171 ; Alliaire, 282 ; les Amers (V. *Amers*); les Analeptiques (V. *Analeptiques*); Angéliques, 200-201 ; Aune, 84 ; Aunée, 173 ; Barbarée, 280 ; Benoîte, 222 ; Bétoine, 125 ; Bouleau, 84 ; Brunelle, 127 ; Cacaoyer (Chocolat), 270 ; Cannellier aromatique (Cannelle de Chine), 102 ;

— blanc (Cannelle blanche), 261; — de Ceylan (Cannelle de Cayenne et de Ceylan), 102; Cardamine des prés, 280; Chêne, 82; Cochléaria, 280; Coignassier (Coings), 217; Cresson alénois, 280; — de fontaine, 279; — sauvage, 280; Cusparie fébrifuge (Angusture), 249; Drimys de Winter (Écorce de Winter), 296; Génipis, 171; Gentianes, 146-147; Grande Centaurée, 165; Houblon, 92; Marrube blanc, 125; Mélisses, 123-124; Méum, 201; Millefeuille, 177; Moutarde blanche, 286; — noire, 284; — sauvage, 286; Muscadiers (Muscades et Macis), 103-104; Petite Centaurée, 147; Poivrier aromatique (Poivre noir), 88; — long (Poivre long), 89; Quinquinas, 185; Romarin, 117; Soucis, 166; les Stimulants (V. *Stimulants*); Tanaisie, 168; Thym, 124; les Toniques (V. *Toniques*); Vigne (Vin), 255.

Asthme (Difficulté de respirer liée à un état nerveux particulier et revenant par accès irréguliers qui dépendent des variations atmosphériques, des émotions vives, des excès). — A. *Nerveux :* Actée, 304; les Antispasmodiques (V. *Antispasmodiques*); Belladone, 137; Camphrier (Camphre), 102; Ciguës, 199-200; Coquelicot, 290; Dorème ammoniaque (Gomme ammoniaque), 205; Férule Assa fœtida (Assa fœtida), 205; — persique (Sagapénum), 205; Galbanum officinal (Galbanum), 205; Gui, 190; Jusquiames, 136-137; Laurier-Cerise, 228; Lobélie enflée, 159; Opopanax Panais (Opopanax), 206; Oranger, 263; Phellandrie, 193; Pavot somnifère, 288; Stramoine, 136. — B. *Humide, muqueux ou pituiteux :* Ache, 195; Agripaume, 126; Ail, 68; Aliboufier benzoin (Benjoin), 155; Aunée, 173; Botrys, 110; Bourse-à-Pasteur, 283; Camphrée de Montpellier, 110; Carotte cultivée, 204; Cerfeuil odorant, 203; Cochléaria, 280; Épiaire des bois, 126; Gaïac, 250; Hysope, 121; Lavande officinale, 122; — Spic, 123; — Stœchas, 123; Lierre terrestre, 127; Mangostan guttier (Gomme-Gutte), 260; Marjolaine, 129; Marrube blanc, 125; Marum, 120; Millepertuis, 262; Moutarde noire (Sinapismes), 284; Origan, 128; Passerage à larges feuilles, 283; Polygalas, 274-276; les Purgatifs (V. *Purgatifs*); Raifort, 281; Romarin, 117; Scille, 68; Tussilage, 174.

Astringents (Propres à resserrer et à tonifier les tissus avec lesquels on les met en contact). — Acacie astringente (Barbatimão), 241; — Cachou (Cachou), 241; Aigremoine, 219; Alaterne, 246; Alchimille, 220; Alcornoque, 235; Aliboufier benzoin (Benjoin), 155; Argentine, 223; Aune, 84; Aunée dyssentérique, 174 ; Benoîte, 222 ; Bistorte, 105 ; Bouleau, 84 ; Bourse-à-Pasteur, 283 ; Brunelle, 127 ; Bruyères, 157 ; Bugle rampante, 119 ; Busserole, 157 ; Canneberge, 159 ; Chêne, 82 ; Chèvrefeuille, 187 ; Chrysophylle glycyphlée (Monésia), 154 ; Coignassier (Coings), 217 ; Consoude officinale, 142 ; Croisette, 183 ; Cyprès (Noix de Cyprès), 78 ; Épiaire sidérite, 127 ; Euphraise, 134 ; Filipendule, 225 ; Fraisier, 221 ; Framboisier, 221 ; Géranium à Robert, 253 ; Grenadier, 215 ; Jacobée, 176 ; Joubarbe commune, 208 ; Kramer triandre (Ratanhia), 276 ; Lamier blanc, 125 ; — pourpre, 125 ; Lentisque (Mastic), 243 ; Lupin blanc, 231 ; Lycope, 119 ; Marronnier, 259 ; Merisier, 228 ; Millefeuille, 177 ; Mûrier noir, 89 ; Myrte, 213 ; Myrtille, 158 ; Néflier, 217 ; Noyer, 83 ; Nummulaire, 115 ; Olivier, 152 ; Osmonde royale, 54 ; Pâquerette, 176 ; Patience sanguine, 107 ; Paullinie Guarana (Guarana), 259 ; Pervenches, 150 ; Pétasite, 175 ; Peuplier blanc, 87 ; Pimprenelle, 220 ; Plantain (Grand), 113 ; — lancéolé, 113 ; — moyen, 113 ; Pommier, 216 ; Prunellier, 227 ; Ptérocarpe dragon (Sang - Dragon), 235 ; — hérisson, etc. (Kino), 235 ; Pulmonaire, 143 ; Pyrole à feuilles rondes, 157 ; — ombellée, 157 ; Quinquinas, 185 ; Quintefeuille, 223 ; Reine-des-Prés, 224 ; Rhubarbes, 107-108 ; Riz, 64 ; Ronce, 222 ; Rosier à cent feuilles, 218 ; — blanc, 219 ; — de Provins, 218 ; — sauvage (Bédéguars et Cynorrhodons), 217 ; Sanicle, 202 ; Saules, 86-87 ; Sceau-de-Salomon, 70 ; Scolopendre, 56 ; Sumac des Corroyeurs, 242 ; — de Virginie, 242 ; Tormentille, 223 ; Traînasse, 105 ; Tremble, 88 ; Verge d'or, 176 ; Vigne (Raisins verts et Vin), 255.

Atonie (Faiblesse, débilité). — V. *Asthénie*.

Atonie de l'estomac et des voies digestives. — Absinthes, 169-171 ; Agripaume, 126 ; les Amers (V. *Amers*) ; Angéliques, 200-201 ; Aneth, 197 ; Anis, 192 ; Arnica, 167 ; Aunée odorante, 174 ; — officinale, 173 ; Benoîte, 222 ; Bigaradier (Oranges amères), 264 ; Camomille puante, 173 ; — romaine, 172 ; Carvi, 193 ; Chardon bénit, 164 ; Chausse-Trape, 164 ; Chicorée sauvage, 163 ; Coriandre, 198 ; Cumin, 197 ; Cusparie (Angusture), 249 ; Faham, 77 ; Fenouil, 196 ; Fumeterres, 287-288 ; Genévrier, 78 ; Génipis, 171 ; Gentianes, 146-147 ; Germandrée Petit-Chêne, 120 ; Giroflier aromatique (Girofles), 214 ; Groseillier noir, 207 ; les Labiées, 117 ; Livèche, 196 ; Marjolaine, 129 ; Marronnier, 259 ; Marrube blanc, 125 ; Marum, 120 ; Mélisse bâtarde, 124 ; — officinale, 123 ; Menthes, 122 ; Ményanthe, 148 ; Méum, 201 ; Millefeuille, 177

Moutarde blanche, 286; — sauvage, 286; Myrte commun, 213;
— Piment (Poivre de la Jamaïque), 214; Oranger, 263; Origan, 128; Petite Centaurée, 147; Pissenlit, 162; Quassier amer
et Quassier élevé (Quassia), 251; Quinquinas, 185; Ravensara
aromatique (Noix de Ravensara), 103; Rhubarbes, 107-108;
Romarin, 117; Rosier de Provins, 218; Santoline, 169; Saponaire, 273; Sauges, 118-119; Serpolet, 124; Simarouba, 251; les
Stimulants (V. *Stimulants*); les Stomachiques (V. *Stomachiques*);
Tanaisie, 168; Thym, 124; les Toniques (V. *Toniques*); Vanillier (Vanille), 76. — V. *Dyspepsie*.

Atonie des organes de la voix. — V. *Aphonie*.

Atrophie des enfants. — V. *Rachitisme*.

Atrophie des membres. — V. *Paralysie*.

Attaques de nerfs. — V. *Vapeurs, Hystérie, Spasmes*.

B

Béchiques (Doux, émollients, calmants, qui apaisent la toux,
les irritations de poitrine, et facilitent, par leur humidité et par
leurs propriétés mucilagineuses, l'expectoration des mucosités
bronchiques). — Balsamodendron africain (Bdellium), 244;
Bouillon blanc, 133; Bourrache, 141; Buglosse, 141; Capillaire
du Canada, 55; — du Mexique, 55; — noir, 56; Chèvrefeuille, 187;
Chou rouge, 286; Consoude officinale, 142; Coquelicot, 290;
Cynoglosse, 142; Dattier (Dattes), 65; les Émollients (V. *Émol-
lients*); Figuier (Figues), 90; Guimauve, 268; Hièble, 189;
Jujubier (Jujubes), 246; Mauves, 269; Pétasite, 175; Pied-de-
Chat, 167; Polygala vulgaire, 275; Polytric des officines, 56;
Pommier (Pommes), 216; Pulmonaire, 143; Réglisses, 233-234;
Rose trémière, 269; Sauve-Vie, 56; Sébestier (Sébestes), 143;
Tussilage, 174; Vigne (Raisins secs), 255; Violettes, 276-277;
Vipérine, 143.

Blennorrhagie (Inflammation du canal de l'urèthre et écoule-
ment involontaire de matières muqueuses). — A. *Période aiguë* :
Acacies (Gomme arabique, — de l'Inde, — du Sénégal), 240-241;
Amandier (Amandes douces), 226; Astragale vrai, etc. (Gomme
adragante), 234; Berce, 198; Bouillon blanc, 133; Bourrache, 141;
Buglosse, 141; Busserole, 157; Chanvre, 92; Chiendent, 62;
Coignassier (Semences de Coing), 217; Concombre cultivé, 212;
Copayers (Copahu), 239-240; Courge, 213; les Émollients

(V. *Émollients*), Fraisier, 221; Giraumon, 213; Guimauve, 268; Laitue commune, 161; Lin, 271; Matico, 89; Mauves, 269; Melon, 212; Navet, 286; Onoporde, 166; Orge, 63; Pastèque, 212; Persil, 195; Poivrier-Cubèbe (Cubèbe et Essence de Cubèbe), 88; Potiron, 213; Rose trémière, 269; Santalin blanc (Essence de Santal), 99; les Tempérants (V. *Tempérants*); Vipérine, 143. — B. *Période chronique* : Acacie Cachou (Cachou), 241; Aigremoine, 219; les Astringents (V. *Astringents*); Aune, 84; Balsamodendron de la Mecque (Térébenthine de la Mecque), 244; Bistorte, 105; Bouleau, 84; Chêne, 82; Coloquinte, 212; Copayers (Copahu), 239-240; Genévrier, 78; Goudron, 81; Grenadier, 215; Kramer triandre (Ratanhia), 276; Liquidambar d'Amérique (Liquidambar), 85; — oriental (Styrax), 86; Matico, 89; Millepertuis, 262; Peuplier noir, 87; Pins, 79; Poivrier Cubèbe (Cubèbe et Essence de Cubèbe), 88; Ptérocarpe hérisson, etc. (Kino), 235; Rosier à cent feuilles (Eau distillée de Rose), 218; — de Provins, 218; Santalin blanc (Essence de Santal), 99; Sapins, 80; Seigle ergoté, 50; Tannin, 82; Térébenthine, 80; Térébinthe (Térébenthine de Chio), 242; les Toniques (V. *Toniques*); Tormentille, 223; Traînasse, 105; Vigne (Vin), 255.

Blennorrhée. — V. *Blennorrhagie chronique.*

Blessures. — V. *Coupures, Plaies, Hémorrhagies.*

Borborygmes (Bruit que font entendre, dans les intestins, les gaz qui y sont contenus). — V. *Flatuosités.*

Bouche amère (Symptôme habituel d'un embarras gastrique ou d'un état bilieux). — Les Tempérants (V. *Tempérants*); les Vomitifs (V. *Vomitifs*). — V. *Embarras gastrique.*

Bouffées de chaleur au visage. — V. *Hystérie, Vapeurs.*

Bouffissures. — V. *Œdème.*

Boulimie (Faim insatiable). — V. *Gastralgie, Névroses, Hystérie.*

Bourdonnements d'oreilles. — Les Antispasmodiques (V. *Antispasmodiques*); Hysope, 121; les Stimulants (V. *Stimulants*). — V. *Otalgie, Otite.*

Boutons de chaleur. — Les Dépuratifs (V. *Dépuratifs*); les Purgatifs (V. *Purgatifs*); les Tempérants (V. *Tempérants*).

Bronchite, Catarrhe, Rhume. — A. *Aiguë* : Acacies (Gomme arabique, — de l'Inde, — du Sénégal), 240-241; Aconits, 302-303;

Amandier (Amandes douces), 226; Asperge, 71; Astragale vrai, etc. (Gomme adragante), 234; Aya-pana, 175; les Béchiques (V. *Béchiques*); Blé (son), 63; Bœnesct, 176; Bouillon blanc, 133; Bourrache, 141; Buglosse, 141; les Calmants (V. *Calmants*); Capillaire de Montpellier, 55; Cétérach, 56; Chèvrefeuille, 187; Chou rouge, 286; Ciguës, 199-200; Coignassier (Semences de Coing), 217; Consoude officinale, 142; Coquelicot, 290; Cynoglosse, 142; Dattier (Dattes), 65; les Émollients (V. *Émollients*); les Expectorants (V. *Expectorants*); Figuier (Figues), 90; Fraisier (Fraises), 221; Frêne à feuilles rondes et Frêne à fleurs (Manne), 153; Fucus crispus, 48; Guimauve, 268; Hièble, 189; Hysope, 121; Jujubier (Jujubes), 246; Laitue commune (Lactucarium), 161; — vireuse, 162; Lichen d'Islande, 51; — pulmonaire, 52; Lierre terrestre, 127; Mauves, 269; Myrosperme baumier (Baume de Tolu), 235; — pubescent, etc. (Baume du Pérou), 235-236; Navet, 286; Oignon, 68; Orge, 63; Pavot somnifère, 288; Pétasite, 175; Phellandrie, 193; Pied-de-Chat, 167; Pistachier commun (Pistaches), 243; Poireau, 68; Polygalas, 274-276; Pommier (Pommes), 216; Pulmonaire, 143; Réglisses, 233-234; Rose trémière, 269; les Rubéfiants (V. *Rubéfiants*); Scille, 68; Sébestier (Sébestes), 143; Sirop de Lactucarium, 161; Sureau, 188; Tussilage, 174; les Vésicants (V. *Vésicants*); Vigne (Raisins secs), 255; Violettes, 276-277; Vipérine, 143. — B. *Chronique* : Ache, 195; Aconits, 302-303; Actée, 304; Ail, 68; Aliboufier benzoin (Benjoin), 155; Alliaire, 282; Aunée odorante, 174; — officinale, 173; Balsamodendron de la Mecque (Térébenthine de la Mecque), 244; — porte-myrrhe (Myrrhe), 244; Barbarée, 280; les Béchiques (V. *Béchiques*); Belladone, 137; Bétoine, 125; Botrys, 110; les Calmants (V. *Calmants*); Camphrier (Camphre), 102; Canneberge, 159; Capillaire de Montpellier, 55; Cardamine des prés, 280; Carotte cultivée, 204; Cétérach, 56; Chou rouge, 286; Ciguës, 199-200; Cochléaria, 280; Copayers (Copahu), 239-240; Cresson alénois, 280; — de fontaine, 279; — sauvage, 280; Croton cathartique (Huile de Croton), 97; Cynoglosse, 142; les Émollients (V. *Émollients*); Épiaire des bois, 126; Épurge (Huile d'Épurge), 94; les Expectorants (V. *Expectorants*); Frêne à feuilles rondes et Frêne à fleurs (Manne), 153; Fucus crispus, 48; Garance, 182; Goudron, 81; Grande Centaurée, 165; Gui, 190; Hysope, 121; les Labiées, 117; Laurier-Cerise, 228; Lavande officinale, 122; — Spic, 123; — Stœchas, 123; Lentisque (Mastic), 243; Lichen d'Islande, 51; — pulmonaire, 52; Lierre terrestre, 127; Liquidambar d'Amérique (Liquidambar), 85; — oriental (Styrax), 86; Mangostan guttier (Gomme-Gutte), 260; Marjolaine, 129; Marrube blanc, 125; Marum, 120; Millepertuis, 262; Moutarde noire, 284; — sauvage, 286; Myrosperme baumier (Baume de Tolu), 235; — pubescent, etc. (Baume du Pérou), 235 - 236; Myrtille, 158; Nigelles, 301; Origan, 128; Passerage à larges feuilles, 283; Pavot somnifère, 288; Pervenches, 150; Pétasite, 175; Peuplier noir, 87; Phellandrie, 193; Pied-de-Chat, 167; Pins, 79; Pyrole à feuilles rondes, 157; Raifort, 281; Réglisses, 233-234; Romarin, 117; Roquette sauvage, 287; les Rubéfiants (V. *Rubéfiants*); Sapins, 80; Scille, 68; Serpolet, 124; Stramoine, 136; Térébenthine, 80; Térébinthe (Térébenthine de Chio), 242; Tussilage, 174; Vélar, 282; Véronique officinale, 134; les Vésicants (V. *Vésicants*); les Vomitifs (V. *Vomitifs*). — V. *Bronchite aiguë.*

Bronchite nerveuse. — V. *Asthme, Coqueluche.*

Bronchorrée. — V. *Bronchite chronique.*

Brûlures. — Les Astringents (V. *Astringents*); Bouillon blanc, 133; Carotte cultivée, 204; Cotonniers (Coton), 270; Cynoglosse, 142; les Émollients (V. *Émollients*); Guimauve, 268; Joubarbe commune, 208; Laitue commune, 161; Laurier-Cerise, 228; Lierre grimpant, 191; Mauves, 269; Melon, 212; Morelle noire, 137; Onguent populéum, 87; Orpin, 208; Pastèque, 212; Pomme de terre, 139; Rose trémière, 269; Sedon blanc, 209. — V. *Plaies.*

Bubon (Tumeur à l'aine; inflammation et tuméfaction des glandes inguinales). — Emplâtre de Styrax, 86; — de Vigo, 86. — V. *Abcès, Tumeurs froides, Syphilis.*

C

Cachexie (Dépérissement général qui survient après de longues maladies, caractérisé par un amaigrissement extrême, un teint jaune ou plombé, une altération des fonctions nutritives, avec accompagnement de fièvre lente, très-souvent de sueurs et de diarrhée). — V. *Asthénie.*

Calculs (Concrétions de différentes natures qui se forment dans divers organes, tels que le foie, les reins, la vessie, etc.). — A. *Biliaires* : Les Apéritifs (V. *Apéritifs*); les Émollients (V. *Émollients*); Essence de Térébenthine, 80; Fraisier

(Fraises), 221 ; Houblon, 92 ; Laitue commune, 161 ; les Résolutifs (V. *Résolutifs*). — V. *Obstructions*. — B. *Urinaires, rénaux,
vésicaux, uréthraux* : Les Apéritifs (V. *Apéritifs*); Busserole, 157 ;
Cétérach, 56 ; Chausse-Trape, 164 : Cidre, 216 ; Cocculus à larges
feuilles (Pareira brava), 293 ; Cochléaria, 280 ; les Diurétiques
(V. *Diurétiques*); les Émollients (V. *Émollients*); Fraisier
(Fraises), 221 ; Genévrier, 78 ; Houblon, 92 ; Laitue commune, 161. — V. *Gravelle*.

Calmants (Nom générique des médicaments anodins, sédatifs
et narcotiques). — Aconits, 302 - 303 ; Amandier (Amandes
amères), 226 ; Belladone, 137 ; Camphrier (Camphre), 102 ;
Chanvre indien, 92 ; — ordinaire, 92 ; Ciguës, 199-200 ; Coquelicot, 290 ; Cynoglosse, 142 ; Digitale, 132 ; Jusquiames, 136-137 ;
Laitue commune, 161 ; — vireuse, 162 ; Laurier-Cerise, 228 ;
Laurier-Rose, 151 ; Mandragore, 140 ; Merisier à grappes, 228 ;
Morelle Faux-Piment, 138 ; — noire, 137 ; Mouron bleu, 115 ; —
rouge, 115 ; OEnanthe fistuleuse, 194 ; — Phellandrie, 193 ; —
safranée, 194 ; Pavot somnifère, 288 ; Pivoines, 303 ; Stramoine, 136 ; Tabac ordinaire, 135 ; — rustique, 136 ; Vomiquiers, 148-149.

Calvitie. — V. *Alopécie*.

Cancer, Carcinome (Affection caractérisée par des tumeurs et
des ulcères d'un aspect hideux, à marche douloureuse et à
terminaison généralement funeste). — Aconits , 302 - 303 ;
Ciguës, 199-200 ; Morelle noire, 137 ; Onoporde, 166 ; Pavot somnifère, 288 ; Phellandrie, 193 ; Sedon âcre, 208.

Carcinome. — V. *Cancer*.

Cardialgie (Douleur d'estomac). — V. *Gastralgie*.

Carie dentaire. — V. *Odontalgie*.

Carie des os (Ulcération des os). — Bois-Gentil, 100 ; Garou, 100 ; Gratiole, 132 ; Lauréole, 101 ; Noyer, 83 ; Thymélée, 101. — V. *Carie vertébrale, Scrofules, Syphilis*.

Carie vertébrale. — Cotonniers (Moxas), 270. — V. *Carie des os,
Abcès par congestion, Scrofules*.

Carminatifs (Ayant la propriété d'expulser les vents du conduit
intestinal). — Ammi à larges feuilles (Ammi inodore), 205 ;
Aneth, 197 ; Angéliques, 200-201 ; Anis, 192 ; Aurone, 169 ; Badians (Badiane), 295 ; Camomille romaine, 172 ; Carotte cultivée, 204 ; — sauvage, 204 ; Carvi, 193 ; Cataire, 128 ; Coriandre, 198 ; Cumin, 197 ; Fenouil, 196 ; Laurier commun, 101 ;

Livèche, 196 ; Matricaire officinale, 172 ; Menthes, 122 ; Nigelles, 301 ; Persil, 195 ; Ptychote verticillée (Ammi officinal), 205.

Carreau (Maladie fréquente chez les enfants, de nature généralement scrofuleuse, et caractérisée par un ventre volumineux et dur, des membres très-amaigris, une peau terne et flétrie, une figure un peu bouffie et des traits souffrants). — Alimentation riche appropriée à l'âge ; les Amers (V. *Amers*) ; Chêne (Glands), 82 ; Houblon, 92 ; Osmonde royale, 54 ; les Résolutifs (V. *Résolutifs*) ; les Stimulants (V. *Stimulants*) ; les Toniques (V. *Toniques*). — V. *Scrofules.*

Catalepsie (Affection caractérisée par la suspension des mouvements volontaires, par la perte des sensations et par la roideur des membres). — V. *Névroses.*

Cataracte (Privation de la vue causée par l'opacité du cristallin ou de sa membrane). — Les Purgatifs et les Vésicants (V. *Purgatifs* et *Vésicants*). — V. *Maladies des yeux.*

Catarrhes en général (Affections caractérisées par une sécrétion anormale des muqueuses). — Les Astringents (V *Astringents*); les Béchiques (V. *Béchiques*); les Émollients (V. *Émollients*); les Expectorants (V. *Expectorants*); les Stimulants (V. *Stimulants*); les Toniques (V. *Toniques*).

Catarrhe bronchique. — V. *Bronchite.*

Catarrhe conjonctival. — V. *Ophthalmies.*

Catarrhe oculaire. — V. *Ophthalmies.*

Catarrhe pulmonaire. — V. *Bronchite, Pneumonie.*

Catarrhe suffocant. — V. *Angine de poitrine.*

Catarrhe uréthral. — V. *Blennorrhagie.*

Catarrhe utérin. — V. *Leucorrhée.*

Catarrhe vaginal. — V. *Leucorrhée.*

Catarrhe vésical. — V. *Cystite.*

Cautères (Pansement des). — Iris de Florence, 73 ; Lierre grimpant, 191 ; Saxifrage de Sibérie, 206.

Cécité. — V. *Amaurose, Cataracte.*

Céphalalgie nerveuse, Céphalée, Migraine. — Aconits, 302-303 ; Aneth, 197 ; Anis, 192 ; Aspérules, 181-182 ; Basilics, 129 ; Bétoine, 125 ; Cabaret, 98 ; Caféier (Café), 184 ; les Calmants (V. *Calmants*); Camphrier (Camphre), 102 ; Carvi, 193 ; Coriandre, 198 ;

Croton cathartique (Huile de Croton), 97; Cumin, 197; les Drastiques (V. *Drastiques*); Épurge (Huile d'Épurge), 94; Euphraise, 134; Fenouil, 196; Ivette musquée, 121; Jasmins (Essence de Jasmin), 152; Marjolaine, 129; Marum, 120; Matricaire
officinale, 172; Mélisse bâtarde, 124; — officinale, 123; Menthes, 122; Ményanthe, 148; Millepertuis, 262; Muguet, 70;
Nigelles, 301; Oranger, 263; Paullinie Guarana, 259; Pivoines, 303; Pulsatille, 299; les Purgatifs (V. *Purgatifs*);
Romarin, 117; les Sternutatoires (V. *Sternutatoires*); les Stimulants (V. *Stimulants*); Stramoine, 136; Tilleuls, 266-267; Valérianes, 180-181. — V. *Névralgies*.

Chairs fongueuses. — V. *Végétations*, *Verrues*.

Chaleurs d'entrailles. — V. *Entérite*.

Chancres vénériens. — V. *Ulcères syphililiques*, *Syphilis*.

Charbon (Affection contagieuse très-grave, caractérisée par les
symptômes suivants : apparition de pustules noirâtres qui se
crèvent promptement et laissent échapper un liquide roussâtre,
occasionnant une vive douleur, une violente démangeaison, une
chaleur brûlante; abattement du malade, maux de cœur, ma-
laise général; puis fièvre violente, défaillances, tiraillements
dans la région du cœur). — Incision et cautérisation destructive
avec le fer rouge ou autres caustiques; Carline, 165; Sedon
âcre, 208.

Chloro-anémie. — V. *Chlorose*.

Chlorose (Affection caractérisée par l'appauvrissement du sang,
une langueur générale, une coloration pâle ou verdâtre de la
peau). — Absinthes, 169-171; les Amers (V. *Amers*); Angéliques, 200-201; Armoise commune, 168; — Aurone, 169; Arnica, 167; Aunée odorante, 174; — officinale, 173; Balsamodendron porte-myrrhe (Myrrhe), 244; Bugranes, 231; Camomille
puante, 173; — romaine, 172; Cataire, 128; Chironie angulaire, 148; Cocculus palmé (Colombo), 293; Cusparie (Angusture), 249; Dictame blanc, 249; Eupatoire, 175; Frêne commun, 153; Garance, 182; Génipis, 171; Gentianes, 146-147;
Groseillier noir, 207; Hysope, 121; les Labiées, 117; Lavande
officinale, 122; — Spic, 123; — Stœchas, 123; Marjolaine, 129;
Marrube blanc, 125; Marum, 120; Menthes, 122; Ményanthe, 148;
Moutarde blanche, 286; — noire, 284; — sauvage, 286; Origan, 128; Petit-Houx, 71; Petite Centaurée, 147; Quassier amer
et Quassier élevé (Quassia), 251; Renouée âcre, 105; Rhu-

barbes, 107-108; Romarin, 117; Sapins, 80; Saponaire, 273; Sedon âcre, 208; Simarouba, 251; Soucis, 166; Tanaisie, 168; les Toniques (V. *Toniques*).

Choléra (Maladie épidémique dont voici les symptômes les plus constants : grand froid, vomissements et déjections de matières aqueuses et blanchâtres, altération profonde des traits, anxiété, crampes, etc.) — Ail, 68; Caféier (Café), 184; Guaco, 176; Ionidions, 277; Ipécacuanha, 183-184; Mélaleuque nain (Huile de Cajeput), 214; Moutarde noire (Sinapismes), 284; Ortie dioïque (urtication), 91; Ortie grièche (id.), 90; Piment frutescent, 140; les Rubéfiants (V. *Rubéfiants*); les Stimulants (V. *Stimulants*); les Vomitifs (V. *Vomitifs*). — V. *Névroses, Vomissements, Diarrhée*.

Cholérine. — V. *Choléra*.

Chorée, Danse de Saint-Guy (Affection nerveuse caractérisée par des spasmes et par des mouvements convulsifs et désordonnés). — Aconits, 302-303; Ambroisie, 109; les Antispasmodiques (V. *Antispasmodiques*); Ballote, 126; Caille-lait blanc, 182; — jaune, 182; les Calmants (V. *Calmants*); Ellébore noir, 300; — vert, 300; Grateron, 183; Gui, 190; Lavandes, 122-123; Muguet, 70; Pavot somnifère (Opium), 288; Pivoines, 303; Plantain d'eau, 58; Sedon âcre, 208; les Stimulants (V. *Stimulants*); Stramoine, 136; Valérianes, 180-181; Vomiquiers (Noix vomique, Fève de Saint-Ignace, Strychnine, Brucine), 148-149; Vulvaire, 109. — V. *Névroses*.

Chutes. — Anthyllide, 231; Arnica, 167; Benoîte, 222. — V. *Contusions*.

Chute des cheveux. — V. *Alopécie*.

Chute de la matrice, du vagin ou du rectum. — Aune, 84; les Astringents (V. *Astringents*); Bouleau, 84; Chêne, 82; Coignassier (Coings), 217; Consoude officinale, 142; Kramér triandre (Ratanhia), 276; Tormentille, 223.

Cicatrisants. — V. *Vulnéraires*.

Circulation. — *Pour l'activer :* Les Stimulants (V. *Stimulants*). — *Pour la tempérer :* Les Calmants (V. *Calmants*); les Tempérants (V. *Tempérants*).

Clous. — V. *Furoncles*.

Coliques hépatiques. — Essence de Térébenthine, 80. — V. *Calculs biliaires*.

Coliques intestinales. — Astragale à feuilles de Réglisse, 234; Bouillon blanc, 133; les Calmants (V. *Calmants*); les Émollients (V. *Émollients*); Mauves, 269; Ophiose Mangouste, 151; Pavot somnifère, 288.

Coliques néphrétiques (Ayant leur siége dans les reins.) — V. *Néphrite, Calculs urinaires, rénaux, Gravelle.*

Coliques nerveuses. — V. *Entéralgie.*

Coliques saturnines, de plomb ou des peintres. — Coloquinte, 212; les Drastiques (V. *Drastiques*); Nerprun, 245; Vomiquiers (Noix vomique, Fève de Saint-Ignace, Strychnine, Brucine), 148-149.

Coliques utérines. — Pavot somnifère, 288.

Coliques venteuses. — Aneth, 197; Angéliques, 200-201; Anis, 192; Camomille puante, 173; — romaine, 172; les Carminatifs (V. *Carminatifs*); Carvi, 193; Chêne (Glands), 82; Coriandre, 198; Cumin, 197; Essences de Bergamote, de Bigarade, de Cédrat, etc., 264; Fenouil, 196; Hysope, 121; Mélilot, 232; Muscadiers (Muscades et Macis), 103-104; Nigelles, 301; Noyer (Huile de Noix), 83; Poivrier Cubèbe (Cubèbe et Essence de Cubèbe), 88. — V. *Flatuosités.*

Coliques vermineuses. — Alcool camphré, 103. — V. *Vers intestinaux.*

Coma (Sommeil profond dont sont accompagnées plusieurs fièvres graves, et dont il est difficile de retirer le malade). — Moutarde noire (Sinapismes), 284; les Révulsifs (V. *Révulsifs*).

Commotion cérébrale (Ébranlement éprouvé au cerveau, sous l'impression d'un choc violent). — Anthyllide, 231; Arnica, 167; les Laxatifs (V. *Laxatifs*); les Révulsifs (V. *Révulsifs*); les Tempérants (V. *Tempérants*). — V. *Apoplexie.*

Concrétions. — V. *Calculs, Gravelle.*

Congestion cérébrale, Congestion sanguine (Afflux de sang plus ou moins rapide au cerveau ou vers une autre partie quelconque). — Les Purgatifs (V. *Purgatifs*); Quintefeuille, 223; les Révulsifs (V. *Révulsifs*); Traînasse, 105. — V. *Apoplexie, Commotion cérébrale.*

Constipation (État des personnes qui vont difficilement à la selle). — Aloès, 69; Arroche, 111; Bon-Henri, 110; Bourgène, 246; Caméline (Huile de Caméline), 283; Canéficier (Casse), 236; Cerfeuil commun, 202; — odorant, 203; Cerisier

(Cerises), 227; les Émollients (V. *Émollients*); Épinard, 111; Exogone officinal (Jalap), 144; Frêne commun, 153; Guimauve, 268; Laitue commune, 161; les Laxatifs (V. *Laxatifs*); Lin, 271; Mauves, 269; Mercuriale annuelle, 95; Moutarde blanche, 286; Oseille, 107; Pavot somnifère (Huile d'OEillette), 288; Poirée, 110; Prunier (Pruneaux), 227; les Purgatifs (V. *Purgatifs*); Rhubarbes, 107-108; Ricin (Huile de Ricin), 96; Rose trémière, 269; Rosier à cent feuilles, 218; Scammonée, 145; Sirop de Cerises, 228; — de Longue-Vie, 95; — des quatre fruits, 228; Sureau, 188; les Tempérants (V. *Tempérants*); Vomiquiers (Noix vomique, Fève de Saint-Ignace, Strychnine, Brucine), 148-149.

Constrictions spasmodiques. — V. *Hystérie, Névroses, Spasmes.*

Contusions, Ecchymoses. — Ache, 195; Alcool camphré, 103; Aneth, 197; Anis, 192; Anthyllide, 231; Arnica, 167; les Astringents (V. *Astringents*); Baume du Commandeur, 156; Carvi, 193; Cerfeuil commun, 202; — odorant, 203; Coriandre, 198; Cumin, 197; Fenouil, 196; Hièble, 189; Hysope, 121; Lavandes, 122-123; Persil, 195; Pervenches, 150; Sanicle, 202; Sceau de Notre-Dame, 72; Sceau de Salomon, 70; Tanaisie, 168; Tormentille, 223; Verveine, 130; les Vulnéraires (V. *Vulnéraires*).

Convalescence. — Les Amers (V. *Amers*); les Analeptiques (V. *Analeptiques*); Angéliques, 200-201; Ophrys et Orchis (Salep), 76; Petite Centaurée, 147; Pommier (Pommes), 216; Quinquinas, 185; les Toniques (V. *Toniques*); Vigne (Vin), 255.

Convulsions des adultes. — V. *Épilepsie, Névroses, Hystérie, Chorée.*

Convulsions des enfants. — V. *Éclampsie.*

Coqueluche (Toux convulsive, revenant par quintes, de nature nerveuse et catarrhale, attaquant surtout les enfants en bas âge.) — Aconits, 302-303; Ail, 68; Belladone, 137; Caféier (Café), 184; les Calmants (V. *Calmants*); Coquelicot, 290; Croton cathartique (Huile de Croton), 97; Dorème ammoniaque (Gomme ammoniaque), 205; les Émollients (V. *Émollients*); Épurge (Huile d'Épurge), 94; les Expectorants (V. *Expectorants*); Férule assa fœtida (Assa fœtida). 205; — persique (Sagapénum), 205; Galbanum officinal (Galbanum), 205; Gui, 190; Ionidions, 277; Ipécacuanha, 183-184; Laitue commune (Lactucarium), 161; Navet, 286; Opopanax Panais (Opopanax), 206;

Parisette, 71 ; Pavot somnifère, 288 ; les Vomitifs (V. *Vomitifs*). — V. *Bronchite, Asthme.*

Cordiaux. — V. *Stomachiques.*

Cors aux pieds, Durillons. — Chélidoine, 290 ; Glauciers, 290-291 ; Sedon âcre, 208 ; Soucis, 166.

Coryza (Inflammation des fosses nasales, avec sécrétion abondante des muqueuses). — Bourrache, 141 ; Buglosse, 141 ; Camphrier (Camphre), 102 ; Hièble, 189 ; Mauves, 269 ; les Sternutatoires (V. *Sternutatoires*) ; les Sudorifiques (V. *Sudorifiques*) ; Sureau, 188 ; Vipérine, 143.

Coup de sang. — V. *Apoplexie, Congestion cérébrale.*

Couperose (Taches rouges, rugueuses, irrégulières, survenant à la figure). — Les Émollients (V. *Émollients*) ; les Laxatifs (V. *Laxatifs*). — V. *Dartres.*

Coups. — V. *Chutes, Contusions.*

Coupures, Blessures. — Agaric de Chêne, 50 ; Amadou, 50 ; Brunelle, 127 ; Cerfeuil commun, 202 ; — odorant, 203 ; Colophane, 81 ; Dictame de Crète, 129 ; Eau-de-Vie de Lavande, 123 ; Joubarbe commune, 208 ; Millefeuille, 177 ; Orpin, 208 ; Osmonde royale, 54 ; Sedon blanc, 209 ; les Vulnéraires (V. *Vulnéraires*). — V. *Plaies, Hémorrhagies.*

Courbature. — Genévrier, 78. — V. *Douleurs, Rhumatismes.*

Cours de ventre. — V. *Diarrhée.*

Coxalgie (Douleur de la hanche). — V. *Carie des os, Rachitisme, Scrofules.*

Crachement de sang. — V. *Hémoptysie.*

Crampes d'estomac. — V. *Gastralgie.*

Crevasses. — V. *Gerçures.*

Crispations nerveuses. — Valérianes, 180-181. — V. *Névralgies, Névroses.*

Croup (Variété d'angine couenneuse, affectant spécialement les enfants). — Ionidions, 277 ; Ipécacuanha, 183-184 ; Polygalas, 274-276 ; les Révulsifs (V. *Révulsifs*) ; les Vomitifs (V. *Vomitifs.*)

Croûtes de lait. — Les Dépuratifs (V. *Dépuratifs*) ; Pensée sauvage, 277 ; les Sudorifiques (V. *Sudorifiques*).

Cystite (Affection de la vessie). — Acacies (Gomme arabique, — de l'Inde, — du Sénégal), 240-241 ; Alkékenge, 139 ; Amandier

(Amandes douces), 226 ; Astragale vrai, etc. (Gomme adragante), 234 ; Balsamodendron de la Mecque (Térébenthine de la Mecque), 244 ; Bouillon blanc, 133 ; Bourrache, 141 ; Buglosse, 141 ; Busserole, 157 ; Cétérach, 56 ; Chanvre, 92 ; Chiendent, 62 ; Coignassier (Semences de Coing), 217 ; Concombre cultivé, 212 ; Copayers (Copahu), 239-240 ; Courge, 213 ; les Diurétiques (V. *Diurétiques*) ; les Émollients (V. *Émollients*) ; Essence de Térébenthine, 80 ; Fraisier, 221 ; Genévrier, 78 ; Giraumon, 213 ; Goudron, 81 ; Guimauve, 268 ; Laitue commune, 161 ; Lin, 271 ; Mauves, 269 ; Melon, 212 ; Millepertuis, 262 ; Navet, 286 ; Orge, 63 ; Pastèque, 212 ; Peuplier noir, 87 ; Pins, 79 ; Potiron, 213 ; Rose trémière, 269 ; Sapins, 80 ; Térébenthine, 80 ; Térébinthe (Térébenthine de Chio), 242 ; Violettes, 276-277 ; Vipérine, 143.

D

Danse de Saint-Guy. — V. *Chorée.*

Dartres, Herpès. — Aconits, 302-303 ; Anémone des prés, 299 ; Asclépiade, 149 ; Astragale à feuilles de Réglisse, 234 ; Bois-Gentil, 100 ; Bouillon blanc, 133 ; Cade (Huile de Cade), 79 ; Carline, 165 ; Carotte cultivée, 204 ; Cerfeuil commun, 202 ; — odorant, 203 ; Chélidoine, 290 ; Chicorée sauvage, 163 ; Ciguës, 199-200 ; Cochléaria, 280 ; Clématite blanche, 300 ; — droite, 300 ; les Dépuratifs (V. *Dépuratifs*) ; Douce-Amère, 138 ; les Drastiques (V. *Drastiques*) ; Ellébore noir, 300 ; — vert, 300 ; Fumeterres, 287-288 ; Garance, 182 ; Garou, 100 ; Gratiole, 132 ; Groseillier rouge, 207 ; Guimauve, 268 ; Lauréole, 101 ; Laurier-Rose, 154 ; les Laxatifs (V. *Laxatifs*) ; Lobélie syphilitique, 159 ; Mauves, 269 ; Melon, 212 ; Morelle noire, 137 ; Moutarde blanche, 286 ; Nerprun, 245 ; Orme, 89 ; Pastèque, 212 ; Pensée sauvage, 277 ; Persicaire amphibie, 106 ; Pissenlit, 162 ; Pomme de terre, 139 ; Pulsatille, 299 ; les Purgatifs (V. *Purgatifs*) ; Rosage ferrugineux, 158 ; Rose trémière, 269 ; Saponaire, 273 ; Scabieuses, 179 ; Staphisaigre, 302 ; les Sudorifiques (V. *Sudorifiques*) ; Sumac vénéneux, 242 ; Thymélée, 101. — V. *Maladies de la peau, Chlorose, Scrofules, Syphilis.*

Débilité (Faiblesse). — V. *Asthénie.*

Débilité de l'estomac et des voies digestives. — V. *Atonie de l'estomac et des voies digestives.*

Défaillance. — V. *Syncope.*

Delirium tremens. — Pavot somnifère (Opium), 288; Quinquinas, 185; Sulfate de quinine, 186.

Démangeaisons. — V. *Prurigo.*

Démence. — V. *Aliénation mentale.*

Dépilatoires (Qui ont la propriété de faire tomber les poils). — Euphorbe Cyparisse, 94; — des marais, 94; — Épurge, 94; — Ésule, 94; — Réveil-matin, 94.

Dépuratifs (Qui ont la propriété d'enlever au sang et aux humeurs les principes qui en altèrent la pureté). — Les Amers (V. *Amers*); Bardane, 163; Beccabunga, 134; Chicorée sauvage, 163; Douce-Amère, 138; Fumeterres, 287-288; Patience aquatique, 107; — commune, 106; — crépue, 107; — des Alpes, 107; — sauvage, 106; Pensée sauvage, 277; Pissenlit, 162; Saponaire, 273; Scabieuses, 179; les Sudorifiques (V. *Sudorifiques*).

Dérivatifs. — V. *Rubéfiants* et *Vésicants.*

Descente de la matrice. — V. *Chute de la matrice.*

Désobstruants. — V. *Apéritifs.*

Détersifs (Propres à nettoyer les plaies et les ulcères). — Absinthes, 169-171; Ache, 195; Alliaire, 282; Balsamodendron de la Mecque (Térébenthine de la Mecque), 244; Barbarée, 280; Bident, 178; Boswellie à dents de scie (Oliban), 244; Cardamine des prés, 280; Chou rouge, 286; Copayers (Copahu), 239-240; Cresson alénois, 280; — de fontaine, 279; — sauvage, 280; Génipis, 171; Lierre grimpant, 191; Marrube blanc, 125; Ronce, 222; Térébenthine, 80.

Dévoiement. — V. *Diarrhée, Dyssenterie.*

Diabète sucré. — V. *Glycosurie.*

Diaphorétiques (Favorisant la transpiration). — V. *Sudorifiques.*

Diarrhée aiguë. — Les Astringents (V. *Astringents*); Baobab, 270; Bouillon blanc, 133; Bourse-à-Pasteur, 283; Canneberge, 159; Cétérach, 56; Chrysophylle glycyphlée (Monésia), 154; Fenugrec, 232; Guimauve, 268; Lycopode, 57; Marum, 120; Mauves, 269; Mûrier noir (Mûres), 89; Myrtille, 158; Nummulaire, 115; Pavot somnifère, 288; Pyrole à feuilles rondes, 157; Rose trémière, 269; Sanicle, 202; Sauge des prés, 119; — officinale, 118; — Sclarée, 119; Scolopendre, 56; Sébestier (Sébestes), 143; Vigne (Verjus), 255. — V. *Entérite.*

Diarrhée atonique. — Les Amers (V. *Amers*); les Astringents (V. *Astringents*); Busserole, 157; Chironie angulaire, 148 ; Cusparie (Angusture), 249 ; Gentianes, 146-147; Ionidions, 277; Ipécacuanha, 183-184; Muscadiers (Muscades), 103-104; Petite Centaurée, 147; Quassier amer et Quassier élevé (Quassia), 251; Rhubarbes, 107-108; Rosier de Provins, 218; — sauvage (Cynorrhodons), 217 ; Simarouba, 251 ; les Toniques (V. *Toniques*). — V. *Diarrhée chronique*, *Entérite*.

Diarrhée bilieuse. — Les Purgatifs (V. *Purgatifs*); Rhubarbes, 107-108. — V. *Diarrhée aiguë*, *Entérite*.

Diarrhée chronique. — Absinthes, 169-171; Acacie Cachou (Cachou), 241; Aigremoine, 219; Alchimille, 220; les Amers (V. *Amers*); Argentine, 223 ; les Astringents (V. *Astringents*); Aune, 84; Aunée dyssentérique, 174; — odorante, 174; — officinale, 173; Benoîte, 222; Bistorte, 105; Bouleau, 84; Caféier (Café), 184; Chêne, 82; Coignassier (Coings), 217; Consoude officinale, 142; Filipendule, 225; Fraisier, 221; Frêne commun, 153; Génipis, 171; Grenadier, 215; Groseillier noir, 207; Kramer triandre (Ratanhia), 276; Lentisque (Mastic), 243; Lichen d'Islande, 51; — pulmonaire, 52; Matico, 89; Myrte, 213; Narcisse des prés, 73 ; Ortie dioïque, 91; — grièche, 90; Paullinie Guarana, 259; Persicaire douce, 106; Plantain (Grand), 113; — lancéolé, 113; — moyen, 113; Ptérocarpe dragon (Sang-Dragon), 235; — hérisson, etc. (Kino), 235; Quintefeuille, 223; Ronce, 222; Rosier de Provins, 218; — sauvage (Cynorrhodons), 217; Seigle ergoté, 50; Sisymbre Sophie, 282; Sureau, 188; Tormentille, 223; Traînasse, 105; Vigne, 255. — V. *Entérite*.

Diarrhée colliquative. — Les Astringents (V. *Astringents*); Riz, 64. — V. *Diarrhée aiguë*, *Diarrhée atonique*, *Diarrhée chronique*, *Entérite*, *Phthisie*.

Diarrhée muqueuse. — Balsamodendron de la Mecque (Térébenthine de la Mecque), 244; Copayers (Copahu), 239-240; Ptérocarpe dragon (Sang-Dragon), 235; Térébenthine, 80; Térébinthe (Térébenthine de Chio), 242; Verge d'or, 176. — V. *Diarrhée aiguë*, *Diarrhée chronique*, *Entérite*.

Diarrhée séreuse. — Acacie Cachou (Cachou), 241; les Astringents (V. *Astringents*); Chironie angulaire, 148 ; Petite Centaurée, 147; Tilleuls, 266-267. — V. *Diarrhée atonique*, *Diarrhée chronique*, *Diarrhée colliquative*, *Entérite*.

Digestions difficiles ou paresseuses. — V. *Dyspepsie*, *Gastralgie*.

Diurétiques (Propres à augmenter la sécrétion de l'urine). — Absinthes, 169-171 ; Ache, 195 ; Aconits, 302-303 ; Ail, 68 ; Alkékenge, 139 ; Alliaire, 282 ; Ancolie, 302 ; Aneth, 197 ; Anis, 192 ; Arum, 59 ; Artichaut, 164 ; Asclépiade, 149 ; Asperge, 71 ; Aspérules, 181-182 ; Aunée odorante, 174 ; — officinale, 173 ; Avoine, 63 ; Barbarée, 280 ; Bardane, 163 ; Beccabunga, 134 ; Bouleau, 84 ; Bourrache, 141 ; Bryone, 210 ; Buglosse, 141 ; Bugranes, 231 ; Busserole, 157 ; Caille-lait blanc, 182 ; — jaune, 182 ; Camphrée de Montpellier, 110 ; Capucine, 254 ; Cardamine des prés, 280 ; Cardère cultivée, 179 ; Carline, 165 ; Carotte cultivée, 204 ; — sauvage, 204 ; Carvi, 193 ; Cerfeuil commun, 202 ; — odorant, 203 ; Cerisier (Cerises et queues de Cerises), 227 ; Chanvre, 92 ; Chardon-Roland, 202 ; Chausse-Trape, 164 ; Chélidoine, 290 ; Chiendent, 62 ; Chiocoque Dompte-Venin (Caïnca), 185 ; Cocculus à larges feuilles (Pareira brava), 293 ; Cochléaria, 280 ; Colchique, 66 ; Coriandre, 198 ; Cresson alénois, 280 ; — de fontaine, 279 ; — sauvage, 280 ; Crithme maritime, 202 ; Cumin, 197 ; Curcuma officinal, 75 ; Cyclame, 115 ; Digitale, 132   Drimys de Winter (Écorce de Winter), 296 ; Ellébore noir, 300 ; — vert, 300 ; Épiaire des bois, 126 ; Fenouil, 196 ; Filipendule, 225 ; Fraisier, 221 ; Frêne commun, 153 ; Fumeterres, 287-288 ; Genêts, 230-231 ; Genévrier, 78 ; Génipis, 171 ; Géranium à Robert, 253 ; Gingembre officinal, 75 ; Glauciers, 290-291 ; Grateron, 183 ; Grémil, 143 ; Hépatique, 52 ; Herniaire glabre, 111 ; — velue, 112 ; Hièble, 189 ; Houblon, 92 ; Houx (Petit-), 71 ; Hysope, 121 ; Iris commune, 73 ; — de Florence, 73 ; Mercuriale annuelle, 95 ; Millepertuis, 262 ; Moutarde blanche, 286 ; Nigelles, 301 ; Oignon, 68 ; Orge, 63 ; Ortie dioïque, 91 ; — grièche, 90 ; Oseille, 107 ; Osmonde royale, 54 ; Pariétaire, 91 ; Passerage à larges feuilles, 283 ; — Ibéride, 284 ; Pêcher, 227 ; Persil, 195 ; Peuplier noir, 87 ; Pigamon jaune, 299 ; Pimprenelle, 220 ; Pissenlit, 162 ; Plantain d'eau, 58 ; Poireau, 68 ; Polygalas, 274-276 ; Prêles, 57 ; Pulmonaire, 143 ; Pyrole ombellée, 157 ; Raifort, 281 ; Réglisses, 233-234 ; Reine-des-Prés, 224 ; Roquette sauvage, 287 ; Rosier sauvage (Bédéguars), 217 ; Saponaire, 273 ; Sapotillier commun, 154 ; Sauge des prés, 119 ; — officinale, 118 ; — Sclarée, 119 ; Saxifrage, 206 ; Sceau de Notre-Dame, 72 ; Scille, 68 ; Scordium, 120 ; Scorodoine, 120 ; Sedon âcre, 208 ; Serpolet, 124 ; Sirop de Cerises, 228 ;

Sirop des quatre fruits, 228; Souci des champs, 166; — officinal, 166; Sureau, 188; Thé des Apalaches, 247; Thé de la Chine, 265; Thé du Paraguay, 248; Verge d'or, 176; Vigne, 255; Vipérine, 143.

Douleurs, Douleurs articulaires, Douleurs rhumatismales. — Alcornoque du Brésil, 235; Balsamodendron de la Mecque (Térébenthine de la Mecque), 244; Boswellie à dents de scie (Oliban), 244; les Calmants (V. *Calmants*); Pavot (Opium), 288; Pommade camphrée, 103; Rosage ferrugineux (Huile de Rosage), 158; Sureau, 188; Térébenthine, 80; Verveine, 130; Vigne (marc de Raisin), 255. — V. *Rhumatismes, Goutte, Sciatique, Pleurodynie, Névralgies.*

Douleurs d'entrailles. — V. *Entérite.*

Douleurs ostéocopes, syphilitiques. — V. *Exostoses, Syphilis.*

Drastiques (Purgatifs énergiques). — Agaric blanc, 50; Aloès, 69; Bryone, 210; Chiocoque Dompte-venin (Caïnca), 185; Coloquinte, 212; Concombre sauvage (Élatérium), 211; Croton cathartique (Huile de Croton), 97; Ellébore blanc, 66; — noir, 300; — vert, 300; Épurge (Huile d'Épurge), 94; Exogone officinal (Jalap), 144; Mangostan guttier (Gomme-gutte), 260; Méchoacan, 145; Mercuriale vivace, 95; Nerprun, 245; Scammonée, 145; Soldanelle, 145; Sureau, 188; Turbith, 145; etc.

Dureté de l'ouïe. — V. *Surdité.*

Durillons. — V. *Cors aux pieds.*

Dysménorrhée. — V. *Aménorrhée, Chlorose.*

Dyspepsie (Difficulté de digérer). — Absinthes, 169-171; Acacie Cachou (Cachou), 241; Acore vrai, 60; Ail, 68; Aloès, 69; les Amers (V. *Amers*); Aneth, 197; Angéliques, 200-201; Anis, 192; Armoise commune, 168; — Aurone, 169; Aspérules, 181-182; Badians (Badiane), 295; Beccabunga, 134; Benoîte, 222; Caféier (Café), 184; Camomille puante, 173; — romaine, 172; Cannellier aromatique (Cannelle de Chine), 102; — blanc (Cannelle blanche), 261; — de Ceylan (Cannelle de Cayenne et Cannelle de Ceylan), 102; Carvi, 193; Chêne (Glands), 82; Chicorée sauvage, 163; Chironie angulaire, 148; Cocculus palmé (Colombo), 293; Coriandre, 198; Croton Cascarille (Cascarille), 97; Cumin, 197; Curcuma à feuilles étroites (Arrow-root), 75; Dictame blanc, 249; — de Crète, 129; Essences de Bergamote, de Bigarade, de Cédrat, etc., 264; Faham, 77; Fenouil, 196; Galanga à feuilles de Balisier (Arrow-root), 75; Génipis, 171; Gentianelle, 147; Gentianes, 146-147; Giroflier (Girofles), 214; les Labiées, 117; Laurier commun, 101; Livèche, 196; Marrube blanc, 125; Marum, 120; Matico, 89; Mélaleuque nain (Huile de Cajeput), 214; Mélisses, 123-124; Menthes, 122; Moutarde blanche, 286; — noire, 284; — sauvage, 286; Muscadiers (Muscades et Macis), 103-104; Myrte Piment (Piment de la Jamaïque), 214; Noyer (Brou de noix); 83; Petite Centaurée, 147; Peuplier blanc, 87; Poivrier aromatique (Poivre noir), 88; — long (Poivre long), 89; Quinquinas, 185; Ravensara aromatique (Noix de Ravensara), 103; Rhubarbes, 107-108; Romarin, 117; Sauge des prés, 119; — officinale, 118; — Sclarée, 119; Saules, 86-87; Scordium, 120; Scorodone, 120; les Stimulants (V. *Stimulants*); les Stomachiques (V. *Stomachiques*); Tachi de la Guyane, 147; Thé de la Chine, 265; les Toniques (V. *Toniques*); Tremble, 88; Vanillier (Vanille), 76; Véronique officinale, 134. — V. *Atonie de l'estomac, Gastralgie, Gastrite, Entérite, Flatuosités, Hypochondrie, Asthénie.*

Dyspnée, Suffocation. — Les Antispasmodiques (V. *Antispasmodiques*); Lobélie enflée, 159; Oranger, 263. — V. *Asthme, Angine, Hystérie, Étouffements.*

Dyssenterie (Affection des intestins, caractérisée par des évacuations sanguinolentes et accompagnées d'épreintes douloureuses). — Aigremoine, 219; Alchimille, 220; Argentine, 223; Arnica, 167; les Astringents (V. *Astringents*); Aune, 84; Benoîte, 222; Bistorte, 105; Bouillon blanc, 133; Bouleau, 84; Bourse-à-Pasteur, 283; Buglosse, 141; Canneberge, 159; Chêne, 82; Cocculus palmé (Colombo), 293; Coignassier (Coings), 217; Consoude officinale, 142; Copayers (Copahu), 239-240; Croton Cascarille (Cascarille), 97; Cusparie (Angusture), 249; Cyprès (Noix de Cyprès), 78; les Émollients (V. *Émollients*); Fenugrec, 232; Filipendule, 225; Fraisier, 221; Guimauve, 268; Ionidions, 277; Ipécacuanha, 183-184; Lichen d'Islande, 51; — pulmonaire, 52; Lin, 271; Lycopode, 57; Marrube blanc, 125; Matico, 89; Mauves, 269; Mélilot, 232; Millefeuille, 177; Myrtille, 158; Nummulaire, 115; Paulline Guarana, 259; Pavot somnifère, 288; Plantain (Grand), 113; — lancéolé, 113; — moyen, 113; Quintefeuille, 223; Rhubarbes, 107-108; Ronce, 222; Rose trémière, 269; Rosier de Provins, 218; Sanicle, 202; Saules, 86-87; Simarouba, 251;

Sureau, 188; Tormentille, 223; Trainasse, 105; Vigne, 255. — V. *Diarrhée aiguë, Diarrhée chronique, Entérite.*

Dysurie (Difficulté d'uriner), **Ardeurs d'urine**, **Rétention d'urine**, **Ischurie**, **Strangurie**. — Acacies (Gomme arabique, — de l'Inde, — du Sénégal), 240-241; Amandier (Amandes douces), 226; Arnica, 167; Astragale à feuilles de Réglisse, 234; — vrai, etc. (Gomme adragante), 234; Baobab, 270; Berle, 197; Bouillon blanc, 133; Bourrache, 141; Buglosse, 141; Cerfeuil commun, 202; — odorant, 203; Cerisier (queues de Cerises), 227; Chausse-Trape, 164; Chiendent, 62; Cocculus à larges feuilles (Pareira brava), 293; Coignassier (semences de Coing), 217; Concombre cultivé, 212; Courge, 213; les Diurétiques (V. *Diurétiques*); les Émollients (V. *Émollients*); Fraisier, 221; Géranium à Robert, 253; Giraumon, 213; Guimauve, 268; Houblon, 92; Laitue commune, 161; Lin, 271; Mauves, 269; Melon, 212; Navet, 286; Orge, 63; Pariétaire, 91; Pastèque, 212; Petit-Houx, 71; Peuplier noir, 87; Pissenlit, 162; Plantain d'eau, 58; Potiron, 213; Réglisses, 233-234; Ronce (Mûres sauvages), 222; Rose trémière, 269; Vipérine, 143. — V. *Blennorrhagie, Cystite.*

E

Éblouissements. — V. *Vertiges, Étourdissements.*

Ecchymoses (Taches de la peau apparaissant à la suite d'une contusion, et produites par du sang extravasé). — V. *Contusions.*

Éclampsie (Convulsion épileptiforme des enfants). — Essence de Térébenthine, 80; Gui, 190; Pavot somnifère (Opium), 288; Pivoines, 303; les Purgatifs légers (V. *Purgatifs*); Valérianes, 180-181. — V. *Épilepsie.*

Écoulement, Écoulement blennorrhagique, contagieux, uréthral, vaginal, leucorrhéique. — V. *Blennorrhagie, Leucorrhée.*

Écrouelles. — V. *Scrofules.*

Eczéma. — V. *Dartres.*

Embarras gastrique ou gastro-intestinal. — Ionidions, 277; Ipécacuanha, 183-184; Sirop de Cerises, 228; Sirop des quatre fruits, 228; les Vomitifs (V. *Vomitifs*).

Embarras intestinal. — Les Purgatifs (V. *Purgatifs*); Rhubarbes, 107-108. — V. *Constipation.*

Émétiques. — V. *Vomitifs.*

Emménagogues (Propres à favoriser l'écoulement menstruel).
— Absinthes, 169-171; Ambroisie, 109; Aneth, 197; Angéliques, 200-201; Anis, 192; Aristoloche Clématite, 98; —
longue, 98; — (Petite), 98; — ronde, 98; Armoise, 168; Aunée
odorante, 174; — officinale, 173; Aurone, 169; Botrys, 110;
Bourse-à-Pasteur, 283; Busserole, 157; Camomille puante, 173;
— romaine, 172; Carotte sauvage, 204; Carvi, 193; Cataire, 128;
Chanvre, 92; Chironie du Chili, 148; Coloquinte, 212; Concombre sauvage (Élatérium), 211; Coriandre, 198; Cumin, 197;
Dictame de Crète, 129; Épiaire des bois, 126; Estragon, 171;
Fenouil, 196; Génipis, 171; Hysope, 121; les Labiées, 117;
Lierre grimpant, 191; Livèche, 196; Magnoliers, 295; Marjo-
laine, 129; Marrube blanc, 125; Marum, 120; Matricaire offi-
cinale, 172; Menthes, 122; Millefeuille, 177; Nigelles, 301;
Origan, 128; Persil, 195; Polytric, 53; Prêles, 57; Roma-
rin, 117; Rue, 248; Sabine, 79; Safran, 74; Sauge des prés, 119;
— officinale, 118; — Sclarée, 119; Scordium, 120; Scorodone, 120;
Seigle ergoté, 50; Souchet long, 61; — rond, 61; Soucis, 166;
Tanaisie, 168; Valérianes, 180-181.

Émollients (Adoucissant les parties enflammées et relâchant
les tissus avec lesquels on les met en contact). — Acacies
(Gomme arabique, — de l'Inde, — du Sénégal), 240-241; Amandier (Amandes douces), 226; Arroche, 111; Astragale à feuilles
de Réglisse, 234; — vrai (Gomme adragante), 234; Avoine
(gruau), 63; Baobab, 270; Bon-Henri, 110; Bouillon blanc, 133;
Bourrache, 141; Buglosse, 141; Carotte cultivée, 204; Chiendent, 62; Chou rouge, 286; Coignassier (Semences de Coing), 217;
Concombre cultivé, 212; Consoude officinale, 142; Coquelicot, 290; Courge, 213; Cynoglosse, 142; Dattier (Dattes), 65;
Épinard, 111; Euryale féroce, 292; Fenugrec, 232; Figuier
(Figues), 90; Fraisier (Fraises), 221; Frêne à feuilles rondes
et Frêne à fleurs (Manne), 153; Froment (farine, son, pain), 63;
Giraumon, 213; Grémil, 143; Guimauve, 268; Herniaire
glabre, 111; — velue, 112; Jujubier (Jujubes), 246; Laitue
commune, 161; Lin, 271; Lis blanc, 67; Maïs, 64; Mauves, 269;
Mélilot, 232; Melon, 212; Mercuriale annuelle, 95; Mûrier noir
(Mûres), 89; Navet, 286; Noyer (Huile de Noix), 83; Oi-
gnon, 68; Olivier (Huile d'Olive), 152; Orge, 63; Orpin, 208;
Pastèque, 212; Pavot somnifère, 288; Pistachier (Pistaches), 243;
Plantain des sables, 114; — Psyllium, 113; Poireau, 68; Poi-

rée, 110 ; Pomme de terre, 139 ; Pommier (Pommes), 216 ; Potiron, 213 ; Pourpier, 209 ; Pulmonaire, 143 ; Réglisses, 233-234 ; Rose trémière, 269 ; Sébestier (Sébestes), 143 ; Sedon blanc, 209 ; Séneçon, 176 ; Tilleuls, 266-267 ; Tussilage, 174 ; Vigne (Vin doux), 255 ; Violettes, 276-277 ; Vipérine, 143.

Empoisonnements. — A. *Par les acides, les alcalis et les sels métalliques :* Ionidions, 277 ; Ipécacuanha, 183-184 ; les Vomitifs (V. *Vomitifs*). — B. *Par les Champignons, l'Ivraie, le Seigle ergoté, etc. :* Ipécacuanha, 183-184 ; les Vomitifs (V. *Vomitifs*). — V. *Champignons*, 49 ; *Ivraie*, 63 ; *Seigle ergoté*, 50. — C. *Par les Narcotiques, les narcotico-âcres (Opium, Tabac, Ciguë, etc.) :* Caféier (Café), 184 ; les Émollients (V. *Émollients*) ; les Laxatifs (V. *Laxatifs*) ; les Purgatifs (V. *Purgatifs*) ; les Vomitifs (V. *Vomitifs*). — V. *Ciguë*, 199 ; *OEnanthes*, 194 ; *Opium*, 289 ; *Tabac*, 135.

Enflure des jambes. — V. *OEdème.*

Engorgements. — V. *Abcès, Tumeurs.*

Engorgements arthritiques. — V. *Arthrite.*

Engorgements atoniques. — V. *Tumeurs froides.*

Engorgements du foie. — V. *Hépatite.*

Engorgements des gencives. — V. *Gingivite.*

Engorgements lymphatiques et glanduleux. — Asclépiade, 149 ; Cerfeuil commun, 202 ; — odorant, 203 ; Ciguës, 199-200 ; Fucus vésiculeux, 48 ; Genêts, 230-231 ; Laminaire saccharine, 49 ; Noyer, 83 ; Osmonde royale, 54 ; Patience aquatique, 107 ; — commune, 106 ; — crépue, 107 ; — des Alpes, 107 ; — sauvage, 106. — V. *Adénites, Tumeurs froides, Scrofules.*

Engorgements de la rate. — Butome, 59 ; les Fébrifuges (V. *Fébrifuges*) ; Houblon, 92 ; Scille, 68. — V. *Obstructions.*

Engorgements laiteux des seins. — Ache, 195 ; Airelle ponctuée, 158 ; Aneth, 197 ; Anis, 192 ; Carotte cultivée, 204 ; Carvi, 193 ; Cerfeuil commun, 202 ; — odorant, 203 ; Coriandre, 198 ; Cumin, 197 ; Fenouil, 196 ; Genêts, 230-231 ; Géranium à Robert, 253 ; Persil, 195 ; Pervenches, 150 ; Séneçon, 176.

Engorgements scrofuleux. — V. *Tumeurs froides.*

Engorgements viscéraux. — V. *Obstructions.*

Enrouement. — V. *Bronchite.*

Entéralgie, Coliques nerveuses ou spasmodiques. — Aneth, 197 ; Angéliques, 200-201 ; Anis, 192 ; les Antispasmodiques (V. *Anti-*

spasmodiques); Badians (Badiane), 295; Camomille puante, 173; — romaine, 172; Carvi, 193; Cocculus palmé (Colombo), 293; Coriandre, 198; Cumin, 197; Dorème Ammoniaque (Gomme ammoniaque), 205; Fenouil, 196; Férule Assa fœtida (Assa fœtida), 205; — persique (Sagapénum), 205; Galbanum officinal (Galbanum), 205; Menthes, 122; Opopanax panais (Opopanax), 206; Oranger, 263; Safran, 74; Tanaisie, 168; Valérianes, 180-181. — V. *Constipation, Gastralgie, Névralgies, Hystérie.*

Entérite (Inflammation des intestins). — Amandier (Amandes douces), 226; Arroche, 111; Cameline (Huile de Caméline), 283; Cerisier (Cerises), 227; Coquelicot, 290; Cynoglosse, 142; les Émollients (V. *Émollients*); Épinard, 111; Épine-Vinette, 292; Fenugrec, 232; Froment (Son), 63; Groseillier rouge, 207; Guimauve, 268; Laitue commune, 161; Lin, 271; Mauves, 269; Mélilot, 232; Olivier (Huile d'Olive), 152; Pavot somnifère, 288; Plantain des sables, 114; — Psyllium, 113; Ricin (Huile de Ricin), 96; Rose trémière, 269; Sirop de Cerises, 228; Sirop des quatre fruits, 228; les Tempérants (V. *Tempérants*). — V. *Diarrhée, Dyssenterie, Coliques intestinales, Constipation, Dyspepsie.*

Entorses, Foulures. — Aigremoine, 219; Alcool camphré, 103; Hièble, 189. — V. *Contusions.*

Épanchements. — V. *Ecchymoses; Hémorrhagies, Apoplexie, Hydarthroses, Hydrothorax, Hydropisies, Péritonite.*

Épilepsie, Haut-Mal, Mal caduc (Affection du système nerveux caractérisée par une perte subite de connaissance et de sentiment, par des mouvements convulsifs, etc.) — Aconits, 302-303; les Antispasmodiques (V. *Antispasmodiques*); Armoise commune, 168; Belladone, 137; Bryone, 210; Caille-lait blanc, 182; — jaune, 182; les Calmants (V. *Calmants*); Digitale, 132; Ellébore noir, 300; — vert, 300; Grateron, 183; Gui, 190; Jusquiames, 136-137; Ménisperme subéreux (Coque du Levant), 294; Mouron bleu, 115; — rouge, 115; Muguet, 70; Parisette, 71; Pavot somnifère (Opium), 288; Pivoines, 303; Plantain d'eau, 58; Rue, 248; Sedon âcre, 208; Stramoine, 136; Sumac vénéneux, 242; Valérianes, 180-181; Vomiquiers (Strychnine, Brucine, Noix vomique, Fève de Saint-Ignace), 148-149. — V. *Éclampsie, Chorée, Hystérie; Névroses, Aliénation mentale.*

Épispastiques. — V. *Vésicants.*

Épistaxis. — V. *Hémorrhagie nasale.*

Époques irrégulières ou supprimées. — V. *Aménorrhée, Dysménorrhée*.

Épuisement. — V. *Asthénie*.

Éructations. — V. *Flatuosités*.

Éruptions. — V. *Dartres, Maladies de la peau, Syphilis, Fièvres éruptives*.

Érysipèle. — Aconits, 302-303; Amandier (Huile d'Amandes douces), 226; Cerfeuil commun, 202; — odorant, 203; Hièble, 189; Olivier (Huile d'Olive), 152; Pomme de terre, 139; les Purgatifs (V. *Purgatifs*); Sureau, 188; les Tempérants (V. *Tempérants*); les Vomitifs (V. *Vomitifs*). — V. *Embarras gastrique, Inflammation de la peau*.

Esquinancie. — V. *Angine*.

Étouffements. — Camomille puante, 173; — romaine, 172; Rosier à cent feuilles, 218; Valérianes, 180-181. — V. *Hystérie, Palpitations*.

Étourdissements. — A. *Sanguins* : Les Purgatifs (V. *Purgatifs*); les Rubéfiants (V. *Rubéfiants*). — B. *Nerveux* : Les Stimulants (V. *Stimulants*).

Évanouissements. — V. *Syncope*.

Exanthèmes. — V. *Érysipèle, Rougeole, Scarlatine, Urticaire, Variole, Syphilis*.

Excitants. — V. *Stimulants*.

Excitation nerveuse (Pour calmer l'). — Aspérules, 181-182; les Calmants (V. *Calmants*); Pavot somnifère (Opium), 288.

Excoriations. — Concombre cultivé (Pommade de Concombre), 212; Lycopode, 57; Pomme de terre, 139. — V. *Gerçures*.

Exostoses (Tumeurs osseuses). — Astragale, 234; Gratiole, 132. — V. *Syphilis, Scrofules*.

Expectorants ou Incisifs (Qui provoquent l'expulsion des matières muqueuses accumulées dans les bronches et les poumons, lorsque les voies aériennes sont affaiblies et manquent de la force nécessaire pour les chasser). — Ache, 195; Ail, 68; Alliaire, 282; Aunée odorante, 174; — officinale, 173; Barbarée, 280; Camphrée de Montpellier, 110; Cardamine des prés, 280; Coquelicot, 290; Cresson alénois, 280; — de fontaine, 279; — sauvage, 280; Dorème ammoniaque (Gomme ammoniaque), 205; Fucus crispus, 48; Hièble, 189; Hysope, 121; Ionidions, 277; Ipécacuanha, 183-184; les Labiées, 117; Lichen

d'Islande, 51; — pulmonaire, 52; Lierre terrestre, 127; Marjo-
laine, 129; Marrube blanc, 125; Méum, 201; Origan, 128; Peu-
plier noir, 87; Pins, 79; Polygalas, 274-276; Pulmonaire, 143;
Raifort, 231; Réglisses, 233-234; Roquette sauvage, 287;
Sapins, 80; Sarriette des jardins, 128; — des montagnes, 128;
Scille, 68; Tussilage, 174; Vélar, 282; Véronique officinale, 134.

Extinction de voix. — V. *Aphonie.*

F

Facultés intellectuelles (Pour réveiller et stimuler les). — V.
Affaiblissement des facultés intellectuelles.

Faiblesse d'estomac. — V. *Atonie de l'estomac et des voies digestives.*

Faiblesse générale. — V. *Asthénie.*

Faiblesse des membres. — Vigne (marc de Raisin), 255. —
V. *Asthénie.*

Fébrifuges (Propres à combattre la fièvre et à empêcher le
retour de ses accès). — Absinthes, 169-171; Ache, 195; Alké-
kenge, 139; Alyxie aromatique, 151; les Amers (V. *Amers*);
Artichaut, 164; Aune, 84; Baobab, 270; Benoîte, 222; Bou-
leau, 84; Camomille ordinaire, 172; — puante, 173; —
romaine, 172; Carapa de la Guyane, 258; — Touloucouna, 258;
Cédrel fébrifuge, 258; Cerisier, 227; Chardon bénit, 164; Chausse-
Trape, 164; Chêne, 82; Chironie angulaire, 148; — du Chili, 148;
Croton Cascarille (Cascarille), 97; Cusparie (Angusture), 249;
Épiaire des marais, 126; Épine-Vinette, 292; Frêne commun, 153;
Génipis, 171; Gentianelle, 147; Gentianes, 146-147; Hêtre, 82;
Houblon, 92; Houx commun, 247; Khaya du Sénégal, 258;
Lilas, 153; Magnoliers, 295; Mahogon fébrifuge, 258; Marron-
nier, 259; Matricaire officinale, 172; Ményanthe, 148; Meri-
sier, 228; Olivier, 152; Pêcher, 227; Persil, 195; Petite Cen-
taurée, 147; Peuplier blanc, 87; Poirier, 217; Pommier, 216;
Prunellier, 227; Quassier amer et Quassier élevé (Quassia), 251;
Quinquinas, 185; Saules, 86-87; Simarouba, 251; Soymide
fébrifuge, 258; Sulfate de quinine, 186; Tachi de la Guyane, 147;
Tanaisie, 168; Tremble, 88; Tulipier, 294; Valérianes, 180-181;
Vallèse inédite (Pao Pereira), 151.

Fétidité de la bouche. — V. *Haleine fétide.*

Fétidité des fosses nasales. — V. *Ozène, Coryza.*

22

Fièvre adynamique (Dont le principal symptôme est l'adynamie ou faiblesse excessive). — V. *Fièvre typhoïde, forme adynamique.*

Fièvre ataxique (Dont la marche est irrégulière dans les symptômes). — V. *Fièvre typhoïde, forme ataxique.*

Fièvres d'automne. — V. *Fièvres intermittentes.*

Fièvre bilieuse (Symptomatique de l'état bilieux). — V. *Fièvre typhoïde, forme bilieuse.*

Fièvre catarrhale. — V. *Fièvres muqueuses.*

Fièvres continues. — V. *Fièvres typhoïdes.*

Fièvres éruptives. — V. *Rougeole, Scarlatine, Variole, Érysipèle, Suette miliaire, Urticaire.*

Fièvre gastrique. — V. *Embarras gastrique.*

Fièvre hectique, Fièvre de consomption. — V. *Asthénie.*

Fièvre inflammatoire. — V. *Fièvre typhoïde, forme inflammatoire.*

Fièvres intermittentes (Présentant des accès fébriles avec des intervalles sans fièvre). — Absinthes, 169-171; Ache, 195; Alkékenge, 139; les Amers (V. *Amers*); Angéliques, 200-201; Aristoloche Clématite, 98; — longue, 98; — (Petite), 98; — ronde, 98; Armoise Aurone, 169; — commune, 168; Arnica, 167; Artichaut, 164; Aune, 84; Benoîte, 222; Bistorte, 105; Bouleau, 84; Bryone, 210; Caféier (Café), 184; Camomille puante, 173; — romaine, 172; Cerisier, 227; Chardon bénit, 164; Chausse-Trape, 164; Chélidoine, 290; Chêne, 82; Chicorée sauvage, 163; Chironie angulaire, 148; Cocculus palmé (Colombo), 293; Croton Cascarille (Cascarille), 97; Cusparie (Angusture), 249; Essence de Térébenthine, 80; les Fébrifuges (V. *Fébrifuges*); Frêne commun, 153; Génipis, 171; Gentianes, 146-147; Germandrée Petit-Chêne, 120; Groseillier noir, 207; Hêtre, 82; Houblon, 92; Houx commun, 247; Impératoire, 201; Lilas, 153; Lycope, 119; Marronnier, 259; Marrube blanc, 125; Ményanthe, 148; Merisier, 228; Méum, 201; Millefeuille, 177; Moutarde noire, 284; — sauvage, 286; Muguet, 70; Olivier, 152; Parisette, 71; Paullinie Guarana, 259; Persil, 195; Petite Centaurée, 147; Peuplier blanc, 87; Piment des jardins, 139; Poirier, 217; Poivrier aromatique (Poivre noir), 88; — long (Poivre long), 89; Pommier, 216; Quassier amer et Quassier élevé (Quassia), 251; Quinquinas, 185; Quintefeuille, 223; Saules, 86-87;

Sédon âcre, 208; Simarouba, 251; Sulfate de quinine, 186; Tanaisie, 168; Tilleuls, 266-267; Traînasse, 105; Tremble, 88; Tulipier, 294; Valérianes, 180-181. — V. *Engorgements de la rate.*

Fièvres intermittentes pernicieuses. — Alyxie aromatique, 151; Quinquinas, 185; Sulfate de quinine, 186.

Fièvres larvées. — V. *Fièvres intermittentes* et *Fièvres intermittentes pernicieuses.*

Fièvres marécageuses ou paludéennes. — V. *Fièvres intermittentes.*

Fièvre muqueuse bronchique ou grippale. — V. *Grippe.*

Fièvre muqueuse gastrique. — V. *Embarras gastrique.*

Fièvre muqueuse typhoïde. — V. *Fièvres typhoïdes.*

Fièvres pernicieuses. — V. *Fièvres intermittentes pernicieuses.*

Fièvre puerpérale. — Aconits, 302-303; Ipécacuanha, 183-184; Quinquinas, 185; Sulfate de quinine, 186. — V. *Péritonite.*

Fièvres putrides. — V. *Fièvres typhoïdes.*

Fièvres typhoïdes, Fièvres muqueuses, Fièvres continues, Fièvres graves, Fièvres putrides, Gastro-entérite folliculaire. — A. *Forme bilieuse.* — Bourrache, 141; Buglosse, 141; Canneberge, 159; Citronnier (Citrons), 263; Épine-Vinette, 292; Grenadier (Grenades), 215; Groseillier rouge, 207; Joubarbe commune, 208; Myrtille, 158; les Purgatifs (V. *Purgatifs*); Sirop de Cerises, 228; — des quatre fruits, 228; les Tempérants (V. *Tempérants*); Vigne, 255; Vipérine, 143; les Vomitifs (V. *Vomitifs*). — B. *Forme inflammatoire.* — Amandier (Amandes douces), 226; Baobab, 270; Bourrache, 141; Buglosse, 141; Chiendent, 62; Citronnier (Citrons), 263; Eau sédative, 103; les Émollients (V. *Émollients*); Épine-Vinette, 292; Groseillier rouge, 207; Ophiose Mangouste, 151; Pariétaire, 91; Sirop de Cerises, 228; — des quatre fruits, 228; les Tempérants (V. *Tempérants*); Vipérine, 143. — C. *Forme ataxique.* — Les Antispasmodiques (V. *Antispasmodiques*). — D. *Forme adynamique.* — Angéliques, 200-201; Aristoloche officinale, 98; — serpentaire, 98; Arnica, 167; Aurone, 169; Chironie angulaire, 148; Marum, 120; Moutarde noire, 284; Petite Centaurée, 147; Quinquinas, 185; Sauge des prés, 119; — officinale, 118; — Sclarée, 119; Sulfate de quinine, 186.

Fissures à l'anus. — Chrysophylle glycyphlée (Monésia), 154.

Flatuosités, Éructations, Borborygmes (Gaz développés dans les voies digestives). — Aneth, 197; Anis, 192; Badians (Badiane), 295; les Carminatifs (V. *Carminatifs*); Carvi, 193; Cataire, 128; Coriandre, 198; Cumin, 197; Fenouil, 196; Gentianes, 146-147; Impératoire, 201; Laurier commun, 101; Livèche, 196; Menthes, 122; Oranger, 263; Rhubarbes, 107-108; les Stimulants (V. *Stimulants*); Valérianes, 180-181. — V. *Coliques venteuses*, *Hystérie*, *Hypochondrie*, *Vapeurs*, *Entéralgie*.

Fleurs ou Flueurs blanches. — V. *Leucorrhée*.

Flux hémorrhoïdal. — V. *Hémorrhoïdes*.

Flux muqueux. — V. *Diarrhée*.

Flux sanguin. — V. *Hémorrhagies*.

Fluxion de poitrine. — V. *Pneumonie*.

Folie. — V. *Aliénation mentale*.

Fondants (Ayant la propriété de résoudre les engorgements). — V. *Résolutifs*.

Foulures. — V. *Entorses*.

Fractures. — Alcool camphré, 103. — V. *Contusions*.

Frissons nerveux. — V. *Affections nerveuses*.

Furoncles. — V. *Abcès aigus*.

G

Gale. — Actée, 304; Aunée odorante, 174; — officinale, 173; Berce, 198; Dentelaire, 114; Ellébore blanc, 66; Lierre grimpant, 191; Rue, 248; Sabine, 79; Scabieuses, 179; Staphisaigre, 302; Tabac ordinaire, 135; — rustique, 136; Vératre noir, 67.

Gangrène. — Alcool camphré, 103; les Antiseptiques (V. *Antiseptiques*); Aune, 84; Aurone, 169; Bouleau, 84; Chêne, 82; Marrube blanc, 125; Quinquinas, 185; Romarin, 117; Sedou âcre, 208; Sulfate de quinine, 186.

Gastralgie, Gastrodynie, Cardialgie, Crampes d'estomac. — Absinthes, 169-171; Acore vrai, 60; Aneth, 197; Anis, 192; les Antispasmodiques (V. *Antispasmodiques*); Badians (Badiane), 295; Caille-Lait blanc, 182; — jaune, 182; les Calmants (V. *Calmants*); Camphrier (Camphre), 102; Carvi, 193; Cataire, 128; Coriandre, 198 ; Cumin, 197 ; Drimys de Winter (Écorce de Winter), 296 ; Essences de Bergamote, de Bigarade, de Cédrat, etc., 264 ; Fenouil, 196 ; Galanga officinal (Galanga), 75 ; Génipis, 171 ; Gingembre officinal (Gingembre), 75 ; Grateron, 183 ; Hysope, 121 ; Laurier commun, 101 ; Marronnier, 259 ; Menthes, 122 ; Millefeuille, 177 ; Muscadiers (Muscades et Macis), 103-104 ; Noyer (Brou de Noix), 83 ; Pavot somnifère, 288 ; Peuplier blanc, 87 ; Reine-des-Prés, 224 ; Rhubarbes, 107-108 ; Saules, 86-87 ; Tanaisie, 168 ; Tilleuls, 266-267 ; Tremble, 88 ; Vomiquiers (Noix vomique, Fève de Saint-Ignace, Strychnine, Brucine), 148-149. — V. *Vomissements*.

Gastrite aiguë (Inflammation de l'estomac, caractérisée habituellement par de la chaleur, une soif habituelle, de l'inappétence, une sensibilité prononcée au creux de l'estomac, une digestion difficile et un goût salé dans la bouche). — Acacies (Gomme arabique, — de l'Inde, — du Sénégal), 240-241 ; Amandier (Amandes douces), 226 ; Astragale vrai, etc. (Gomme adragante), 234 ; Bouillon blanc, 133 ; les Émollients (V. *Émollients*); Guimauve, 268 ; Lin, 271 ; Mauves, 269 ; Oseille, 107 ; Pommier (Pommes), 216 ; Ricin (Huile de Ricin), 96 ; Rose trémière, 269 ; les Tempérants (V. *Tempérants*); Violettes, 276-277. — V. *Entérite*.

Gastrite chronique, Gastrorrhée, Pituite. — V. *Dyspepsie, Entérite*.

Gastrodynie. — V. *Gastralgie*.

Gastro-entérite (État morbide de l'estomac et des intestins). — Amandier (Amandes douces), 226 ; Arroche, 111 ; Coignassier (Semences de Coing), 217 ; Guimauve, 268 ; Mauves, 269 ; Ophrys et Orchis (Salep), 76 ; Poirée, 110 ; Prunier (Pruneaux), 227 ; Rose trémière, 269 ; Vigne (Verjus), 255. — V. *Gastrite, Entérite, Embarras gastrique*.

Gastro-entérite folliculaire. — V. *Fièvres typhoïdes*.

Gastrorrhée. — V. *Gastrite chronique*.

Gaz. — V. *Flatuosités, Coliques venteuses*.

Gerçures, Crevasses. — Carotte cultivée, 204 ; Concombre cultivé (Pommade de Concombre), 212 ; Onguent populéum, 87 ; Pommade camphrée, 103 ; Pomme de terre, 139. — V. *Excoriations*.

Gingivite (Affection des gencives). — V. *Stomatite, Scorbut*.

Glaires. — Les Amers (V. *Amers*); les Expectorants (V. *Expec-*

torants); les Purgatifs (V. *Purgatifs*); les Vomitifs (V. *Vomitifs.*)

Glossite (Inflammation de la langue). — V. *Stomatite, Scorbut.*

Glycosurie (Maladie caractérisée par la présence de sucre dans l'urine, par une sécrétion très-abondante de ce liquide, par une soif vive et par un dépérissement général). — Caféier (Café), 184.

Goître (Tumeur se formant à la partie antérieure du cou, et susceptible d'acquérir un volume considérable). — V. *Engorgements lymphatiques et glanduleux, Scrofules.*

Gonorrhée. — V. *Blennorrhagie.*

Gourme. — V. *Croûtes de lait.*

Goutte (Affection consistant dans un gonflement inflammatoire des articulations, accompagné de douleurs violentes, et dont les plaisirs de la table sont la cause la plus commune).— Aconits, 302-303; Aliboufier benzoin (Benjoin), 155; Alkékenge, 139; les Amers (V. *Amers*); Aristoloche Clématite, 98; — longue, 98; — (Petite), 98; — ronde, 98; Astragale sans tige, 234; Ballote noire, 126; Bardane, 163; Baume nerval, 104; Bétoine, 125; Bourgène, 246; Bruyères, 157; Buis, 96; Camomille puante, 173; Camomille romaine, 172; Camphrée de Montpellier, 110; Chélidoine, 290; Clématite blanche, 300; — droite, 300; Colchique, 66; Coloquinte, 212; Concombre sauvage, 211; Consoude officinale, 142; Douce-Amère, 138; Ellébore blanc, 66; — noir, 300; — vert, 300; Fraisier (Fraises), 221; Frêne commun, 153; Fumeterres, 287-288; Gaïac, 250; Genévrier, 78; Gentianes, 146-147; Gratiole, 132; Houx commun, 247; Ivette, 121; Ményanthe, 148; Moutarde noire (Sinapismes), 284; Nerprun, 245; Pâquerette, 176; Patience aquatique, 107; — commune, 106; — crépue, 107; — des Alpes, 107; — sauvage, 106; Persicaire douce, 106; Peuplier noir, 87; Pissenlit, 162; Pommade camphrée, 103; Raifort, 281; Reine-des-Prés, 224; Renouée âcre, 105; Roseau commun, 63; Salsepareille, 72; Sapins, 80; Saponaire, 273; Sassafras, 102; Sauge des prés, 119; — officinale, 118; — Sclarée, 119; Sceau de Salomon, 70; Squine, 71; les Sudorifiques (V. *Sudorifiques*); Vératre noir, 67; — officinal (Vératrine), 67; Vigne (marc de Raisin), 255. — V. *Rhumatismes.*

Goutte sereine. — V. *Amaurose.*

Gravelle (Concrétions calculeuses semblables à du sable ou à de petites pierres, et se formant dans les voies urinaires). — Alkékenge, 139; Aspérules, 181-182; Bruyères, 157; Busserole, 157; Cerfeuil commun, 202; — odorant, 203; Cerisier (queues de Cerises), 227; Chardon-Roland, 202; les Diurétiques (V. *Diurétiques*); Fraisier, 221; Genêts, 230-231; Genévrier, 78; Hépatique, 52; Herniaire glabre, 111; — velue, 112; Lycopode, 57; Osmonde royale, 54; Petit-Houx, 71; Piloselle, 162; Pissenlit, 162; Saxifrage, 206; Sceau-de-Salomon, 70; Soude épineuse, 111; Verge d'or, 176. — V. *Calculs urinaires*.

Grippe. — Aconits, 302-303; Aya-Pana, 175; les Béchiques (V. *Béchiques*); Eupatoire perfolié, 176; les Purgatifs (V. *Purgatifs*); Sirop de Lactucarium, 161; les Sudorifiques (V. *Sudorifiques*); les Vomitifs (V. *Vomitifs*). — V. *Bronchite*.

H

Haleine fétide. — Cachou de Bologne, 241. — V. *Carie dentaire, Stomatite, Scorbut*.

Haut-mal. — V. *Épilepsie*.

Hématémèse, Vomissement de sang. — Les Astringents (V. *Astringents*). — V. *Hémorrhagies*.

Hématurie, Pissement de sang. — Aigremoine, 219; les Astringents (V. *Astringents*); Bourse-à-Pasteur, 283; Consoude officinale, 142; Fraisier, 221; Plantain d'eau, 58; Tormentille, 223; Véronique officinale, 134. — V. *Hémorrhagies*.

Hémiplégie (Paralysie de la moitié du corps). — V. *Paralysie*.

Hémoptysie, Crachement de sang. — Aigremoine, 219; Alchimille, 220; les Astringents (V. *Astringents*); Aune, 84; Bistorte, 105; Bouillon blanc, 133; Bouleau, 84; Bourse-à-Pasteur, 283; Bugle rampante, 119; Canneberge, 159; Cétérach, 56; Chêne, 82; Chrysophylle glycyphlée (Monésia), 154; Coignassier (Coings), 217; Consoude officinale, 142; Essence de Térébenthine, 80; Fucus crispus, 48; Lichen d'Islande, 51; — pulmonaire, 52; Morgeline, 274; Mûrier noir (Mûres), 89; Myrtille, 158; Nummulaire, 115; Ortie dioïque, 91; — grièche, 90; Pervenches, 150; Plantain (Grand), 113; — lancéolé, 113; — moyen, 113; Polygalas, 274-276; Pulmonaire, 143; Pyrole à feuilles rondes, 157; Rosier de Provins, 218; Saules, 86-87;

Seigle ergoté, 50; Sisymbre Sophie, 282; Traînasse, 105; Véronique officinale, 134. — V. *Hémorrhagies*.

Hémorrhagies (Écoulement ou perte de sang). — Acacie Cachou (Cachou), 241; Agaric de Chêne, 50; Aigremoine, 219; Alchimille, 220; Amadou, 50; Argentine, 223; les Astringents (V. *Astringents*); Aunée dyssentérique, 174; Bistorte, 105; Bourse-à-Pasteur, 283; Brunelle, 127; Chrysophylle glycyphlée (Monésia), 154; Colophane, 81; Cyprès (Noix de Cyprès), 78; Essence de Térébenthine, 80; Frêne commun, 153; Géranium à Robert, 253; Grande Centaurée, 165; Kramer triandre (Ratanhia), 276; Lycope, 119; Millefeuille, 177; Myrte, 213; Ortie blanche, 125; —. rouge, 125; Ptérocarpe dragon (Sang-dragon), 235; Pyrole à feuilles rondes, 157; Quintefeuille, 223; Rosier de Provins, 218; Sanicle, 202; Sceau-de-Salomon, 70; Scolopendre, 56; Seigle ergoté, 50; Tormentille, 223; Traînasse, 105; Verge d'or, 176.

Hémorrhagie cérébrale. — V. *Apoplexie*.

Hémorrhagie nasale. — Vigne, 255. — V. *Hémorrhagies*.

Hémorrhagie utérine, Pertes utérines, Pertes de sang. — Alchimille, 220; les Astringents (V. *Astringents*); Aune, 84; Benoîte, 222; Bouleau, 84; Chardon-Marie, 164; Chêne, 82; Ortie dioïque, 91; — grièche, 90; Plantain (Grand), 113; — lancéolé, 113; — moyen, 113; Tormentille, 223; Vigne, 255.— V. *Hémorrhagies*.

Hémorrhoïdes (Engorgement variqueux des veines de l'extrémité inférieure du rectum, d'où résultent des tumeurs particulières, et quelquefois d'abondantes hémorrhagies). — Bouillon blanc, 133; Bourse-à-Pasteur, 283; Brunelle, 127; Cerfeuil commun, 202; — odorant, 203; Chrysophylle glycyphlée (Monésia), 154; Joubarbe commune, 208; Jusquiames, 136-137; Linaire, 132; Millefeuille, 177; Morelle noire, 137; Morgeline, 274; Onguent populéum, 87; Orpin, 208; Piment des jardins, 139; Plantain d'eau, 58; Sedon blanc, 209; Séneçon, 176; Sureau, 188.

Hépatite (Inflammation du foie). — V. *Ictère, Obstructions*.

Hernies. — Acacie astringente (Écorce de Barbatimão), 241; Osmonde royale, 54; les Purgatifs (V. *Purgatifs*); Ricin (Huile de Ricin), 96; Tabac ordinaire, 135; — rustique, 136.

Herpès. — V. *Dartres*.

Hoquet. — Aneth, 197; les Antispasmodiques (V. *Antispasmo-*

diques); Gui, 190 ; Menthes, 122 ; Valérianes, 180-181. — V. *Gastralgie, Indigestions, Péritonite.*

Humeurs froides. — V. *Scrofules.*

Hydarthroses (Formation d'un liquide séreux dans les articulations). — Reine-des-prés, 224. — V. *Tumeurs blanches articulaires.*

Hydrophobie. — V. *Rage.*

Hydropisies, Ascite, Anasarque , Œdème des membres (Amas de sérosités ou de matières aqueuses dans le tissu cellulaire ou dans différentes cavités de l'organisme). — Absinthes, 169-171 ; Ache, 195 ; Aconits, 302-303 ; Ail, 68 ; Alcornoque du Brésil, 235 ; Alkékenge, 139 ; Alliaire, 282 ; Arnica, 167 ; Artichaut, 164 ; Arum, 59 ; Asclépiade, 149 ; Asperge, 71 ; Aspérules, 181-182 ; Aunée odorante, 174 ; — officinale, 173 ; Aurone, 169 ; Barbarée, 280 ; Bardane, 163 ; Beccabunga, 134 ; Belle-de-Nuit, 112 ; Berce, 198 ; Bourgène, 246 ; Bourse-à-Pasteur, 283 ; Bruyères, 157 ; Bryone, 210 ; Bugranes, 231 ; Butome, 59 ; Camphrée de Montpellier, 110 ; Cardamine des prés, 280 ; Cerfeuil commun, 202 ; — odorant, 203 ; Chanvre, 92 ; Chardon-Roland, 202 ; Chélidoine, 290 ; Chiocoque Dompte-Venin (Caïnca), 185 ; Clématite blanche, 300 ; — droite, 300 ; Cochléaria, 280 ; Colchique, 66 ; Coloquinte, 212 ; Concombre sauvage (Élatérium), 211 ; Cresson alénois, 280 ; — de fontaine, 279 ; — sauvage, 280 ; Croton cathartique (Huile de Croton), 97 ; Digitale, 132 ; les Diurétiques (V. *Diurétiques*); Ellébore blanc, 66 ; — noir, 300 ; — vert, 300 ; Épine-Vinette, 292 ; Eupatoire, 175 ; Épurge (Huile d'Épurge), 94 ; Exogone officinal (Jalap), 144 ; Filipendule, 225 ; Fritillaire, 68 ; Genêts, 230-231 ; Genévrier, 78 ; Génipis, 171 ; Grateron, 183 ; Gratiole, 132 ; Hépatique, 52 ; Herniaire glabre, 111 ; — velue, 112 ; Hièble, 189 ; Houx (Petit-), 71 ; Iris commune, 73 ; — fétide, 74 ; — de Florence, 73 ; — Faux-Acore, 74 ; Laitue vireuse, 162 ; Lin cathartique, 272 ; Liseron (Grand), 145 ; — (Petit), 145 ; Mangostan guttier (Gomme-Gutte), 260 ; Mouron bleu, 115 ; — rouge, 115 ; Moutarde noire, 284 ; — sauvage, 286 ; Nerprun, 245 ; Orme, 89 ; Pariétaire, 91 ; Passerage à larges feuilles, 283 ; — Ibéride, 284 ; Persil, 195 ; Phellandrie, 193 ; Piloselle, 162 ; Pissenlit, 162 ; Poireau, 68 ; Polygalas, 274-276 ; les Purgatifs (V. *Purgatifs*); Pyrole ombellée, 157 ; Raifort, 281 ; Reine-des-prés, 224 ; Roquette sauvage, 287 ; Sapins, 80 ; Scammonée, 145 ; Scille, 68 ; Scorodone, 120 ; Sedon âcre, 208 ; Sureau, 188 ; Vératre noir, 67 ;

— officinal (Vératrine), 67; Verge d'or, 176; Vigne (Raisins), 255.
— V. *Albuminurie, Pleurésie.*

Hydrothorax (Épanchement de liquide dans la cavité thoracique).
— Polygalas, 274-276. — V. *Hydropisies, Pleurésie.*

Hypertrophie du cœur (Augmentation anormale du volume de
ce viscère). — Asperge, 71; Digitale, 132; les Diurétiques
(V. *Diurétiques*); Passerage à larges feuilles, 283. — V. *Palpitations.*

Hypertrophie du foie. — V. *Ictère.*

Hypertrophie de la rate. — V. *Engorgements de la rate, Fièvres
intermittentes.*

Hypochondrie (Maladie caractérisée par une propension à la
tristesse, par un goût très-prononcé pour la solitude et par une
préoccupation habituelle sur l'existence imaginaire de maladies):
— Aloès, 69; Ellébore noir, 300; — vert, 300; Fumeterres, 287-288; Matricaire officinale, 172; Menthes, 122; Moutarde blanche, 286; — noire, 284; — sauvage, 286; Safran, 74;
Tilleuls, 266-267; Vigne (Raisins), 255. — V. *Obstructions,
Constipation, Hystérie.*

Hystérie (Affection propre à la femme, et caractérisée par des
symptômes nerveux souvent très-compliqués).— Agripaume, 126;
Angéliques, 200-201; les Antispasmodiques (V. *Antispasmodiques*); Armoise commune, 168; Ballote noire, 126; Balsamite, 168; Berce, 198; Botrys, 110; Bryone, 210; Camomille
puante, 173; — romaine, 172; Cataire, 128; Dorème ammoniaque (Gomme ammoniaque), 205; Férule Assa fœtida (Assa
fœtida), 205; — persique (Sagapénum), 205; Galbanum officinal
(Galbanum), 205; Gui, 190; Impératoire, 201; Lavande officinale, 122; — Spic, 123; — Stœchas, 123; Marum, 120; Matricaire officinale, 172; Mélisse bâtarde, 124; — officinale, 123;
Menthes, 122; Méum, 201; Opopanax Panais (Opopanax), 206;
Pavot somnifère (Opium), 288; Pivoines, 303; Romarin, 117;
Rue, 248; Safran, 74; Santoline, 169; Soucis, 166; les Stimulants (V. *Stimulants*); Tilleuls, 266-267; Valérianes, 180-181;
Vulvaire, 109. — V. *Céphalalgie, Névroses, Flatuosités, Gastralgie,
Dyspepsie, Vomissements nerveux, Spasmes, Vapeurs, Aliénation
mentale, Chlorose.*

I

Ictère, Jaunisse (Affection caractérisée par une teinte jaune de la peau et du blanc des yeux ; elle est généralement liée à une affection du foie ; mais quelquefois elle est simplement l'effet d'une perturbation nerveuse). — Ache, 195 ; Aigremoine, 219 ; Alkékenge, 139 ; Aloès, 69 ; les Amers (V. *Amers*); Ancolie, 302 ; Arnica, 167 ; Artichaut, 164 ; Asperge, 71 ; Aspérules, 181-182 ; Bardane, 163 ; Bétoine, 125 ; Bourrache, 141 ; Bugle rampante, 119 ; Buglosse, 141 ; Bugranes, 231 ; Carotte cultivée, 204 ; Cerfeuil commun, 202 ; — odorant, 203 ; Chardon-Roland, 202 ; Chélidoine, 290 ; Chanvre, 92 ; Chicorée sauvage, 163 ; Chiendent, 62 ; Citronnier (Citrons), 263 ; Cotonniers (Moxas), 270 ; Douce-Amère, 138 ; Épine-Vinette, 292 ; Euphraise, 134 ; Fraisier (Fraises), 221 ; Fumeterres, 287-288 ; Garance, 182 ; Gentianes, 146-147 ; Grenadier (Grenades), 215 ; Groseillier noir, 207 ; — rouge, 207 ; Hépatique, 52 ; Houblon, 92 ; Laitue vireuse, 162 ; Livèche, 196 ; Marrube blanc, 125 ; Marum, 120 ; Ményanthe, 148 ; Noyer, 83 ; Oseille, 107 ; Patience aquatique, 107 ; — commune, 106 ; crépue, 107 ; — des Alpes, 107 ; — sauvage, 106 ; Persicaire douce, 106 ; Persil, 195 ; Petit-Houx, 71 ; Pissenlit, 162 ; Renouée âcre, 105 ; Romarin, 117 ; Saponaire, 273 ; Sedon âcre, 208 ; Sirop de Cerises, 228 ; — des quatre fruits, 228 ; Soucis, 166 ; les Tempérants (V. *Tempérants*) ; Vipérine, 143. — V. *Obstructions.*

Idées paresseuses (Pour réveiller les). — V. *Affaiblissement des facultés intellectuelles.*

Impatiences nerveuses. — Valérianes, 180-181. — V. *Hystérie, Vapeurs.*

Inappétence (Manque d'appétit). — Absinthes, 169-171 ; Acacie Cachou (Cachou), 241 ; Ail, 68 ; Alliaire, 282 ; les Amers (V. *Amers*) ; Angéliques, 200-201 ; Barbarée, 280 ; Benoîte, 222 ; Bigaradier (Oranges amères), 264 ; Camomille puante, 173 ; — romaine, 172 ; Cardamine des prés, 280 ; Chicorée sauvage, 163 ; Cresson alénois, 280 ; — de fontaine, 279 ; — sauvage, 280 ; Génipis, 171 ; Gentianelle, 147 ; Gentianes, 146-147 ; Groseillier noir, 207 ; Hysope, 121 ; Laurier commun, 101 ; Lavande officinale, 122 ; — Spic, 123 ; — Stœchas, 123 ; Marrube blanc, 125 ; Marum, 120 ; Moutarde blanche, 286 ; — noire, 284 ; — sauvage, 286 ; Pissenlit, 162 ; Rhubarbes, 107-108 ; Romarin, 117 ;

Sauge des prés, 119; — officinale, 118; — Sclarée, 119; Scordium, 120; Scorodone, 120; Tachi de la Guyane, 147.

Incontinence d'urine. — Aigremoine, 219; Lentisque (Mastic), 243; Poivrier Cubèbe (Cubèbe et Essence de Cubèbe), 88;
Seigle ergoté, 50; Tormentille, 223. — V. *Paralysie de la
vessie.*

Incisifs. — V. *Expectorants.*

Indigestions. — Aya-Pana, 175; Bœnesct, 176; Cocculus
palmé (Colombo), 293; Ionidions, 277; Ipécacuanha, 183-184;
Tilleuls, 266-267; les Vomitifs (V. *Vomitifs*). — V. *Dyspepsie,
Gastralgie, Entéralgie, Vomissements.*

Infiltration séreuse. — V. *Hydropisies.*

Inflammations. — V. *Maladies inflammatoires.*

Inflammation de la bouche, des gencives et de la langue. — V.
Aphthes, Stomatite, Scorbut.

Inflammation des bronches. — V. *Bronchite.*

Inflammation de l'estomac et du tube digestif. — V. *Gastrite.*

Inflammation gastro-intestinale. — V. *Gastro-entérite.*

Inflammation de la gorge. — V. *Angine, Affections de la bouche,
des gencives et de la gorge.*

Inflammation des intestins. — V. *Entérite.*

Inflammation d'oreilles. — V. *Otite.*

Inflammation des organes respiratoires. — V. *Bronchite, Pleurésie,
Pneumonie.*

Inflammation de la peau. — Amandier (Amandes amères), 226;
Cynoglosse, 142; les Émollients (V. *Émollients*); Hièble, 189;
Joubarbe commune, 208; Sedon blanc, 209; Sureau, 188; Vio-
lettes, 276-277. — V. *Érysipèle.*

Inflammation de poitrine. — V. *Bronchite, Pneumonie, Pleurésie.*

Inflammation des reins, de la vessie et des organes génito-
urinaires. — V. *Blennorrhagie, Cystite, Dysurie, Néphrite.*

Inflammation des yeux et des paupières. — V. *Ophthalmies.*

Insecticides, Parasiticides (Propres à détruire les insectes ou
les parasites). — Actée, 304; Aunée odorante, 174; — officinale, 173; Berce, 198; Carapa de la Guyane (Huile de Carapa), 258; — Touloucouna (Huile de Touloucouna), 258; Dentelaire, 114; Ellébore blanc, 66; Lierre grimpant, 191; Ménisperme
subéreux (Coque du Levant), 294; Patchouly, 129; Pieds-

d'Alouette, 301-302; Pyrèthre, 173; Rue, 248; Sabine, 79; Scabieuses, 179; Staphisaigre, 302; Tabac ordinaire, 135; — rustique, 136; Vératre-noir, 67; — officinal (Cévadille), 67; Vétiver, 64.

Insomnie. — Coquelicot, 290; Laitue commune (Lactucarium), 161; Pavot somnifère (Opium), 288.

Irritations. — V. *les différentes Inflammations.*

Irritations nerveuses. — Les Antispasmodiques (V. *Antispasmodiques*); Caille-lait blanc, 182; — jaune, 182; Grateron, 183; Lobélie enflée, 159.

Ischurie (Rétention d'urine). — V. *Dysurie.*

J

Jaunisse. — V. *Ictère.*

L

Lait. — A. *Pour en augmenter la sécrétion* : Aneth, 197; Anis, 192; Carvi, 193; Coriandre, 198; Cumin, 197; Fenouil, 196. — B. *Pour le faire passer* : Les Antilaiteux (V. *Antilaiteux*). — V. *Engorgements laiteux des seins.*

Langueurs d'estomac. — V. *Dyspepsie; Atonie de l'estomac et des voies digestives.*

Larmoiement. — Euphraise, 134. — V. *Ophthalmies.*

Laryngite (Inflammation du larynx). — Mauves, 269; Myrosperme baumier (Baume de Tolu), 235; — pubescent, etc. (Baume du Pérou), 235-236; Rosier de Provins, 218. — V. *Angine, Bronchite.*

Laxatifs (Qui purgent doucement, sans secousse ni irritation). — Alkékenge, 139; Arroche, 111; Bon-Henri, 110; Bouillon aux herbes, 110; Canéficier (Casse), 236; Épinard, 111; Figuier (Figues), 90; Groseillier rouge, 207; Laitue commune, 161; Lin (Huile de Lin), 271; Mercuriale annuelle, 95; Moutarde blanche, 286; Noyer (Huile de Noix), 83; Olivier (Huile d'Olive), 152; Oseille, 107; Pavot somnifère (Huile d'Œillette), 288; Pigamon jaune, 299; Poirée, 110; Polypode de Chêne, 55; Prunier (Pruneaux), 227; Rosier à cent feuilles, 218; Sébestier (Sébestes), 143; Sureau, 188; Tamarinier indien (Tamarin), 239; Vigne (Raisins), 255.

Lèpre. — Les Dépuratifs (V. *Dépuratifs*); Douce-Amère, 138; Ellébore noir, 300; — vert, 300; les Sudorifiques (V. *Sudorifiques*). — V. *Dartres*, *Syphilis*, *Maladies de la peau*.

Léthargie (Sommeil profond, accompagné d'insensibilité). — Coloquinte, 212. — V. *Coma*.

Leucorrhée, Fleurs blanches, 'Catarrhe utéro-vaginal. — Absinthes, 169-171; Acacie Cachou (Cachou), 241; Aigremoine, 219; Alchimille, 220; les Amers (V. *Amers*); Angéliques, 200-201; Argentine, 223; les Astringents (V. *Astringents*); Aune, 84; Aunée odorante, 174; — officinale, 173; Benoîte, 222; Bistorte, 105; Bouleau, 84; Bugle rampante, 119; Busserole, 157; Chêne, 82; Copayers (Copahu), 239-240; Cyprès (Noix de Cyprès), 78; Dictame blanc, 249; Genévrier, 78; Génipis, 171; Grenadier, 215; Houblon, 92; Kramer triandre (Ratanhia), 276; Lamier blanc, 125; — pourpre, 125; Lavande officinale, 122; —Spic, 123; — Stœchas, 123; Liquidambar d'Amérique (Liquidambar), 85; — oriental (Styrax), 86; Marrube blanc, 125; Matico, 89; Méum, 201; Millefeuille, 177; Millepertuis, 262; Myrte, 213; Noyer, 83; Nummulaire, 115; Ortie dioïque, 91; — grièche, 90; Persicaire douce, 106; Pervenches, 150; Peuplier blanc, 87; Pins, 79; Plantain (Grand), 113; — lancéolé, 113; — moyen, 113; Poivrier Cubèbe (Cubèbe et Essence de Cubèbe), 88; Pyrole à feuilles rondes, 157; Raifort, 281; Rhubarbes, 107-108; Ronce, 222; Rosier de Provins, 218; Sanicle, 202; Santoline, 169; Sapins, 80; Sassafras, 102; Saules, 86-87; Seigle ergoté, 50; Serpolet, 124; Simarouba, 251; Sisymbre Sophie, 282; Tanaisie, 168; Tannin, 82; les Toniques (V. *Toniques*); Tormentille, 223; Traînasse, 105; Tremble, 88. — V. *Asthénie*, *Chlorose*.

Lochies (Évacuation sanguinolente et séreuse qui suit l'accouchement pendant quelques semaines). — *Pour en favoriser l'expulsion* : Aristoloche Clématite, 98; — longue, 98; — (Petite), 98; — ronde, 98; Sureau, 188.

Lombrics. — V. *Vers intestinaux*.

Lumbago (Douleur rhumatismale dans la région des reins). — Genévrier, 78; Poix, 81; Thym, 124; Verveine, 130. — V. *Rhumatismes*, *Sciatique*, *Névralgies*.

Luxations. — V. *Contusions*.

M

Maladies du cœur. — V. *Hypertrophie du cœur, Palpitations.*

Maladies du foie. — V. *Hépatite.*

Maladies inflammatoires. — Citronnier (Citrons), 263; les Émollients (V. *Émollients*); Framboisier (Framboises), 221; Grenadier (Grenades), 215; Guimauve, 268; Mauves, 269; Navet, 286; Oranger (Oranges), 263; Orge, 63; Oseille, 107; Réglisses, 233-234; les Révulsifs (V. *Révulsifs*); Ronce (Mûres sauvages), 222; Rose trémière, 269; les Tempérants (V. *Tempérants*); Vigne, 255. — V. 1° *Les différentes Inflammations*; 2° *Fièvres typhoïdes, forme inflammatoire.*

Maladies nerveuses. — V. *Névroses.*

Maladies des os. — V. *Carie des os, Exostose, Rachitisme, Scrofules, Syphilis, Névroses.*

Maladies de la peau. — Alliaire, 282; Barbarée, 280; Bardane, 163; Beccabunga, 134; Belle-de-Nuit, 112; Bouleau, 84; Buis, 96; Cardamine des prés, 280; Chicorée sauvage, 163; Cresson alénois, 280; — de fontaine, 279; — sauvage, 280; les Dépuratifs (V. *Dépuratifs*); Douce-Amère, 138; Fumeterres, 287-288; Gaïac, 250; Genévrier, 78; Goudron, 81; Laurier-Cerise, 228; Ményanthe, 148; Ortie dioïque, 91; — grièche, 90; Patience aquatique, 107; — commune, 106; — crépue, 107; — des Alpes, 107; — sauvage, 106; Pensée sauvage, 277; Peuplier noir, 87; Pissenlit, 162; Pomme de terre, 139; Saponaire, 273; Sassafras, 102; Scabieuses, 179; Séné, 237; les Sudorifiques (V. *Sudorifiques*); Véronique officinale, 134; Vigne (Raisins), 255. — V. *Dartres, Fièvres éruptives.*

Maladies de poitrine. — V. *Bronchite, Pneumonie, Pleurésie, Hydrothorax, Phthisie.*

Maladies des reins. — V. *Néphrite.*

Maladies vénériennes. — V. *Syphilis.*

Maladies vermineuses. — V. *Vers intestinaux.*

Maladies de la vessie. — V. *Cystite.*

Maladies des voies urinaires. — V. *Affections des voies urinaires.*

Maladies des yeux. — V. *Amaurose, Ophthalmies, Scrofules, Syphilis.*

Manie. — V. *Aliénation mentale.*

Maturatifs (Qui hâtent la suppuration d'une tumeur). — V. *Résolutifs*.

Maux de dents. — V. *Odontalgie*.

Maux de gorge. — V. *Angine*.

Maux de tête. — V. *Céphalalgie*.

Maux d'yeux. — V. *Amaurose, Ophthalmies, Larmoiement*.

Mélancolie. — Balsamite, 168 ; Marum, 120 ; Romarin, 117. — V. *Hypochondrie, Hystérie*.

Menstruation (Pour favoriser la). — Les Emménagogues (V. *Emménagogues*).

Métrorrhagie, Perte sanguine. — V. *Hémorrhagie utérine*.

Meurtrissures. — V. *Contusions, Ecchymoses*.

Migraine. — V. *Céphalalgie, Névralgies*.

Miliaire (Affection éruptive caractérisée par de petits boutons rouges ressemblant au millet). — V. *Suette miliaire*.

Monomanie. — V. *Aliénation mentale*.

Morsures d'animaux enragés. — V. *Rage*.

Morsures venimeuses. — Aristoloche officinale, 98 ; — serpentaire, 98 ; Aya-Pana, 175 ; Bœnesct, 176 ; Cocculus à larges feuilles (Pareira brava), 293 ; Guaco, 176 ; Ophiose Mangouste, 151 ; Polygala de Virginie, 274.

Mouvements convulsifs. — V. *Chorée, Hystérie, Éclampsie, Épilepsie*.

Muguet (Inflammation épidémique et contagieuse de la bouche et de la gorge, donnant lieu à une infinité de petits aphthes). — Joubarbe commune, 208 ; Sedon blanc, 209. — V. *Aphthes*.

Muscles (Faiblesse des). — Peuplier noir (Huile de bourgeons de Peuplier), 87.

N

Nausées (Envies de vomir). — Les Vomitifs (V. *Vomitifs*). — V. *Embarras gastrique*.

Nécrose. — V. *Carie des os*.

Néphrite (Inflammation des reins, accompagnée d'une douleur aiguë du côté malade et d'envie continuelle d'uriner). — Acacies (Gomme arabique, — de l'Inde, — du Sénégal), 240-241 ; Aigremoine, 219 ; Alkékenge, 139 ; Amandier (Amandes

douces), 226; Astragale vrai, etc. (Gomme adragante), 234;
Bouillon blanc, 133; Bourrache, 141; Bruyères, 157; Bu-
glosse, 141; Bugranes, 231; Busserole, 157; Cétérach, 56;
Chanvre, 92; Chausse-Trape, 164; Chiendent, 62; Cocculus à
larges feuilles (Pareira brava), 293; Concombre cultivé, 212;—
sauvage (Élatérium), 211; Cotonniers (Moxas), 270; Courge, 213;
les Diurétiques (V. *Diurétiques*); les Émollients (V. *Émollients*);
Fraisier, 221; Géranium à Robert, 253; Giraumon, 213; Grand
Boucage, 193; Guimauve, 268; Laitue commune, 161; Lin, 271;
Mauves, 269; Melon, 212; Navet, 286; Noyer (Huile de Noix), 83;
Orge, 63; Pariétaire, 91; Pastèque, 212; Petit Boucage, 193;
Petit-Houx, 71; Pissenlit, 162; Plantain d'eau, 58; Pommier
(Pommes), 216; Potiron, 213; Raifort, 281; Réglisses, 233-234;
Rose trémière, 269; Violettes, 276-277; Vipérine, 143.—V. *Calculs,
Albuminurie*.

Névralgies (Affections des nerfs, caractérisées par une douleur
vive, déchirante). — Aconits, 302-303; Armoise commune, 168;
Belladone, 137; Bétoine, 125; les Calmants (V. *Calmants*);
Ciguës, 199-200; Cotonniers (Moxas), 270; Croton cathartique
(Huile de Croton), 97; Épurge (Huile d'Épurge), 94; Essence
de Térébenthine, 80; Moutarde noire (Sinapismes), 284; Passe-
rage à larges feuilles, 283; Paullinie Guarana, 259; Pavot som-
nifère (Opium), 288; Peuplier noir (Huile de bourgeons de
Peuplier), 87; Pommade camphrée, 103; Quinquinas, 185;
Renoncules, 298-299; Stramoine, 136; Sulfate de quinine, 186;
Vératre officinal (Vératrine), 67. — V. *Céphalalgie, Odontalgie,
Pleurodynie, Gastralgie, Entéralgie, Sciatique, Douleurs, Rhuma-
tismes, Goutte*.

Névroses (Maladies consistant dans des aberrations du système
nerveux, et s'annonçant soit par des désordres dans les fonctions
de l'entendement et de la contraction musculaire, soit par la
diminution ou la perte complète du sentiment et du mouvement, etc.) — Ambroisie, 109; les Antispasmodiques (V. *Antispasmodiques*); Ballote noire, 126; Basilics, 129; Camomille
puante, 173; — romaine, 172; Eau sédative, 103; Jasmins
(Essence de Jasmin), 152; Jusquiame blanche, 137; —
noire, 136; Laurier-Cerise, 228; Lavandes, 122-123; Marjolaine, 129; Marum, 120; Matricaire officinale, 172; Mélisse
bâtarde, 124; — officinale, 123; Menthes, 122; Millefeuille, 177;
Pavot somnifère (Opium), 288; Pivoines, 303; Romarin, 117;
Soucis, 160; Staphisaigre, 302; Tanaisie, 168; Tilleuls, 266-267;

Valérianes, 180-181 ; Vulvaire, 109. — V. *Chorée*, *Éclampsie*, *Épilepsie*, *Hystérie*, *Aliénation mentale*, *Paralysie*, *Hypochondrie*, *Coqueluche*, *Asthme*, *Névralgies*, *Spasmes*, *Vapeurs*.

O

Obésité. — Les Astringents (V. *Astringents*); Fucus vésiculeux, 48; les Stimulants (V. *Stimulants*).

Obstructions (Embarras dans les vaisseaux, produits par la stagnation des humeurs morbides). — Ache, 195; les Apéritifs (V. *Apéritifs*); Artichaut, 164; Asperge, 71; Berce, 198; Berle, 197; Bryone, 210; Chardon-Roland, 202; Chélidoine, 290; Chicorée sauvage, 163; Eupatoire chanvrin, 175; — de Mésué, 177; Fraisier (Fraises), 221; Frêne commun, 153; Fumeterres, 287-288; Genêts, 230-231; Genévrier, 78; Houblon, 92; Laitue vireuse, 162; Mouron bleu, 115; — rouge, 115; Persil, 195; Pissenlit, 162; les Purgatifs (V. *Purgatifs*); Saponaire, 273; Sedon âcre, 208; Sirop de Cerises, 228; Sirop des quatre fruits, 228; Verge d'or, 176; Vigne (Raisins), 255. — V. *Hépatite*.

Odontalgie, Névralgie dentaire, Carie dentaire. — Cade (Huile de Cade), 79; Créosote, 81; Cresson de Para, 173; Dentelaire, 114; Mélaleuque nain (Huile de Cajeput), 214; Pyrèthre, 173. — V. *Névralgies*, *Douleurs*.

Œdème (Enflure produite par la formation d'un liquide séreux dans l'intérieur du tissu cellulaire). — V. *Hydropisies*.

Ophthalmies aiguës (Maladies inflammatoires du globe de l'œil). — Belladone, 137; Bluet, 165; Cerfeuil commun, 202; — odorant, 203; les Émollients (V. *Émollients*); Euphraise, 134; Fenugrec, 232; Guimauve, 268; Lin, 271; Mauves, 269; Mélilot, 232; Muguet, 70; Persil, 195; Plantain des sables, 114; — (Grand), 113; — lancéolé, 113; — moyen, 113; — Psyllium, 113; Pommier (Pommes), 216; les Purgatifs (V. *Purgatifs*); Rose trémière, 269; Rosier à cent feuilles (Eau de Rose), 218; — de Provins, 218; Stramoine, 136. — V. *Ophthalmies purulentes*.

Ophthalmies blennorrhagiques. — V. *Ophthalmies purulentes*.

Ophthalmies chroniques. — Les Astringents (V. *Astringents*); les Drastiques (V. *Drastiques*): Kramer triandre (Ratanhia), 276; les Révulsifs (V. *Révulsifs*): Soucis, 165; Vigne, 255. — V. *Scrofules*, *Syphilis*.

Ophthalmies goutteuses. — V. *Goutte.*

Ophthalmies purulentes. — Chrysophylle glycyphlée (Monésia), 154; Polygalas, 274-276; les Révulsifs (V. *Révulsifs*). — V. *Ophthalmies aiguës.*

Ophthalmies rhumatismales. — V. *Rhumatismes.*

Ophthalmies scrofuleuses. — Ciguës, 199-200; Genévrier Oxycèdre (Huile de Cade), 79; Noyer, 83. — V. *Scrofules.*

Ophthalmies syphilitiques. — V. *Syphilis.*

Oppression. — V. *Dyspnée.*

Otalgie (Douleurs de l'oreille). — Absinthes, 169-171; Génipis, 171; Muguet, 70. — V. *Névralgies, Bourdonnements d'oreilles.*

Otite (Inflammation d'oreilles). — Amandier (Huile d'Amandes douces), 226; les Émollients (V. *Émollients*); Olivier (Huile d'Olive), 152.

Ozène, Nez punais, Ulcères putrides des narines. — Rue, 248. — V. *Coryza.*

P

Pâles couleurs. — V. *Chlorose.*

Palpitations. — Agripaume, 126; Alcool camphré, 103; Asperge, 71; Digitale, 132; Mélisse bâtarde, 124; — officinale, 123; Menthes, 122; Oranger, 263; Passerage à larges feuilles, 283; Valérianes, 180-181. — V. *Chlorose, Hystérie, Suffocations, Hypertrophie du cœur.*

Panaris. — Bouillon blanc, 133; Chélidoine, 290; Glauciers, 290-291; Guimauve, 268; Mauves, 269; Morelle noire, 137; Orpin, 208; Rose trémière, 269; Sedon blanc, 209; Tormentille, 223. — V. *Abcès aigus.*

Paralysie (Diminution ou abolition du mouvement et de la sensibilité). — Aconits, 302-303; Ail, 68; Anémone des prés, 299; Angéliques, 200-201; Arnica, 167; Bryone, 210; les Drastiques (V. *Drastiques*); Jasmins (Essence de Jasmin), 152; Laurier commun (Huile et Pommade de Laurier), 101; Lavande (Essence de Lavande), 122; Mangostan guttier (Gomme-gutte), 260; Marum, 120; Moutarde noire, 284; — sauvage, 286; Ortie dioïque (urtication), 91; — grièche (id.), 90; les Purgatifs (V. *Purgatifs*); Romarin, 117; Sauge des prés, 119; — officinale, 118; — Sclarée, 119; Seigle ergoté, 50; les Stimulants (V. *Stimulants*); Sumac vénéneux, 242; Vigne (marc de Raisin), 255; Vomiquiers (Strychnine, Brucine, Noix vomique, Fève de Saint-Ignace), 148-149. — V. *Amaurose, Incontinence d'urine, Apoplexie, Aliénation mentale.*

Paralysie de la langue. — Pyrèthre, 173. — V. *Paralysie.*

Paralysie de la vessie et du rectum. — Arnica, 167; Seigle ergoté, 50. — V. *Dysurie, Incontinence d'urine, Paralysie.*

Paraplégie (Paralysie de la moitié inférieure du corps). — V. *Paralysie.*

Parasites. — Les Parasiticides (V. *Parasiticides*). — V. *Vers intestinaux, Tænia, Gale, Poux.*

Parasiticides. — V. *Insecticides.*

Paresse d'estomac. — V. *Dyspepsie, Atonie de l'estomac et des voies digestives.*

Pectoraux (Propres à combattre les affections de poitrine). — V. *Béchiques.*

Pellicules de la tête. — Noyer, 83; Quillai, 226.

Péripneumonie. — V. *Pneumonie.*

Péritonite (État morbide du péritoine). — Ionidions, 277; Ipécacuanha, 183-184; Ricin (Huile de Ricin), 96. — V. *Fièvre puerpérale.*

Pertes séminales. — Benoîte, 222.

Pertes utérines, sanguines. — V. *Hémorrhagie utérine.*

Petite vérole. — V. *Variole.*

Phlegmasies. — V. *Inflammations.*

Phlegmons. — V. *Abcès aigus.*

Phthisie pulmonaire (Affection pulmonaire, caractérisée par de la toux, des crachats purulents, un amaigrissement qui fait des progrès rapides, une grande gêne dans la respiration, une fièvre lente et continuelle). — Actée, 304; Balsamodendron porte-myrrhe (Myrrhe), 244; Goudron, 81; Lichen d'Islande, 51; — pulmonaire, 52; Merisier, 228; Millepertuis, 262; Myrosperme baumier (Baume de Tolu), 235; — pubescent, etc. (Baume du Pérou), 235-236; Phellandrie, 193; Polygalas, 274-276; Rosier de Provins, 218. — V. *Sueurs nocturnes, Carreau, Scrofules.*

Pierre. — V. *Calculs, Gravelle.*

Piqûres des sangsues. — Agaric de Chêne, 50; Amadou, 50; Colophane, 81. — V. *Hémorrhagies.*

Piqûres venimeuses. — V. *Morsures venimeuses.*

Pissement de sang. — V. *Hématurie.*

Pituite bronchique. — V. *Bronchorrhée.*

Pituite gastrique. — V. *Dyspepsie.*

Plaies. — Absinthes, 169-171; Alcool camphré, 103; Anthyllide, 231; Balsamodendron de la Mecque (Térébenthine de la Mecque), 244; Bette, 110; Bistorte, 105; Bugle rampante, 119; Cerfeuil commun, 202; — odorant, 203; Chou rouge, 286; Copayers (Copahu), 239-240; les Détersifs (V. *Détersifs*); Génipis, 171; Guaco, 176; Guimauve, 268; Hysope, 121; Lierre grimpant, 191; Lin, 271; Mauves, 269; Millefeuille, 177; Millepertuis (Huile d'Hypéricum), 262; Orpin, 208; Ortie dioïque, 91; — grièche, 90; Plantain (Grand), 113; — lancéolé, 113; — moyen, 113; Peuplier blanc, 87; Pommade camphrée, 103; Quinquinas, 185; Rose trémière, 269; Rosier de Provins, 218; Sanicle, 202; Sauge des prés, 119; — officinale, 118; — Sclarée, 119; Saules, 86-87; Scrofulaire aquatique, 131; Sedon âcre, 208; — blanc, 209; Sisymbre Sophie, 282; Térébenthine, 80; Térébinthe (Térébenthine de Chio), 242; Traînasse, 105; les Vulnéraires (V. *Vulnéraires*). — V. *Coupures, Ulcères.*

Pleurésie (Inflammation de la plèvre ou membrane séreuse qui entoure les poumons). — Amandier (Huile d'Amandes douces), 226; Bouillon blanc, 133; Bourrache, 141; Buglosse, 141; Coignassier (Semences de Coing), 217; Coquelicot, 290; Cynoglosse, 142; Dattier (Dattes), 65; les Émollients (V. *Émollients*); Figuier (Figues), 90; Piment des jardins, 139; Poireau, 68; Polygalas, 274-276; Pommier (Pommes), 216; Pulmonaire, 143; Térébenthine, 80; Tussilage commun, 174; les Vésicants (V. *Vésicants*); Vipérine, 143. — V. *Hydrothorax.*

Pleurodynie (Douleur rhumatismale des muscles qui enveloppent la poitrine et des muscles intercostaux). — Balsamodendron de la Mecque (Térébenthine de la Mecque), 244; Chou rouge, 286; Poix, 81; les Rubéfiants (V. *Rubéfiants*); Térébenthine, 80; Térébinthe (Térébenthine de Chio), 242; Verveine, 130. — V. *Rhumatismes, Douleurs.*

Pneumonie, Fluxion de poitrine (Maladie inflammatoire des poumons). — Amandier (Huile d'Amandes douces), 226; les Béchiques (V. *Béchiques*); Bouillon blanc, 133; Bourrache, 141;

Buglosse, 141 ; Coignassier (Semences de Coing), 217 ; Coquelicot, 290 ; Cynoglosse, 142 ; Dattier (Dattes), 65 ; les Émollients (V. *Émollients*) ; les Expectorants (V. *Expectorants*) ; Figuier (Figues), 90 ; Guimauve, 268 ; Lierre terrestre, 127 ; Lin, 271 ; Mauves, 269 ; Poireau, 68 ; Polygalas, 274-276 ; Pommier (Pommes), 216 ; Pulmonaire, 143 ; Rose trémière, 269 ; Scille, 68 ; Sébestier (Sébestes), 143 ; Tussilage commun. 174 ; Vératre officinal (Vératrine), 67 ; les Vésicants (V. *Vésicants*) ; Violettes, 276-277 ; Vipérine, 143.

Point de côté. — V. *Pleurodynie*, *Pleurésie*.

Poireaux. — V. *Verrues*.

Pourriture d'hôpital. — Quinquinas, 185. — V. *Gangrène*.

Poux. — Actée, 304 ; Berce, 198 ; Lierre grimpant, 191 ; Ménisperme subéreux (Coque du Levant), 294 ; Pieds-d'Alouette, 301-302 ; Rue, 248 ; Staphisaigre, 302 ; Vératre officinal (Cévadille), 67.

Prurigo, Prurit, Démangeaisons. — Amandier (Amandes amères), 226 ; Aunée odorante, 174 ; — officinale, 173 ; Bouillon blanc, 133 ; Cerfeuil commun, 202 ; — odorant, 203 ; Citronnier (Citrons), 263 ; Ellébore blanc, 66 ; les Émollients (V. *Émollients*) ; Hièble, 189 ; Laurier-Cerise, 228 ; les Purgatifs (V. *Purgatifs*) ; Sureau, 188 ; les Tempérants (V. *Tempérants*) ; Vératre noir, 67. — V. *Dartres*, *Poux*, *Gale*, *Leucorrhée*.

Purgatifs. — Agaric blanc, 50 ; Alaterne, 246 ; Aloès, 69 ; Arum, 59 ; Azédarac bipinné, 257 ; Baguenaudier, 234 ; Belle-de-Nuit, 112 ; Bourgène, 246 ; Bryone, 210 ; Buis, 96 ; Cabaret, 98 ; Canéficier (Casse), 236 ; Capucine, 254 ; Chélidoine, 290 ; Chiocoque Dompte-Venin (Caïnca), 185 ; Coloquinte, 212 ; Concombre sauvage (Élatérium), 211 ; Coussotier (Cousso), 225 ; Crème de tartre, 257 ; Croton cathartique (Huile de Croton), 97 ; Cyclame, 115 ; Cynanque aiguë, 149 ; Eau-de-Vie allemande, 144 ; Élixir de Guillé, 145 ; Ellébore blanc, 66 ; — noir, 300 ; — vert, 300 ; Épine-Vinette, 292 ; Eupatoire, 175 ; Euphorbe Cyparisse, 94 ; — des marais, 94 ; — Épurge, 94 ; — Ésule, 94 ; — Réveil-Matin, 94 ; Exogone officinal (Jalap), 144 ; Frêne à feuilles rondes et Frêne à fleurs (Manne et Mannite), 153 ; Frêne commun, 153 ; Garou, 100 ; Genêts, 230-231 ; Glauciers, 290-291 ; Globulaire turbith, 116 ; — vulgaire, 116 ; Gratiole, 132 ; Guaré en épi, 258 ; — purgatif, 258 ; Hièble, 189 ; Houx apalachine, 247 ; Iris commune, 73 ; — de Florence, 73 ; — fétide, 74 ; Lierre grimpant, 191; Lin cathartique, 272; — cultivé (Huile de Lin), 271; Liseron des champs, 145; — des haies, 145; Mangostan guttier (Gomme-Gutte), 260: Maté, 248; Méchoacan, 145; Mercuriale annuelle, 95; — vivace, 95; Moutarde noire, 284; Mûrier noir, 89; Nerprun, 245; Noyer (Huile de Noix), 83; Olivier (Huile d'Olive), 152; Pavot somnifère (Huile d'OEillette), 288; Pêcher, 227; Pigamon jaune, 299; Pilules de Bontius, 261; — de Morisson, 261; — de Péter, 261; — écossaises, 261; Polygalas, 274-276; Polypode commun, 55; Prunier (Pruneaux), 227; Rhubarbes, 107-108; Ricin (Huile de Ricin), 96; Rosier à cent feuilles, 218; Scammonée, 145; Sceau de Notre-Dame, 72; Sedon âcre, 208; Séné, 237; Sirop de Chicorée, 163; — de fleurs de Pêcher, 227; — de longue-vie, 95; Soldanelle, 145; Sureau, 188; Tamarinier indien (Tamarin), 239; Turbith, 145; Velvote, 132; Vératre noir, 67; — officinal (Cévadille), 67; Violettes, 276-277; Vomiquier amer (Fève de Saint-Ignace), 148.

Purgatifs (Pour faciliter l'effet des). — Bouillon aux herbes, 110; Camomille puante, 173; — romaine, 172.

Pastule maligne. — V. *Charbon.*

R

Rachitisme (Maladie du système osseux, se déclarant particulièrement chez les enfants, et se manifestant par une faiblesse générale). — Cotonniers (Moxas), 270; Fougères, 53; Fougère mâle, 54; Garance, 182; Houblon, 92; Lierre grimpant, 191; Ményanthe, 148; Osmonde royale, 54; Raifort, 281; Romarin, 117. — V. *Scrofules, Carie vertébrale, Abcès par congestion.*

Rafraîchissants. — V. *Émollients* et *Tempérants.*

Rage. — Aya-Pana, 175; Bœneset, 176; Genestrolle, 230; Plantain d'eau, 58; Rue, 248; Scrofulaire aquatique, 131; — noueuse, 131.

Refroidissement. — Les Stimulants (V. *Stimulants*); les Sudorifiques (V. *Sudorifiques*).

Règles irrégulières. — V. *Dysménorrhée.*

Règles supprimées. — V. *Aménorrhée.*

Règles trop abondantes. — V. *Hémorrhagie utérine.*

Relâchement ou Ramollissement des gencives. — V. *Stomatite, Scorbut.*

Relâchement de la luette. — Aune, 84; Bouleau, 84; Chêne, 82; Poivrier aromatique (Poivre noir), 88; — long (Poivre long), 89; Vigne, 255.

Relâchement des organes génitaux. — Alchimille, 220; Coignassier (Coings), 217; Laurier commun, 101; Myrte, 213; Tormentille, 223.

Résolutifs (Qui favorisent la résolution des engorgements). — Ache, 195; Androsème, 262; Anis, 192; Anthyllide, 231; Arnica, 167; Arum, 59; Asclépiade, 149; Balsamodendron africain (Bdellium), 244; Bardane, 163; Baume du Commandeur, 156; Camphrier (Camphre), 102; Cerfeuil commun, 202; — odorant, 203; Chanvre, 92; Chicorée sauvage, 163; Chironie du Chili, 148; Ciguës, 199-200; Dorème ammoniaque (Gomme ammoniaque), 205; Douce-Amère, 138; Emplâtre de Styrax, 86; — de Vigo, 86; Épine-Vinette, 292; Fenugrec, 232; Férule Assa fœtida (Assa fœtida), 205; — persique (Sagapénum), 205; Frêne commun, 153; Galbanum officinal (Galbanum), 205; Genêts, 230-231; Géranium à Robert, 253; Gratiole, 132; Hépatique, 52; Hièble, 189; Hysope, 121; Laurier commun (Huile et Pommade de Laurier), 101; Lis blanc, 67; Lupin blanc, 231; Morgeline, 274; Oignon, 68; Opopanax Panais (Opopanax), 206; Orpin, 208; Persil, 195; Pétasite, 175; Poireau, 68; Saponaire, 273; Sceau de Notre-Dame, 72; Scrofulaire aquatique, 131; — noueuse, 131; Sedon âcre, 208; — blanc, 209; Séneçon, 176; Soucis, 166; Sureau, 188; Tussilage, 174; Varech vésiculeux, 48.

Résorption ou Infection purulente. — Arnica, 167; les Purgatifs (V. *Purgatifs*).

Rétention d'urine. — V. *Dysurie.*

Révulsifs. — V. *Rubéfiants* et *Vésicants.*

Rhumatismes. — Aconits, 302-303; Alcornoque du Brésil, 235; Aliboufier benzoin (Benjoin), 155; Aliboufier officinal (Storax), 155; les Amers (V. *Amers*); Arnica, 167; Astragale, 234; Aya-Pana, 175; Ballote noire, 126; Balsamodendron de la Mecque (Térébenthine de la Mecque), 244; Bardane, 163; Baume nerval, 104; Baume tranquille, 136; Belle-de-Nuit, 112; Bœnesct, 176; Bois-Gentil, 100; Bourrache, 141; Bryone, 210; Buglose, 141; Buis, 96; Camomille puante, 173; — romaine, 172;

Rhume. — V. *Bronchite.*

Rhume de cerveau. — V. *Coryza.*

S

Saignement des gencives. — V. *Stomatite*, *Scorbut*.

Saignement du nez. — V. *Hémorrhagie nasale*.

Salivation (Pour exciter la). — Les Sialagogues (V. *Sialagogues*).

Sang (Pour purifier le). — Les Dépuratifs (V. *Dépuratifs*).

Scarlatine (Affection épidémique et éruptive, caractérisée par des taches d'un rouge écarlate, et attaquant particulièrement les enfants et les adolescents). — Aconits, 302-303; Amandier (Huile d'Amandes douces), 226; Ancolie, 302; Belladone, 137; Bourrache, 141; Buglosse, 141; Hièble, 189; Pétasite, 175; Sureau, 188; les Tempérants (V. *Tempérants*); Vipérine, 143.

Sciatique. — Camomille puante, 173; — romaine, 172; Essence de Térébenthine, 80; Lierre grimpant, 191; Moutarde noire (Sinapismes), 284; Passerage à larges feuilles, 283; les Rubéfiants (V. *Rubéfiants*). — V. *Lumbago*, *Douleurs*, *Rhumatismes*, *Névralgies*.

Scorbut (Affection caractérisée par une grande débilité, par la tuméfaction des gencives et par la fétidité de l'haleine). — Absinthes, 169-171; Acacie Cachou (Cachou), 241; Ache, 195; Aigremoine, 219; Ail, 68; Alliaire, 282; Angéliques, 200-201; Balsamodendron porte-myrrhe (Myrrhe), 244; Barbarée, 280; Beccabunga, 134; Berle, 197; Bourse-à-Pasteur, 283; Brunelle, 127; Canneberge, 159; Câprier (Câpres), 278; Capucine, 254; Cardamine des prés, 280; Chou rouge, 286; Citronnier (Citrons), 263; Cochléaria, 280; Cocculus palmé (Colombo), 293; Cresson alénois, 280; — de fontaine, 279; — de Para, 173; — sauvage, 280; Crithme maritime, 202; les Crucifères, 278; Curcuma officinal, 75; Cusparie (Angusture), 249; Dictame blanc, 249; Drimys de Winter (Écorce de Winter), 296; Épine-Vinette, 292; Estragon, 171; Frêne commun, 153; Fumeterres, 287-288; Genévrier, 78; Génipis, 171; Gentianes, 146-147; Germandrée Petit-Chêne, 120; Groseillier rouge, 207; Ményanthe, 148; Moutarde blanche, 286; — noire, 284; — sauvage, 286; Myrtille, 158; Nummulaire, 115; Oseille, 107; Oxalide corniculée, 253; Passerage à larges feuilles, 283; — Ibéride, 284; — sauvage, 284; Pastel des teinturiers, 283; Patience aquatique, 107; — commune, 106; — crépue, 107; — des Alpes, 107;

— sauvage, 106; Persicaire douce, 106; Phellandrie, 193; Pissenlit, 162; Pommier (Cidre), 216; Pourpier, 209; Quassier amer et Quassier élevé (Quassia), 251; Quinquinas, 185; Radis, 286; Raifort, 281; Ronce (Mûres sauvages), 222; Roquette cultivée, 286; — sauvage, 287; Sapins, 80; Sedon âcre, 208; Simarouba, 251; Sirop de Cerises, 228; Sirop des quatre fruits, 228; Surelle, 252; Véronique officinale, 134; Vigne (Raisins), 255. — V. *Stomatite*, *Ulcères scorbutiques*.

Scrofules, Écrouelles, Humeurs froides, Abcès froids ou strumeux. — Absinthes, 169–171; Actée, 304; Algues, 48; Alliaire, 282; les Amers (V. *Amers*); Angéliques, 200-201; Asclépiade, 149; Aunée odorante, 174; — officinale, 173; Barbarée, 280; Beccabunga, 134; Bigaradier (Oranges amères), 264; Bois-Gentil, 100; Caille-lait blanc, 182; — jaune, 182; Capucine, 254; Cardamine des prés, 280; Carotte cultivée, 204; Chélidoine, 290; Chêne (Glands), 82; Chironie angulaire, 148; Ciguës, 199-200; Clématite blanche, 300; — droite, 300; Cocculus palmé (Colombo), 293; Cochléaria, 280; Cresson alénois, 280; — de fontaine, 279; — sauvage, 280; Cusparie (Angusture), 249; Dictame blanc, 249; Douce-Amère, 138; Drimys de Winter (Écorce de Winter), 296; Éthiops végétal, 48; Frêne commun, 153; Fucus vésiculeux, 48; Fumeterres, 287-288; Gaïac, 250; Garou, 100; Génipis, 171; Gentianes, 146-147; Germandrée Petit-Chêne, 120; Grateron, 183; Houblon, 92; Iris Faux-Acore, 74; les Labiées, 117; Laminaire saccharine, 49; Lauréole, 101; Lavande officinale, 122; — Spic, 123; — Stœchas, 123; Marrube blanc, 125; Marum, 120; Ményanthe, 148; Moutarde noire, 284; — sauvage, 286; Noyer, 83; Orme, 89; Ortie blanche, 125; — rouge, 125; Osmonde royale, 54; Pâquerette, 176; Pensée sauvage, 277; Petite Centaurée, 147; Phellandrie, 193; Quassier amer et Quassier élevé (Quassia), 251; Quinquinas, 185; Raifort, 281; Romarin, 117; Saponaire, 273; Scrofulaire aquatique, 131; — noueuse, 131; Sedon âcre, 208; Simarouba, 251; Soucis, 166; Thymélée, 101; Tussilage, 174; Véronique officinale, 134. — V. *Abcès par congestion*, *Tumeurs froides*, *Ulcères scrofuleux*.

Sécrétion urinaire (Pour exciter la). — Les Diurétiques (V. *Diurétiques*.)

Sédatifs (Qui calment une action organique augmentée). — V. *Calmants*.

Sialalogues (Propres à augmenter la sécrétion de la salive). —

Bident, 178; Cresson de Para, 173; Impératoire, 201; Polygalas, 274-276; Ptarmique, 177; Pyrèthre, 173; Souchet long, 61; — rond, 61; Vératre officinal (Cévadille), 67.

Sommeil (Pour provoquer le). — V. *Insomnie*.

Somnolence (Envie de dormir). — Caféier (Café), 184; les Sternutatoires (V. *Sternutatoires*).

Soubresauts. — Les Antispasmodiques (V. *Antispasmodiques*).

Spasmes (Contractions musculaires involontaires, très-fréquentes chez les femmes nerveuses). — Les Antispasmodiques (V. *Antispasmodiques*); Armoise commune, 168; — Aurone, 169; Aspérules, 181-182; Camomille puante, 173; — romaine, 172; Cataire, 128; Lavande officinale, 122; — Spic, 123; — Stœchas, 123; Matricaire officinale, 172; Mélisse bâtarde, 124; — officinale, 123; Menthes, 122; Oranger, 263; Peuplier noir (Huile de bourgeons de Peuplier), 87; Rosier à cent feuilles, 218; Safran, 74; Tilleuls, 266-267; Valérianes, 180-181. — V. *Hystérie*, *Névroses*.

Squirrhe (Tumeur dure, mobile, généralement peu douloureuse au toucher). — V. *Cancer*.

Sternutatoires (Propres à faire éternuer). — Arnica, 167; Bétoine, 125; Cabaret, 98; Ellébore blanc, 66; Iris Faux-Acore, 74; Marjolaine, 129; Muguet, 70; Nigelles, 301; Ptarmique, 177; Tabac, 135; Vératre officinal (Cévadille), 67.

Stimulants (Propres à augmenter l'énergie des fonctions). — Absinthes, 169-171; Acore vrai, 60; Agnus-castus, 130; Agripaume, 126; Ail, 68; Aliboufier benzoin (Benjoin), 155; — officinal (Storax), 155; Alliaire, 282; Alpinie en grappe (Cardamome), 75; Ammi à larges feuilles, 205; Aneth, 197; Angéliques, 200-201; Anis, 192; Aristoloche Clématite, 98; — longue, 98; — officinale, 98; — (Petite), 98; — ronde, 98; — serpentaire, 98; Armoise commune, 168; Arnica, 167; Aspérules, 181-182; Aurone, 169; Badians (Badiane), 295; Balsamite, 168; Balsamodendron de la Mecque (Térébenthine de la Mecque), 244; — porte-myrrhe (Myrrhe), 244; Barbarée, 280; Basilics, 129; Beccabunga, 134; Benoîte, 222; Berle, 197; Boswellie à dents de scie (Oliban), 244; Botrys, 110; Caféier (Café), 184; Camomille puante, 173; — romaine, 172; Camphrée de Montpellier, 110; Cannellier aromatique (Cannelle de Chine), 102; — blanc (Cannelle blanche), 261; — de Ceylan (Cannelle de Cayenne et de Ceylan), 102; Câprier (Câpres), 278;

plantes indiquées aux articles *Amers*, *Antispasmodiques*, *Emménagogues*, *Expectorants*, *Toniques*, *Stomachiques*, *Diurétiques*, *Sudorifiques*, *Carminatifs*.

Stomachiques (Propres à combattre les diverses affections de l'estomac). — Absinthes, 169-171; Acore vrai, 60; Ail, 68; Aloès, 69; Ambroisie, 109; Aneth, 197; Angéliques, 200-201; Aurone, 169; Badians (Badiane), 295; Bigaradier (Oranges amères), 264; Calament, 124; Camomille ordinaire, 172; Cannellier aromatique (Cannelle de Chine), 102; — blanc (Cannelle blanche), 261; — de Ceylan (Cannelle de Cayenne et Cannelle de Ceylan), 102; Carotte cultivée, 204; Cataire, 128; Cocculus palmé (Colombo), 293; Coriandre, 198; Cumin, 197; Dorème ammoniaque (Gomme ammoniaque), 205; Drimys de Winter (Écorce de Winter), 296; Estragon, 171; Fenouil, 196; Framboisier, 221; Genévrier, 78; Génipis, 171; Gentianes, 146-147; Gingembre officinal, 75; Giroflier (Girofles), 214; Groseillier noir, 207; Gui, 190; Hysope, 121; Jasmins (Essence de Jasmin), 152; les Labiées, 117; Lentisque (Mastic), 243; Marjolaine, 129; Moutarde noire, 284; — sauvage, 286; Muscadiers (Muscade), 103-104; Noyer (brou de Noix), 83; OEillet rouge, 273; Oranger (écorce d'Orange), 263; Origan, 128; Ravensara aromatique (Noix de Ravensara), 103; Rhubarbes, 107-108; Romarin, 117; Sauges, 118-119; Souchet long, 61; — rond, 61. — V. les plantes indiquées aux articles *Amers*, *Stimulants*, *Toniques*.

Stomatite, Gingivite, Glossite (Inflammation des muqueuses de la bouche, des gencives et de la langue, souvent accompagnée d'ulcération de ces parties). — Ache, 195; Aigremoine, 219; les Antiscorbutiques (V. *Antiscorbutiques*); les Astringents (V. *Astringents*); Aune, 84; Bistorte, 105; Bouleau, 84; Chêne, 82; Chrysophylle glycyphlée (Monésia), 154; Citronnier (Citrons), 263; Cochléaria, 280; Coignassier (Coings), 217; les Émollients (V. *Émollients*); Figuier (Figues), 90; Fraisier, 221; Framboisier, 221; Grenadier, 215; Guimauve, 268; Joubarbe commune, 208; Mauves, 269; Quintefeuille, 223; Ronce, 222; Rose trémière, 269; Rue, 248; Sanicle, 202; Sedon acre, 208; — blanc, 209; Tormentille, 223; Traînasse, 105; Vigne, 255. — V. *Aphthes*, *Scorbut*, *Angine*, *Odontalgie*.

Strangurie (Envie fréquente et involontaire d'uriner, sans qu'on puisse le faire, si ce n'est avec douleur, et goutte à goutte). — V. *Dysurie*.

Sudorifiques (Qui provoquent la transpiration).—Aconits, 302-303;

Ambroisie, 109; Angéliques, 200-201; Arnica, 167; Asclépiade, 149; Aspérules, 181-182; Astragale, 234; Aunée odorante, 174; — officinale, 173; Aya-Pana, 175; Baobab, 270; Bardane, 163; Bœnesct, 176; Bois-Gentil, 100; Bourrache, 141; Buglosse, 141; Buis, 96; Caille-lait blanc, 182; — jaune, 182; Calament, 124; Camphrée de Montpellier, 110; Cardère cultivée, 179; Carline, 165; Chèvrefeuille, 187; Chicorée sauvage, 163; Coquelicot, 290; Douce-Amère, 138; Fumeterres, 287-288; Gaïac, 250; Galéga, 232; Garou, 100; Genévrier, 78; Grande Centaurée, 165; Graterou, 183; Guaco, 176; Hièble, 189; Houblon, 92; Houx commun, 247; Hysope, 121; Ivette, 121; Laiche des sables, 61; Lauréole, 101; Lavandes, 122-123; Lierre grimpant, 191; Lobélie syphilitique, 159; Marrube blanc, 125; Mélaleuque nain (Huile de Cajeput), 214; Œillet, 273; Ophiose mangouste, 151; Oranger, 263; Orme, 89; Patience aquatique, 107; — commune, 106; — crépue, 107; — des Alpes, 107; — sauvage, 106; Pensée sauvage, 277; Persicaire amphibie, 106; Persil, 195; Pétasite, 175; Peuplier noir, 87; Polygalas, 274-276; Polytric, 53; Pulmonaire, 143; Rosage ferrugineux, 158; Roseau commun, 63; Rue, 248; Salsepareille, 72; Saponaire, 273; Sassafras, 102; Sauge des prés, 119; — officinale, 118; — Sclarée, 119; Scabieuses, 179; Scrofulaire aquatique, 131; — noueuse, 131; Serpolet, 124; Souchet long, 61; — rond, 61; Soucis, 166; Squine, 71; Sureau, 188; Thé des Apalaches, 247; Thé de la Chine, 265; Thé du Paraguay, 248; Thymélée, 101; Tilleuls, 266-267; Valérianes, 180-181; Violettes, 276-277; Vipérine, 143.

Suette miliaire. — Aconits, 302-303; Ionidions, 277; Ipécacuanha, 183-184.

Sueurs nocturnes des phthisiques. — Agaric blanc, 50; Sauge des prés, 119; — officinale, 118; — Sclarée, 119.

Suffocations. — V. *Dyspnée.*

Suppression des règles. — V. *Aménorrhée.*

Suppurations anciennes. — Balsamodendron de la Mecque (Térébenthine de la Mecque), 244; Houblon, 92; Térébenthine, 80. — V. *Plaies.*

Surdité. — Cumin, 197; Rue, 248. — V. *Paralysie, Otite.*

Syncope, Défaillance, Évanouissement. — Mélisse bâtarde, 124; — officinale, 123; Menthes, 122; les Stimulants (V. *Stimulants*). — V. *Hystérie, Asthénie.*

Syphilis, Maladie vénérienne ou syphilitique. — Aconits, 302-303; Alcornoque du Brésil, 235; Asclépiade, 149; Astragale, 234; Bardane, 163; Bois-Gentil, 100; Buis, 96; Chélidoine, 290; Ciguës, 199-200; Clématite blanche, 300; — droite, 300; les Dépuratifs (V. *Dépuratifs*); Douce-Amère, 138; Frêne commun, 153; Fumeterres, 287-288; Gaïac, 250; Garou, 100; Genévrier, 78; Gratiole, 132; Houblon, 92; Laîche des sables, 61; Lauréole, 101; Lobélie syphilitique, 159; Noyer, 83; Patience aquatique, 107; — commune, 106; — crépue, 107; — des Alpes, 107; — sauvage, 106; Persil, 195; Pissenlit, 162; Rosage ferrugineux, 158; Roseau commun, 63; Salsepareille, 72; Saponaire, 273; Sassafras, 102; Scorodone, 120; Squine, 71; les Sudorifiques (V. *Sudorifiques*); Thuya, 79; Thymélée, 101. — V. *Ulcères syphilitiques, Végétations.*

T

Tænia, Ver solitaire. — Coussotier (Cousso), 225; Essence de Térébenthine, 80; Fougère mâle, 54; Grenadier, 215; Mûrier noir, 89; Vératre officinal (Cévadille), 67; les Vermifuges (V. *Vermifuges*).

Teigne. — Bardane, 163; Ciguës, 199-200; Ellébore blanc, 66; Lierre grimpant, 191; Noyer, 83; Pensée sauvage, 277; Sedon âcre, 208; Tabac ordinaire, 135; — rustique, 136; Vératre noir, 67. — V. *Dartres.*

Tempérants (Qui modèrent une circulation trop active, par leur action rafraîchissante). — Bourrache, 141; Buglosse, 141; Canneberge, 159; Cerisier (Cerises), 227; Citronnier (Citrons), 263; Cocotier (Cocos), 65; Courge, 213; Épine-Vinette, 292; Fraisier (Fraises), 221; Framboisier (Framboises), 221; Giraumon, 213; Grenadier (Grenades), 215; Groseillier rouge, 207; Melon, 212; Mûrier noir (Mûres), 89; Myrtille, 158; Oranger (Oranges), 263; Oseille, 107; Oxalide corniculée, 253; Pastèque, 212; Pommier (Pommes), 216; Potiron, 213; Ronce (Mûres sauvages), 222; Surelle, 252; Vigne (Raisins), 255; Vipérine, 143; Vinaigre, 257.

Tétanos (Convulsion qui roidit le corps). — Les Antispasmodiques (V. *Antispasmodiques*); Pavot somnifère (Opium), 288; Vomiquier vénéneux (Curare, Curarine), 149.

Tintements d'oreilles. — V. *Bourdonnements d'oreilles.*

Toniques (Qui donnent du ton, augmentent les forces, en favorisant l'assimilation). — Absinthes, 169-171; Acacie Cachou (Cachou), 241; Aloès, 69; Ambroisie, 109; Ammi à larges feuilles (Ammi inodore), 205; Angéliques, 200-201; Artichaut, 164; Aune, 84; Aunée odorante, 174; — officinale, 173; Balsamite, 168; Balsamodendron Porte-Myrrhe (Myrrhe), 244; Benoîte, 222; Bigaradier (Oranges amères), 264; Bistorte, 105; Bouleau, 84; Caféier (Café), 184; Camomille puante, 173; — romaine, 172; Cannellier aromatique (Cannelle de Chine), 102; — blanc (Cannelle blanche), 261; — de Ceylan (Cannelle de Cayenne et Cannelle de Ceylan), 102; Câprier, 278; Carline, 165; Chicorée sauvage, 163; Chironie angulaire, 148; Clinopode, 127; Cocculus palmé (Colombo), 293; Croton Cascarille (Cascarille), 97; Curcuma officinal, 75; Cusparie fébrifuge (Angusture), 249; Dictame blanc, 249; Dorème ammoniaque (Gomme ammoniaque), 205; Drimys de Winter (Écorce de Winter), 296; Eupatoire, 175; Framboisier, 221; Frêne commun, 153; Fumeterres, 287-288; Galbanum officinal (Galbanum), 205; Genévrier, 78; Génipis, 171; Gentianelle, 147; Gentianes, 146-147; Giroflier (Girofles), 214; Goudron, 81; Grande Centaurée, 165; Groseillier noir, 207; Gui, 190; Houblon, 92; Houx commun, 247; Hysope, 121; Impératoire, 201; Ivette musquée, 121; Kramer triandre (Ratanhia), 276; les Labiées, 117; Lamier blanc, 125; — pourpre, 125; Lentisque (Mastic), 243; Lierre terrestre, 127; Marronnier d'Inde, 259; Marrube blanc, 125; Mélisse bâtarde, 124; — officinale, 123; Menthes, 122; Ményanthe, 148; Millefeuille, 177; Moutarde blanche, 286; — noire, 284; — sauvage, 286; Muscadiers (Muscades et Macis), 103-104; Myrte, 213; Nigelles, 301; Olivier, 152; Oranger (Écorce d'Orange), 263; Pensée sauvage, 277; Petite Centaurée, 147; Peuplier blanc, 87; Pissenlit, 162; Polygalas, 274-276; Pommier, 216; Prunellier, 227; Ptychote verticillée (Ammi officinal), 205; Pyrole à feuilles rondes, 157; Quassier amer et Quassier élevé (Quassia), 251; Quinquinas, 185; Rhubarbes, 107-108; Romarin, 117; Ronce, 222; Rosier de Provins, 218; — sauvage (Cynorrhodons), 217; Saponaire, 273; Sauge des prés, 119; — officinale, 118; — Sclarée, 119; Saulés, 86-87; Scrofulaire aquatique, 131; — noueuse, 131; Serpolet, 124; Simarouba, 251; Souchet comestible, 61; — long, 61; — rond, 61; Tachi de la Guyane, 147; Tanaisie, 168; Thé des Apalaches, 247; Thé du Paraguay, 248; Thym, 124; Traînasse, 105; Tremble, 88; Vallèse inédite (Pao Pareira), 151;

Vélar, 282 ; Véronique officinale, 134 ; Verveine, 130. — V. les plantes indiquées aux articles *Amers* et *Astringents*.

Torticolis. — Origan, 128. — V. *Rhumatismes, Douleurs.*

Toux. — V. *Bronchite, Coqueluche, Asthme, Pleurésie, Pneumonie, Phthisie.*

Tranchées (Coliques aiguës). — Aneth, 197; Anis, 192; Carvi, 193; Cerfeuil commun, 202; — odorant, 203; Coriandre, 198; Cumin, 197; Fenouil, 196. — V. *Coliques intestinales, Entérite, Entéralgie.*

Transpiration (Pour exciter la). — Les Sudorifiques (V. *Sudorifiques*).

Tremblements nerveux. — Angéliques, 200-201 ; Bétoine, 125 ; Marum, 120 ; Menthes, 122 ; Pivoines, 303 ; Sauge des prés, 119 ; — officinale, 118 ; — Sclarée, 119.

Tumeurs blanches articulaires. — Alcornoque du Brésil, 235 ; Cotonniers (Moxas), 270 ; Guaré en épi, 258 ; — purgatif, 258. V. *Hydarthroses, Scrofules, Tumeurs froides.*

Tumeurs froides ou indolentes, Abcès froids ou strumeux. — Aliboufier benzoin (Benjoin), 155 ; — officinal (Storax), 155 ; Arum, 59 ; Berce, 198 ; Caille-Lait blanc, 182 ; — jaune, 182 ; Ciguës, 199 - 200 ; Dorème ammoniaque (Gomme ammoniaque), 205 ; Emplâtre de Styrax, 86 ; — de Vigo, 86 ; Fenouil, 196 ; Férule Assa fœtida (Assa fœtida), 205 ; — persique (Sagapénum), 205 ; Galbanum officinal (Galbanum), 205 ; Genêts, 230-231 ; Grateron, 183 ; Lupin blanc, 231 ; Moutarde noire, 284 ; — sauvage, 286 ; Muflier, 131 ; Noyer, 83 ; Opopanax Panais (Opopanax), 206 ; Petit-Houx, 71 ; Petite-Centaurée, 147 ; Scrofulaire aquatique, 131 ; — noueuse, 131 ; Sedon âcre, 208 ; Soucis, 166. — V. *Engorgements lymphatiques, Ulcères scrofuleux, Scrofules.*

Tumeurs goutteuses. — V. *Goutte, Arthrite.*

Tumeurs hémorrhoïdales. — V. *Hémorrhoïdes.*

Tumeurs inflammatoires. — V. *Abcès aigus.*

Tumeurs laiteuses. — V. *Engorgements laiteux des seins.*

Tumeurs scrofuleuses, strumeuses. — V. *Tumeurs froides.*

Tumeurs du sein. — V. *Engorgements laiteux des seins, Cancer.*

Tympanisme. — V. *Flatuosités.*

Typhus. — V. *Fièvres typhoïdes.*

U

Ulcérations aphtheuses. — V. *Aphthes.*

Ulcérations de la bouche, des gencives et de la gorge. — V. *Stomatite*, *Aphthes*, *Angine*, *Scorbut.*

Ulcérations cancéreuses. — V. *Cancer.*

Ulcérations utérines. — Les Astringents (V. *Astringents*); Noyer, 83.

Ulcères atoniques ou indolents, Ulcères blafards. — Absinthes, 169-171; Alchimille, 220; Anémone des prés, 299; les Antiseptiques (V. *Antiseptiques*); Arum, 59; les Astringents (V. *Astringents*); Aune, 84; Balsamodendron de la Mecque (Térébenthine de la Mecque), 244; — porte-myrrhe (Myrrhe), 244; Bardane, 163; Bistorte, 105; Bouleau, 84; Chêne, 82; Chrysophylle glycyphlée (Monésia), 154; Cyprès (Noix de Cyprès), 78; Génipis, 171; Guaco, 176; Lierre grimpant, 191; Marrube blanc, 125; Millepertuis (Huile d'Hypéricum), 262; Noyer, 83; Onguent de Styrax, 86; Peuplier blanc, 87; Plantain (Grand), 113; — lancéolé, 113; — moyen, 113; Pommade camphrée, 103; Quinquinas, 185; Renouée âcre, 105; Rosier de Provins, 218; Sabine, 79; Sauge des prés, 119; — officinale, 118; — Sclarée, 119; Saules, 86-87; Sedon âcre, 208; Sisymbre Sophie, 282; Tanaisie, 168; Térébenthine, 80; Térébinthe (Térébenthine de Chio), 242; Tormentille, 223; Trainasse, 105. — V. *Plaies.*

Ulcères douloureux, enflammés. — Les Émollients (V. *Émollients*); Guimauve, 268; Mauves, 269; Morelle noire, 137; Rose trémière, 269.

Ulcères gangréneux, sordides, putrides. — Les Antiseptiques (V. *Antiseptiques*); Aurone, 169; Bident, 178; les Détersifs (V. *Détersifs*); Genévrier, 78; Noyer, 83; Quinquinas, 185; Sedon âcre, 208. — V. *Gangrène.*

Ulcères des jambes. — V. *Ulcères atoniques.*

Ulcères du nez. — V. *Ozène.*

Ulcères scorbutiques. — Ache, 195; Alliaire, 282; Arum, 59; Barbarée, 280; Cardamine des prés, 280; Cochléaria, 280; Cresson alénois, 280; — de fontaine, 279; — sauvage, 280. — V. *Scorbut.*

Ulcères scrofuleux. — Alliaire, 282; Arum, 59; Aunée odorante, 174; — officinale, 173; Barbarée, 280; Caille-lait blanc, 182;

— jaune, 182; Cardamine des prés, 280; Cresson alénois, 280; — de fontaine, 279; — sauvage, 280; Grateron, 183. — V. *Tumeurs froides, Scrofules.*

Ulcères syphilitiques, vénériens. — Astragale, 234; Gratiole, 132; Guaco, 176. — V. *Syphilis.*

Urticaire (Éruption cutanée semblable à celle que produit la piqûre des orties). — Aconits, 302-303; les Purgatifs (V. *Purgatifs*); les Tempérants (V. *Tempérants*).

V

Vapeurs. — Les Antispasmodiques (V. *Antispasmodiques*); Aspérules, 181-182; Cataire, 128; Dorème Ammoniaque (Gomme ammoniaque), 205; Férule Assa fœtida (Assa fœtida), 205; — persique (Sagapénum), 205; Galbanum officinal (Galbanum), 205; Lavande officinale, 122; — Spic, 123; — Stœchas, 123; Narcisse des prés, 73; Opopanax Panais (Opopanax), 206; Oranger, 263; Poivrier Cubèbe (Cubèbe et Essence de Cubèbe), 88; Valérianes, 180-181. — V. *Hystérie, Spasmes, Flatuosités.*

Variole, Petite Vérole. — Aconits, 302-303; Ancolie, 302; Bourrache, 141; Buglosse, 141; Galéga, 232; Mauves, 269; Pétasite, 175; Sarracénie pourpre, 297; — variolée, 297; Vipérine, 143.

Végétations. — Sabine, 79. — V. *Verrues.*

Vents. — V. *Flatuosités.*

Ver solitaire. — V. *Tænia.*

Vermifuges (Qui déterminent l'expulsion des vers). — Absinthes, 169-171; Ail, 68; Aloès, 69; Ambroisie, 109; Androsème, 262; Ansérine anthelminthique, 109; Armoise agglomérée et Armoise vermifuge (Semen-Contra), 171; Aurone, 169; Azédarac bipinné, 257; Balsamite, 168; Camomille ordinaire, 172; — puante, 173; — romaine, 172; Camphrier (Camphre), 102; Coloquinte, 212; Coralline blanche, 48; Coussotier (Cousso), 225; Cyclame, 115; Ellébore fétide, 301; Essence de Térébenthine, 80; Eupatoire de Mésué, 177; Fougère femelle, 54; — mâle, 54; — (Petite), 54; Génipis, 171; Grenadier, 215; Guaré en épi, 258; — purgatif, 258; Mangostan guttier (Gomme-Gutte), 260; Mélaleuque nain (Huile de Cajeput), 214; Ménisperme subéreux

(Coque du Levant), 294 ; Menthes, 122 ; Mousse de Corse, 48 ; Mûrier noir, 89 ; Noyer (Brou de Noix), 83 ; Pêcher, 227 ; Pétasite, 175 ; Rhubarbes, 107-108 ; Ricin (Huile de Ricin), 96 ; Rosier sauvage (Bédéguars), 217 ; Rue, 248 ; Sabine, 79 ; Santoline, 169 ; Sarriette des jardins, 128 ; — des montagnes, 128 ; Staphisaigre, 302 ; Tanaisie, 168 ; Valérianes, 180-181 ; Vératre officinal (Cévadille), 67.

Vermine. — V. *Poux*.

Verrues, Poireaux. — Chélidoine, 290 ; Euphorbe Cyparisse, 94 ; — des marais, 94 ; — Épurge, 94 ; — Ésule, 94 ; — Réveil-matin, 94 ; Glauciers, 290-291 ; Soucis, 166. — V. *Végétations*.

Vers intestinaux. — Les Vermifuges (V. *Vermifuges*).

Vertiges, Étourdissements. — Aneth, 197 ; Anis, 192 ; Aspérules, 181-182 ; Bétoine, 125 ; Carvi, 193 ; Coriandre, 198 ; Cumin, 197 ; Euphraise, 134 ; Fenouil, 196 ; Marum, 120 ; Mélisse bâtarde, 124 ; — officinale, 123 ; Muguet, 70 ; Nigelles, 301 ; Poivrier Cubèbe (Cubèbe et Essence de Cubèbe), 88 ; Romarin, 117 ; Sauge des prés, 119 ; — officinale, 118 ; — Sclarée, 119. — V. *Apoplexie, Congestion, Hystérie, Syncope*.

Vésicants (Qui produisent, par leur application sur la peau, le soulèvement de l'épiderme). — Anémone Pulsatille, 299 ; Arum, 59 ; Bryone, 210 ; Dentelaire, 114 ; Euphorbe des anciens, — des Canaries, — officinal (Gomme-résine d'Euphorbe), 95 ; Garou, 100.

Vésicatoires. — A. *Pour les former :* Les Vésicants (V. *Vésicants*). — B. *Pour les panser :* Bette, 110 ; Pommade de Garou, 100 ; Saxifrage de Sibérie, 206.

Vomissements. — Aneth, 197 ; Angéliques, 200-201 ; Armoise commune, 168 ; Citronnier (Citrons), 263 ; Cocculus palmé (Colombo), 293 ; Croton Cascarille (Cascarille), 97 ; Cusparie (Angusture), 249 ; Marum, 120 ; Menthes, 122 ; Ophiose mangouste, 151 ; Pavot somnifère, 288 ; Romarin, 117 ; Rosier de Provins, 218 ; Thé de la Chine, 265 ; Tilleuls, 266-267 ; Vomiquiers (Noix vomique, Fève de Saint-Ignace, Strychnine, Brucine), 148-149. — V. *Dyspepsie, Gastralgie, Chlorose*.

Vomissements de glaires. — V. *Gastrorrhée*.

Vomissements nerveux. — V. *Vomissements*.

Vomissements de sang. — V. *Hématémèse*.

Vomitifs ou Émétiques. — Bowdichie virgilioïde, 235 ; Cabaret, 98; Chiocoque Dompte-Venin (Caïnca), 185; Cyclame, 115; Ellébore blanc, 66; Euphorbe Cyparisse, 94; — des marais, 94; — Épurge, 94; — Ésule, 94; — Réveil-matin, 94; Gratiole, 132; Ionidions, 277; Ipécacuanha, 183-184; Narcisse des prés, 73; Parisette, 71; Pensée sauvage, 277; Polygalas, 274-276; Remède Leroy, 145; Sanguinaire du Canada, 291; Sedon âcre, 208; Vératre noir, 67; Violettes, 276-277.

Vomitifs (Pour faciliter l'effet des). — Camomille puante, 173; — romaine, 172.

Vulnéraires (Propres à la guérison des plaies et des ulcères). — Alchimille, 220; Androsème, 262; Anthyllide, 231; Arnica, 167; Balsamite, 168; Bardane, 163; Benoîte, 222; Boswellie à dents de scie (Oliban), 244; Brunelle, 127; Bugle rampante, 119; Carotte cultivée, 204; Chou rouge, 286; Croisette, 183; Épiaire sidérite, 127; Eupatoire, 175; Hysope, 121; Lierre grimpant, 191; Millefeuille, 177; Millepertuis, 262; Muflier, 131; Osmonde royale, 54; Plantain (Grand), 113; — lancéolé, 113; — moyen, 113; Pyrole à feuilles rondes, 157; Quintefeuille, 223; Sanicle, 202; Sauge des prés, 119; — officinale, 118; — Sclarée, 119; Scrofulaire aquatique, 131. — V. les plantes indiquées aux articles *Plaies* et *Coupures*.

FIN DU MÉMORIAL THÉRAPEUTIQUE.

TABLE ALPHABÉTIQUE

DES MATIÈRES

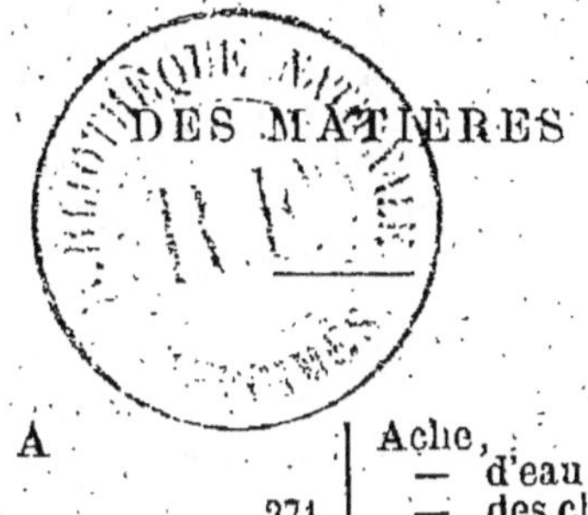

FIN.

ROUEN. — IMP. D. BRIÈRE ET FILS.

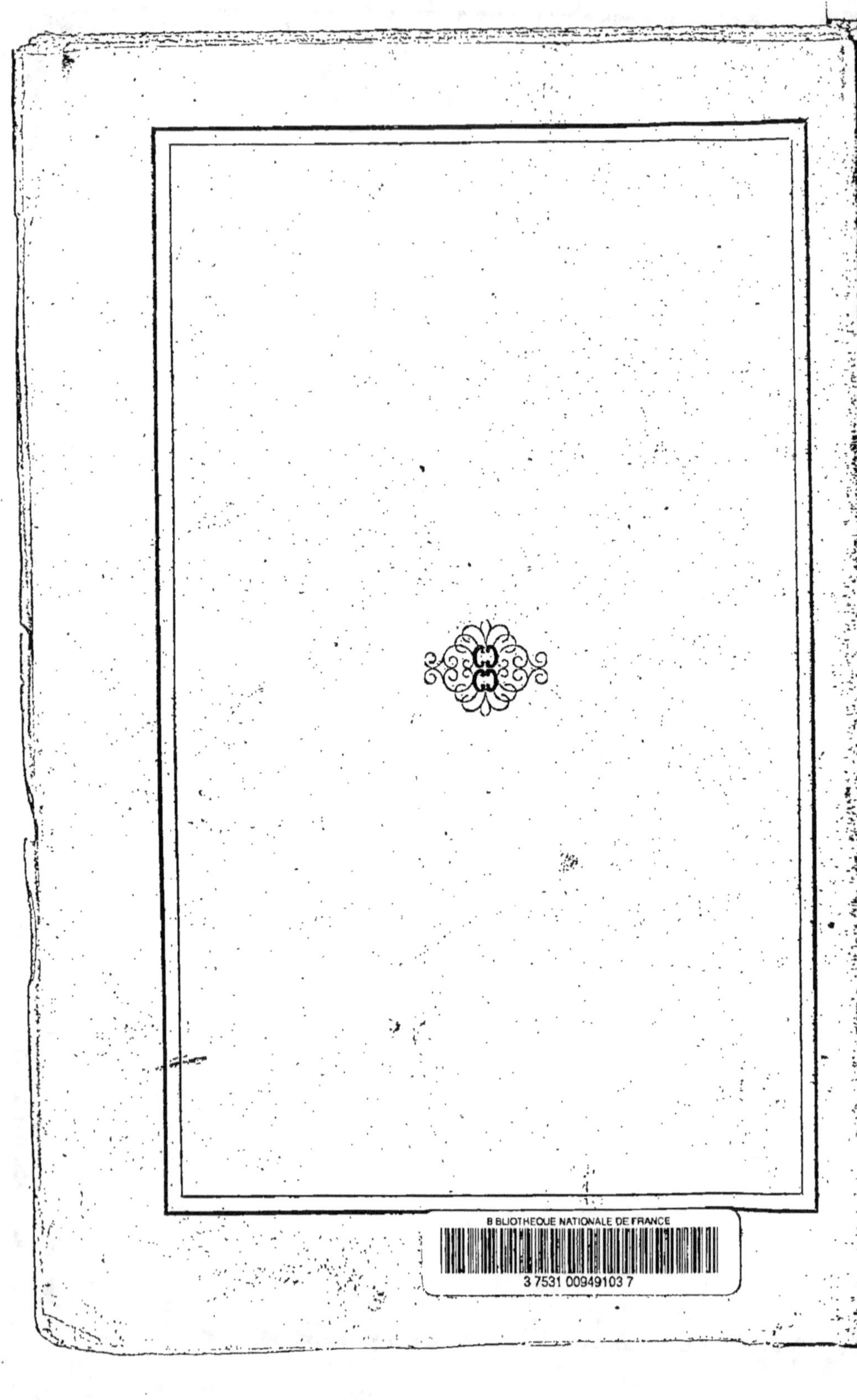